der tägliche Biohacker

MAX GOTZLER

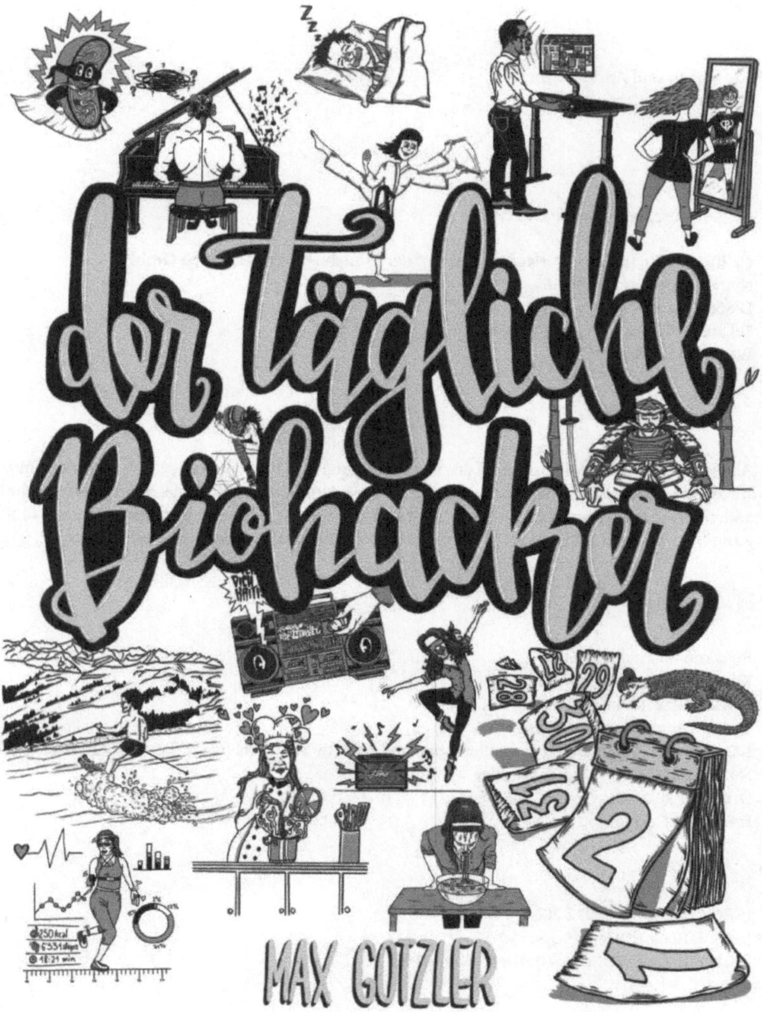

Bibliografische Information der Deutschen Nationalbibliothek:
Die Deutsche Nationalbibliothek verzeichnet diese Publikation in der Deutschen
Nationalbibliografie.
Detaillierte bibliografische Daten sind im Internet über http://d-nb.de abrufbar.

Für Fragen und Anregungen:
info@finanzbuchverlag.de

Originalausgabe, 1. Auflage 2020

© 2020 by FinanzBuch Verlag, ein Imprint der Münchner Verlagsgruppe GmbH
Nymphenburger Straße 86
D-80636 München
Tel.: 089 651285-0
Fax: 089 652096

Redaktion: Christiane Otto
Korrektorat: Anke Schenker
Umschlaggestaltung: Marc-Torben Fischer
Umschlagfoto: Karen Massine
Illustrationen im Innenteil von Filippo Buzzini, Sketchy Solutions (www.sketchysolutions.ch)
Satz: abavo GmbH, Jürgen Winnige
Druck: GGP Media GmbH, Pößneck
Printed in Germany

ISBN Print 978-3-95972-200-1
ISBN E-Book (PDF) 978-3-96092-368-8
ISBN E-Book (EPUB, Mobi) 978-3-96092-369-5

Weitere Informationen zum Verlag finden Sie unter

www.finanzbuchverlag.de

Beachten Sie auch unsere weiteren Verlage unter www.m-vg.de

Für meine Oma Traudl,
die wahre Biohackerin der Familie

INHALT

VORWORT
VOM INNEREN DRANG,
SICH SELBST ZU ENTFALTEN

Es ist nicht überliefert, wie genau der Richter reagierte, als ihm der 32-jährige Sebastian Kneipp eine Kurverordnung gegen Gicht ausstellte. Es war 1853 und der für seine Wasserkuren bereits berühmte Pfarrer war eben wegen eines Verstoßes gegen das Kurierverbot zu einer Zahlung von zwei Gulden verurteilt worden. Vielleicht bewunderte der Richter die ihm gezeigte Prinzipientreue des Geistlichen, entschuldigte sich schuldbewusst mit einem wohlwollenden Kopfnicken oder blickte ihn ungläubig an, nicht wissend, wie er dieses zuvorkommende und dennoch widerspenstige Verhalten einordnen sollte.

Mein Opa erzählte mir früher des Öfteren die beeindruckende Geschichte vom Pfarrer Kneipp. Mein Opa Dr. Wolf-Dieter Montag war unter anderem Präsident der deutschen Eislaufunion und Mitglied des internationalen olympischen Komitees (IOC) und gab dadurch regelmäßig Fortbildungen in Bad Wörishofen, der früheren Wirkungsstätte von Pfarrer Kneipp. Genau wie Pfarrer Kneipp war mein Opa ein Mensch, der gerne über den Tellerrand hinausblickte. Er baute z. B. gerne Radios und funkte in seiner Freizeit. Einmal fing er durch Zufall einen Hilferuf einer verletzten Frau ab und rettete ihr somit das Leben. Mein Opa war fasziniert von Menschen, die ihre Ideen durchsetzen konnten, auch wenn es für diese noch nicht so viel Rückhalt gab. Er erzählte mir ihre Geschichten gerne am Mittagstisch, am liebsten bei ein paar Weißwürsten mit süßem Senf; so auch die Geschichte vom Pfarrer Kneipp.

Sebastian Kneipp war erst 25, als er an Tuberkulose erkrankte. Damals hatte er sicherlich noch keine Ahnung, dass diese Krankheit ihn zur Kaltwassertherapie bringen würde, die ihn weltberühmt machen sollte. Denn ein paar Jahre nach der Erkrankung fiel dem jungen Theologiestudenten durch Zufall ein Buch des Mediziners Johann Siegmund Hahn mit dem Titel *Unterricht von Krafft und Würckung des frischen Wassers in die Leiber der Menschen* in die Hände. Der Autor, ein angesehener Arzt und Philosoph, hatte bereits 100 Jahre zuvor bemerkenswerte Erfolge mit der Hydrotherapie erzielt und diese in seinem Buch verarbeitet.

Als Kneipp darauf begann, die Ausführungen im Buch in einem Selbstexperiment auszuprobieren, indem er zwei- bis dreimal wöchentlich für ein paar Sekunden in der eiskalten Donau badete, meist gefolgt von einem kurzen Sprint, wurde er zunehmend fitter und gesünder, bis er schließlich vollständig geheilt war. Überzeugt von seiner am eigenen Körper erfahrenen Entdeckung begann er einige Jahre später damit, erste Patienten zu behandeln. Die Erfolge ließen nicht lange auf sich warten, und schon hatte er sich einen Namen als »Cholera-Kaplan« und »Wasserdoktor« gemacht, sehr zum Unmut der ortsansässigen Apotheker und Ärzte, die ihn der Kurpfuscherei bezichtigten und veranlassten, dass der Richter aus der obigen Geschichte sein Rezept gegen Gicht bekam (ob er es tatsächlich befolgt hat, konnte ich nicht herausfinden).

Im Laufe seines Lebens ergänzte Pfarrer Kneipp seine Erkenntnisse um weitere Heilmethoden und entwickelte ein ganzheitliches Gesundheitskonzept, basierend auf fünf Grundprinzipien: Wasser, Pflanzen, Bewegung, Ernährung und Balance. Mir ist bei der Recherche mehrmals die Kinnlade heruntergefallen, denn Pfarrer Kneipps Methoden und Ansichten von vor mehr als 150 Jahren sind heute aktueller denn je.[1]

In meiner Zeit als Biohacker habe ich unzählige Körperdaten gemessen, meinen Schlaf beobachtet, Kalorien gezählt, Mikrostrom durch meinen Körper gejagt und sehr viel Geld für etliche Labortests bezahlt. Alles mit dem Ziel, meinen Körper besser zu verstehen, um ihn besser managen zu können. Ich komme immer wieder auf einen Satz, den Pfarrer Kneipp bereits vor über 100 Jahren sagte: »Die beste Apotheke ist die Natur.«

Ich bin überzeugt davon, dass in jedem von uns ein Pfarrer Kneipp und damit auch ein Biohacker steckt. Ein Archetyp, der sich selbst besser verstehen, über sich hinauswachsen, die Grenzen des Möglichen austesten, eine bessere Welt hinterlassen und diese einzigartige Erfahrung des Lebens maximal auskosten will. Dieses Buch ist für diesen Typen in dir.

Mit viel Flow,
Max Gotzler

VORWORT
VON VEIT LINDAU

Ich habe mich sehr gefreut, als Max mich einlud, das Vorwort zu seinem neuen Buch zu schreiben. Dies ermöglicht mir, drei Liebeserklärungen mit dir zu teilen.

Zu allererst möchte ich eine begeisterte Hymne über Biohacking anstimmen. Auch wenn der Begriff in Deutschland außerhalb einer gewissen Szene immer noch misstrauisch als Modetrend beäugt wird, verbirgt sich dahinter eine sensationell gute Nachricht für uns alle. Bis vor Kurzem war der Mensch noch auf den Zufall angewiesen, wenn es darum ging, solch erstrebenswerte Zustände wie Flow, Kreativität, Wachheit zu erfahren. Doch in den letzten zwanzig Jahren wurde so viel gutes, genau validiertes Wissen über unser Körper-Geist-System zusammengetragen. Und das Beste daran: Vieles davon ist einfach und praktikabel für uns alle anwendbar und eben nicht nur den Expertinnen und Experten vorbehalten. Jeder von uns hat die Chance, mit seinem Gehirn und dem gesamten Körper bewusst zu kooperieren und so nicht nur die kognitive und physische Leistung signifikant zu steigern, sondern vor allem die Lebensqualität zu erhöhen. Wir werden alle wesentlich älter werden als die Generation vor uns. Die Frage ist, wie. Du hast das Recht und die Möglichkeit, bis zu deinem letzten Atemzug fit auf allen Ebenen zu sein.

Ich werde immer wieder mal gefragt, wie ich mein Leistungspensum schaffe. Ich liebe, was ich tue. Das ist das wichtigste Geheimnis. Den Rest verdanke ich dem Wissen, das du in diesem Buch vorfinden wirst. Ich liebe es, dieses kostbare Leben voll zu nutzen, und deshalb ist Potenzialentfaltung ein immerwährendes Hobby für mich.

Meine zweite Liebeserklärung gilt Max. ;-) Ich schätze ihn sehr als Mensch, Mann und als einen der führenden Experten auf dem Gebiet des Biohackings. Das Buch ist eine gute Wahl! Von und mit Max zu lernen bereitet Freude. Ich mag seinen ausgewogenen Ansatz. Denn mit dem Thema kann man es auch übertreiben. Manche Profis betreiben es wie ein krass obsessives Leistungstuning für ihr System. Wenn du nicht aufpasst, wird Biohacking so zum nächsten Optimierungswahn. Max weiß es alles und vermittelt es profund, voller Freude und entspannt.

Meine dritte Liebeserklärung gilt dir und deinem Potenzial. Ich mag dich nicht persönlich kennen, doch ich bin mir in einem Punkt ganz sicher. Dein Leben heute ist nicht das Ende, sondern erst der Anfang. Du bist ein Wunder! Du wurdest designt, oft und tief und andauernd Ekstase zu erfahren. Dein Gehirn ist bis ins hohe Alter zu Neuroplastizität fähig. Die meisten Wissenschaftsdisziplinen, die sich mit Körper und Geist beschäftigen, sind sich einig, dass wir noch lange nicht unser volles Potenzial ausschöpfen. Jeder Tag deines Lebens ist so kostbar. Sei so frech und liebe dich so sehr, dass du es dir wert bist, deine inneren Schätze immer mehr zu entdecken und zu heben.

Möge dieses Buch viele Schlüssel für deine Schatztruhe bereithalten.

Ich wünsche dir ein lust- und powervolles Leben.

Dein Veit
Coach, Trainer, Autor, Begründer von www.homodea.com

WAS IST BIOHACKING?

Das Wort Biohacking setzt sich zusammen aus den beiden Begriffen »Bio«, was für die Biologie und das Leben steht, und »Hacking«, ein englisches Wort aus dem Computerbereich, das eine Art der Entschlüsselung bezeichnet. Zusammen ergibt sich eine Form der biologischen Entschlüsselung mit dem Ziel, uns als Menschen besser zu verstehen. Stell dir eine Art Daniel Düsentrieb vor, der eine innere Neugierde für die biologischen Vorgänge in seinem eigenen Körper hat.

Spätestens seit die *BILD*-Zeitung über Biohacking in Bezug auf die neuartigen Trainingsmethoden von jungen Fußballtalenten wie Erling Haaland und Serge Gnabry berichtete[2], ist Biohacking auch hierzulande in der breiten Öffentlichkeit angekommen. Mittlerweile gibt es Biohacking-Events auf der ganzen Welt, auf denen du mit den neuesten Geräten herumexperimentieren, dein Genprofil testen lassen, verheißungsvolle Tinkturen probieren, dich magnetisch behandeln lassen, außergewöhnlichen Vorträgen lauschen und sogar in einer Sauna schwitzen oder ins Eiswasser springen kannst. All diese Menschen auf diesen Events verbindet ein Interesse für die biologische Entfaltung unserer individuellen Potenziale.

Ich freue mich, dass du dich für dieses Buch entschieden hast, denn damit nimmst du Teil an einer Bewegung, die in den nächsten Jahren weiter Fahrt aufnehmen und, nach meinen Beobachtungen, unsere Gesellschaft von innen heraus revolutionieren wird.

Willkommen in der aufregenden Welt des Biohackings!

WIE ICH ZUM BIOHACKER WURDE

Mich ergriff die Neugierde für Biohacking als Student und Basketballspieler an der Boston University in den USA. Durch ein Sportstipendium war ich vom FC Bayern erst zu den Oregon Tech Owls und anschließend zu den BU Terriers gekommen. Im Jahr 2006 steckte die Bewegung noch in den Kinderschuhen. Mein erster Schritt war ein Besuch in einem Bostoner Labor, um meine Hormonwerte einmal zu testen, um zu sehen, was wirklich so in meinem Körper ablief. Ein paar Jahre später, im Jahr 2010, fiel mir dann der Bestseller *The 4-Hour-Body* von

Tim Ferriss (dt. Titel: *Der 4-Stunden-Körper*) in die Hände, in dem er über zahlreiche Selbstversuche berichtete, um sein Testosteronlevel zu erhöhen, in Rekordzeit Muskelmasse aufzubauen und dabei auch noch effektiv Fett zu verbrennen.

Als ich 2012 dann in Berlin landete, beobachtete ich, dass der Trend der datenbasierten Selbstoptimierung hierzulande noch nicht angekommen war. Mit der Idee, über eine Webseite versendbare Labordiagnostik anzubieten und Menschen zu helfen, ihre Werte besser zu verstehen und darauf basierend Trainingsprotokolle zu entwickeln, machte ich meine ersten Gehversuche als Unternehmer. Auf einem Event in Berlin, auf dem ich meine Idee und unser erstes Testkit zur Ermittlung des Vitamin-D3-Wertes vorstellte, begegnete ich einem Journalisten für die Wirtschaftszeitschrift *brand eins*. Kurz darauf erschien in dem Magazin ein Artikel über mich mit dem Titel »Der Körperoptimierer«[3], woraufhin ich viele Anfragen der deutschen Medien erhielt. Alle wollten über den neuen Trend berichten. Die deutsche Biohacking-Szene war geboren.

Heute betreibe ich unter der Marke Flowgrade einen Blog, einen Podcast, einen Shop, eine Online-Community und die FlowFest-Eventreihe. Einen Großteil meiner Zeit verbringe ich mit dem Interviewen von inspirierenden Menschen, deren Errungenschaften ich für meine Leser und Hörer aufbereite. Ich kann mit großer Freude sagen, dass ich als Biohacker jeden Tag meiner großen Leidenschaft nachgehen darf: Menschen wie dich zu inspirieren, fitter, gesünder und zufriedener zu sein.

IN JEDEM VON UNS STECKT EIN BIOHACKER

Wie ich bereits im Vorwort erwähnte, bin ich davon überzeugt, dass in jedem von uns ein kleiner oder großer Biohacker steckt, jemand, der sich und sein Umfeld besser verstehen und dabei sein Potenzial maximal entfalten will. Über die Jahre habe ich die Menschen im Biohacking, denen ich begegnet bin, beobachtet und dabei gewisse Typen erkannt. Ich glaube, dass alle diese Typen in jedem von uns schlummern, in unterschiedlichen Ausprägungen. Es bedeutet auch nicht, dass jeder dieser Typen zwangsweise ein Biohacker ist. Diese Einordnung soll dir nur dabei helfen, gewisse Tendenzen und Vorlieben zu erkennen, was dir dabei helfen wird, noch mehr Wert aus diesem Buch zu gewinnen. Also, welcher Typ spricht dich am meisten an?

DIE VERSCHIEDENEN BIOHACKER-TYPEN

Der Lifestyler

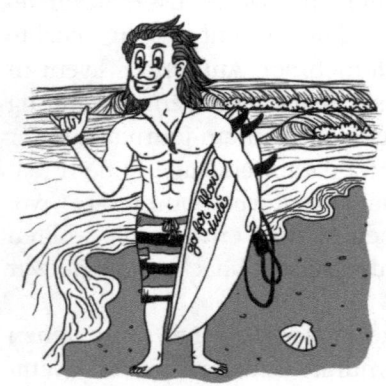

Biohackende Lifestyler wollen die neuesten Erkenntnisse der Wissenschaft und ihrer eigenen Beobachtungen nutzen, um ihre Lebenserfahrung zu maximieren. Sie sind oft extrovertiert, gesellig und ziehen ihre Energie aus Abenteuern, die sie mit anderen teilen können. Lifestyler sind meist ehrgeizig und neugierig und stets auf der Suche nach der für sie optimalen Balance aus Anstrengung, Ruhe, Abenteuer und gemeinsamen Erlebnissen mit anderen.

Ziel: möglichst viele Abenteuer erleben.

Der Selbstvermesser

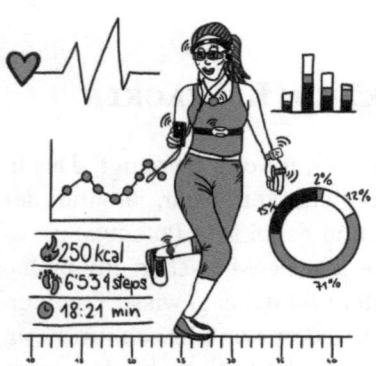

Selbstvermesser finden einen großen Gefallen daran, sich selbst zu beobachten. Sie verwenden stets die neuesten Gadgets und Tools, um verschiedenste Parameter zu messen und zu verknüpfen. Sie zählen Schritte, messen ihren Blutzuckerwert, beobachten ihre Schlafqualität, schreiben Tagebuch und führen regelmäßig Selbstexperimente durch.

Ziel: mehr über sich herausfinden.

Der Druide

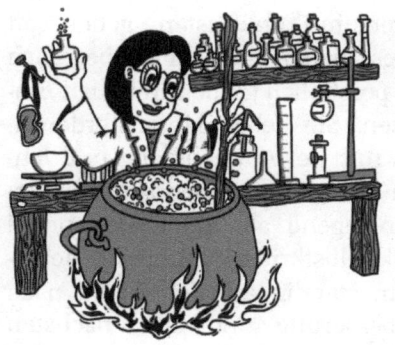

Druiden sind die Virtuosen, die gerne mit Wirkstoffen und Geräten herumexperimentieren. Nicht selten sind sie Ingenieure oder Wissenschaftler, die Sachen und Ideen gerne auseinandernehmen, neu kombinieren und wieder zusammensetzen. Druiden brauchen Ruhe und wählen daher oft die frühen Morgen- oder späten Abendstunden, um sich in etwas zu vertiefen und nachzudenken. Wenn sie einmal bei der Sache sind, sind sie nur schwer wieder herauszuholen, aber da sie oft alleine arbeiten, ist das meist nicht notwendig.

Ziel: mehr über die Umwelt herausfinden.

Der Naturverbundene

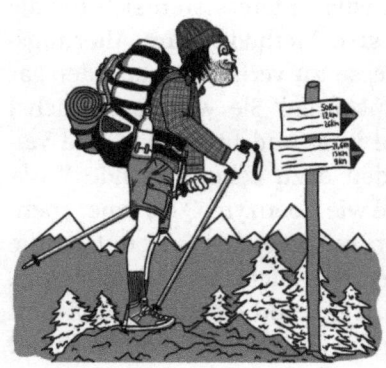

Naturverbundene verbringen gerne, wie der Name schon sagt, viel Zeit in der Natur, beim Wandern, Skifahren, Spazierengehen im Wald oder beim Baden in einem zugefrorenen See. Sie haben ihr Leben und ihre Aktivitäten sorgsam ausgewählt, um möglichst viel Zeit in der Natur zu verbringen. Ihre Einstellung, ihre Essgewohnheiten und nicht selten ihr Aussehen betonen, wie elementar Balance und Flow in ihrem Leben sind. Diese Freigeister haben oft eine lange introspektive Reise hinter sich und beschäftigen sich nicht selten mit den philosophischen Fragen des Lebens und ihrer generellen Lebenseinstellung. Karriere und Geld spielen bei Freigeistern oft untergeordnete Rollen, und sie sehnen sich nach Ruhe und Besinnlichkeit, am liebsten im Einklang mit der Natur.

Ziel: möglichst viel Zeit in der Natur verbringen.

Der Adrenalin-Enthusiast

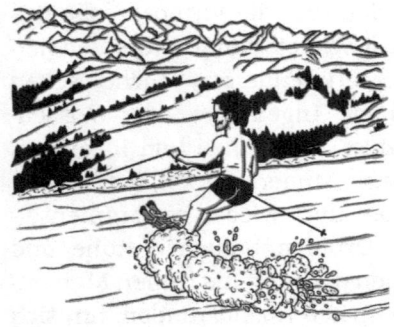

Adrenalin-Enthusiasten gehen oft volles Risiko und spielen beruflich wie persönlich gerne mit hohen Einsätzen. Sie lieben Herausforderungen mit viel Abwechslung und lehnen monotone, repetitive Arbeiten grundlegend ab. Sie sind generell stark selbstkritisch und perfektionistisch, ständig auf der Suche nach Verbesserung und dem nächsten Kick. Sie verwenden gerne die neuesten Tools und Wirkstoffe, um noch mehr aus Körper und Geist herauszuholen. Indem sie an ihre Grenzen gehen, können diese Typen ihren inneren Kritiker verstummen lassen, zumindest vorübergehend.

Ziel: an die Grenzen des Möglichen gehen.

Der Futurist

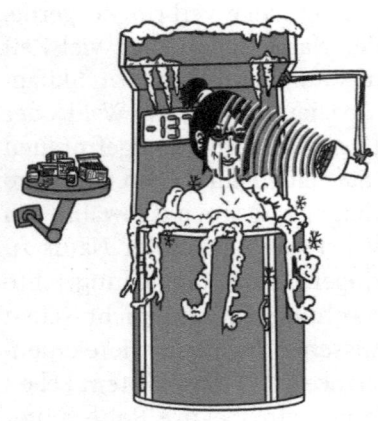

Futuristen interessieren sich für die neuesten Methoden, um Alterungsprozesse zu verlangsamen oder gar umzukehren. Sie wollen möglichst lange jung und fit bleiben und verwenden dazu zellerneuernde Wirkstoffe wie Coenzym Q10, experimentieren mit Peptiden und nutzen die Vorteile der Licht- und Cryotherapie. Futuristen sind stets gut informiert über die neuesten Erkenntnisse der Wissenschaft. Sie interessieren sich für genetische Manipulation wie CRISPR, Epigenetik, 3D-Printing und Stammzellenforschung und planen damit, auch im hohen dreistelligen Alter noch voll im Leben zu stehen.

Ziel: möglichst lange und gesund leben.

WELCHER BIOHACKER-TYP BIST DU?

Du bist sicherlich eine Kombination der beschriebenen Typen. Allerdings hast du wahrscheinlich eine Tendenz zu einem oder zwei dieser Charaktere. Schließe für einen Moment die Augen und denke darüber nach, womit du gerne deine Zeit verbringst. Schreibe deine Gedanken auf. Mit welchem Typ kannst du dich identifizieren?

_____

_____

_____

_____

_____

_____

Mein dominanter Biohacker-Typ ist _____

DER NARZISST ODER DIE DUNKLE SEITE DER MACHT

Die häufigste Kritik, der ich in meinen sieben Jahren als selbst ernannter Biohacker begegnet bin, ist die, dass es doch narzisstisch und selbstverliebt wäre, sich so viel mit sich selbst zu beschäftigen. Ich verstehe diese Skepsis, besonders da bereits die Worte »Biohacking« und »Selbstoptimierung« unmenschlich klingen und dazu eher negativ behaftet sind. Daher bezeichne ich meine Leidenschaft für das Erforschen meiner eigenen Biologie auch gerne als biologische Potenzialentfaltung.

Egal ob als Biohacker, Börsenspekulant, Leistungssportler oder Gamer, es besteht immer die Gefahr, dass wir unsere Leidenschaften ins Extreme führen, sodass sie uns nicht mehr nützen, sondern schaden. Ich gebe zu, dass es zum ein oder anderen Zeitpunkt in meinem Leben mir wohl auch so ergangen ist. Bereits die antiken Griechen haben diese Gefahr erkannt und sie in der mythologischen Geschichte des Narziss verarbeitet, der aus Selbstliebe in seinem eigenen Spiegelbild ertrinkt.

Genau wie bei so ziemlich allen mächtigen Dingen, gibt es auch beim Biohacking eine Schattenseite. Wenn du nicht aufpasst, kann dich der intensive Fokus auf dein eigenes Wohlergehen egomanisch und selbstzentriert erscheinen lassen. Richtig angewendet kann es dir aber helfen, dich und andere besser zu verstehen, dir neue Perspektiven und Erkenntnisse liefern und dich dabei unterstützen, dein Leben nach deinen Wünschen und Bedürfnissen zu gestalten. Auf deiner Reise ist es zu empfehlen, dich immer mal wieder von dir zu entfernen und zu beobachten, in welche Richtung dein Leben läuft. Dabei hilft es, Humor zu zeigen, über sich selbst zu schmunzeln und sich nicht zu ernst zu nehmen. Hab Spaß bei der Sache!

WIE DIESES BUCH AUFGEBAUT IST

Für mein erstes Buch *Biohacking – Optimiere dich selbst* hatte ich sechs Bereiche definiert, in denen sich ein Biohacker bewegt. Diese Bereiche beinhalten Ernährung, Bewegung, Erholung, Balance, Fokus und Umfeld.

Für dieses Buch habe ich mir eine andere Aufteilung überlegt. Hierfür durchforstete ich mehrere Tausend meiner erhaltenen Kundenanfragen, um herauszufinden, was meine Leser am meisten bewegt. Am Ende habe ich mich für die zwölf am häufigsten genannten Ziele entschieden und diese so konzipiert, dass sie aufeinander aufbauen. Du kannst das Buch also getrost von vorne bis hinten durchlesen.

Die zwölf Kapitel mit den dazu genannten Zielen sind:

1. Motivation – Du willst mit Energie morgens aus dem Bett springen und deinen Tag mit Tatendrang beginnen.

2. Klarheit – Du willst schnelle und gute Entscheidungen mit klarem Kopf treffen, um keine Zeit auf dem Weg zu deinem Traum zu verlieren.

3. Fokus – Du willst deine mentale Energie auf die wichtigen Dinge in deinem Leben konzentrieren und in weniger Zeit produktiver sein.

4. Vielseitigkeit – Du suchst nach Wegen, um kreativer zu werden und besser mit neuartigen Situationen umzugehen.

5. Stoffwechsel – Du willst schwächende Entzündungen schnell und wirksam entfernen und die Nährstoffe zuführen, die dein Körper wirklich braucht.

6. Fitness – Du willst deine körperliche Leistungsfähigkeit steigern, um deine Ziele schneller zu erreichen.

7. Stress – Du willst belastbarer werden und akute sowie chronische Stressquellen effektiver bewältigen.

8. Flow – Du suchst die Momente, in denen du dich selbst verlieren kannst und in denen du dich glücklich und leistungsfähig fühlst.

9. Sex – Du willst dein Sexleben aufpeppen, mehr über dich und deine Partnerin/deinen Partner herausfinden und eine glückliche und erfüllte Beziehung führen.

10. Regeneration – Du willst die nächtliche Erholungsphase besser dazu nutzen, um deinen Körper zu reinigen und Kraft für den nächsten Tag zu tanken.

11. Balance – Du willst ausgeglichen und rhythmisch leben, dein Potenzial maximal ausschöpfen, ohne auszubrennen.

12. Langlebigkeit – Du willst möglichst lange gesund und schmerzfrei bleiben.

13. Bonus-Kapitel Glück – Du willst jeden Tag genießen und dich deines Lebens erfreuen.

Jedes Kapitel beinhaltet 30 Tipps. In einem Bonus-Kapitel findest du sechs weitere für insgesamt 366 Biohacks, einen für jeden Tag im Jahr (und einen Schaltjahrtipp). Am Anfang und am Ende jedes Kapitels findest du eine Bestandsaufnahme zum eigenständigen Ausfüllen. Ein Biohacker misst, was er verbessern will!

Am Ende dieses Buches habe ich noch eine 28-Tage-Challenge für dich, um die gelernten Methoden sinnvoll in deinen Alltag einzubauen und als Routinen zu etablieren.

Dieses Buch ist nicht wie eine Schritt-für-Schritt-Anleitung für ein gesundes und glückliches Leben zu verstehen. Vielmehr ist es eine Sammlung von Erfahrungsschätzen, persönlichen Anekdoten, alten Geschichten und neuesten Erkenntnissen, um dich täglich zu inspirieren und dir den ein oder anderen Impuls zu geben, etwas Neues auszuprobieren. Es ist mir wichtig, dass du dich von den Dingen inspirieren lässt, die für dich relevant sind. Einige der hier präsentierten Methoden, die sich für mich bewährt haben, könnten für dich überhaupt nicht funktionieren. Am Ende bist du derjenige, der entscheidet, was du gerne ausprobieren und was du lieber sein lassen willst. Ich bin kein Guru, nur ein Typ, der viele Dinge ausprobiert, Leute interviewt, Events veranstaltet und gerne schreibt.

Die vorgestellten Methoden, Anekdoten und Einsichten in diesem Buch entstammen einer bereits siebenjährigen Suche nach den besten Methoden zur Optimierung von Körper und Geist. Für die Inhalte in diesem Buch habe ich über 100 Interviews mit Experten aus verschiedenen Bereichen, darunter Ernährungswissenschaften, Schlafmedizin, Psychologie, Leistungssport, Fitness, Kunst und Philosophie, geführt, die aktuelle Studienlage recherchiert und diese mit persönlichen Anekdoten und Geschichten, denen ich begegnet bin, verflochten.

Dieses Buch bietet dir eine einzigartige Kombination an altbewährten Weisheiten, persönlichen Begegnungen und modernsten Erkenntnissen, um dein Leben zu bereichern.

Natürlich gibt es neben den präsentierten Methoden noch viele weitere, die es nicht in dieses Buch geschafft haben. Dazu kommen ständig neue Einsichten, die schnell über die heutige Informationstechnologie in der Welt verbreitet werden. Dieses Werk soll auf keinen Fall als eine komplette Sammlung von Biohacking-Methoden verstanden werden, sondern als eine Quelle ausgewählter wissenschaftlich fundierter Methoden und inspirierender Erzählungen.

WEITERFÜHRENDE INHALTE
IM DIGITALEN BEREICH ZUM BUCH

In diesem Buch findest du zahlreiche Informationen, allerdings konnte ich aus Platzgründen nicht zu jedem Thema seitenlang in die Tiefe gehen. Wenn dich also ein bestimmtes Thema vermehrt interessiert und du tiefer einsteigen möchtest, dann findest du auf der Webseite zum Buch weitere Informationen wie Links zu den empfohlenen Produkten, weiterführende Studien und Quellen. Gehe hierzu einfach auf www.dailybiohacker.de und schau dich um!

Du kannst dir alle im Buch erwähnten Interviews, die ich für meinen Podcast »Die Flowgrade Show mit Max Gotzler« aufgenommen habe, auf www.flowgrade.de/podcast kostenfrei ansehen und anhören. Dazu findest du auf der Webseite zum Buch www.dailybiohacker.de eine komplette Übersicht der verwendeten Quellen sowie eine Liste der Bücher, die ich zur Recherche zurate gezogen habe.

Mit diesem Buch erhältst du meine persönliche Interpretation der wertvollsten Erkenntnisse der Biohacking-Bewegung.

BEVOR WIR LOSLEGEN: ZEIGE MIR, WAS DIR GEFÄLLT!

In diesem Buch findest du mehrere Empfehlungen, die zeitfressende und ablenkende Verwendung von sozialen Medien zu kontrollieren und einzudämmen. Gleichzeitig halte ich die modernen Kommunikationswege auch für unglaublich hilfreich, um in Kontakt mit dir als meinem Leser zu kommen. Im Grunde geht es mir darum, die positiven Effekte moderner Technologie zu nutzen und die negativen weitestgehend zu meiden.

Daher mein Appell an dich: Wenn dir in diesem Buch eine Seite oder ein spezieller Biohack besonders gefällt, dann mach mir eine Freude, indem du einen Post mit mir teilst. Verlinke mich dazu gerne auf Instagram oder auf Facebook mit @flowgrade. Ich freue mich darauf, von dir zu hören!

Jetzt wünsche ich dir viel Inspiration und vor allem Flow auf deiner Reise durch dieses Buch! Im Anschluss findest du zwei einführende Abschnitte über Mitochondrien und über Gene, bevor wir dann mit Kapitel 1 und den Biohacks für jeden Tag im Jahr starten.

MITOCHONDRIEN:
DIE SUPERHELDEN FÜR JEDEN BIOHACKER

Die Grundlage der wissenschaftlichen Kunst des Biohackings ist das Leben. Die Energie, die uns dabei am Leben hält und es erlaubt, dass wir uns bewegen, denken, fühlen und atmen wird von kleinen Zellorganellen (Organellen sind abgrenzbare Teile einer einzelnen Zelle wie z. B. auch der Zellkern) produziert. Diese kleinen »Kraftwerke« nennen sich Mitochondrien, und ihre Funktionsweise ist essenziell für unsere Gesundheit, unser Leistungsvermögen und kurz gesagt unser Überleben. Die Mitochondrien produzieren ATP (Adenosintriphosphat), den »Strom«, der allen Zellen in unserem Körper Energie liefert. Aber viel mehr als das, sie kodieren zudem auch noch wichtige Hormone, sind am Vererbungsprozess beteiligt und leiten die Apoptose, den programmierten Zelltod von kranken und entarteten Zellen ein.

Ein erwachsener Mensch besitzt viele Milliarden Mitochondrien, die zusammen etwa 10 Prozent des Körpergewichts ausmachen.[4] Diese intrazellulären Partikel wurden erstmals 1897 von dem deutschen Arzt Carl Benda beobachtet und erschienen als winzige fadenförmige Körner. Daher der Name Mitochondrien, abgeleitet von dem griechischen *mitos*, was »Faden« bedeutet, und *chondrin*, was »Korn« bedeutet.

Die durchschnittliche menschliche Zelle enthält zwischen 1000 und 2000 Mitochondrien. Die Zellen in den Teilen unseres Körpers, die die meiste Energie benötigen – Gehirn, Netzhaut und Herz – enthalten jeweils etwa 10.000 Mitochondrien. Das bedeutet, dass du mehr als eine Quadrillion Mitochondrien in deinem Körper hast. Das ist mehr als die etwa 100 Billionen Bakterien, die in deinem gesunden Darm leben.[5]

Unser gesamtes Atmungssystem – unser Herz, unsere Lungen und unser Blut – ist dazu da, unsere Mitochondrien mit Sauerstoff zu versorgen, damit sie die Energie (ATP) erzeugen können, die uns am Leben hält. Die Mitochondrien, die Energiequelle für unser Leben, sind die Verkörperung eines rein weiblichen genetischen Codes. Dieses Konzept hat die Wissenschaftler dazu veranlasst, eine »Mitochondrien-Eva« zu konzipieren, die erste menschliche Mutter, von der alle Menschen einen Teil ihrer mitochondrialen DNA abgeleitet haben. Es wird angenommen, dass die mitochondriale Eva vor etwa 200.000 Jahren in Afrika lebte, zu einer Zeit, als sich der Homo sapiens als eine von anderen Hominiden getrennte Spezies entwickelte.[6] Als jeder von uns gezeugt wurde, enthielten sowohl das weibliche Ei als auch das männliche Spermium Mitochondrien. Die Mitochondrien im Spermium befinden sich allerdings im Schwanz (genannt Geißel), der in einem wilden Wettschwimmen das Spermium nach vorne treibt. Beim Eindringen in das Ei fällt dieser Schwanz jedoch ab, wodurch die männlichen Mitochondrien zurückbleiben.

Das bedeutet, dass die mitochondriale DNA in der befruchteten Eizelle, aus der du entstanden bist, ausschließlich von deiner Mutter stammte. Wenn deine Yogalehrerin von »göttlicher weiblicher Energie« spricht, vermutest du wahrscheinlich erst mal nicht, dass sie sich tatsächlich auf diese alten Bakterien beziehen könnte. Mitochondrien – uralte Bakterien – göttliche weibliche Energie. Der Vollständigkeit halber möchte ich kurz erwähnen, dass eine im Jahr 2018 veröffentlichte Studie einzigartige Fälle entdeckt hat, in denen mitochondriale DNA nicht nur von der Mutter, sondern auch zu einem kleinen Teil vom Vater vererbt wurde.[7] Diese Fälle scheinen jedoch die große Ausnahme zu sein.[8]

Die Mitochondrien sind die einzigen Zellorganellen im Menschen- und Tierreich, welche eine eigene DNA besitzen. Die Chloroplasten der Pflanzen besitzen übrigens dieselbe Eigenschaft, was Wissenschaftler vermuten lässt, dass beide ursprünglich eigenständige Organismen waren. Im Laufe der Evolution wurden Mitochondrien und Chloroplasten dann von tierischen und pflanzlichen Vorläuferzellen aufgenommen und als symbiotische Energielieferanten eingespannt.

Diese kleinen Energielieferanten sind so wichtig für uns, dass wir ohne sie einfach nicht leben können. Ohne Nahrung, Was-

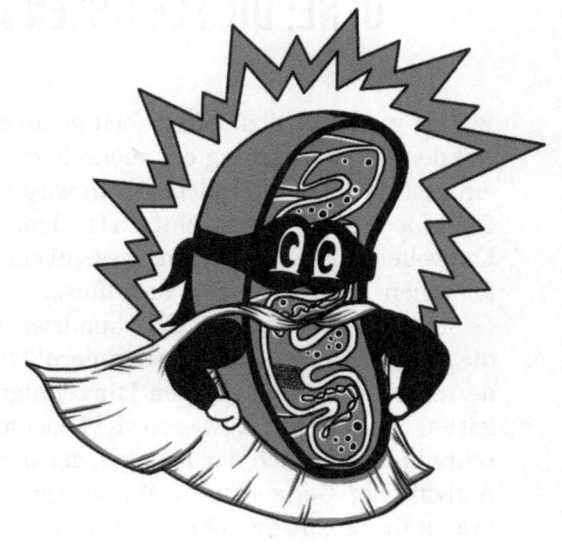

ser oder Sauerstoff kann der Körper noch eine Zeit lang zurechtkommen, ohne ATP maximal wenige Minuten. Manche Gifte wie z. B. Zyankali wirken deshalb so schnell, weil sie die Atmungskette in den Mitochondrien blockieren. Mittlerweile werden zahlreiche Erkrankungen in Verbindung mit mitochondrialen Schäden gebracht. Eine hohe Leistungsfähigkeit der Mitochondrien ist die Grundlage für ein langes, gesundes und glückliches Leben.

Die Mitochondrienleistung wird durch eine Vielzahl von Faktoren in unserem Leben beeinflusst, darunter die Luft- und Wasserqualität, die Lichtverhältnisse, die Präsenz von elektromagnetischen Feldern, die körperliche Fitness und die Ernährung. Viele der in diesem Buch vorgestellten Methoden zielen auf eine mitochondriale Optimierung ab, denn diese wird nicht nur mit einem höheren Energielevel, sondern auch mit einer erhöhten Fruchtbarkeit, einer verbesserten Gedächtnisleistung und einer verlangsamten Zellalterung in Verbindung gebracht.

Die Mitochondrien sind die eigentlichen Superhelden unseres Körpers, die in unserer modernen Welt von immer mehr Kryptonit in Form von Giftstoffen, Schwermetallen, Strahlung und Stress bedroht werden. Kümmern wir uns um sie!

GENE: DIE FLEXIBLEN ALLESKÖNNER

Bis vor gar nicht allzu langer Zeit glaubten Wissenschaftler, sie hätten mit der Entschlüsselung des menschlichen Genoms den Schlüssel für ein gesundes Leben entdeckt. Nun wird mehr und mehr klar, dass die Sache doch nicht ganz so einfach ist, denn Gene können sich verändern. Umwelteinflüsse spielen eine wesentliche Rolle auf alle möglichen biologischen Prozesse. Dabei beeinflussen sie nicht nur maßgeblich die Leistungsfähigkeit deiner Mitochondrien, sie haben sogar die Fähigkeit, die Aktivität deiner Gene zu verändern! Hier hat der spannende Bereich der Epigenetik in den letzten Jahrzehnten ganze Forschungsarbeit geleistet. Die Epigenetik (was so viel bedeutet wie *jenseits der Genetik*) beschreibt den Bereich der Biologie, der untersucht, welche Faktoren die Aktivität der Gene steuern. Wissenschaftler haben hier faszinierende Erkenntnisse zutage gebracht, vor allem, dass die Aktivität der Gene nicht nur durch die DNA, sondern auch durch sogenannte Regulationsproteine gesteuert wird.[9]

Wenn du dir die folgende Illustration ansiehst, dann erkennst du das fadenähnliche Chromatin, welches sich um spezielle Proteine, genannt Histone, windet. Diese Spule, bei der sich der DNA-Strang um einen Proteinkern aus Histonen wickelt, nennt man Nukleosom. Dreht man das Chromatin weiter auf, zeigt sich die bekannte Doppelhelix, das Kernstück der DNA. Dieses Kernstück wird umhüllt von weiteren Proteinen, die entscheiden, ob die Informationen eines Gens gelesen werden können oder nicht. Diese Regulationsproteine werden wiederum von Umweltsignalen wie Ernährung, Stress oder auch Gefühlen beeinflusst und können ihre Form ändern. Wenn du also das nächste Mal den Job wechselst oder umziehst, bedenke, dass sich das neue Umfeld über die Proteine um deine DNA direkt auf deine Gene auswirken kann.

Diese Veränderungen können sogar vererbt werden, wie es eine Studie der Duke University gezeigt hat. In diese Studie wurden trächtige Mäuse mit dem abnormalen »Agouti«-Gen untersucht. Mäuse mit diesem Gen haben in der Regel ein gelbliches Fell und sind extrem fettleibig, was meist zu einer kurzen Lebensdauer führt. In dem Experiment bekam eine Gruppe der Mäuse einen spezifischen Nahrungszusatz, die andere Gruppe nicht. Der Nahrungszusatz bestand dabei aus methylgruppenreichen Stoffen wie Folsäure, Vitamin B12, Betain und Cholin. Diese Methylgruppen können als epigenetische Faktoren fungieren, indem sie sich an die DNA binden und eine spezifische Gen-Aktivität dadurch steigern oder hemmen können.

Das verblüffende Resultat der Studie war, dass die Nachkommen der speziell ernährten Mäuse zwar ebenfalls das »Agouti«-Gen vererbt bekamen, dieses allerdings nicht aktiviert war, sodass die Jungen nicht mehr gelb und fett, sondern braun und schlank zur Welt kamen. Die Nahrungsergänzung hat also dazu geführt, dass das unvorteilhafte »Agouti-Gen« unschädlich gemacht wurde. Erbkrankheiten können also mit einer Anpassung des Umfelds vermieden werden.[10]

Es gibt noch eine weitere bemerkenswerte Erkenntnis der Epigenetik. In seinem Buch *Intelligente Zellen* beschreibt der Zellbiologe Bruce Lipton die wichtigen Funktionen der Telomere auf unsere Gesundheit und Langlebigkeit. Telomere sind die Abschnitte der DNA am Ende eines Chromosoms, die mit jeder Zellteilung abgenutzt werden, bis sie so kurz sind, dass sich die Zelle nicht mehr teilen kann und stirbt. Es gibt allerdings eine gute Nachricht: das Enzym Telomerase, welches die Telomere verlängern kann. Nach der Stammzellforschung von Bruce Lipton hängt die Lebensspanne des Menschen unter anderem davon ab, wie hoch die Telomerase-Aktivität ist. Diese wird wiederum von den Lebensumständen beeinflusst. So können stressige Erfahrungen wie Gewalt, traumatische Erlebnisse, Schlafmangel und Mangelernährung die Telomerase-Aktivität hemmen und damit die Wahrscheinlichkeit für Erkrankungen erhöhen. Im Gegenzug können ein aktiver Lebensstil, eine nährstoffreiche Ernährung, eine positive Lebenseinstellung, Zufriedenheit, Dankbarkeit und vor allem Selbstliebe die Telomerase-Aktivität anregen und damit ein langes und gesundes Leben fördern.[11] In deiner Umwelt schlummert ein Jungbrunnen, den du mit den Tipps in diesem Buch für dich entdecken kannst!

Wenn du dich tiefer mit der spannenden Thematik der Epigenetik auseinandersetzen willst, empfehle ich dir unbedingt die Lektüre des für mich bahnbrechenden Buches *Intelligente Zellen* von Bruce Lipton.

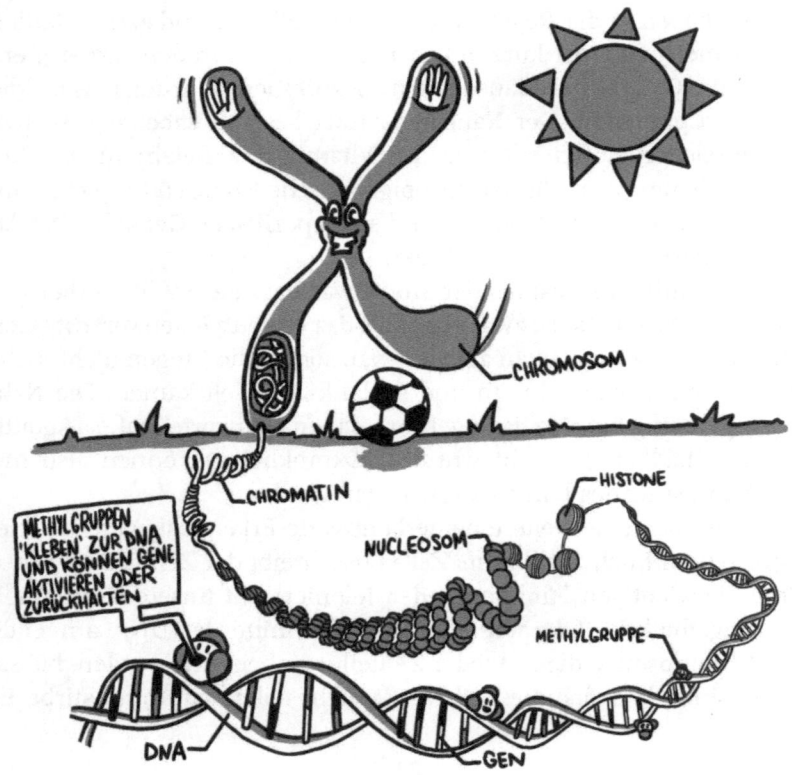

KAPITEL 1:
MOTIVATION – MIT ELAN IN DEN TAG

Wir leben in einer Welt, in der wir uns stets beschäftigen können. Egal ob arbeiten, Sport treiben, Geld verdienen, musizieren, E-Mails beantworten, einkaufen, eine Party planen, Essen gehen, es gibt schier unendliche Möglichkeiten, seine Zeit zu verbringen. Langeweile ist so gut wie ausgestorben. Dennoch spüren wir zunehmend, dass uns dieses ständige »Beschäftigtsein« nicht erfüllt. Ganz im Gegenteil, oft scheint es mir, dass wir uns immer unzufriedener und unerfüllter fühlen, je mehr wir tun.

Es ist anstrengend, darüber nachzudenken, wie wir unsere Zeit einteilen wollen, und erschöpfend, aus einem Meer an Optionen die richtigen für uns auszuwählen. Diese Anstrengung wird uns zunehmend abgenommen durch Algorithmen, die uns suggerieren, dass sie bereits wissen, was wir kaufen, anschauen oder sogar woran wir arbeiten wollen. Das ist jedoch ein Trugschluss. Der Einzige, der herausfinden kann, womit du wirklich deine Zeit verbringen willst, bist du selbst.

In diesem ersten Teil erhältst du tägliche Biohacks, die dir dabei helfen, herauszufinden, was du eigentlich machen willst und wie du dazu den nötigen Tatendrang generierst. Es ist der erste Schritt auf dem Weg, dein Leben nach deinen Vorstellungen zu gestalten. Indem du die Hürden deiner eigenen Psyche überwindest, kannst du die Weichen stellen, um deine großen Ziele zu erreichen.

Mit wie viel Motivation bist du heute aufgewacht? Am Ende des Kapitels kannst du den Test dazu noch mal machen.

 ### TEST: NACH EIGENEM ERMESSEN. MIT WIE VIEL MOTIVATION BIST DU HEUTE AUFGEWACHT?

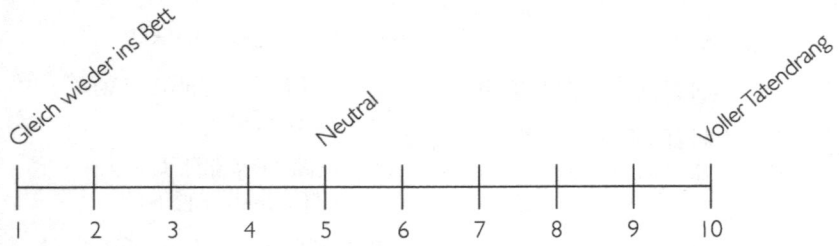

1 MIT WARUM BEGINNEN

Nach der gängigen Definition ist Motivation einfach die Summe aller Gründe (oder Motive), die uns dazu bringen, etwas zu tun. Der Prozess läuft dabei so ab: Ein Motiv führt zu einer Ausschüttung an Dopamin (und anderen Stoffen). Wir fühlen uns motiviert und tun etwas. Dopamin übernimmt dabei drei grundlegende Aufgaben: Es belohnt uns mit einem guten Gefühl, es liefert Vorfreude auf eine Belohnung, und es verleiht unserem Streben einen (biochemischen) Sinn.

Neue Angebote wie ein neues Smartphone oder ein neuer Post auf unserer Instagram-Wand sprechen uns an, weil sie unser dopaminerges Belohnungssystem aktivieren und zu einer Ausschüttung von Dopamin führen. Ein Problem der modernen Welt ist, dass wir nur wenige Klicks von kurzen, heftigen Dopaminschüben entfernt sind. Die kurzfristigen Erfolgserlebnisse sind dann schnell wieder vorbei und können, wenn sie abgeklungen sind, eine innere Leere hinterlassen. Gleichzeitig müssen die Erfolge immer größer werden, um dasselbe Belohnungsempfinden hervorzurufen. Das heißt, wir brauchen immer mehr Erfolg für das gleiche Gefühl. Es ist ein Teufelskreis.

Dr. Robert Sapolsky von der Stanford University hat dieses System intensiv studiert und beschreibt, wie sich Menschen mit einem langfristigen Anliegen wesentlich länger motivieren können als Menschen mit kurzfristigen Zielen.[12] Typische Anliegen sind z. B., an die Grenzen des Möglichen zu gehen, gesund zu bleiben oder sparsam zu sein, um seinen Kindern einmal etwas zu vererben.

Ein Anliegen gibt der dafür aufzubringenden Arbeit einen Sinn. Allein die Vorstellung deines Anliegens kann eine kleine Ausschüttung von Dopamin hervorrufen und dich täglich motivieren, aufzustehen und am Ball zu bleiben.

Mein Tipp: Bevor du dein nächstes Projekt startest, beginne mit dem Warum und frage dich, warum dieses Projekt für dich wichtig ist.

Morgen stehe ich hoch motiviert auf, weil ich

2 WIE AUF GLASSCHERBEN LAUFEN

Wenn es dir schwerfällt, ein Warum zu finden, dann beginne mit einer Beobachtung. Viele Dinge, die wir tun oder die uns passieren, sind so selbstverständlich, dass wir ihnen nicht mehr viel Aufmerksamkeit schenken. Ich finde es immer wieder erstaunlich, wie viele Menschen sich nicht bewusst sind, welche einzigartigen Talente sie haben, nur weil sie sich so an sie gewöhnt haben.

Dieser Vorgang ist darauf zurückzuführen, dass wir von uns automatisch auf andere schließen. Wenn ich z. B. gerne vor Publikum singe, dann schließe ich daraus, dass es anderen auch so gehen muss. Das ist aber natürlich nicht so. Jeder von uns besitzt eine individuelle genetische Ausprägung, unterschiedliche Hirnwellenmuster und körperliche Voraussetzungen, und wir befinden uns alle in einzigartigen Lebenssituationen.

Auf der Suche nach meinem Anliegen hat es mir sehr geholfen, darauf aufzupassen, was mir persönlich leichtfällt und was nicht. Diese Art der Aufmerksamkeit ist auch eine der Grundlagen der stoischen Lebensphilosophie. Nach den Stoikern kann jeder von uns mit emotionaler Selbstbeherrschung, Gelassenheit und Aufmerksamkeit zu einem inneren Gleichgewicht und Weisheit gelangen. Hierzu kann ich dir *Das kleine Handbuch des Stoizismus* von Jonas Salzgeber ans Herz legen. Darin schreibt der Autor, dass die Aufmerksamkeit, die die Stoiker von uns in jedem Augenblick erwarten, mit der zu vergleichen ist, die man aufbringt, wenn man barfuß über einen Strandabschnitt voller Glasscherben läuft. [13]

Mein Tipp: Ich habe gemerkt, dass es auch in meinem Umfeld mit all seinen Ablenkungen gar nicht mehr so einfach ist, über längere Zeit absolut präsent zu sein. Dir geht es vermutlich ähnlich. Daher empfehle ich dir, heute einmal barfuß an einem Strand mit Glasscherben zu laufen, natürlich nur sprichwörtlich ...

3 DIE SICH WANDELNDE MOTIVATION ERKENNEN

Es gibt Menschen, die sich wahnsinnig leicht damit tun, etwas Neues anzufangen. Sie haben Ideen, sind meist schnell zu begeistern und wollen sofort loslegen. Ich bin einer dieser Menschen. Gleichzeitig sind es genau diese Leute, die sich dann auch oft schwer damit tun, am Ball zu bleiben und etwas zu beenden. Ich höre gerade schon das »Halleluja!« meiner Mitarbeiter (oder meiner Lektorin), während sie das hier lesen.

Erklären lässt sich dieses Phänomen damit, dass es zwei unterschiedliche Arten der Motivation sind, die uns dazu bringen, etwas anzufangen oder etwas zu Ende zu bringen. Wissenschaftler der University of Winnipeg haben beobachtet, dass Menschen, die z. B. mit einer Diät beginnen, hauptsächlich durch ihre Träume und Hoffnungen motiviert sind. Die Wissenschaftler bezeichnen diesen Zustand als »promotion-focused«. Sobald dieselben Personen dann die ersten Erfolge erzielt haben, werden sie weniger von ihren ursprünglichen Träumen motiviert und mehr davon, die bereits erreichten Erfolge nicht wieder zu verlieren. Dieser Zustand nennt sich dann »prevention-focused«.[14]

Etwas Negatives zu vermeiden ist für mich allerdings bei Weitem nicht so motivierend, wie einen großen Traum zu verfolgen. Ich könnte mir vorstellen, dass es dir ähnlich geht. Meine Strategie ist es hier, mir in Schwächephasen immer wieder mein Anliegen zu verdeutlichen und mir größere und erstrebenswerte Ziele auszudenken. Dadurch füttere ich meine »Promotion-Motivation«, die mir dann auch dabei hilft, meine Projekte zu beenden. Denn ein Projekt ist dann nur ein Meilenstein auf dem Weg zu meinem großen Traum.

Mein Tipp: Nimm dir für dein nächstes Projekt vor, deinen Traum mit deinen Fortschritten wachsen zu lassen. Halte dich, so lange du kannst, im Zustand der inspirierenden Motivation und erkenne, wenn du dich in einen Zustand der vermeidenden Motivation begibst.

4 DEN MITOCHONDRIENMOTOR ANWERFEN

Es bedarf nicht nur einem Anliegen oder einem Beweggrund, um dich zur Handlungsbereitschaft zu motivieren. Du musst natürlich auch handeln können. Psychologen sprechen hier von der Volition oder Umsetzungskompetenz. Leider flüstert uns unser innerer Schweinehund gerne zu, dass er gerade noch nicht in der Lage ist, um sich von der Couch hochzuhieven.

Was der Schweinehund noch nicht weiß, ist, dass mit der ersten Bewegung bereits deine eigene Energieproduktion angekurbelt wird. Wie du bereits am Anfang dieses Buches erfahren hast, spielen hier die Mitochondrien eine zentrale Rolle. Diese produzieren den Strom, die Lebensenergie, das zur Handlung und Muskelkontraktion notwendige Adenosintriphosphat, kurz ATP. Für den Schritt von der Handlungsbereitschaft zur Handlung brauchst du die Energie deiner Mitochondrien. Das Coole ist, dass du deinen mitochondrialen Motor mit ein paar Bewegungen selbst anwerfen kannst!

In ihrem Artikel »Stay Fit, Stay Young: Mitochondria in Movement«, der im Dezember 2019 erschienen ist, beschreiben die Autoren die beeindruckende Feedbackschleife zwischen Bewegung und Mitochondrienleistung.[15] Bereits wenige Minuten an moderater und kontinuierlicher Belastung können die Mitochondrien dazu veranlassen, sich zu adaptieren und mehr ATP zu produzieren, was wieder deiner Umsetzungskompetenz zugutekommt. Wenn du also Energie für ein neues Unterfangen benötigst, dann könnte der erste Schritt sein, einen zügigen Spaziergang zu machen und damit deinen eigenen biochemischen Motor anzuwerfen.

Diesen einfachen Trick wandte auch der Motivationscoach Dr. Akuma Saningong auf unserem FlowFest 2018 in München an, indem er alle Teilnehmer am Anfang des Events zu seinem berüchtigten »Mitochondrientanz« einlud. Nach einer ausgiebigen Tanzeinlage sprudelte es nur so vor Energie auf dem Event.

Mein Tipp: Wenn du dich das nächste Mal dabei erwischst, dass du nicht in die Gänge kommst, erinnere dich an deinen biochemischen Mitochondrienmotor und bewege dich, um Lebensstrom zu generieren.

5 WIE EIN JAZZ-MUSIKER IMPROVISIEREN

Beim Jazz geht es nicht darum, stets alles richtig zu machen, sondern vor allem, angemessen zu reagieren. Hier besitzt die Musikrichtung einige Gemeinsamkeiten mit der experimentellen Herangehensweise des Biohackings. Jazz lebt von der Improvisation, genauso wie Biohacking. Wenn ein Musiker einen eigenartigen Ton spielt, dann dient dieser oft als Herausforderung, ihn in das Stück zu integrieren. Häufig entstehen erst mit den Fehlern neue, kreative Errungenschaften.

Holger Geschwindner, der Mentor und Trainer des Basketballwunders Dirk Nowitzki sieht Jazz als die perfekte Metapher für Basketball.[16] Denn auch dort müssen die Sportler auf Unvorhergesehenes reagieren. Nach einem Fehlwurf muss der Spieler entscheiden, ob er nun zum Rebound geht oder lieber den Schnellangriff des Gegners unterbinden will.

Stell dir vor, du schlägst ein Loch in die dicke Eisdecke eines zugefrorenen Sees und springst hinein. Danach fühlst du dich erst mal großartig, am nächsten Tag bist du aber schwer erkältet. Die Erkältung ist eine Reaktion deines Körpers auf dein Verhalten. Mit diesem Feedback kannst du nun die nächsten Schritte planen, deinem Körper die Nährstoffe geben, um die Erkältung zu bekämpfen, und danach damit beginnen, dein Immunsystem zu stärken, um dich beim nächsten Eisbaden nicht mehr zu erkälten. Du könntest zum Beispiel erst mal mit einer kalten Morgendusche beginnen. Mir gefällt diese Ansichtsweise, da sie Fehler und Rückschläge als essenziellen Teil des großen Ganzen sieht. Im Jazz, genau wie im Basketball, im Biohacking und letztendlich im Leben geht es nicht darum, die perfekte Aufführung abzuliefern. Es geht darum, die Widerstände und Herausforderungen anzunehmen, mit diesen zu interagieren und spielerisch ein neues Kunstwerk zu erschaffen.

Mein Tipp: Ärgere dich nicht über eine schlechte Note, den Alltagsstress im Büro oder die sich bemerkbar machende Erkältung, sondern betrachte sie als die Rohstoffe für dein persönliches Jazz-Solo.

6 MIT RHYTHMUS GROSSE DINGE BEWEGEN

Auf der Osterinsel stehen bis heute die Moai, Hunderte kolossale Statuen mit riesigen Köpfen, großen Nasen und lang gezogenen Ohrläppchen. Diese tonnenschweren steinernen Figuren wurden vor vielen Hundert Jahren aus Vulkanlava gefertigt und symbolisierten für die Inselbewohner vermutlich ein Bindeglied zwischen der diesseitigen und jenseitigen Welt.

Lange Zeit standen Archäologen vor dem Rätsel, wie die Kolosse bewegt wurden. In Überlieferungen der polynesischen Ureinwohner sind die Statuen durch einen Zauber nämlich selbst zu ihren Kultstätten gelaufen.[17] Nachdem mit hölzernen Gleisen und mit Schlitten mögliche Transportwege gefunden wurden, hatte der amerikanische Archäologe Carl Lipo noch eine Idee, wie die Statuen zu ihren Standorten befördert worden waren. Mithilfe von Seilen, die an der aufrecht stehenden Statue befestigt wurden, wurde der Moai von Helfern in Schwingung versetzt und mit rhythmischen Schaukelbewegungen per »Kühlschranktechnik« nach vorne bewegt. Mit dem Momentum der rhythmischen Seilzüge war es kinderleicht, die schweren Kolosse über die ganze Insel »laufen« zu lassen.[18]

Wenn dein Mitochondrienmotor einmal läuft, dann kannst du mit einem gesunden Rhythmus die schweren Hindernisse angehen. Rhythmus und Regelmäßigkeit gehören mit zu den wichtigsten Faktoren für lang anhaltende Leistungskraft und Gesundheit. Der Chronobiologe Prof. Dr. Maximilian Moser vergleicht Essen und Schlafengehen mit einer Schaukel, die zur idealen Tageszeit angestoßen wird. »Wenn wir es zum richtigen Zeitpunkt machen, werden alle damit verbundenen Schaukeln höher schwingen, und das ist (...) im Fall des Körpers (...) gesund.«[19]

Mein Tipp: Etabliere einen Tagesrhythmus, indem du dir feste Zeiten zum Arbeiten, Essen, Trainieren, Entspannen und Schlafen einplanst, und folge diesem Rhythmus über die nächsten sieben Tage konsequent. Beobachte, was sich für dich mit der wachsenden Eigendynamik verändert.

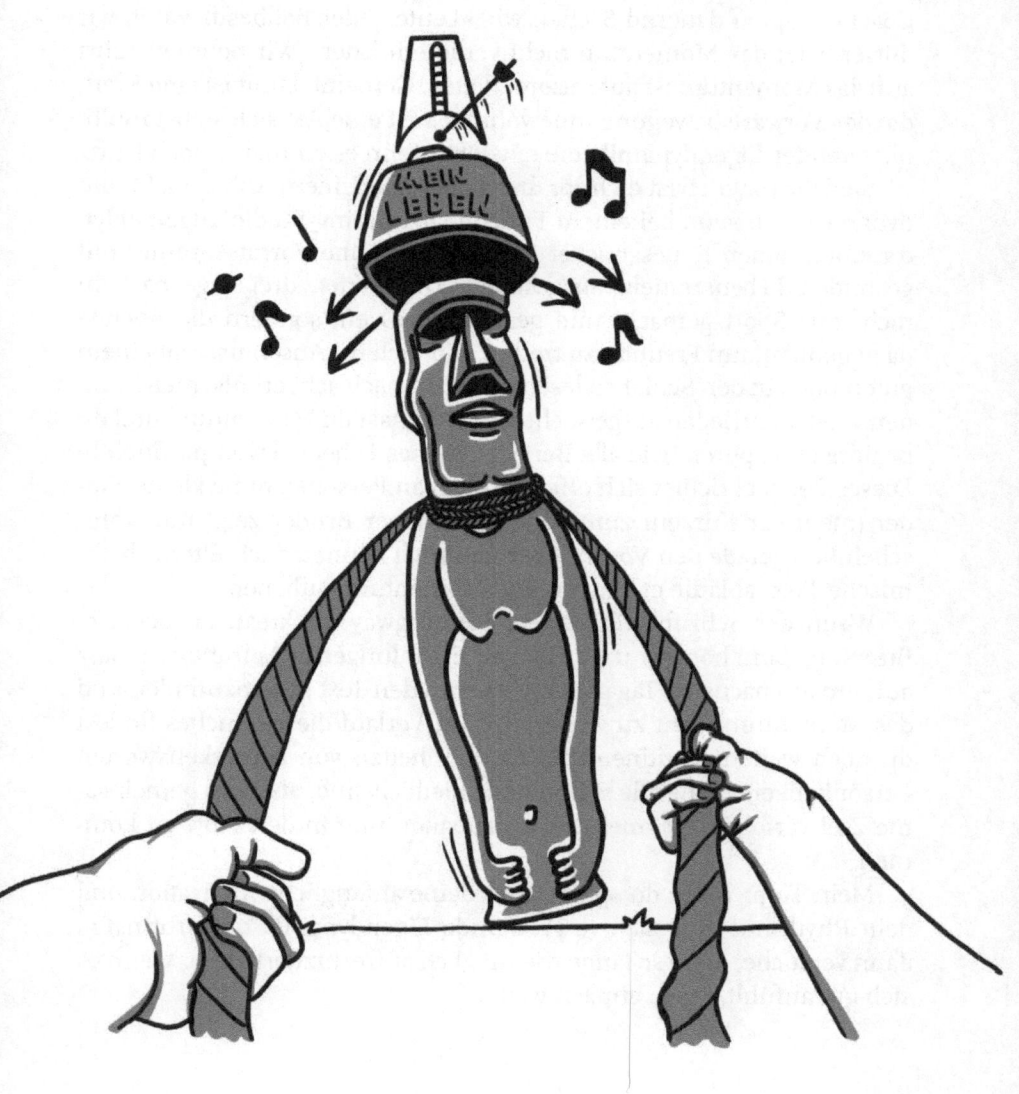

7 Momentum generieren

Als Basketballer hört man ständig den Begriff »Momentum«. Meine Coaches sagten dauernd Sachen wie »Leute, jeder Ballbesitz zählt, wir dürfen jetzt das Momentum nicht verlieren« oder »Wir nehmen Fahrt auf, das Momentum ist auf unserer Seite«. Gemeint damit ist eine Kraft, die der Vorwärtsbewegung innewohnt. Es ist eine Art sich selbst multiplizierender Eigendynamik, die entsteht, wenn es einmal einfach läuft.

Stell dir vor, du hast dich vor drei Tagen mit deinem Anliegen, fit und dynamisch zu sein, bei einem Functional-Training-Studio angemeldet, dir einen neuen Fitnesstracker gekauft und deine Vorratskammer mit gesunden Lebensmitteln ausgestattet. Die letzten drei Tage hast du nicht nur Sport gemacht und gesund gegessen, sondern die Abende dazu genutzt, um Freunde zu treffen und dich im Anschluss mit einem guten Buch in den Schlaf zu lesen, bevor du nach acht erholsamen Stunden wieder zufrieden aufgewacht bist. Jetzt hast du Momentum, und du beginnst zu spüren, wie alle Bereiche deines Lebens davon profitieren. Dieses Beispiel richtet sich offensichtlich an Personen ohne kleine Kinder (mein vor Kurzem zum Papa gewordener Bruder zeigt mir wahrscheinlich gerade den Vogel). Aber natürlich können auch Eltern rhythmische Tagesabläufe etablieren und Momentum aufbauen.

Wenn der Schriftsteller Ernest Hemingway im kreativen Schreibfluss war, dann hörte er nach eigenen Erzählungen stets mitten im Satz auf, um am nächsten Tag gleich wieder in den Text hineinzufinden und das Momentum nicht zu verlieren.[20] Im Verlauf dieses Buches findest du noch weitere Routinen und Gewohnheiten von bemerkenswerten Persönlichkeiten, die alle sehr unterschiedlich sind, aber das gemeinsame Ziel verfolgen, Momentum aufzubauen und in den Flow zu kommen.

Mein Tipp: Wenn du spürst, dass deine anfängliche Motivation und dein Rhythmus eine sich vergrößernde Eigendynamik hervorbringen, dann versuche, diese so lange wie möglich aufrechtzuerhalten. Wenn es sich gut anfühlt, mach einfach weiter.

8 DEINE FLOW-MOMENTE ERKENNEN

Wenn die Voraussetzungen stimmen und ich mich voller Tatendrang an den Laptop setze, ein klares Ziel vor Augen, dann gelange ich nach ein paar Minuten in einen Zustand tiefster Konzentration und Genugtuung, in dem ich mich nur noch auf die Wörter vor mir konzentriere. Nichts blockiert, alles fließt. Der Psychologe Dr. Mihály Csíkszentmihályi war schon früh in seinem Leben von diesem Zustand fasziniert, der sich zwischen Langeweile und Angst abspielt. Als junger Student an der University of Chicago entschied er sich dazu, diese »Psychologie der optimalen Erfahrung« zu seinem zentralen Forschungsgebiet zu machen. Den Zustand, der ihn so begeisterte, bezeichnete er als Flow. Mit seinem ersten Buch *Beyond Boredom and Anxiety* startete er 1975 die Flow-Revolution, die bis heute anhält. Csíkszentmihályi beschreibt den Flow-Zustand folgendermaßen:

»Vollständig in eine Tätigkeit involviert sein, um ihrer selbst willen. (...) Unser ganzes Wesen ist involviert, und wir nutzen unsere Fähigkeiten bis zum Äußersten.«[21]

Wenn du es schaffst, dich täglich in einen solchen Zustand zu versetzen, wird sich jeder Tag erfüllt und wertvoll anfühlen. Der Flow hat eine unglaubliche Kraft! Der erste Schritt ist, diese Flow-Erlebnisse für dich zu erkennen. Flow ist keine Aktivität, die trainiert werden kann, es ist ein Geisteszustand der optimalen Erfahrung, die unter bestimmten Voraussetzungen zutage tritt. Wenn du jeden Tag darüber reflektierst, was dich in einen Flow-Zustand bringt, dann wirst du schnell erkennen, womit du weniger oder mehr Zeit verbringen willst.

Mein Tipp: Überlege, wann dein letztes intensives Flow-Erlebnis war, in dem du die Welt um dich herum vergessen hast, tief in dein Hier und Jetzt eingetaucht und eine Aktivität mit größter Leidenschaft und höchster Motivation ausgeführt hast. Schreibe es auf:

_____

_____

_____

_____

9 MOTIVIERENDES SONNENLICHT TANKEN

Die Sonne wurde nicht ohne Grund in fast allen Kulturen dieser Welt verehrt und nicht selten zur Gottheit erhoben. Sonnenlicht stimuliert die Produktion von Vitamin D und Testosteron, fördert den Blutfluss und regt zudem die Ausschüttung von Dopamin an, das mittlerweile bekannte »Motivationsmolekül«.

In einer Studie von 2011 mit 68 Teilnehmern wurde gezeigt, dass diejenigen mit der höchsten Sonnenexposition eine signifikant höhere Dichte an Dopaminrezeptoren vorwiesen als Teilnehmer mit wenig Sonnenbestrahlung bei Berücksichtigung von Alter, Geschlecht und Zigarettenkonsum.[22] Das bedeutet, dass du mit mehr Zeit im natürlichen Sonnenlicht die Fähigkeit deines Körpers verbessern kannst, Dopamin und damit Motivation zu produzieren! Für einen umfassenden Einblick in die Wirkungsweise von natürlichen und künstlichen Lichtquellen auf unsere Leistungskraft und Gesundheit empfehle ich dir eine Lektüre des Buches *Die Kraft des Lichts* von Dr. Alexander Wunsch.

Sonnenlicht ist Energie für unsere Mitochondrien, die kleinen »Stromgeneratoren« in unserem Körper. Dazu ist es in der richtigen Dosierung gut für die Haut, die Augen und unseren Biorhythmus. Sonnenlicht ist ein echter Biohack!

Mein Tipp: Geh jeden Tag eine halbe Stunde in die Sonne oder ans natürliche Tageslicht ohne zu verbrennen. Auch wenn die Sonne nicht scheint, können dir die natürlichen Lichtfrequenzen und die frische Luft helfen, deine Stimmung zu heben und dir Energie zu geben.[23] Eine genaue Anleitung für eine nachhaltige Heliotherapie findest du im Buch *Die Kraft des Lichts* von meinem Podcastgast und FlowFest-Sprecher Dr. Alexander Wunsch.

10 Den Wasserhaushalt täglich auffüllen

Wie Sonnenlicht ist auch Wasser einer dieser natürlichen Rohstoffe, die gewährleisten, dass dein Körper optimal funktionieren kann. Hydrierte Zellen sind essenziell für deine größtmögliche Motivation und Leistungsfähigkeit. Die Mitochondrien nutzen Wasserstoffmoleküle, um die Energie in Form von ATP (Adenosintriphosphat) herzustellen, die du brauchst, um in die Gänge zu kommen. Das Level der Hydratation, also der Menge an Wasserstoffmolekülen in deinen Zellen, hängt dabei nicht nur von deiner Trinkmenge ab. Trotzdem ist der erste Schritt, um sicherzustellen, dass du ausreichend hydriert bist, ausreichend Wasser zu trinken.

Über Nacht verliert dein Körper bis zu einem halben Liter Flüssigkeit. Diesen kannst du sofort nach dem Aufstehen wieder auffüllen, indem du dich gleich zum Wasserhahn begibst. Schon eine leichte Dehydratation von 2 Prozent führt nach einer Analyse von Forschern der Universität Barcelona zu Beeinträchtigungen der Konzentration, des Kurzzeitgedächtnisses und genereller mentaler Leistungsfähigkeit.[24] Achte also besonders in mentalen Leistungsphasen auf gut gefüllte Wasserspeicher. Im Laufe dieses Buches zeige ich dir noch ein paar weitere Biohacks, um deine Zellen optimal hydriert zu halten.

Mein Tipp: Trinke direkt nach dem Aufstehen zwei große Gläser Wasser, um den Flüssigkeitsverlust über Nacht auszugleichen. Ich selbst habe mir zu Hause ein Filtersystem der Firma LEOGANT installiert, mit dem ich das Leitungswasser durch einen Aktivkohlefilter und ein mit 24 Karat vergoldetes Vitalisierungsgerät aus Messing leite. Was das System genau mit dem Wasser anstellt, erfährst du an Tag 140.

11 Dich von einem Navy SEAL wecken lassen

Auch mit einem gesunden Rhythmus und ersten Erfolgen passiert es hin und wieder, dass wir zurückfallen und erneut Selbstdisziplin zum Neuanfang aufbringen müssen. Als Leistungssportler war ich ein großer Fan der *Rocky*-Filme, in denen es der mittellose Boxer Rocky Balboa immer wieder mit größter Disziplin und alternativen Trainingsmethoden zum Weltmeister im Schwergewicht schafft. Dafür trainiert er mit abgesägten Baumstämmen, jagt Hühnern hinterher und sprintet durch seine Heimatstadt Philadelphia. Der fiktive Rocky ist die personifizierte Selbstdisziplin.

Ein ähnlicher Charakter ist der sehr reale pensionierte Navy SEAL, Podcaster und Unternehmer Jocko Willink. In seinem Buch *Der Weg der Disziplin* schreibt Jocko: »Disziplin: die Wurzel aller guten Eigenschaften. Der Motor täglicher Produktivität. Das Grundprinzip, das Faulheit, Lethargie und Ausreden überwindet.«[25] Nach dem Navy SEAL ist Disziplin eine Entscheidung, nicht mehr und nicht weniger.

Aus wissenschaftlicher Sicht ist die Sache aber nicht ganz so einfach. Erst 2019 hat eine große Meta-Analyse von 31 Zwillingsstudien eine bis zu 60-prozentige Erblichkeit der Fähigkeit zur Selbstkontrolle festgestellt.[26] Das bedeutet allerdings auch, dass 40 Prozent durch andere Faktoren wie das Umfeld oder auch die geistige Einstellung bestimmt werden können. Eine Studie der Stanford University aus dem Jahr 2010 hat zudem festgestellt, dass die tatsächliche Höhe der Willenskraft mit der Selbsteinschätzung einhergeht.[27] Das heißt, je mehr Willenskraft du dir zutraust, desto mehr hast du auch. Also glaube an dich!

Mein Tipp: Wenn du jemand bist, der morgens nur schwer aus den Federn kommt, dann kann ich dir das Album *Psychological Warfare* von Jocko Willink ans Herz legen. In den kurzen Tracks motiviert dich der Amerikaner in purer Navy-SEAL-Manier, aufzustehen und mit Energie in den Tag zu starten.

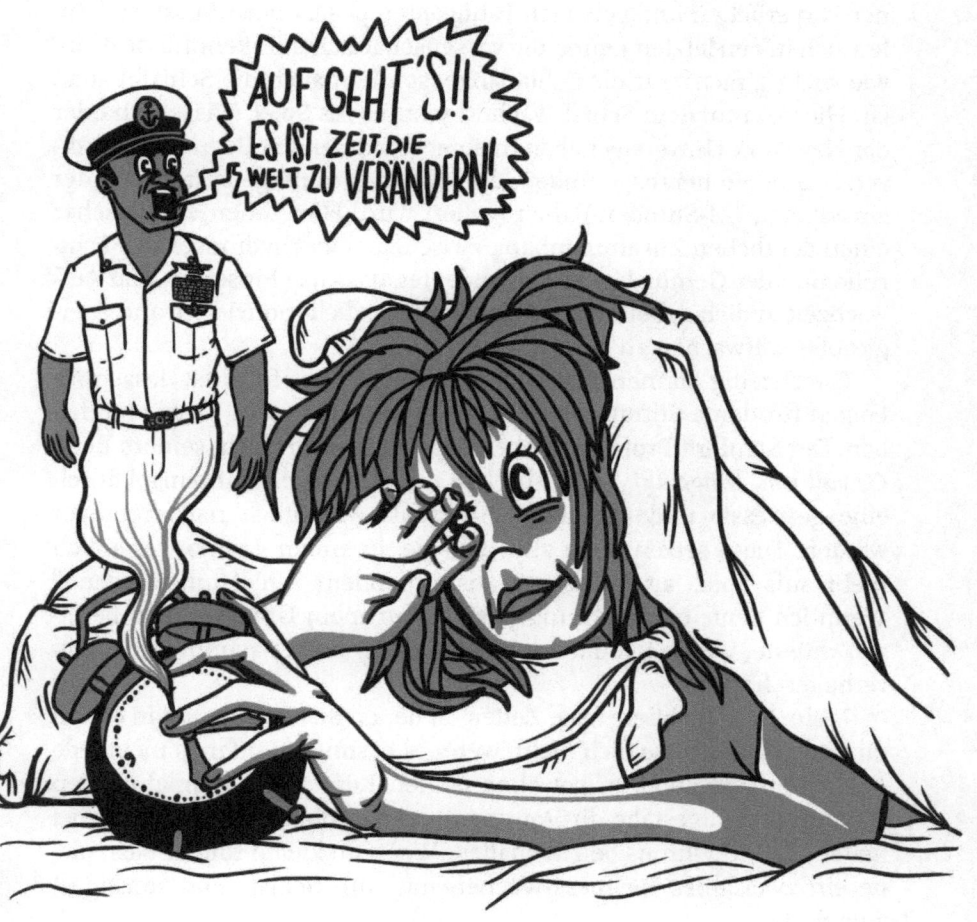

12 FIXE SCHLAFZEITEN ETABLIEREN

Wenn du deinen Tagesablauf rhythmischer gestalten willst, spielt dein Schlaf-Wach-Rhythmus eine zentrale Rolle. Auch wenn dich sicherlich nicht überrascht, dass ein gesunder Schlaf so ziemlich alle Aspekte deiner körperlichen und geistigen Fähigkeiten positiv beeinflusst, so häufen sich in den letzten Jahren die wissenschaftlichen Erkenntnisse dazu, wie wichtig nicht nur die Schlaflänge, sondern auch die Schlafqualität ist. Hier kommt dein Schlaf-Wach-Rhythmus ins Spiel. Wissenschaftler der New York University haben in einer umfassenden Begutachtung diverser Studien herausgefunden, dass das dopaminerge System von der circadianen (24-Stunden-)Uhr reguliert wird. Hier sehen die Forscher einen deutlichen Zusammenhang zwischen einer rhythmischen Nachtruhe und der Gemütslage.[28] Das bedeutet, dass fixe Einschlaf- und Aufwachzeiten dich dabei unterstützen können, dich motivierter und energievoller aufwachen zu lassen.

Gleichzeitig können Phasen von geringer Schlafqualität desaströse Folgen für deine Stimmung, Motivation und auch dein Bankkonto haben. Der Stanford-Professor Robert Sapolsky beschreibt in seinem Buch *Gewalt und Mitgefühl*, wie Menschen mit ernstem Schlafmangel durch eine gestresste und überaktive Amygdala wesentlich risikofreudiger werden. Diese setzen dann zum Beispiel in einem Casino wesentlich mehr aufs Spiel, als sie es mit ausreichendem Schlaf tun würden.[29] Wenn ich heute eine Führungsposition für mein Unternehmen besetzen müsste, würde ich die Kandidaten daher auch nach ihrem Schlafverhalten fragen.

Mein Tipp: Etabliere feste Zeiten, in denen du schläfst und in denen du wach bist. Stresse dich nicht, wenn es besonders anfangs nicht jede Nacht hinhaut, sondern gewöhne deinen Körper erst einmal an den Rhythmus und gestalte dir Routinen und Gewohnheiten, die dir dabei helfen, den Rhythmus beizubehalten. Wenn du kleine Kinder hast, plane ein zweisames Wellness-Wochenende, um Schlaf (und sonstiges) aufzuholen.

13 DEM KÖRPER DIE RICHTIGEN BAUSTEINE LIEFERN

Dein Körper kann den Neurotransmitter Dopamin selbst herstellen. Hierfür braucht er neben funktionierenden Mitochondrien und Neuronen auch noch die richtigen Bausteine. Ein Vorläufer für Dopamin ist die Aminosäure L-Tyrosin (das L vor Aminosäuren steht übrigens für die linksgerichtete räumliche Struktur, im Gegensatz zu D, was für Dextro oder rechts steht), die der Körper zwar ebenfalls selbst herstellen kann, aber nicht so viel, wie wir täglich brauchen. Neben der Aminosäure braucht der Körper dann noch einige Cofaktoren, darunter B-Vitamine, Kupfer, Zink und Eisen, um Dopamin herstellen zu können.[30]

L-Tyrosin findet sich in allerhand Lebensmitteln. Hier ist eine Auswahl:

* Fleisch – vor allem Schweinefleisch, Rindfleisch und Geflügel
* Fisch – fetter Seefisch wie Lachs, Thunfisch, Rochen und Heilbutt
* Nüsse und Kerne – vor allem Kürbiskerne und Walnüsse
* Hülsenfrüchte – Bohnen, Sojabohnen und Erbsen
* Eier und Milchprodukte – besonders Eier und Käse sind hervorragende Quellen für Tyrosin

L-Tyrosin wird dann erst in L-Dopa konvertiert, den unmittelbaren Vorläufer von Dopamin. L-Dopa könnte dir bereits als der Wirkstoff bei der Behandlung von Parkinson bekannt sein, denn dieses kann die Blut-Hirn-Schranke überwinden und wirkt beinahe unmittelbar. Lebensmittel, die bereits L-Dopa beinhalten, sind Ackerbohnen und die tropische Hülsenfrucht Mucuna Pruriens.[31] Der amerikanische Psychiater und Erfolgsautor Dr. Daniel Amen empfiehlt aufgrund der dopaminfördernden Eigenschaften, den Tag mit einem eiweißreichen Frühstück zu beginnen.[32]

Mein Tipp: Starte diese Woche einmal mit einem Brokkoli-Omelette und einer halben Grapefruit oder einer Schüssel Quinoa mit Nüssen und Beeren garniert, ganz nach den Lieblingsrezepten von Dr. Amen.

14 MOTIVIERENDE SUBSTANZEN MINIMIEREN

Es kann auch bei der Motivation verführerisch sein, eine Abkürzung zu nehmen. Der Film *Limitless* behandelt die Frage, was passieren könnte, wenn wir auf einmal Zugang zu beinahe unbegrenzter Motivation, Intelligenz und Kreativität hätten. Im Film stößt die Hauptfigur Edward Morra auf die Wunderdroge NZT-48, die aus einem erfolglosen Autor eine Art blitzschnell denkenden Superhelden macht.

Auch in der Biohacking-Welt tauchen immer wieder Substanzen auf, die eine Steigerung der Motivation, des Fokus und der Konzentrationsfähigkeit versprechen, einige präsentiere ich dir auch in diesem Buch. Ich sehe die Möglichkeit, das Hirn zur Motivation zu zwingen, als ein zweischneidiges Schwert an. Wenn du vor einer Deadline stehst und du dir darüber im Klaren bist, was zu tun ist, dann kann es durchaus vorteilhaft sein, sich über einen kurzen Zeitraum in einen hoch fokussierten und motivierten Zustand zu versetzen.

Wenn du allerdings Dingen nachgehst, die du eigentlich gar nicht tun willst, aber dich mit Substanzen dazu zwingst, sie dennoch zu machen, dann könntest du in die falsche Richtung laufen. Substanzen bieten eine starke extrinsische, von außen getriggerte Motivation. Dein Anliegen, deiner in dir wohnenden Leidenschaft nachzugehen, bezeichnet man als intrinsische Motivation.

Einer meiner Uni-Freunde hatte einmal die Idee, mit dem Medikament Ritalin die ganze Nacht für eine Prüfung zu lernen, die ihn überhaupt nicht interessierte. Am nächsten Morgen erzählte er mir frustriert, dass er zwar motiviert gewesen war, aber irgendwann komplett vom Thema abgekommen sei.

Mein Tipp: Vermeide übermäßigen Konsum von dopaminfördernden Substanzen wie Kaffee, Nikotin, Alkohol, Methylphenidat (Ritalin) und weiteren starken Dopaminboostern, besonders, wenn du nach echter intrinsischer Leidenschaft lechzt. Substanzen können dir kurzfristig weiterhelfen, sie können dich aber von deinen eigentlichen Zielen ablenken und dich dazu abhängig machen.

15 DICH NICHT ZUM OBJEKT MACHEN LASSEN

Was, wenn du das schwerste Radrennen der Welt fahren könntest? Diese Frage haben sich ein paar Thüringer gestellt, die überlegten, gemeinsam das schwerste Radrennen der Welt, das Race Across America (oder RAAM) zu fahren. Mit einer unfassbaren Strecke von über 5000 Kilometern schien dieser Traum zuerst unerreichbar. Im Jahr 2016 traten Nicole Bauer und Sven Ole Müller dann mit weiteren Team-Mitgliedern an, unter der Betreuung des Neurowissenschaftlers Gerald Hüther. Sie nahmen nicht nur teil, sie gewannen! Diese Geschichte ist so unglaublich, dass die beiden zusammen mit Dr. Hüther sogar ein Buch mit dem Titel *Wie Träume wahr werden* geschrieben haben.

Das Lustige an der Geschichte ist, dass ich Nicole zuvor schon einmal im Flugzeug begegnet war. Ich muss allerdings gestehen, dass ich mich erst wieder erinnerte, als sie mir nach meinem Podcast mit Gerald Hüther, in dem ich unter anderem über ihre Geschichte sprach, auf Facebook schrieb: »Ich hatte Gänsehaut, als ich deinen Namen gehört habe. Es war also kein Zufall, dass wir uns damals im Flugzeug begegnet sind.«

Der Gewinn des Radrennens ist für mich ein tolles Beispiel, was passieren kann, wenn man seinem Herzen folgt. Im Buch schreibt Nicole Bauer, dass das Ganze für sie eine kostbare Erfahrung gewesen sei: »Ich durfte sehen, was passiert, wenn ich mich nicht zum Objekt der Erwartungen, Bedürfnisse und Forderungen anderer machen lasse.«[33]

Mein Tipp: Mach dich nicht zum Objekt der Erwartungen anderer, sondern überlege dir, was du von dir selbst erwartest. Den Personen, denen du wichtig bist, liegt vor allem am Herzen, dass es dir gut geht. Das war auch für mich eine wichtige Lektion, für die ich heute noch sehr dankbar bin. Wenn du deiner Leidenschaft folgst und dir treu bleibst, wirst du ungeahnte Kräfte freisetzen.

16 Viele High Fives geben

Den Brauch, sich gegenseitig als Zeichen der Anerkennung in die Hand zu schlagen, gibt es vermutlich schon seit Tausenden von Jahren. Ausgegrabene Bildschriften aus dem alten Ägypten vor über 3000 Jahren zeigen Figuren, die sich gegenseitig die Handflächen entgegenstrecken.[34]

In ihrem Werk *Word from the Mother* beschreibt die Linguistin Geneva Smitherman den wahrscheinlichen Ursprung des heute vielerorts praktizierten High-five-Handschlags, bei dem eine Person die Handfläche nach oben streckt und eine andere Person mit ihrer Hand darauf einschlägt. Nach Smitherman nutzten Afroamerikaner in den 1920ern vorerst die »Low five«, also das Einschlagen unterhalb der Hüfte, als Zeichen der gegenseitigen Solidarität. Später etablierte sich das »High five« vorerst im amerikanischen Baseball, bevor es zu einem weltweiten Phänomen wurde.[35]

Es ist natürlich schon längst kein Geheimnis mehr, dass wohlwollende Berührungen zwischen Menschen kooperatives Verhalten fördern, Vertrauen bilden und Stress abbauen.[36] Auch unter Sportlern haben Berührungen messbare Effekte auf die Leistungsfähigkeit. In einer Studie aus dem Jahr 2010 mit 294 Basketballspielern aus 30 Teams der NBA korrelierte die Häufigkeit von absichtlichen und wohlwollenden Berührungen zwischen Spielern eindeutig mit der Höhe der individuellen und der Teamleistung. Egal ob High fives, Umarmungen, Fist Bumps oder Schulterklopfen, Berührungen motivieren zu höheren Leistungen.[37]

Mein Tipp: Wenn du morgen in die Arbeit gehst, gib einer Person, die du noch nicht so gut kennst, einen High five. Probiere es jeden Tag über die nächste Woche, und notiere dir, was passiert ist.

17 ROHSTOFFE FÜR DEINE ERFOLGSSTORY SAMMELN

Jemand, der mich dazu motiviert hat, meine eigene Firma zu gründen, ist der Unternehmer, Philanthrop und frühere Fußballtorwart Bobby Dekeyser. Als mir meine Mutter eines Tages während meiner Studienzeit die Biografie *Unverkäuflich* des gebürtigen Belgiers mit den Worten »Lies das mal, der erinnert mich an dich« in die Hände drückte, konnte ich das Buch bis zur letzten Seite nicht mehr aus der Hand legen.

Dekeyser erlebte während seiner Laufbahn extreme Höhen und Tiefen. Als Profi-Torwart verletzte er sich schwer und erfuhr daraufhin aus der Zeitung, dass er bereits im Kader ersetzt wurde. Daraufhin versuchte er über zehn Jahre – bereits Vater von drei Kindern – sich als Unternehmer zu etablieren, bis er nach vielen Rückschlägen auf seine Durchbruchsidee für seine Firma Dedon kam. Das Unternehmen stellt bis heute Luxusmöbel aus einer wasserfesten Kunststofffaser her.[38] Heute widmet sich Dekeyser hauptsächlich seiner Stiftung Dekeyser&Friends, die sich unter anderem darauf konzentriert, die Lebensumstände von Menschen in Not zu verbessern und den Unternehmergeist von jungen Menschen zu fördern.

In einem Interview mit der *ZEIT* sagte Dekeyser einmal: »Tief in mir glaube ich, dass alles Sinn macht – und dazu gehört auch, dass mal Sachen schiefgehen.« Von Bobby Dekeyser habe ich gelernt, Krisen als die Rohstoffe für meinen späteren Erfolg zu betrachten.

Mein Tipp: Jede gute Geschichte beinhaltet Rückschläge und Momente, in denen einfach mal etwas schief geht. Ändere deine Perspektive, und betrachte diese Abschnitte als Lektionen und die Rohstoffe, aus denen du deine einzigartige und inspirierende Lebensgeschichte erschaffst.

18 Power Posing

Im Jahr 2012 war »Power Posing« in aller Munde, nachdem die Harvard-Professorin Amy Cuddy ihren unglaublich verbreiteten TED Talk gab. In ihrem Vortrag präsentierte Amy die Ergebnisse ihrer Experimente mit absichtlich eingenommenen Körperhaltungen. Cuddy fand so heraus, dass Menschen sich in selbstbewussten Körperhaltungen selbstbewusster fühlten und ihre Biochemie damit verändern konnten. Wenn du z. B. eine »Power Pose«, also eine dominante und selbstbewusste Haltung, einnimmst, dann erhöht sich nach kurzer Zeit dein Testosteronspiegel.[39] Obwohl Amys Forschungsergebnisse immer wieder angefochten werden, präsentierte sie 2017 zusätzliche Analysen, die ihre ersten Erkenntnisse untermauern.[40]

Als Teil meines Vortrags über Testosteron auf der Bulletproof Conference 2015 führte ich mit den mehreren Hundert Zuhörern einen Haka durch. Der Haka ist ein Tanz der neuseeländischen Maori, der aus aggressiven Grimassen, Schlägen auf diverse Körperteile und rhythmischen Gesängen besteht. Ich hatte mir über YouTube eine kurze Routine antrainiert, die ich mit den Anwesenden durchlief. Erst war ich sehr nervös, ob mein Experiment gelingen würde, doch spätestens nachdem der Raum sprichwörtlich vor Energie zu beben begann, war ich davon überzeugt, dass wir durch Körperhaltungen unseren Hormonhaushalt massiv verändern können.

Mein Tipp: Wie wir uns bewegen, beeinflusst unser Denken und Fühlen. Ein Biohacker macht sich dieses Verständnis natürlich für seine Vorteile zunutze. Probiere es einmal mit der »Wonder Woman Power Pose«. Stelle dich dazu vor einen Spiegel, stemme die Hände in die Hüften, lächle dich selbstbewusst an und spüre, wie deine Motivation ansteigt und dein Stresslevel abnimmt.

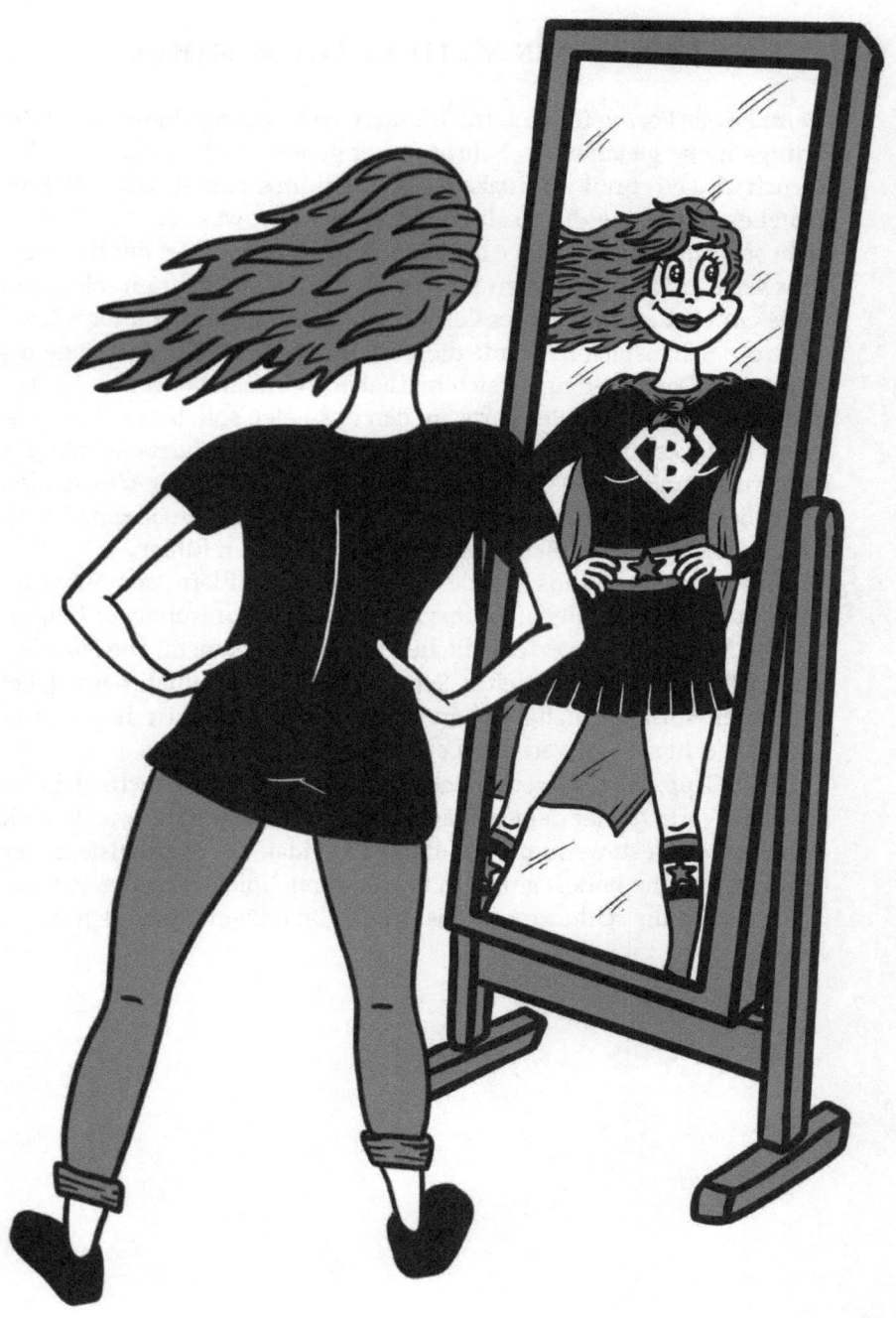

19 MAL DEN METHOD ACTOR MIMEN

Wenn Power Posing für dich funktioniert, dann kannst du mit »Method Acting« heute gleich einen Schritt weiter gehen. Vielleicht hast du den Spruch »Fake it until you make it« schon einmal gehört. Übersetzt bedeutet es so viel wie »Tu so als ob, bis es gelingt«, was aber bei Weitem nicht so leicht von der Zunge geht. Der Spruch bezeichnet die Herangehensweise, einfach mal so zu tun, als ob man den begehrten Job schon hätte, ein Herzen brechender Casanova oder ein Bestsellerautor wäre.

Unter Schauspielern wurde diese Methode als »Method Acting« bekannt. Der Darsteller eignet sich hierbei erst einmal die Gewohnheiten und Verhaltensweisen des Parts an, den er spielen soll, bis er sich emotional komplett mit der Rolle identifizieren kann. Anders würde das nicht funktionieren. Der Schauspieler würde dann unter Umständen vergeblich darauf warten, sich wie die Rolle zu fühlen, um sie spielen zu können. Beim Method Acting gilt: Erst spielen, dann fühlen.

Dieser Mechanismus wurde von Wissenschaftlern der Wharton School of the University of Pennsylvania und der University of California Berkeley in drei unterschiedlichen Studien untersucht. Die Forscher fanden heraus, dass gespieltes Selbstbewusstsein Teilnehmern dabei half, ihren sozialen Status bei anderen Teilnehmern zu erhöhen, wodurch sie echtes Selbstvertrauen erlangten.[41]

Mein Tipp: Vor deinem nächsten Vorstellungsgespräch, deinem nächsten Vortrag oder deinem nächsten Date, überlege dir, wie du dich verhalten würdest, wenn du der ideale Kandidat, ein magnetisierender Redner oder »the hottest single in town« wärst. Spiele diese Person (die ja sowieso in dir schlummert), bis du die Qualitäten tatsächlich in dir spürst.

20 PLAN B AUF EIS LEGEN

Als der frühere Bodybuilder, Filmstar und Unternehmer Arnold Schwarzenegger als kalifornischer Gouverneur im Jahre 2004 unbeliebte Gesetzesvorlagen durchsetzen wollte, um 15 Milliarden Dollar Schulden zu refinanzieren, baten ihn seine verzweifelten Haushaltsexperten, einen Plan B zu entwerfen, sollten die vorgeschlagenen Initiativen scheitern. Schwarzenegger weigerte sich, wie so oft in seinem Leben, überhaupt über Alternativen zu seinen Zielen nachzudenken. In seiner Autobiographie *Total Recall* schreibt er: »Vergiss Plan B. Um sich selbst auf die Probe zu stellen und zu wachsen, muss man ohne Sicherheitsnetz arbeiten.« [42] Obwohl ein Jahr später kein einziger von Schwarzeneggers Entwürfen angenommen wurde, blieb er guten Mutes und wurde ein Jahr darauf wiedergewählt.

Ein klarer Fokus auf dein großes Ziel, deinen Plan A, erlaubt dir, dich mit all deiner Energie und deinen Ressourcen auf die Verwirklichung zu konzentrieren. Wenn du dagegen an Alternativen arbeitest, teilst du deine Ressourcen auf und verringerst somit die Erfolgschancen deines eigentlichen Zieles. Als ich als Jugendlicher meinen großen Traum verfolgte, einmal in der NBA, der besten Basketballliga der Welt zu spielen, konnte mich nichts davon ablenken. Auch wenn ich diesen Traum letzten Endes nicht erreicht habe, hat er mir zahlreiche Türen geöffnet wie ein Sportstipendium in den USA, wertvolle Erfahrungen im Leistungssport und die ersten Erfahrungen mit der aufkommenden Biohacking-Szene.

Es gibt sicherlich Fälle, in denen ich einen Plan B empfehlen würde, z. B. bei einem Fallschirmsprung. Hier ist das Risiko allerdings akut und auch extrem hoch.

Mein Tipp: Wenn du einen großen Traum verfolgst, der deinem Anliegen entspricht und dich begeistert, dann bündele die Energie deiner Mitochondrien auf die Erreichung deines Traumes. Wenn dein erster Plan A dann nicht mehr erreichbar ist, entwickelst du einfach einen neuen.

21 MIT MIKROAKTIONEN DIE ERSTEN HÜRDEN NEHMEN

Die finnische Unternehmerin und Gründerin der YOU-App Nelli Såger führte mich das erste Mal in das Konzept der »Micro-Actions« ein. Micro-Actions sind einfache, aber bedeutsame Handlungen, die dabei helfen, gesunde Routinen zu entwickeln und diese zur Gewohnheit zu machen. Eine Mikroaktion muss einfach und theoretisch gleich heute noch umsetzbar sein. Ein zweistündiges Krafttraining ist demnach keine Mikroaktion, aber eine 20-sekündige Liegestützenübung auf den Ellbogen (Planking) ist es. Genauso wäre das Mikro-Pendant zu einer halbstündigen Meditation einfach zwei Minuten ruhig dazusitzen.

Die Theorie hinter diesen Mini-Handlungen geht unter anderem auf die Autorin und Wallstreet-Profi Caroline L. Arnold zurück. In ihrem Werk *Small Move, Big Change* eruiert Arnold, warum beinahe 90 Prozent der Menschen mit ihren Vorsätzen scheitern. Ihre Lösung sind sehr einfache Handlungen, die alleine durchgeführt werden können und unmittelbar zu einem Gefühl des Erfolges und der Zufriedenheit führen.[43]

Beispiele für Mikroaktionen sind:

- Morgens das Bett machen
- Drei Dinge aufschreiben, für die du dankbar bist
- Deine Körperhaltung jetzt sofort korrigieren

Mit Mikroaktionen wirfst du zudem den Mitochondrien-Motor von Tag 4 an, der dir wiederum mehr Energie für die nächste Mikroaktion liefert. Das Schöne am Biohacking ist, dass sich viele der Methoden gegenseitig unterstützen und sogar befeuern. Es ist genau das Gegenteil zu einem Teufelskreis: ein Erfolgskreis! Freu dich daher doppelt über jede erfolgreiche Umsetzung.

Mein Tipp: Wähle eine einfache Mikroaktion aus, die dich einem deiner Ziele näher bringt. Wichtig: Die Aktion muss einfach, kurz und alleine zu bewältigen sein und dich nach Durchführung mit einem guten Gefühl versehen. Führe diese Aktion ab heute genau einen Monat lang durch. Wer weiß, vielleicht entwickelst du damit eine gesunde Gewohnheit, die dich dein ganzes Leben lang unterstützen wird.

22 DEN INNEREN DIALOG BEENDEN

Du kennst sicherlich den inneren Dialog, der dich davon überzeugt, dass du heute NICHT trainieren musst oder ins Yoga oder etwas Gesundes essen. Morgen ist ja auch noch ein Tag und überhaupt, du lebst ja jetzt, und geht es nicht darum, den Moment zu genießen?

Dein Verstand ist wahnsinnig gut darin, lustvolle Versuchungen, denen du täglich ausgesetzt bist, total sinnvoll erscheinen zu lassen. Leider bezahlen wir den Griff zur Lust dann aber meist mit einem schlechten Gewissen hinterher. Warum in aller Welt fällt es uns so schwer, uns an unsere guten Vorsätze zu halten?

Auch ich bin hier übrigens keine Ausnahme! Als ich vor ein paar Jahren für die Boston University Basketball spielte, gab es genau vor unserer Trainingshalle einen Donut-Laden. Wenn ich früh morgens zur ersten Trainingseinheit schlenderte und meine Nase den Duft der Donuts einfing, dann MUSSTE ich unbedingt eines der verführerischen Gebäckstücke noch vor dem Training verdrücken. Ich nannte es »das Donut-Dilemma«. Natürlich hat sich mein Magen später beim Training stets an mir gerächt.

Versteh mich nicht falsch, ein Donut hin und wieder ist für mich vollkommen in Ordnung. Genuss ist ein wichtiger Teil eines vollen und gesunden Lebens. Ich spreche hier von den täglichen kleinen Versuchungen, die dich umgeben und dich mehr kontrollieren als du sie. Beim Biohacking geht es darum, deinen Körper wieder das tun zu lassen, was du eigentlich von ihm willst.

Mein Tipp: Wenn du dich vor einer nahenden Versuchung schützen willst, dann beende den inneren Dialog bereits vorher. Das bedeutet, du entscheidest bereits beim Aufstehen, dass du heute auf den Nachtisch verzichten wirst, ohne Wenn und Aber. Wenn es so weit ist und der Kellner die Karte noch einmal bringt, sagst du einfach: »Nein, danke, heute nicht.« Dann freue dich über deine Entscheidung mit einem zuckerfreien Espresso. Du wirst sehen, es funktioniert!

23 Fragen anstatt nicht fragen

Vor einiger Zeit war ich auf einem Konzert des Klavierkabarettisten Bodo Wartke, dessen Musik und Virtuosität ich schon länger bewundere. Für mich ist Bodo ein absoluter Flow-Typ! Ich überlegte, ob ich ihn vielleicht dazu überreden könnte, mit mir einen Podcast aufzunehmen. Kurz vor der Vorstellung packte es mich, und ich fragte die Dame am Eingang, ob sie mir einmal Bodos Manager holen könnte. Der Manager kam, hörte meiner Anfrage freundlich zu und versprach mir, es an Bodo weiterzuleiten. Während des gesamten Konzertes hatte ich ein Grinsen auf meinem Gesicht, nur weil ich mich über meine Eigeninitiative freute.

Ein paar Tage später erhielt ich eine Mail mit einer sehr freundlichen und ausführlichen Absage, aber mit der Erlaubnis, mich wieder melden zu können, wenn Bodo einmal weniger auf dem Terminkalender hat. Ich freute mich sogar über diese Absage, denn ich hatte eine Chance ergriffen, und eine Tür hat sich geöffnet.

Diese Lektion hat mir niemand besser vermittelt als der inspirierende Erfolgsautor und FlowFest-Sprecher Lars Amend. Während unseres gemeinsamen Podcastinterviews meinte Lars zu mir: »Wenn du nicht fragst, ist die Antwort halt immer Nein.« Diesen Satz werde ich nicht mehr vergessen. Ich wandte ihn sogar direkt an Lars an, als ich ihn einige Zeit nach dem Interview per WhatsApp fragte, ob er denn als Keynote Speaker auf unser FlowFest kommen würde. Unmittelbar auf meine Nachricht kam die Antwort von Lars: »CALL ME NOW!« Als ich ihn daraufhin im Gespräch mühsam zu überreden versuchte, unterbrach mich Lars auf einmal und sagte: »Max, ich bin doch schon längst dabei.«

Mein Tipp: Wenn du lernst, nach den Dingen zu fragen, die du haben willst, dann wirst du schnell viele Dinge bekommen, die du dir nie vorher zugetraut hättest. Mit deiner Frage gibst du einen Impuls in die Welt, der eine Reaktion erfordert. Diese Reaktion kann beinhalten, dass du das bekommst, wonach du gefragt hast. Probiere es aus!

24 DAS GESETZ DER AUFZINSUNG BEACHTEN

Als junger Basketballspieler mit großen Ambitionen wollte ich keinen einzigen Fehler machen und durchlief vor jedem Spiel diverse eigenartige Rituale. Z. B. zwang ich mich beim Aufwärmen, immer drei Körbe ohne Ringberührung hintereinander zu treffen. Alles musste perfekt sein. Wenn ich dann meinen ersten Wurf im Spiel verfehlte, hat mich das oft verunsichert. »Oh nein, jetzt kann ich ja gar kein Superspiel mehr abliefern!« Dann kamen der zweite Fehlwurf und der dritte, und meine Stimmung war im Eimer. Nicht umsonst heißt es, die besten Spieler hätten die schlechtesten Kurzzeitgedächtnisse.

Heute sehe ich die Sache anders. Erfolg im Alltag, Beruf oder im Leistungssport ist ein Spiel der Wahrscheinlichkeiten. Immer zu gewinnen ist sehr unwahrscheinlich, immer zu verlieren genauso. Die meisten unter uns wechseln zwischen Erfolgen und Misserfolgen. Wenn du deine Wahrscheinlichkeit für Erfolge erhöhen willst, dann ist die Rechnung eigentlich ziemlich einfach: Erhöhe die Trainingseinheiten. Der Basketballer und fünfmalige NBA-Champion Kobe Bryant war bekannt dafür, bereits um 4 Uhr morgens aufzustehen, um bereits eine Stunde später mit dem Training zu beginnen. In seinem Buch *Mamba Mentality* beschreibt er es so:

»Der frühe Beginn ermöglichte mir jeden Tag eine Extraeinheit. Und über den Sommer verteilt ergibt das eine Menge Extraeinheiten.«[44]

Wenn du dich jeden Tag, und sei es nur für eine Stunde, mit deiner Leidenschaft auseinandersetzt und deine Fähigkeiten trainierst, wirst du in kurzer Zeit das Gesetz der Aufzinsung kennenlernen. Nehmen wir das Beispiel des ambitionierten Schriftstellers. Wenn du jeden Tag eine Stunde schreibst, hast du nach einem Jahr mindestens 365 Stunden geschrieben. Und durch die Übung wirst du nach und nach auch immer bessere Texte geschrieben haben.

Mein Tipp: Wenn du eine Fähigkeit unbedingt erlernen willst, dann schaffe jeden Tag ein bisschen Zeit dafür, und vertraue in das Gesetz der Aufzinsung.

25 DRANBLEIBEN

Angenommen, du hast ein dir bedeutsames Anliegen gefunden, deine Mitochondrien produzieren Unmengen ATP, du gehst jeden Tag deiner Leidenschaft nach, aber ... der Erfolg bleibt aus! So erging es dem französischen Maler Paul Cézanne, der, obwohl er die Malerei liebte, sich einfach nicht gut genug fand. Einmal beschwerte er sich über sein fehlendes Talent per Brief bei seinem besten Freund, dem Schriftsteller Émile Zola, der ihm daraufhin den Kopf wusch: »Und du (...), der besitzt, was man sich nicht aneignen kann, du beschwerst dich, wenn du nur deine Finger bewegen musst, um Erfolg zu haben.«[45]

Cézanne blieb seiner Leidenschaft treu und arbeitete stetig an seinem Handwerk, auch wenn er mit Anfang 60 frustriert wahrnehmen musste, wie ein erst 20-jähriger Pablo Picasso bereits zum Weltstar aufstieg. Erst mit Mitte 60 schaffte Cézanne endlich den Durchbruch und gestand sich ein, dass er doch etwas Wertvolles zustande bringen konnte und erwähnte vor einem Freund: »Ich fange an, das gelobte Land zu sehen.«[46]

Ich entnehme dieser Geschichte, dass es nicht unbedingt der unmittelbare Erfolg ist, der dir zeigt, dass du auf dem richtigen Weg bist. Ja, Erfolg ist Feedback, aber es ist nicht das einzige Feedback. Das ist das Besondere an einem Anliegen, es geht über Erfolg hinaus. Cézanne hat die Malerei geliebt, und daher ist er ihr bis zum Ende treu geblieben (er starb mit 67 Jahren an den Folgen einer Lungenentzündung).

Mein Tipp: Du musst kein Picasso sein und der Welt sofort deinen Stempel aufdrücken. Viel wichtiger ist, dass dich erfüllt, was du jeden Tag machst. Wie mein Opa mir immer zu sagen pflegte: »Maxi, egal was du machst, lass dir möglichst viel Zeit, damit wir beide es möglichst lange genießen können.«

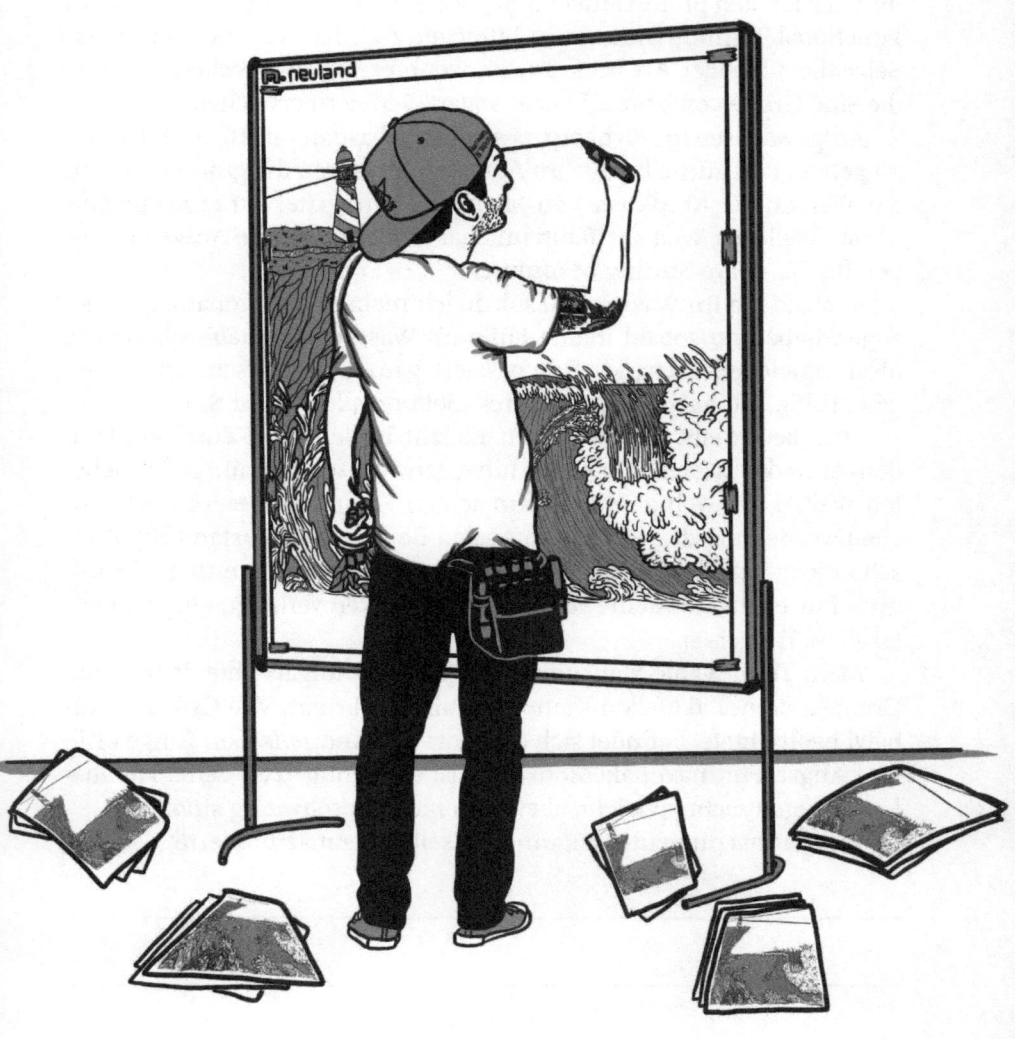

26 DIE GROSSEN WELLEN SURFEN

Zugegeben, viel hatte ich zuvor noch nicht von Sebastian Steudtner gehört, als ich den professionellen Big-Wave-Surfer das erste Mal auf dem Functional Training Summit in München traf. Ich war aber sofort von Sebastians lässiger Art beeindruckt, wenn er von den Wellen erzählte, die eine Größe von bis zu 20 oder sogar 25 Metern erreichen.

Aufgewachsen in Nürnberg, beschloss Sebastian mit 16, nach Hawaii zu gehen, und surfte bereits im Alter von 19 Jahren die größten Wellen der Welt an der Nordküste von Maui. Ein Jahr später ritt er die gefährlichste Welle der Welt auf Tahiti und hat seitdem mehrere Auszeichnungen für Big-Wave-Surfing bekommen.

»Sobald ich im Wasser bin, sobald ich meinen Neoprenanzug angezogen habe und sobald meine Füße im Wasser sind, habe ich wieder diesen gleichen Zustand. Das passiert ganz automatisch. Ich werde ganz ruhig, ich habe ein ganz klares Ziel und alles macht Sinn.«[47]

Hier beschreibt Sebastian den Eintritt in den Flow-Zustand, dank dem er in der Lage ist, über sich hinauszuwachsen und die gefährlichsten Wellen der Welt zu surfen. Im achten Kapitel in diesem Buch tauchen wir tiefer in diesen phänomenalen Bewusstseinszustand ein. Aber schon jetzt kann ich dir mitgeben, dass eine Herausforderung, die aufgrund ihres Risikos deine volle Aufmerksamkeit verlangt, ein exzellenter Flow Trigger ist.

Mein Tipp: Wähle täglich mindestens eine Aufgabe, die dich an die Grenzen deines aktuellen Kompetenzniveaus bringt. Wie Csíkszentmihályi beobachtete, befindet sich der Flow-Zustand zwischen Langeweile und Angst. Für maximale Motivation ist es wichtig, dass deine Herausforderungen nicht zu leicht, aber auch nicht zu schwierig sind.

Was kannst du heute tun, um dich selbst herauszufordern?

_____

_____

_____

_____

27 DICH MIT DEN RICHTIGEN MENSCHEN UMGEBEN

Während ich im Flugzeug auf dem Weg nach Helsinki auf meinem Laptop noch meine Präsentation für meinen Vortrag beim dort stattfindenden Biohacker Summit vorbereitete, bemerkte ich, dass mich jemand von hinten beobachtete. Ich konnte die Person zu diesem Zeitpunkt allerdings noch nicht ausmachen. Erst als wir gelandet waren, sprach mich der junge Kerl beim Aussteigen an: »Das ist aber auf den letzten Drücker. Fühlst du dich gut vorbereitet?« Ertappt und ein wenig erstaunt stand ich da, als er sich als Marc Richter und einer der freiwilligen Helfer beim Summit vorstellte.

Marc ist seitdem für mich eine Mischung aus Assistent, Event Organisator, Podcast Manager und allen voran kleiner Bruder geworden. Das Besondere an Marc ist, dass er neben seiner riesengroßen Hilfsbereitschaft auch die Fähigkeit hat, mir richtig auf die Nerven zu gehen. Wie kein anderer drückt er genau die Knöpfe, die mir unangenehm sind, beleuchtet Schwächen in meinen Vorträgen oder Podcastfragen, fordert mich heraus, diszipliniert zu bleiben, und treibt mich an, mich noch schneller weiterzubilden, mehr Experten zu interviewen und mich nicht auf den erarbeiteten Lorbeeren auszuruhen.

Ich wünsche auch dir einen Freund und Weggefährten wie Marc Richter, denn solche Menschen machen dich besser und motivieren dich dazu, deine Ideen noch schneller und bestimmter in die Tat umzusetzen. Sie sehen mehr in dir, als du es selbst tust, und zwingen dich dazu, in den ungefilterten Spiegel zu schauen.

Mein Tipp: Für mich hat sich gezeigt, dass die wirklich wichtigen Personen in deinem Leben diejenigen sind, die dich herausfordern, dir hin und wieder auf die Nerven gehen, weil sie ehrlich zu dir sind und dir helfen wollen, dein dir selbst nicht bewusstes Potenzial zu entfalten. Gibt es jemanden in deinem Umfeld, den du unglaublich schätzt, der dich aber auch auf die Palme bringen kann? Diese Personen werden dich stetig motivieren, nicht aufzugeben und deine Ziele zu verfolgen.

28 DEINEN SPIRIT HACKEN

Shaman Durek beschreibt sich selbst als Schamane in sechster Generation und hat mit »Spirit Hacking« die individuelle Spiritualität in den Fokus der Biohacker gerückt. Ich lernte den Schamanen auf dem Health Optimisation Summit 2019 in London kennen und nahm an seinem Workshop zum Thema Spirit Hacking teil. Auch wenn ich anfangs skeptisch war, konnte ich den Methoden des Schamanen am Ende doch einiges abgewinnen.

Der Schamane beschreibt Spirit Hacking als eine systematische Herangehensweise, um wieder mit den spirituellen Vorgängen im Körper in Kontakt zu kommen. In einem Interview beschreibt er, wie er selbst täglich seinen Geist »hackt«: »Im Grunde ändere und reguliere ich meinen Körper; ich verbrenne Fett in meinem Körper, ich erhöhe mein Energielevel (...). Es hängt davon ab, was ich für den Tag brauche.«[48]

Auch wenn seine Ausdrucksweise und einige seiner Techniken erst einmal mystisch und unwissenschaftlich klingen, so halte ich viele seiner »Spirit Hacks« für biologisch durchaus nachvollziehbar. Denn indem du deine Aufmerksamkeit absichtlich auf gewisse Prozesse in deinem Körper lenkst, veranlasst du eine elektromagnetische Übertragung von Informationen. Bruce Lipton, der Autor von *Intelligente Zellen* beschreibt es so, dass die Glaubenssätze, die wir in unserem Verstand halten, von Nervenzellen in elektromagnetische Felder umgewandelt werden. Das Gehirn überträgt diese Information in alle unsere Zellen in unserem Körper. Zellen reagieren auf die Information in diesen Energiefeldern und nutzen diese, um ihr Verhalten und ihre Genaktivität zu steuern.[49] Dieser Effekt ist in der Tat messbar, und wir haben sogar einen Namen dafür: Placebo.

Mein Tipp: Bei deiner nächsten Meditation, setze deine Intention auf etwas, das du erreichen willst, und fokussiere dich auf die dafür notwendigen biologischen Prozesse. Probiere es aus und beobachte, was passiert.

29 DEN INNEREN KRITIKER WEG »BEWEGEN«

Der »innere Kritiker« ist heutzutage ein viel gehörter Begriff. Er beschreibt diese innere Stimme, die an dir zweifelt, deine Gefühle infrage stellt und dich herausfordert, noch mal alles genau zu durchdenken. Dieser Kritiker hat auch einen Sinn, denn er will dich in einer Ellbogengesellschaft davor schützen, dich zu blamieren, deinen Status zu verlieren und auf die sprichwörtliche Schnauze zu fliegen. Er kann allerdings auch sehr hinderlich sein, wenn es darum geht, dich weiterzuentwickeln und deinen Träumen zu folgen, denn dieser Teil in dir liebt die Komfortzone.

Ein in tiefen meditativen oder auch Flow-Zuständen zu beobachtendes Phänomen ist der Eintritt einer transienten Hypofrontalität. Dieses kompliziert klingende Konzept beschreibt einen vorübergehenden (transienten) Rückgang (hypo) der Aktivität im präfrontalen Kortex (Frontalität). Das ist der Platz im Hirn, wo sich unsere Selbstwahrnehmung, also auch dein innerer Kritiker, aufhält. Wenn du es schaffst, diesen Teil des Gehirns hin und wieder abzuschalten, kannst du auch deinen inneren Kritiker vorübergehend verstummen lassen.

Wissenschaftler der University of Beirut haben gezeigt, dass körperliche Betätigung eine effektive Methode ist, um eine transiente Hypofrontalität hervorzurufen. Die neuronale Aktivierung zur Ausführung der Bewegungen, der erhöhte Verarbeitungsbedarf von Sinneseindrücken und die Koordination des autonomen Nervensystems führen gleichzeitig zu einer Herabsetzung der Hirnfunktionen, die für die Ausführung der Bewegungen nicht notwendig sind.[50] Dieser Effekt könnte der Grund sein, warum Sportler davon berichten, dass sie ihre Sorgen vergessen können, wenn sie einmal auf dem Trainingsfeld stehen.

Mein Tipp: Wenn du das nächste Mal merkst, wie sich dein innerer Kritiker wieder einmal bemerkbar macht und dich zu demotivieren versucht, gehe mindestens 20 Minuten laufen, bis du aufhörst, darüber nachzudenken, ob die Fußgänger, an denen du vorbeiläufst, deinen Laufstil komisch finden.

30 DEINE GEDANKEN AUF FORTSCHRITTE LENKEN

Zu diesem Zeitpunkt hast du bereits zahlreiche Methoden kennengelernt, um deine intrinsische Motivation zu erhöhen. Was aber, wenn du immer noch unzufrieden mit dir und deinem Fortschritt bist, wenn deine Ziele immer noch unerreichbar erscheinen? Hier hilft es, einmal darüber nachzudenken, wie du eigentlich deinen Erfolg definierst.

Ich selbst befand mich jahrelang in einem Zustand steter Unzufriedenheit. Ich konnte machen, was ich wollte, ich fühlte mich immer so, als ob ich noch mehr schaffen müsste, um glücklich zu sein. Ich spürte, dass ich meine Denkweise ändern musste, und daher wurde ich vor einigen Jahren Mitglied bei »Strategic Coach«, einem Coaching-Programm für Unternehmer des Superstrategen Dan Sullivan. Eine der wertvollsten Errungenschaften während meiner zwei Jahre in dem Programm war das von Dan entwickelte »Gain Mindset«, was ich frei mit »Fortschrittsdenkweise« übersetzen würde.

Im Grunde ist das »Gain Mindset« nur eine kleine Änderung deiner Denkweise in Bezug auf deinen persönlichen Erfolg. Unser Hirn tendiert dazu, unseren Erfolg daran zu messen, was uns noch zu unserer Idealvorstellung fehlt. Dieses Fehlen bezeichnet Dan Sullivan als »Gap«, die Kluft, die noch zwischen uns und dem Ideal steht.

Dir deine Fortschritte vor Augen zu führen, egal wie groß sie wirklich waren, ist ein unglaublich starker Motivator. Das bedeutet auch nicht, dass du dein Ideal aufgeben musst, ganz im Gegenteil. Du definierst dich lediglich nicht mehr durch das, was noch fehlt, sondern durch die Fortschritte, die du bis hierhin gemacht hast. Ich mache mit meinen Mitarbeitern vor jedem Meeting eine Übung, bei der wir einen Erfolg oder Fortschritt der letzten Woche benennen. Allein dieser kurze Fokus auf positive Errungenschaften verleiht jedem Meeting einen motivierenden Touch.

Mein Tipp: Lenke deine Gedanken mindestens einmal täglich auf die positiven Fortschritte, die du gemacht hast, und entwickle ein »Gain Mindset«.

Welche drei Erfolge hast du in den letzten 30 Tagen erzielt?

_____

_____

BIOHACKER-SPICKZETTEL MOTIVATION

1. Entwickle ein Anliegen, dass dich von innen heraus antreibt. Der Unterschied zu einem Ziel ist, dass ein Anliegen zeitlich unbegrenzt ist, dich also dauerhaft motivieren kann wie »Mein Anliegen ist, ein Vorbild für meine Kollegen und Kinder zu sein«.

2. Sei dir bewusst, dass die Motivation, die du brauchst, um etwas anzufangen, von derjenigen, die dich zum Durchhalten antreibt, unterschiedlich ist.

3. Entwickle einen gesunden Rhythmus und baue Momentum auf, um möglichst viele Flow-Momente zu erleben.

4. Lass deinen Körper Dopamin produzieren, indem du täglich Sonnenlicht tankst, deine Wasservorräte auffüllst und die richtigen Nährstoffe zuführst.

5. Umgib dich mit positiven Menschen, die dich herausfordern, und lenke deine Gedanken auf die Fortschritte und Errungenschaften auf deinem Weg zu deinem Ideal.

Podcastempfehlungen der Flowgrade Show mit Max Gotzler:

- #042: »Über Vollmondfeste, Kunstlicht und gesunde Solarien« mit Alexander Wunsch
- #047: »Wie du effektiv Ängste mit Herausforderungen überwindest« mit Sebastian Steudtner
- #050: »Was bedeutet Erfolg« mit Buchautor Andreas Kluth
- #057: »Wasser oder das magische Elixier« mit Thomas Hartwig
- #064: »Aufgeben ist keine Option« mit Lars Amend

Du kannst dir alle bisherigen Episoden der Flowgrade Show auf Apple Podcasts, Spotify und auf www.flowgrade.de/podcast ansehen und anhören. Weitere Informationen zu diesem Kapitel findest du auf www.dailybiohacker.de/motivation.

TEST: NACH EIGENEM ERMESSEN: MIT WIE VIEL MOTIVATION BIST DU HEUTE AUFGEWACHT?

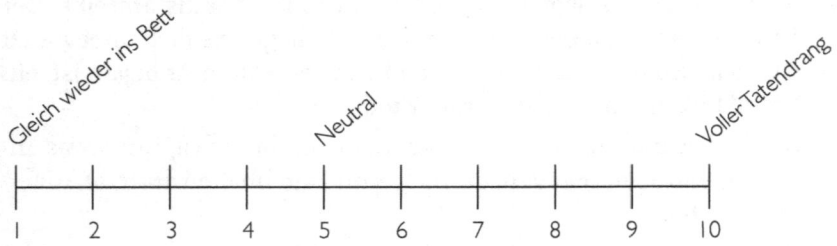

RAUM FÜR GEDANKEN

_____

_____

_____

_____

_____

_____

_____

_____

_____

_____

KAPITEL 2:
KLARHEIT – UNGETRÜBTE SICHT

Es ist ja eigentlich kein Geheimnis, wie du Erfolg haben kannst. Angenommen, du verfolgst das weitverbreitete Ziel, abzunehmen. Du musst dich ja fast schon davor hüten, nicht herauszufinden, was du tun kannst, um Gewicht zu verlieren. Das Gleiche gilt für Geld verdienen, eine glückliche Beziehung führen oder ein Buch schreiben. Eine Online-Suche reicht, um dir zahlreiche Möglichkeiten zu präsentieren, diese Ziele zu erreichen. Wie es mein Podcastgast Derek Sivers treffend ausdrückte: »Wenn mehr Informationen die Antwort wären, wären wir alle Millionäre mit Sixpacks.« Warum fällt es dann so vielen Menschen so schwer?

Der Hauptgrund, warum wir mit unseren Projekten scheitern, liegt in einem zeitlosen Problem des Menschseins. Wir wissen einfach nicht genau, was wir wollen. Wie auch? Diese Welt scheint immer voller zu werden an potenziellen Spielzeugen, Partnern, Erlebnissen und Reisezielen. Unsere moderne Welt ist reizüberflutet, und da jede Entscheidung FÜR etwas auch immer eine Entscheidung GEGEN vieles andere beinhaltet, ist es oft einfacher, KEINE Entscheidung zu treffen. Damit schützen wir uns zwar davor, in die falsche Richtung zu laufen. Keine Entscheidung zu treffen bedeutet aber auch, nie die Klarheit zu haben, was alles möglich gewesen wäre.

In diesem Kapitel zeige ich dir meine besten Biohacks, um dich schnell und entschlossen entscheiden zu können und Klarheit darüber zu erlangen, worauf du deine Energie konzentrieren willst.

Wie leicht fällt es dir, eine wichtige Entscheidung zu treffen? Mach dazu den Vorher-Nachher-Test!

 ### TEST: WIE LEICHT FÄLLT ES DIR HEUTE, EINE WICHTIGE ENTSCHEIDUNG ZU TREFFEN?

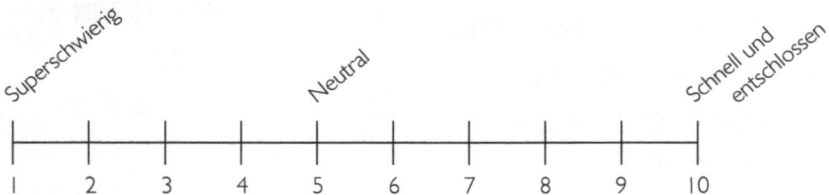

31 DIE EGO-DEPLETION VERMEIDEN

»Sollte ich heute zum Training gehen? Eigentlich schon. Andererseits fühle ich mich heute leicht kränklich, vielleicht gehe ich dafür dann morgen und übermorgen, wenn ich wieder mehr Energie habe.« Bestimmt kennst du diese Art des inneren Dialoges. Es gibt Menschen, die können so lange mit sich selbst diskutieren, bis sie vollkommen erschöpft sind und sich ausruhen müssen.

Sozialpsychologen und Verhaltensökonomen nennen das den »Ego-Depletion-Effekt« oder das Modell der mentalen Erschöpfung. Wissenschaftler sind sich so weit einig, dass Menschen, die einen hohen Grad an Willenskraft haben, mehr Erfolg und Lebenszufriedenheit erfahren.[51] Sie sind sich allerdings noch uneinig, ob die Willenskraft genau wie ein Muskel trainiert und damit vermehrt werden kann.[52] Klar scheint zu sein, dass deine tägliche Willenskraft begrenzt ist und diese mit der Energie, die du für die Entscheidungsfindung aufbringst, aufgezehrt wird.[53]

Um Entscheidungen zu fällen, bedarf es Energie. Es fängt bereits damit an, welches Hemd du heute tragen solltest, und ob du deinen Kaffee heute als einen kleinen oder großen Cappuccino trinken willst. Mit diesem Bewusstsein kannst du dich allerdings auch dazu entscheiden, unwichtige Entscheidungen schnell zu treffen und somit deine Willenskraft für wichtigere Probleme aufzuheben. Ein Grund, warum Steve Jobs stets ein schwarzes Turtleneck trug, war, um die ihm wohl bekannte Decision Fatigue zu vermeiden.

Mein Tipp: Triff heute Abend bereits einfache Entscheidungen für morgen, z. B. was du frühstückst, welches Kleid du tragen oder ob du zum Yoga gehen wirst, und spare dir so deine Willenskraft. In den meisten Fällen ist deine erste Wahl sowieso mindestens genauso gut wie alle Entscheidungen, die darauf folgen.

32 EINFACH MAL NICHTS DENKEN

Unsere heutige, moderne Welt ist überflutet mit Reizen. Da ist es kein Wunder, dass es uns schwerfällt, herauszufinden, wozu wir uns eigentlich motivieren wollen! Mir hilft es enorm, mich, bevor ich die vielen Reize in meinen Alltag hineinlasse, ein paar Minuten ruhig hinzusetzen, die Augen zu schließen, ein paar Mal tief durchzuatmen und meine Absichten zu klären.

Die regelmäßige Meditation ist eine echte Superpower in den Händen eines Biohackers. Psychologen an der Universität von North Carolina haben herausgefunden, dass Versuchspersonen bereits nach vier Tagen Meditationstraining bemerkenswerte Fortschritte in den Bereichen Achtsamkeit, Gedächtnisleistung und kognitive Flexibilität verzeichnen konnten.[54] Dazu fühlten sie sich weniger ängstlich und erschöpft. In nur vier Tagen!

Wenn du meditierst, förderst du auch die Hirnwellen im Alpha- und Thetabereich, die dich entspannen, dich kreativ denken lassen und positive Emotionen wie Liebe, Dankbarkeit und Mitgefühl fördern. In diesem Zustand wird es dir viel leichter fallen, zu erkennen, was dir in deinem Leben wichtig ist, und dich für die Dinge zu entscheiden, die dir wirklich am Herzen liegen.

Mein Tipp: Nach aktuellen Erkenntnissen führen bereits fünf Minuten Meditation zu positiven Ergebnissen.[55] Hier ist eine einfache Anleitung, die du sofort umsetzen kannst: Setze dich ruhig hin, atme ein paar Mal tief ein und aus, und schließe dann die Augen. Konzentriere dich auf den Atem und beobachte, was in dir passiert.

Wenn du noch wenig Erfahrung mit dem Meditieren hast, empfehle ich dir, dich anleiten zu lassen. Geführte Meditationen gibt es online zuhauf. Ich verwende gerne eine App wie Headspace oder 7Mind oder folge einer angeleiteten Meditation auf YouTube. Die schnellsten Erfolge hast du allerdings bei einem analogen Meditationsretreat. Ein paar Empfehlungen findest du auf www.dailybiohacker.de/klarheit.

33 Langeweile zulassen

»Wir verlieren die Freude an dem, was wir tun. Das geht leider schon in der Schule los, weil uns schon dort die eigene Freude am Entdecken und Gestalten verloren geht.«[56] Gerald Hüther ist kein Fan von straffen Stundenplänen und ständiger Unterhaltung. Der renommierte Neurowissenschaftler und vielfache Buchautor hat es sich zur Aufgabe gemacht, Menschen zu helfen, ihr Potenzial zu entfalten.

Ich bin schon länger ein Fan des Neurobiologen und seiner durchdachten Werke und freute mich sehr über die Gelegenheit, Gerald für meinen Podcast interviewen zu dürfen. In der Folge sprachen wir unter anderem darüber, was das Hirn alles schaffen kann, wenn man ihm freien Lauf lässt. Langeweile spielt dabei eine wichtige Rolle, denn sie trainiert das Hirn, kreativ zu werden. Wenn Kindern langweilig ist und sie die Protestphase überstanden haben, beginnt das Gehirn mit der Suche nach Spielmöglichkeiten. Beim Spielen werden dann wertvolle Botenstoffe wie Katecholamine, endogene Opiate und andere Peptide freigesetzt. Diese Stoffe haben einen wachstumsstimulierenden Effekt auf die neuronalen Vernetzungen.[57]

Besonders schön beschreibt es Gerald Hüther in seinem Buch *Was wir sind und was wir sein könnten*: »(...) aus neurowissenschaftlicher Sicht spricht alles dafür, dass die nutzloseste Leistung, zu der Menschen befähigt sind, (...) den günstigsten Einfluss auf die Entwicklung von Kindergehirnen hat.«[58]

Mein Tipp: Lass die Langeweile wieder in dein Leben, und bringe damit dein Gehirn dazu, kreativ zu werden. Mit Langeweile und Spielen förderst du das riesige Potenzial der Vernetzungsmöglichkeiten deines Gehirns.

34 SICH WIE EIN SAMURAI ENTSCHEIDEN

Eine Technik, die ich gerne anwende, um mit Entschlossenheit ein neues Projekt zu beginnen, ist die 7-Atemzüge-Methode der Samurai, den bewunderten Kriegern des vorindustriellen Japans. Im *Hagakure*, dem Ehrenkodex der Samurai, hielt der Schreiber Tashiro Tsuramoto Anfang des 18. Jahrhunderts die ihm diktierten Weisheiten des nachdenklichen Samurais Tsunetomo Yamamoto fest. In den 1300 Aufzeichnungen findet sich auch die erwähnte Entscheidungstechnik.[59]

So beschreibt Tsuramoto die Methode: »Denke scharf nach und entscheide innerhalb von sieben Atemzügen.« Weiter schreibt er: »Ein Mann ohne nagende Zweifel, von frischem und hohem Geist, kann innerhalb von sieben Atemzügen zu einer Entscheidung kommen.«[60]

Für einen Biohacker ist diese Technik noch interessanter, da ihre Wirkungsweise durch aktuelle wissenschaftliche Studien erklärbar ist. In einer Studie an einer französischen Wirtschaftsschule wurden 56 Studenten angehalten, eine zweiminütige entspannende Atemübung mit zehn tiefen Atemzügen durchzuführen, bevor sie einen herausfordernden 30-minütigen Test durchliefen. Eine Kontrollgruppe führte denselben Test durch, allerdings ohne die vorige Atemübung. Die Studie zeigte einen signifikanten Anstieg der Herzratenvariabilität und bessere Testergebnisse bei der Experimentalgruppe.[61] Die Herzratenvariabilität ist ein wichtiger Indikator für die Aktivität des Vagusnervs und korreliert positiv mit Hirnregionen wie dem präfrontalen Kortex, die essenziell zur Entscheidungsfindung sind.

Mein Tipp: Mach es wie ein Samurai. Denke nach, und dann entscheide dich nach sieben tiefen Atemzügen. In der Studie verwendeten die Studenten eine 5-2-7-Technik, indem sie beim Einatmen bis 5 zählten, dann bis 2, während sie den Atem hielten, und dann über 7 Zählungen ausatmeten.

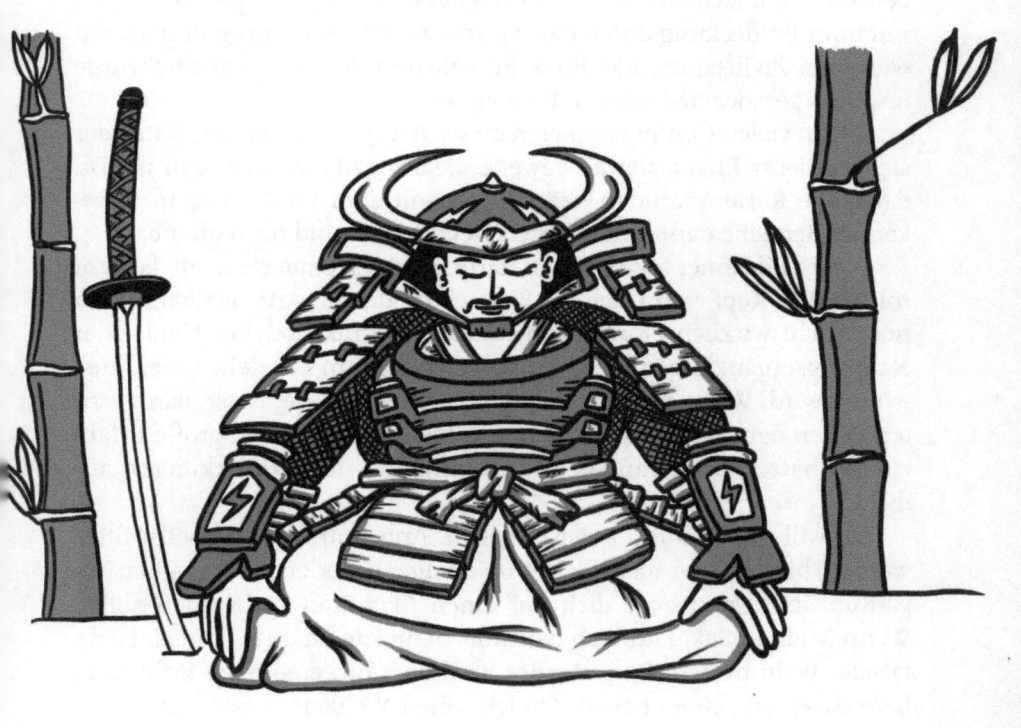

35 Deine Weltkarte entdecken

Ja, ich spiele hin und wieder auch Computerspiele. Für mich ist ein gutes Spiel mit einer einnehmenden Geschichte und toller Grafik ein Kunstwerk, in dem ich mich so richtig verlieren kann. Eines meiner Lieblingsspiele der letzten Jahre ist das futuristische Computerspiel-Epos *Horizon Zero Dawn*, wofür die Entwickler eine unglaublich farbenfrohe und facettenreiche Welt erschaffen haben. Die Welt führt dich mit ihrer Entdeckung durch eine epische Geschichte von einer hochentwickelten Zivilisation, die durch künstliche Intelligenz zerstört wurde und sich gerade wieder im Aufbau befindet.

Wie in vielen Computerspielen dieser Art spielst du einen Avatar, der sich in dieser Phantasiewelt bewegt, die am Anfang noch grau ist. Du darfst die Karte erkunden, die sich dir mit dem Vordringen in unbekannte Bereiche dann mit all ihren Details nach und nach offenbart.

Dieses Bild einer angegrauten Karte, die es zu entdecken gilt, kommt mir in den Kopf, wenn ich an Biohacking denke. Anfangs kannst du noch nicht wirklich einschätzen, welche Technik, welches Gerät oder Nahrungsergänzungsmittel sich in welcher Form auf dein Leben auswirken wird. Wenn du dich aber auf das Abenteuer einlässt, dann warten neben den Gefahren, Risiken und Rückschlägen auch große Erfahrungsschätze, Erkenntnisse, Bekanntschaften und Entdeckungen auf dich.

Ich will dir noch ein Beispiel geben. Angenommen, du willst fitter werden, bist dir aber nicht sicher, ob du dich lieber zu einem neuen Yoga-Kurs anmelden oder dich auf einen Marathon vorbereiten sollst. Wenn beide Projekte für dich neu sind, dann kannst du eigentlich keine falsche Wahl treffen. Denn beides wird dich um eine neue Erfahrung bereichern und einen neuen Bereich deiner Weltkarte ausleuchten.

Mein Tipp: Probiere einmal im Quartal eine neue Aktivität aus, von der du nicht weißt, ob sie dir gefallen wird. Damit erweiterst du deinen Horizont und gewinnst allmählich viele bereichernde Erkenntnisse darüber, was dir gefällt und was nicht.

36 IN DER VERGANGENHEIT BEGINNEN

Einer der faszinierendsten Filme meiner Kindheit war der Science-Fiction-Klassiker *Zurück in die Zukunft*, in dem der Protagonist Marty McFly, gespielt von Michael J. Fox, die Chance erhält, mit einer Zeitmaschine seines Freundes und Mentors Doc in die Vergangenheit zu reisen, in der er nicht nur das Leben seines Freundes retten, sondern auch das Leben seiner Eltern zum Positiven verändern kann.

Auch wenn wir heute noch keine Zeitmaschine haben (von der ich weiß), mit der du physisch in deine Vergangenheit reisen könntest, kannst du mithilfe deiner Erinnerungen nach Mustern oder Verhaltensweisen Ausschau halten, die du in der Gegenwart gerne verändern möchtest. Die Vergangenheit ist eine wunderbare Quelle, um herauszufinden, wo deine Talente liegen, welche Vorlieben du hast, mit welchen Menschen du dich gerne umgibst und auch welche Fehler du immer wieder begehst.

Psychologen bezeichnen die Fähigkeit, über sich selbst in der Vergangenheit nachzudenken, auch als selbstreflexive Wahrnehmung (oder SRA für Self-Reflective Awareness). Menschen mit einer hohen SRA sind in der Lage, auch komplexe Situationen, Wünsche und Träume wesentlich klarer zu kommunizieren.[62] Also ab in die Vergangenheit!

Mein Tipp: Unternimm einen Ausflug in deine Erinnerungen. Durchforste persönliche Erlebnisse, und hole dir Unterstützung durch schriftliche oder elektronische Tagebücher. Auch alte E-Mails, Blogeinträge oder sogar dein Instagram-Account können wunderbare Hilfsmittel sein, um dir ein Bild über die aufregenden Abenteuer, inspirierenden Bekanntschaften, enttäuschenden Rückschläge und motivierenden Erfolge zu machen. Nimm dir ruhig ein bisschen Zeit, und blicke auf Vergangenes zurück. Danach bringst du deine Erkenntnisse dann einfach »zurück in die Zukunft«.

37 Mentales Schachspielen

Visualisierung ist ein mächtiges Instrument, auf das ich schon während meiner Basketballtage häufig zurückgegriffen habe. Indem ich mental die einzelnen Schritte einer Bewegung durchlief, zum Beispiel, wenn ich einen Freiwurf treffen wollte, prägte ich mir den Bewegungsablauf ein und konnte ihn bereits kurz darauf besser durchführen. Genauso funktioniert es, Arbeitsschritte oder potenzielle Antworten auf Fragen in einem Vorstellungsgespräch im Kopf durchzugehen, bevor du zur Tat schreitest. Damit vermeidest du Unklarheiten, die du sonst im Nachgang korrigieren musst.

Der aus der Sowjetunion stammende Israeli Natan Sharansky nutzte Visualisierungstraining für seine Befragungen durch den KGB. Er war wegen seinem Engagement als sowjetischer Dissident auf Hochverrat und Spionage angeklagt und wurde neun Jahre lang gefangen gehalten. Er bereitete sich mit Schach auf die vielen intensiven Befragungen vor. Das Problem war, dass er keinen Zellennachbarn hatte und somit gegen sich selbst in seinem Kopf spielen musste.[63]

Durch das mentale Visualisierungstraining konnte er seine Antworten in den Befragungen bereits vorab planen und somit vermeiden, sich oder andere Dissidenten zu belasten. Nach seiner Entlassung war Natan so klar im Kopf, dass er 1996 den Schachweltmeister Garry Kasparov sogar im Simultanschach besiegte.[64]

Während der Visualisierung von Abläufen werden dieselben neuronalen Netzwerke aktiviert wie in der realen Situation. Dieses Werkzeug ist so mächtig, dass du allein durch die Visualisierung von gewissen Trainingsabläufen dein Muskelwachstum anregen kannst.[65]

Mein Tipp: Stelle dir vor, wie du an deiner wichtigsten Aufgabe für den kommenden Tag arbeitest. Gehe ins Detail und versuche, dir genau vorzustellen, wie die Umgebung dabei aussieht, welche Kleidung du trägst, visualisiere Farben und Gerüche und vor allem die Menschen um dich herum. Nun durchlaufe den Prozess, wie du die Aufgabe zu Ende bringst.

38 DEIN LEBENSUMFELD ORDENTLICH HALTEN

Spätestens mit den Erfolgsbüchern der akribischen Japanerin Marie Kondo sowie ihrer Netflix-Serie *Aufräumen mit Marie Kondo* hat der Aufräumwahn neue Dimensionen erreicht. Darin beschreibt die Ordnungsikone, wie sie ihr Eigenheim und damit ihr Leben klar und ordentlich hält. Der Rat, sein Umfeld in Ordnung zu halten, wird ebenso unterstützt von namhaften Denkern wie dem kanadischen Psychologen Jordan Peterson, der das Zimmer-Aufräumen sogar als eine seiner zwölf Lebensregeln verewigte.[66]

Zugegeben, der Hype, sein Eigenheim in Ordnung zu bringen, wirkt hin und wieder ein wenig übertrieben. Der Gedanke dahinter macht für einen Biohacker aber durchaus Sinn. Unser visuelles System sendet konstant Signale, die das Hirn irgendwie verarbeiten muss. Der an der Wand lehnende Tennisschläger, der Stapel noch ungeöffneter Briefe oder die offene Packung Gummibärchen können motivierende Prozesse in Gang setzen, die uns von dem ablenken, was wir eigentlich tun wollten.[67]

Besonders wenn du jemand bist, der schlecht filtern kann und sich leicht ablenken lässt, können auffällige Objekte in deiner Umgebung dein visuelles Arbeitsgedächtnis signifikant in Anspruch nehmen und deine Fähigkeit, klar zu denken, mindern.[68]

Mein Tipp: Wenn dein Leben gerade wieder einmal chaotisch ist, beginne deinen Tag damit, ein klein bisschen Ordnung zu schaffen.

Eine Sache, die du heute in Ordnung bringen wirst:

_____

_____

_____

_____

_____

_____

39 DIE MISS-MARPLE-TAKTIK ANWENDEN

Als Kind habe ich sehr gerne Agatha-Christie-Bücher gelesen. Ich war fasziniert davon, wie Hercule Poirot oder Miss Marple den Verbrechern mit genauem Beobachten und klarem Nachdenken auf die Spur kamen und am Ende die Verdächtigen per Ausschlussverfahren einen nach dem anderen freisprachen, bis der Täter entlarvt wurde.

Dieses Auswahlverfahren wurde auch von Wissenschaftlern hinsichtlich alternativer Bewertungsmethoden untersucht. Bei klassischen Multiple-Choice-Tests sollen Studenten die eine richtige Antwort finden und erhalten dafür Punkte oder Abzüge, sollten sie falsch wählen. Eine andere Methode, genannt *Elimination testing with adapted scoring*, bewertet Studenten nach den Optionen, die sie als nicht richtig einstufen. Sie erhalten also Punkte für die Optionen, die sie richtigerweise ausschließen. In einer Studie der KU Leuven in Belgien führte diese Bewertungsmethode zu weniger Rätselraten und Ängstlichkeit während des Tests.[69]

Wenn du dir über die Lösung eines deiner Probleme noch nicht im Klaren bist, wende die Miss-Marple-Taktik an und eliminiere erst die Optionen, die nicht infrage kommen. Wenn ich z. B. Themen für meinen Blog auswähle, dann schreibe ich die auf, die ich für relevant halte. Meist habe ich eine ziemlich lange Liste an Ideen für Blogartikel, Rezepte oder Podcastgäste, die ich interessant finde. Für den aktuellen Artikel eliminiere ich dann die Ideen, die mich gerade nicht ansprechen oder die ich für zeitlich unpassend halte. Wenn es danach noch zu viele sind, stimmen wir im Team ab.

Mein Tipp: Es ist sicherlich hilfreich, zu wissen, was du willst. Aber auch wenn nicht, ist es erst einmal sehr nützlich, herauszufinden, was du nicht willst. Das nächste Mal, wenn du nicht weiterweißt, schreibe dir alle Optionen auf, und dann eliminiere alle diejenigen, die für dich sowieso nicht infrage kommen. Dann betrachte, was übrig bleibt.

40 DEINE PROJEKTE QUANTIFIZIEREN

Hin und wieder fühle ich mich schwerelos, aber nicht im positiven Sinne. Ich habe das Gefühl, ich würde ohne Halt im Nirgendwo herumfliegen. Dann bekomme ich dieses unbehagliche Gefühl, dass das Leben gerade die Entscheidungen für mich trifft und ich nicht mehr im Sattel sitze.

Das passierte vor unserem allerersten FlowFest, dem von mir und meinem Teamkollegen veranstalteten größten Biohacking-Event im deutschsprachigen Raum. Wir waren damals im Jahr 2017 noch ziemlich unerfahren und hatten den Aufwand, den die Organisation eines dreitägigen Events mit sich bringt, grandios unterschätzt.

An einem Punkt, ein paar Wochen vor dem Event, drohte alles in die Hose zu gehen. Wir waren schon einiges über dem Budget, es kamen immer noch weitere Kosten hinzu, und bei einem Gespräch mit unserem Technikdienstleister spürte ich Panik aufkommen, als mir ein sehr hoher Kostenvoranschlag vorgelegt wurde. In diesem Moment sah ich einen Verlust von 30.000 Euro auf mich zukommen. Ich wusste nicht, wie ich das stemmen sollte.

Glücklicherweise hatte ich mit meinem Kumpel Heiko einen erfahrenen Eventmanager im Team, der in seiner nüchternen Art zu mir sagte: »Lass uns mal eine Gegenüberstellung machen und dann überlegen, wo wir noch was drehen können.« Gesagt, getan. Akribisch listeten wir alle Kosten und Einnahmen auf und betrachteten nüchtern, wo wir noch sparen oder etwas einnehmen konnten. Noch am selben Tag konnten wir die Kosten um 8000 Euro reduzieren und in den Folgetagen einen weiteren Sponsor überzeugen und 50 weitere Tickets verkaufen. Am Ende war das Event ein voller Erfolg, und wir verzeichneten lediglich einen kleinen und verkraftbaren Verlust, den wir im Folgejahr wieder gutmachen sollten.

Mein Tipp: Wenn dich in einer chaotischen Situation die Panik überkommt, lenke den Fokus von deinen Emotionen auf die nüchternen Fakten und Zahlen. Betrachte die Situation aus den Augen eines Außenstehenden, und vertraue auf dein Gehirn, eine ansprechende Lösung zu finden.

41 Dich selbst quantifizieren

Auf der Quantified-Self-Konferenz in Amsterdam 2013 traf ich einen jungen Amerikaner, der mir eine erstaunliche Selbststudie präsentierte. Leider habe ich den Namen des Mannes vergessen und konnte ihn auch online nicht mehr ausfindig machen. Ich erinnere mich nur an sein Experiment. Der Mann litt unter starken Stimmungsschwankungen, die er nicht in den Griff bekam. Da er viele E-Mails schrieb, begann er, diese zu analysieren. Dazu schrieb er ein Programm, das ihm anzeigte, welche Worte er wann und wie oft verwendete. Er beobachtete, dass er andere Worte in manischen als in depressiven Phasen benutzte, und konnte somit grafisch darstellen, wann er sich in einer Hoch- oder in einer Tiefphase befand. Diese Perspektive auf seinen Gemütszustand erlaubte ihm, sich auf die kommende Episode einzustellen, sodass er besser mit seinen Stimmungsschwankungen umgehen konnte.

Diese Ergebnisse werden untermauert von einer wissenschaftlichen Analyse der Effekte von Selbstexperimenten von Nils Heyen am Fraunhofer-Institut in Karlsruhe, die zeigte, dass das angeeignete Wissen durch quantifizierte Selbstbeobachtung durchaus als »verifiziertes und praktisches Selbstwissen« eingestuft werden kann.[70]

Feedback hilft dir als Biohacker dabei, den Wirkungsgrad deiner Selbstexperimente zu beobachten und dadurch Klarheit zu gewinnen. Je unmittelbarer, desto besser. Ich trage z. B. einen Ring der finnischen Firma OURA, der es mir erlaubt, gleich nach dem Aufstehen zu sehen, wie meine Schlafarchitektur in der vergangenen Nacht ausgesehen hat. Ich befasse mich nicht täglich mit meinen Schlafdaten, aber wenn ich mich über mehrere Tage gestresst fühle, dann sehe ich in den Daten, wann der Stress begonnen hat, und kann ihn besser einordnen. Feedback ist wie die Taschenlampe des Biohackers.

Mein Tipp: Wenn du dir schnell über Sachverhalte klar werden willst, dann mache sie messbar. Das Feedback wird dir helfen, schnell zu sehen, was für dich funktioniert und was nicht.

42 DICH SOZIAL »ENTNETZEN«

Als Online-Unternehmer bin ich ein Fan von technologischer Innovation. Ich bin sogar darauf angewiesen, um meine Inhalte an meine Leser und Zuhörer zu bringen. Aber auch in meinem Leben gewinnt die Technologie hin und wieder die Oberhand. Dann springe ich von meinen E-Mails auf eine Foto-Plattform, sehe mir zwischendurch ein kurzes Video an und checke gleichzeitig die Termine in meinem Kalender.

Die heutigen Anwendungen sind so gut gemacht, dass sie uns durch Aktivierung unseres dopaminergen Belohnungssystems unbewusst immer wieder zurückholen. Facebook-Gründungspräsident Sean Parker hat einmal ehrlich zugegeben, dass sich bei der Entwicklung der Anwendung alles um die Frage drehte: »Wie können wir möglichst viel von Ihrer Zeit und bewussten Aufmerksamkeit beanspruchen?«[71] Und der beste Weg dazu ist, den Usern gelegentlich einen kleinen Dopaminkick in Form von gelikten und kommentierten Beiträgen zu verpassen.

Für einen Biohacker ist es essenziell, selbst über seine Zeit verfügen zu können. Um der Technikabhängigkeit zu entkommen, habe ich für mich das Konzept des digitalen Minimalismus gefunden. Der Erfolgsautor und Informatiker Cal Newport beschreibt den digitalen Minimalismus als »eine Philosophie der Technologienutzung, bei der wir unsere Online-Zeit auf eine kleine Anzahl von sorgfältig ausgewählten und optimierten Aktivitäten konzentrieren«.[72]

Mein Tipp: Lösche einmal alle Social-Media-Anwendungen für einen Zeitraum von 30 Tagen von deinem Smartphone. Du musst die Plattformen nicht gänzlich verlassen. Du unterbindest damit nur die Feedbackschleife der alarmroten Benachrichtigungssymbole, die dir jedes Mal die Aufmerksamkeit rauben, wenn du auf dein Handy schaust. Beobachte, wie viel mehr Platz auf einmal in deinem mentalen Arbeitsspeicher vorhanden ist.

„Ich verpflichte mich über die kommenden 30 Tage, folgende App(s) von meinem Smartphone zu löschen":

---

43 IM MITTAGSSCHLAF IDEEN GENERIEREN

Erzählungen zufolge nutzte der berühmte Glühbirnenerfinder Thomas Edison einen kurzen Mittagsschlaf, um kreative Lösungen für seine Probleme zu finden. Dazu begab er sich in einen bequemen Stuhl, nahm zwei metallene Kugeln in jede Hand und platzierte auf dem Boden darunter metallene Teller. Dann versuchte er einzuschlafen. Sobald er in eine tiefere Schlafphase driftete, entspannte sich sein Griff um die Kugeln, die daraufhin auf die Teller fielen und ihn aufweckten. Sofort danach notierte er sich jegliche Gedanken, die ihm in den Kopf kamen.[73]

Ein Nickerchen kann dir dabei helfen, die Gedächtnisleistung zu steigern und die negativen Effekte der sensorischen Reizüberflutung abzuschwächen. Idealerweise begrenzt du den Mittagsschlaf auf 20 Minuten, um nicht in die Tiefschlafphase abzudriften, denn sonst beginnt dein Körper, das schläfrig machende Hormon Adenosin zu produzieren, und du fühlst dich nach dem Aufstehen gerädert.

Mein Tipp: Wenn du wie Edison nachts nicht so viel schläfst, kannst du Schlaf aufholen, indem du einen Mittagsschlaf machst. Aber Vorsicht: Wenn du in einer Tiefschlafphase geweckt wirst, bist du danach oft vom vielen Adenosin im Hirn benommen. Also entweder solltest du maximal 20 Minuten schlafen oder gleich einen kompletten Schlafzyklus von 90 Minuten absolvieren.

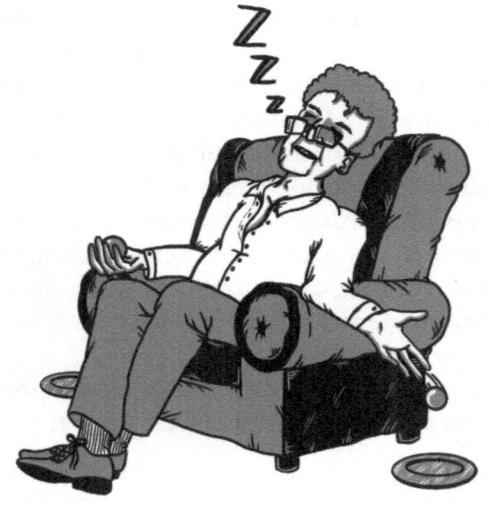

44 EINE MORGENROUTINE ETABLIEREN

Egal, ob du dein Bett machst, dein Zimmer aufräumst, fünf Minuten meditierst oder eine Runde läufst, eine effektive Morgenroutine kann dir dabei helfen, die Weichen für einen erfolgreichen Tag zu stellen. Eines meiner eher eigenartigen Hobbies ist das Recherchieren von Morgenroutinen bekannter Persönlichkeiten. Ich kann mich stundenlang damit beschäftigen, nachzulesen, wie Wolfgang Amadeus Mozart, Oprah Winfrey, die Queen oder Albert Einstein ihre frühen Morgenstunden verbringen oder verbracht haben.

Die Routinen sind teilweise so unterschiedlich, dass es für mich nur einen Schluss zu ziehen gab: Es ist ganz egal, was du machst, solange es für dich funktioniert. Wenn dir deine Routine Energie liefert, dich selbstbewusst stimmt und dir Klarheit liefert, dann bleibe dabei – never change a winning team! Für den einen bedeutet das, morgens einmal richtig zu schwitzen, für die andere, unter die kalte Dusche zu springen oder eine Dankbarkeitsübung zu machen.

In seinem Buch *Willpower doesn't work* schreibt der Erfolgsautor Benjamin Hardy, dass die erste Tageshandlung der Leute in der heutigen modernen Welt ein Blick aufs Smartphone sei, womit sie sofort in eine digitale Welt voller Informationen und Anliegen anderer Menschen eintauchten. Benjamins Lösung ist eine Morgenroutine, mit der du deine Absichten für den Tag setzt, dich in einen produktiven Bewusstseinszustand versetzt und dir bewusst machst, was du wirklich mit deiner Zeit anstellen willst.[74]

Mein Tipp: Gestalte dir eine Morgenroutine, die dir Energie liefert, sich gut anfühlt und dich positiv stimmt. Bediene dich gerne aus den Fundstücken in diesem Buch. Für Benjamin Hardy ist sein morgendlicher Eintrag in sein Tagebuch übrigens der wichtigste Aspekt seiner Morgenroutine.

45 Eine Abendroutine etablieren

Genauso wie der Morgen ist der Abend meist eine Zeit, über die du noch einigermaßen Kontrolle hast, auch wenn bei dir zu Hause Kinder oder gar Enkelkinder herumlaufen. Das Problem am Abend ist, dass wir zu diesem Zeitpunkt häufig schon einen großen Teil unserer Willenskraft aufgebraucht haben, sodass die Gefahr größer ist, dass wir kulinarischen Gelüsten und digitalen Versuchungen nachgeben.

Hier hilft es, dir ein Tagesabschlussritual auszudenken, mit dem du deinen Arbeitstag beendest und dich auf eine erholsame Nachtruhe vorbereitest, um am nächsten Morgen mit Klarheit und Motivation in den neuen Tag zu starten. Ich halte es für sehr wichtig, dass du mindestens eine Stunde vor dem Schlafengehen nicht mehr auf elektronische Bildschirme schaust. Die blauen Lichtquellen hemmen den Anstieg des für das Einschlafen essenziellen Hormons Melatonin. Hier sind einige Abendroutinen bekannter Persönlichkeiten zur Inspiration:

- Microsoft-Gründer Bill Gates liest jeden Abend, bevor er sich schlafen legt.[75]

- Erfolgsautor Tim Ferriss trinkt für sein »Closing Ritual« einen koffeinfreien Tee mit einem Schuss Apfelessig und ein bisschen Honig, nimmt ein Bad und liest Romanliteratur.[76]

- Die Verlegerin der *Huffington Post* Ariana Huffington ist ein Fan davon, alle positiven Ereignisse des Tages schriftlich aufzulisten, bevor sie sich schlafen legt.[77]

Meine (ideale) abendliche Routine beinhaltet, bei Piano-Jazz den aktuellen Tag Revue passieren zu lassen und den morgigen Tag zu planen, während ich für 20 Minuten in meiner Clearlight-Infrarotkabine schwitze. Nach einer kurzen kalten Dusche gehe ich ins Bett, und wenn ich noch nicht schlafen kann, lese ich gerne Kurzgeschichten.

Mein Tipp: Gestalte dir ein Abschlussritual ohne Bildschirme für deinen Tag. Ich kann dir wärmstens die Kurzgeschichten des Büchleins *Komm, ich erzähl dir eine Geschichte* von Jorge Bucay empfehlen.

46 DEN RAHMEN FÜR KREATIVES CHAOS SCHAFFEN

Die kreativsten Durchbrüche passieren für mich oft in Momenten, in denen ich am chaotischsten bin. Wenn mich meine kreativen Energien ergreifen, dann kann es passieren, dass am Ende des Tages mein Schreibtisch überfüllt ist mit Stapeln von Büchern, losen Blättern mit Skizzen und Notizen darauf, mehreren halbvollen Tassen Kaffee und Tee, und dazwischen steht mein Laptop mit 50 geöffneten Tabs im Browser. Für andere mag das wie völlige Unordnung wirken, für mich sind das oft die Tage, an denen ich meine beste Arbeit abliefere. Mit einem klaren Anliegen und der Freiheit zum Chaos beginnt meine Kreativität zu sprudeln.

Wenn mein Arbeitsplatz allerdings bereits unordentlich ist, wenn ich an einem bestimmten Projekt arbeiten will, dann habe ich ein Problem. Besonders wenn sich Dinge auf dem Schreibtisch befinden, die nichts mit meiner eigentlichen Agenda zu tun haben, kann das in einem höchst unproduktiven Tag enden. Denn jetzt muss ich diese erst einmal sortieren und entscheiden, ob und wie wichtig sie sind. Meist fallen mir dann auch noch weitere Sachen ein, die ich erledigen sollte. Mein Schreibtisch hat tatsächlich die Kraft, meine Produktivität als Geisel zu nehmen.

Ein Biohacker schafft sich selbst die Voraussetzungen für maximalen Erfolg. Für mich bedeutet das, meinen Tag an einem aufgeräumten Schreibtisch zu beginnen. Hierfür denke ich immer an ein Sandwich. Morgens und abends ist mein Schreibtisch ordentlich und aufgeräumt, das sind die zwei sauberen Brotscheiben (natürlich aus fermentiertem Sauerteig). Dazwischen erlaube ich mir, meine Kreativität auszuleben, das ist das chaotische Innenleben des Sandwiches.

Mein Tipp: Räume heute deinen Schreibtisch auf, und beginne den morgigen Tag an einem aufgeräumten Arbeitsplatz. Mach das Aufräumen zum Teil deiner morgendlichen und abendlichen Routine, um stets mit Klarheit den Tag zu beginnen und zu beenden.

47 Mentale Power tanken

In den Folgekapiteln wirst du noch einige Möglichkeiten kennenlernen, um deinem Hirn die richtigen Bausteine zu liefern und dessen Erholung zu optimieren. Diese Möglichkeiten helfen natürlich auch dabei, deine Hirnleistung zu erhöhen und klarer zu denken. Weiter unten findest du einige Methoden, die du zu diesem Zeitpunkt bereits kennengelernt hast, und andere, die noch kommen werden. Mithilfe der Seitenzahlen kannst du gerne nach vorne blättern und dir die Methoden durchlesen, die dich jetzt schon interessieren. Ein Biohacker ist flexibel!

Der amerikanische Biohacker und Bulletproof-Coffee-Erfinder Dave Asprey beschreibt in seinem Buch *Hirntuning* viele effektive Methoden, um deine mentale Leistung zu erhöhen und den von Dave so gefürchteten »Brain Fog« (deutsch »Hirnnebel«) zu vermeiden.[78] Unter anderem inspiriert von Dave Asprey haben sich für mich die folgenden Methoden als sehr effektiv für ein klares Denken bewährt:

- Ernähre dich fettreich mit vielen gesunden Fetten (s. Tag 138).
- Verzichte auf Industriezucker und kurzkettige Kohlenhydrate (s. Tag 129).
- Achte auf deine Darmgesundheit (s. Tag 127).
- Bewege dich (s. Tag 57).
- Tanke Sonnenlicht (s. Tag 9).
- Spring unter die kalte Dusche (s. Tag 193).
- Trinke den kugelsicheren Kaffee mit Vitamin D3 und L-Theanin (s. Tag 142).
- Iss frisches und buntes Gemüse und füge dir damit sekundäre Pflanzenstoffe zu (s. Tag 145).

Wenn das alles nicht hilft, lass dich durchchecken. Chronische Müdigkeit kann auch von einer unentdeckten Erkrankung stammen, z. B. einer Schilddrüsenunterfunktion.

Mein Tipp: Koche heute Abend etwas Kohlenhydratarmes mit viel Gemüse und gesunden Fetten, z. B. einen frischen Lachs mit in Butter getränktem Brokkoli und einen Salat mit Avocado, Sonnenblumenkernen und viel Olivenöl.

48 IM INTERVALL FASTEN

Obwohl das Konzept des Heilfastens schon sehr lange bekannt ist, häufen sich in den letzten Jahren auch die Erkenntnisse zum Intervall- oder intermittierenden Fasten. Diese Art des Fastens beinhaltet eine Periode von bis zu 8 Stunden, in der gegessen wird, und eine Periode von mindestens 16 Stunden, in der gefastet wird.

Neben den vielen positiven Auswirkungen auf den Energiestoffwechsel, die Fähigkeit zur Stressbewältigung und bei der Vorbeugung und Behandlung von Krankheiten wie Krebs, Diabetes und Fettleibigkeit, wurde in mehreren Studien an Tieren als auch Menschen nachgewiesen, dass kurze Fastenperioden das Erinnerungsvermögen und das Arbeitsgedächtnis signifikant verbessern können.[79]

Ich persönlich habe meine produktivsten Tage, wenn ich nach dem Aufstehen faste und erst nachmittags meine erste Mahlzeit zu mir nehme. Noch klarer denken kann ich, wenn ich meinen Kaffee mit einem Schuss C8-Öl trinke. C8 steht für die achtkettige Caprylsäure und ist eine aus Kokos- und Palmfett gewonnene Fettsäure, die im Körper schnell in Energie verstoffwechselt werden kann. Wenn du es ausprobieren willst, findest du ein hochwertiges C8-Öl aus deutscher Herstellung im Flowgrade Shop auf www.flowgrade.de/shop.

Mein Tipp: So kannst du loslegen: Wähle ein Zeitfenster für die Fastenperiode zwischen 16 und 24 Stunden, und faste in diesem Zeitfenster. Im besten Fall nutzt du die Schlafenszeit dazu aus. Ich persönlich faste in der Regel zweimal pro Woche, dienstags und donnerstags. Das gibt meinem Körper genug Zeit, um Zellerneuerung zu betreiben und den Blutzuckerspiegel stabil zu halten. Folglich bin ich an diesen Tagen auch um einiges produktiver.

49 DEINE KOGNITIVEN FÄHIGKEITEN TRAINIEREN

Ein einfacher Weg, um klarer denken zu können, ist, deine kognitiven Fähigkeiten zu trainieren. Hierzu gibt es bereits eine stetig wachsende Anzahl an Anwendungen und Spielen, die dir bemerkenswerte Erfolge versprechen. Auch wenn es immer wieder widersprüchliche Erkenntnisse zur Effektivität von kognitivem Training gibt, so halte ich es als Biohacker wie mit vielen meiner persönlichen Erfahrungen: »Wenn es für mich funktioniert, dann besitzt es Relevanz.«

Gleichzeitig gibt es gute Trainingsmöglichkeiten, an die viele erst einmal gar nicht denken, da sie so natürlich sind. Meine Erkenntnis dazu ist die, dass trotz vieler toller technischer Errungenschaften die altbewährten Methoden oft immer noch die ansprechendsten sind. Hier sind meine drei bevorzugten Trainingsmethoden für meine grauen Zellen:

- Ein Instrument spielen – Noten lesen und gleichzeitig ein Instrument spielen beansprucht viele verschiedene biochemische Prozesse und kann die kognitiven Fähigkeiten, die Stimmung und sogar die generelle Lebensqualität verbessern.[80]

- Kochen – Beim Kochen werden alle möglichen ausführenden Fähigkeiten getestet, die den präfrontalen Kortex in Anspruch nehmen, der auch für die logische Entscheidungsfindung eine Rolle spielt.[81] Dazu schlägst du gleich zwei Fliegen mit einer Klappe, wenn du dir gleichzeitig eine leckere, gesunde Mahlzeit zubereitest.

- Eine neue Sprache lernen – Das Erlernen einer weiteren Sprache kann dein Hirn flexibler machen, deine Konzentrationsfähigkeit verbessern und sogar die Dichte deiner grauen Zellen erhöhen.[82]

Natürlich gibt es hier noch weitere Aktivitäten, die du machen könntest, wie Schach oder Poker spielen oder jonglieren lernen.

Mein Tipp: Das beste Hirntraining für mich ist eines, das dir beim Trainieren gleich noch etwas schenken kann wie den Klang eines neuen, selbst gespielten Musikstücks, eine leckere Mahlzeit oder einen charmanten Satz in einer fremden Sprache.

50 INTUITIV HANDELN

Wenn Kinder die Option bekommen, entweder eine kleine Belohnung sofort zu erhalten oder eine größere etwas später, dann gibt es diejenigen, die sofort zugreifen, und andere, die sich zwingen, auszuhalten. Aufgrund des hohen Unterhaltungswerts wurde dieses Experiment schon etliche Male wiederholt, aufgenommen und mit lustiger Musik untermalt im Fernsehen ausgestrahlt. Unterhaltung hin oder her, dieses Experiment beinhaltet einige wichtige Indikatoren für den späteren Lebenserfolg des Kindes. Der Ursprung findet sich in einem Experiment des Psychologen Walter Mischel von der Stanford University, das in der Psychologie seitdem auch als das »Stanford Marshmellow Experiment« bekannt ist.[83]

Mischel hat mit dieser und weiteren Folgestudien herausgefunden, dass Kinder, die es schaffen, ihre Impulse zu kontrollieren und auf die größere Belohnung zu warten, später auch bessere Lebensentscheidungen treffen.[84] Die Fähigkeit, kurzfristige Impulse zu unterdrücken, geht einher mit deiner Achtsamkeit gegenüber dem, was in dir und deinem Umfeld gerade passiert. Je achtsamer du bist, desto mehr kannst du dich auf deine Intuition verlassen. Wenn du z. B. unbewusst auf den Knopf des Kaffeeautomaten drückst, nur weil dir gerade langweilig ist, dann handelst du impulsgetrieben. Wenn du dich aber bewusst für einen Kaffee entscheidest, weil du gerade Lust darauf hast und spürst, dass dir ein bisschen Koffein einen gewollten Kick geben wird, dann hörst du hier auf deine Intuition. Mit der Zeit wird dir viel klarer werden, was du wirklich brauchst und worauf du auch mal verzichten kannst.

Mein Tipp: Wenn du dopaminfördernde Substanzen wie Koffein, Alkohol oder auch dein Smartphone verwendest, handle intuitiv und nicht impulsiv. Trainiere deine Achtsamkeit, indem du dich vor jedem Kaffee fragst, ob du gerade wirklich einen brauchst. Höre in dich hinein und entwickle Klarheit gegenüber deinen Abhängigkeiten und deinen wirklichen Bedürfnissen.

51 Den Kopf ins Eiswasser tauchen

Mit diesem einfachen Trick kannst du die Vorteile der Kälte mit dem dir angeborenen Tauchreflex kombinieren, um akut Stress abzubauen und wieder klar zu denken. Wenn du dein Gesicht in kaltes Wasser tauchst, aktivierst du damit deinen Vagusnerv.[85] Der Vagusnerv ist der komplexeste und größte Nerv des Parasympathikus und verbindet dein Gehirn mit fast allen wichtigen Organen wie auch dem Herzen und der Lunge. Seine Aktivität wird in der Regel als Vagustonus oder Vagotonie bezeichnet und kann über die Herzratenvariabilität (kurz HRV) sichtbar gemacht werden. Ein hoher Vagustonus, genau wie eine hohe HRV, bedeutet, dass sich dein Körper nach Stress besser entspannen kann.[86]

Außerdem führt die Kälte dazu, dass der Gesichtsbereich gut durchblutet wird und im Anschluss effektiver Sonnenlicht absorbieren kann. Solltest du während des Gesichtsbades einen »Brain Freeze«, also ein Stechen in der Stirn verspüren, spricht das für zu wenige Omega-3- und zu viele Omega-6-Fettsäuren im Gehirn. Ein gutes Omega-3-Level hilft deinen Zellmembranen dabei, besser mit der Kälte umzugehen.[87] Wenn du also einen Schmerz verspürst, füge Omega-3-haltige Lebensmittel deinem Speiseplan hinzu und vermeide Omega-6-Fettsäuren. Mit einem optimalen Omega-3-Fettsäuren-Haushalt und dieser Stressbewältigungsmethode bist du bestens gewappnet, um auch in unübersichtlichen und nervenaufreibenden Situationen einen klaren Kopf zu bewahren.

Mein Tipp: Fülle eine Schüssel mit kaltem Wasser und tauche dein Gesicht darin ein. Bleibe so lange unter Wasser, bis der Atemreflex eintritt und du wieder Luft holen musst. Wiederhole das Eintauchen mehrmals hintereinander. Mit der Zeit kannst du das Wasser noch kälter machen, indem du Eiswürfel hinzugibst. Achte aber darauf, dass deine Haut nicht überstrapaziert wird und zu jeder Zeit eine schöne rosige Farbe behält.

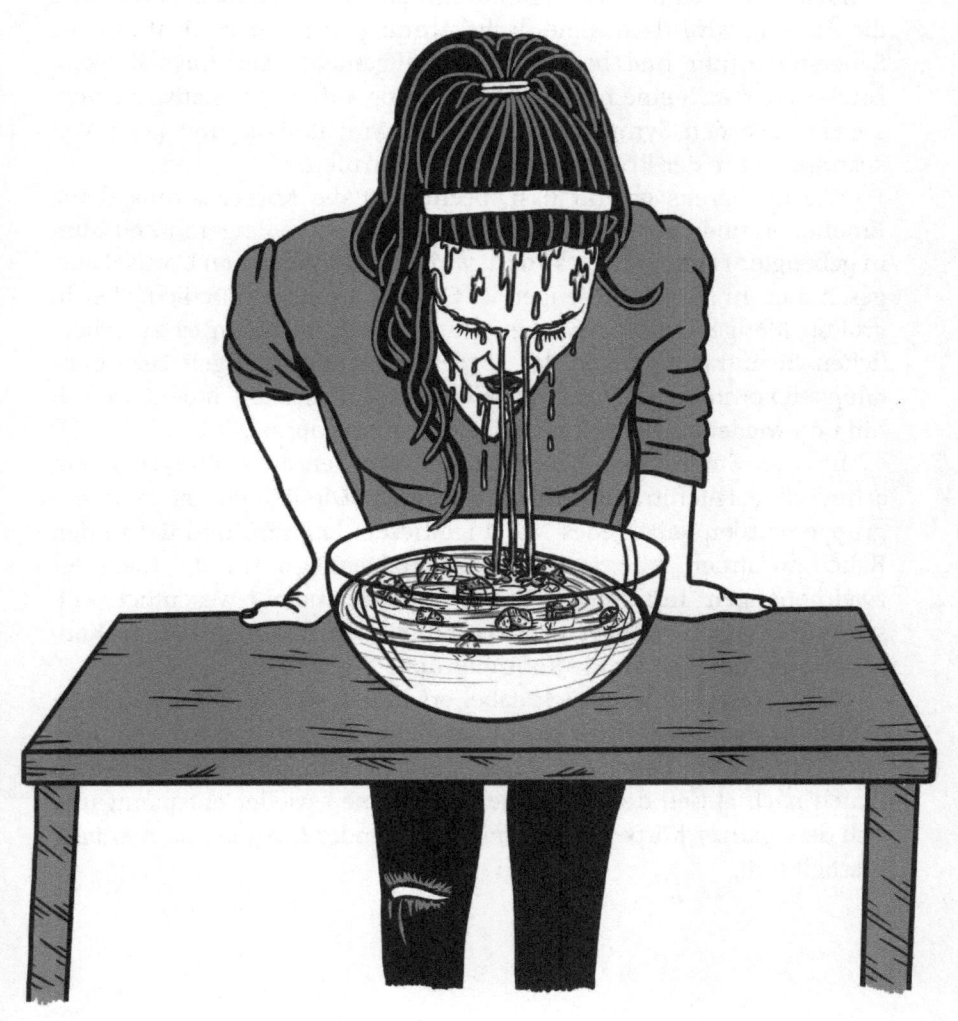

52 In den Bauch atmen

Wenn du wie ich tagsüber häufig vor einem Computer sitzend oder stehend arbeitest, dann fallen irgendwann die Schultern nach vorne, und die Atmung wird flach. Eine flache Atmung vermindert nicht nur die Sauerstoffzufuhr und beeinflusst die allgemeine Leistungsfähigkeit, sondern hat auch eine negative Auswirkung auf das vegetative Nervensystem, also den Sympathikus und Parasympathikus, und kann Verspannungen in der Brustmuskulatur hervorrufen.[88]

Wie du bereits gelernt hast, beeinflusst die Körperhaltung deine Emotionen und deine Psyche. Wenn du über einen längeren Zeitraum in gebeugter Haltung flach atmest, wird das Stresshormon Cortisol ausgeschüttet. In geringen Mengen ist Cortisol durchaus nützlich, aber in großen Mengen und über einen langen Zeitraum kann es zu erheblichen Beeinträchtigungen der körperlichen und geistigen Leistungsfähigkeit kommen. Hier kannst du leicht Abhilfe leisten, indem du dich hin und wieder aufrichtest und deine Atmung anpasst.

In einer Studie mit 40 Teilnehmern erhielten die Hälfte davon ein achtwöchiges Atemtraining mit 20 Sitzungen. Die Teilnehmer der Atemgruppe wurden dabei jedes Mal angewiesen, langsam und tief in den Bauch zu atmen, mit vier langen Atemzügen pro Minute. Nach der zweimonatigen Testperiode waren die »Atmenden« wesentlich entspannter, zeigten weniger negative Emotionen und eine höhere Konzentrationsfähigkeit als die Kontrollgruppe.[89]

Mein Tipp: Wenn du dich dabei erwischst, wie du mit hängenden Schultern vor dem Rechner sitzt, dann richte dich auf und atme ein paar Mal kräftig in den Bauch ein. Spüre, wie sich beim tiefen Einatmen dein Bauch nach außen dehnt und beim Ausatmen wieder entspannt und sich dein ganzer Körper wieder mit wohltuender Energie und mentaler Klarheit füllt.

53 AUF MENTALE ZEITREISEN GEHEN

»Früher, auf dem Unterhausener Feuerwehrball, musste man halt mit dem tanzen, der da war. Da war die Entscheidung schnell getroffen.« Ich und meine Brüder lachten stets über diesen Satz meiner Mutter, der uns veranschaulichte, dass das Leben ohne unsere heutige Optionsvielfalt auch seine Vorteile hatte. In der Tat fällt es mir auch heute noch nicht leicht, zwischen Urlaubszielen, Büchern, Filmen und Kaffeesorten zu wählen.

Während eines einwöchigen Alphawellen-Trainings im Biocybernaut Institut brachte mir mein Trainer Dr. James Hardt sein »High-Tech-Entscheidungsfindungswerkzeug« bei. Ich nenne die Technik gerne auch »auf eine mentale Zeitreise gehen«. Dieses Modell erlaubt es mir, mithilfe meiner Fantasie, meinen Alphawellen und meines Dopaminsystems schnell eine Entscheidung zu treffen. Das Schöne an dieser Technik ist ihre Einfachheit.

Angenommen, ich muss mich zwischen einer Einladung als Sprecher zu einem exklusiven Event in London und einem gemütlichen Wanderwochenende in den Bergen mit Freunden entscheiden. Wenn mir die Wahl schwerfällt, dann lehne ich mich zurück, schließe die Augen und gehe auf eine mentale Zeitreise. Das heißt, ich durchlaufe beide Szenarien in meiner Fantasie, so wie ich denke, dass sie ablaufen würden. Ich stelle mir alle möglichen Details vor, die Reise, die Menschen und die Erlebnisse. Danach treffe ich meine Entscheidung.

Noch besser funktioniert dieses Werkzeug im Rahmen einer Neurofeedbacksitzung, da du hier unmittelbar Feedback zur Aktivität deiner Hirnwellen erhältst. Wenn die Alphawellen im zweiten Szenario höher sind als im ersten, dann spricht das dafür, dass dein Gehirn die Vorstellung dieser Option bevorzugt. Aber auch ohne Technik kannst du allein mit deiner Intuition bereits schnell zu einer Entscheidung gelangen.

Mein Tipp: Wenn du dich dabei erwischst, eine Entscheidung hinauszuschieben, nutze die mentale Zeitreise, um dich schnell zu entscheiden und dich anderen Dingen widmen zu können.

54 Deinen Idolen nacheifern

Wenn du einmal ein dich motivierendes Anliegen gefunden hast, dann kommt meist der Schritt, die richtige Methode dazu auszuwählen. Nehmen wir das Beispiel einer Ernährungsweise, um in Form zu kommen und sich gesund und energetisch zu fühlen. Eine Google-Suche reicht, um bei all den Angeboten den Wald vor lauter Bäumen nicht mehr zu sehen. Hier hilft es, sich an Menschen zu orientieren, die du als Vorbilder für dich ansiehst.

Konfuzius sagte wohl einst: »Der Mensch hat dreierlei Wege, klug zu handeln; erstens durch Nachdenken, das ist das Edelste, zweitens durch Nachahmen, das ist das Leichteste, und drittens durch Erfahrung, das ist das Bitterste.«[90] Ich halte Nachahmung in der Tat für einen einfachen und eleganten Weg, um schnelle Entscheidungen zu treffen. Zum Nachdenken bleibt dann später immer noch Zeit.

Als ich als junger Basketballer meine Wurftechnik verfeinerte, ahmte ich z. B. die Wurftechnik von Ray Allen nach, in meiner Jugend der beste Werfer der NBA. Beim Tennis spiele ich bis heute eine einhändige Rückhand. Ich setzte mich damals gegen den Rat meines Tennistrainers durch. Warum? Na ja, ein gewisser Roger Federer war mein stärkstes Argument. Egal, ob das nun der absolut beste Weg war, meine Idole haben mir die Qual der Wahl stets erleichtert, und das können die deinigen auch für dich tun.

Mein Tipp: Wenn du vor deiner nächsten Entscheidung stehst, orientiere dich an deinen Vorbildern und den Methoden, die diese gewählt haben. Warum den bitteren Weg gehen, wenn du bereits vom Nachdenken anderer lernen kannst?

55 MIT HARTEN ENTSCHEIDUNGEN DAS LEBEN EINFACHER MACHEN

Im Alter von gerade einmal 18 Jahren entwickelte der spätere Weltmeister im Gewichtheben Jerzy Gregorek ein ernstes Alkoholproblem. Mit seinen Freunden zog er oft tagelang um die Häuser, und wenn er dann irgendwann einschlief, konnte er sich nach dem Aufwachen nicht mehr an das Geschehene erinnern. Als eines Tages ein Freund seine Trainingsgeräte bei ihm lagerte und ihn animierte, mit ihm Gewichte zu heben, traf Jerzy eine Entscheidung, die sein Leben dramatisch verändern sollte.

Heute besitzt Jerzy vier Weltmeistertitel im Gewichtheben, hat einen Weltrekord aufgestellt und ist glücklich verheiratet. Mit seiner Frau Aniela leitet er das Gewichtheberteam der University of California Los Angeles. Dazu hilft er Menschen mit seinem Happy-Body-Programm, fitter und selbstbewusster zu werden. Ihm wird der Satz nachgesagt: »Easy choices, hard life. Hard choices, easy life«, zu Deutsch: »Einfache Entscheidungen, hartes Leben. Harte Entscheidungen, einfaches Leben.«

Jerzys Lebensphilosophie ist einfach erklärt. Wenn du stets den einfachen Weg wählst, auf der Couch zu bleiben, anstatt dich aufzuraffen und zu trainieren, dann werden schon bald deine Fitness und deine Gesundheit darunter leiden. Das Leben wird härter. Wenn du dich aber herausforderst und harte Entscheidungen triffst, dann wirst du kräftiger, fitter und auch selbstbewusster, da du dir bewiesen hast, dass du dich gegen die schnelle Bequemlichkeit entscheiden kannst.

Mein Tipp: Triff die harten Entscheidungen zuerst, und stelle die Weichen in die Richtung deiner großen Träume. Wenn die Richtung einmal klar ist, wird es dir wesentlich einfacher fallen, weniger wichtige Entscheidungen in deinem Leben zu treffen.

56 WICHTIGE AUFGABEN ZUERST ERLEDIGEN

Als ich mich während meiner Studentenzeit zu Hause wieder einmal über die vielen Dinge beschwerte, die ich zu tun hatte, zeigte mir mein Vater das Eisenhower-Prinzip, um besser priorisieren zu können. Dieses Prinzip basiert auf einer Aussage des ehemaligen US-Präsidenten Dwight D. Eisenhower, der in einer Ansprache einen Universitätsprofessor mit den Worten zitierte: »Ich habe zwei Arten von Problemen, die dringenden und die wichtigen. Die dringenden sind nicht wichtig, und die wichtigen sind niemals dringend.«[91]

Auch wenn es nicht bekannt ist, ob Eisenhower die nach ihm benannte Technik jemals angewandt hat, so trägt die Matrix, um anstehende Aufgaben in Kategorien einzuteilen und somit besser zu priorisieren, bis heute den Namen »Das Eisenhower-Prinzip«. Für Aktivitäten, die der Gesundheit und dem Wohlbefinden dienen, nenne ich es auch gerne »Die Biohacker-Matrix«. Diese Methode ist ein einfacher Weg, um dir vor Augen zu führen, welche Aktivitäten du heute durchführen willst und welche du nach hinten schieben, abgeben oder überhaupt nicht anfangen solltest.

Mein Tipp: Fülle das folgende Feld mit all deinen Aufgaben aus. Mit der neu gewonnenen Klarheit kannst du nun deinen Kalender und deinen Zeitplan neu ordnen. Nimm dir ein paar Minuten, und lege eine Zeit für alle wichtigen Aufgaben, die nicht dringend sind, fest. Mach dich im Anschluss an die erste Aufgabe im wichtigen und dringlichen Feld, und arbeite hier eine nach der anderen ab.

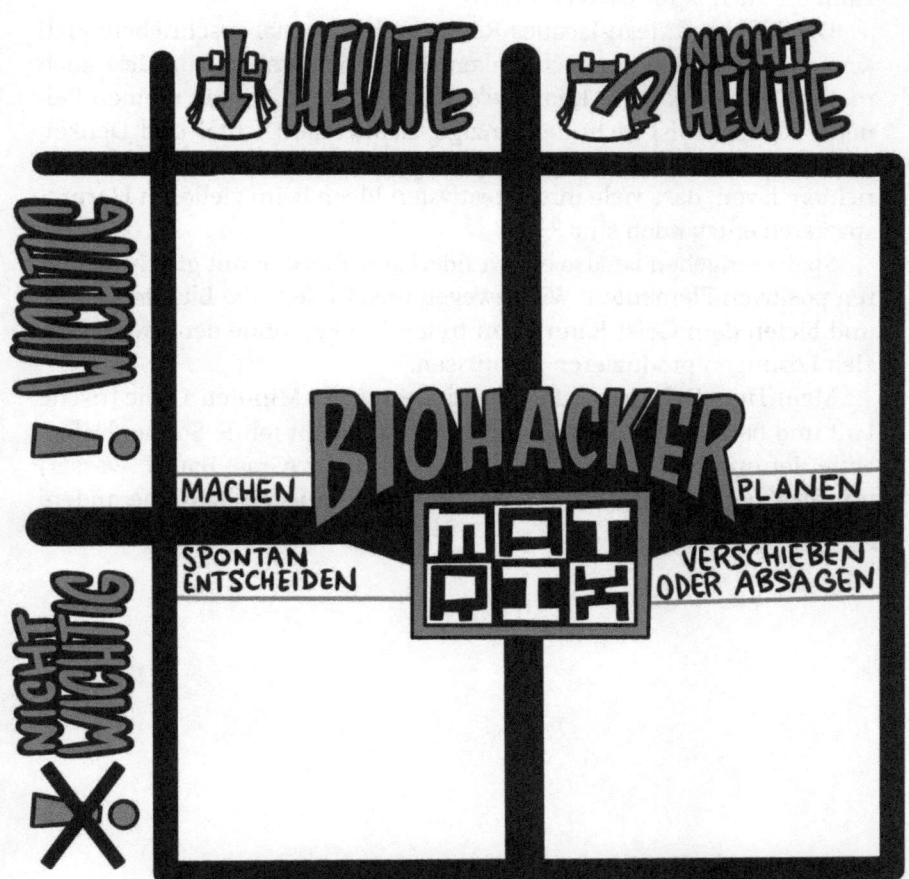

57 SPAZIEREN GEHEN

Wieder so ein Biohack, der so selbstverständlich klingt. Aber glaube es oder nicht, die meisten Menschen gehen nicht oder nur selten spazieren! Dabei heizt Spazierengehen nicht nur deinen Stoffwechsel an, es kann dir auch beim Denken helfen.

Der Philosoph Jean-Jacques Rousseau hat einmal geschrieben: »Ich kann nur beim Gehen nachdenken. Bleibe ich stehen, tun dies auch meine Gedanken; mein Kopf bewegt sich im Einklang mit meinen Beinen.« Rousseau ist nicht der Einzige. Zahlreiche Dichter und Denker, darunter Honoré de Balzac, Sören Kierkegaard und Patrick Süskind, berichten davon, dass viele ihrer kreativsten Ideen beim ziellosen Herumspazieren entstanden sind.[92]

Spazierengehen ist also ein wunderbarer Biohack mit gleich mehreren positiven Elementen. Wir bewegen uns, fördern die Blutzirkulation und bieten dem Geist Raum zum freien Denken ohne den Zwang, gezielt Lösungen produzieren zu müssen.

Mein Tipp: Gehe jeden Tag für mindestens 20 Minuten an die frische Luft und bewege dich, registriere das Sonnenlicht (ohne Sonnenbrille), atme tief und bestimmt, und berühre die Natur (Gras, Baum, Wasser) um dich herum mit der nackten Haut. Wähle jeden Tag eine andere Route.

58 Das Pferd von hinten aufzäumen

Wenn ich weiß, welches Ziel ich erreichen will, mir aber der Prozess dorthin noch nicht klar ist, dann hilft es mir, mit dem Endresultat zu beginnen und mich dann nach vorne vorzuarbeiten. Diese Technik habe ich von Strategic-Coach-Gründer Dan Sullivan gelernt.

Wenn ich z. B. einen Newsletter auf meine Liste schreibe, dann beginne ich mit dem Ziel »einen wertvollen Newsletter versenden« und der Uhrzeit, bis wann ich ihn verschickt haben will. Dann liste ich all die Vorteile auf, die das Erreichen des Zieles mit sich bringen, um mir mein Anliegen vor Augen zu führen. In diesem Fall könnten das sein »meine Leser inspirieren« und »Aufmerksamkeit für einen neuen Online-Kurs schaffen«.

Im nächsten Schritt überlege ich mir all die Widerstände, die zwischen mir und dem verschickten Newsletter stehen. Für den Inhalt der Mail brauche ich z. B. einen interessanten Aufhänger, einen fehlerfreien Text und emotionale Fotos. Danach erst überlege ich mir, wie ich alle diese Punkte lösen werde. Für den Aufhänger gehe ich die aktuellsten Kundenanfragen durch und suche nach interessanten Fragestellungen. Den fertigen Text schicke ich an einige Kolleginnen zum Probelesen. Für die Fotos schaue ich unser Bildmaterial vom FlowFest durch.

Mein Tipp: Wenn du dein Ziel vor Augen hast, dir aber der Prozess noch nicht ganz klar ist, zäume das Pferd von hinten auf, und durchlaufe den folgenden Prozess:

1. Formuliere dein Ziel mit dem Datum und der Uhrzeit, wann du es erreichen willst.

2. Liste alle Vorteile auf, die das Erreichen deines Zieles beinhalten.

3. Überlege dir, welche Widerstände sich auf deinem Weg zum Ziel befinden.

4. Entwickle Lösungsstrategien für jeden einzelnen Widerstand.

5. Setze die Lösungen nacheinander in die Tat um, und realisiere deine Vorstellung.

Das Tolle an diesem Prozess ist, dass du mit jeder Idee, die du erfolgreich in die Tat umsetzt, mehr und mehr Selbstvertrauen für noch größere Ideen gewinnst. Probiere es gleich heute aus!

59 Dir einen freien Tag gönnen

»Max, sag mal, sind wir bei Burning Man!?!« Mein Kumpel Alex war sichtlich erstaunt, was sich vor seinen Augen abspielte. Wir waren gerade in der Kristalltherme am Kochelsee und warteten auf den nächsten Saunaaufguss. Vor dem Saunagang standen wir allerdings erst einmal draußen in der winterlichen Kälte und rieben uns, mit etwa 30 anderen nackten Menschen, mit Salz ein. Daraufhin warteten wir wie die Vögel auf der Stange auf den Aufguss und staunten nicht schlecht, als auf einmal eine exotische Tänzerin den Raum betrat und mit eleganten Bewegungen durch den Raum wirbelte, aromatisiertes Wasser auf die heißen Steine goss und uns somit den beeindruckendsten Aufguss unseres Lebens präsentierte. Kein Wunder, dass Alex an das jährliche Spektakel in der Wüste Nevadas dachte. Diese Aufführung hätte ohne Zweifel auch in Black Rock City stattfinden können.

Dieses Erlebnis kam gerade zum richtigen Zeitpunkt. Seit Wochen schrieb ich für dieses Buch und lief gegen eine sprichwörtliche Wand. Die Aufteilung der Kapitel machte zu diesem Zeitpunkt einfach noch keinen Sinn, und meine Frustration wuchs, besonders da mein Abgabetermin immer näher rückte. Als Alex zu Besuch war, entschied ich mich also, einen Tag freizunehmen und etwas komplett anderes zu machen. Wir gingen wandern, in die Sauna und anschließend noch in ein Steak-Restaurant. Ich schlief wunderbar, und am nächsten Morgen hatte ich auf einmal die Lösung für die Buchstruktur. Alles, was ich brauchte, war ein bisschen Abstand.

Mein Tipp: Wenn du dich über längere Zeit intensiv mit einem Thema beschäftigst, kann es passieren, dass du den Wald vor lauter Bäumen nicht mehr siehst. Ich empfehle dir, mindestens einen Tag pro Woche überhaupt nichts Arbeitsrelevantes zu tun, kein Buch, kein Podcast, keine E-Mails, keine Kollegen. Tue nichts, was mit deiner Arbeit zusammenhängt, und verbringe den Tag stattdessen mit etwas völlig anderem. Der Abstand wird dir helfen, dein Projekt aus einer anderen Perspektive zu sehen.

60 DRÜBER SCHLAFEN

Wenn alles nichts hilft und du trotz Atemtechniken, Entscheidungen, den richtigen Nährstoffen, Listen und Plänen immer noch ein Brett vor dem Kopf hast, dann ist vielleicht die beste Möglichkeit, und einer der allerbesten Biohacks überhaupt, einfach mal die bewährte Binsenweisheit zu befolgen und eine Nacht darüber zu schlafen.

In einer Studie der Lancaster University wurden zwei Gruppen von Teilnehmern mit leichten und schweren Aufgaben konfrontiert. Die Kontrollgruppe durfte morgens und abends desselben Tages an den Aufgaben arbeiten. Die Teilnehmer der Versuchsgruppe bekamen die Aufgaben abends gezeigt und durften am darauffolgenden Morgen daran arbeiten. Die leichten Aufgaben stellten für beide Gruppen keine Probleme dar. Allerdings waren die Teilnehmer, die eine Nacht drüber geschlafen hatten, wesentlich erfolgreicher in der Lösung der schweren Aufgaben.[93]

Schlafwissenschaftler wie der Erfolgsautor Matthew Walker vermuten, dass der kreative Prozess vor allem in der REM-Schlafphase stattfindet. REM steht für Rapid Eye Movement und bezeichnet die Schlafphase am Ende eines Schlafzyklus, in der wir träumen. Hier werden am Vortag wahrgenommene Erfahrungen eingeordnet, bewertet und integriert. In seinem Bestseller *Das große Buch vom Schlaf* beschreibt Walker die im REM-Schlaf stattfindende Integration als »Verknüpfung [von] unverarbeiteten Informationen untereinander sowie mit allen früheren Erfahrungen und dadurch Aufbau eines noch genaueren Modells der Welt mit innovativen Erkenntnissen und Problemlösungsfähigkeiten.«[94]

Mein Tipp: Für die großen Aufgaben in deinem Leben lohnt es sich, eine Nacht drüber zu schlafen. Setze dir vor dem Einschlafen die Intention, im Schlaf kreative Lösungen für deine Zwickmühle zu entwickeln. Ich empfehle dir dazu, den zu lösenden Sachverhalt kurz vor dem Einschlafen aufzuschreiben und ihn dir selbst noch einmal durchzulesen. Nimm dir am nächsten Morgen ein paar Minuten, und denke noch mal über das Problem nach.

BIOHACKER-SPICKZETTEL KLARHEIT

1. Vermeide es, dich selbst zu ermüden, und triff Entscheidungen schnell und entschlossen. Wenn du ein bisschen nachdenken willst, dann wende die Samurai-Entscheidungstechnik an.

2. Lass Langeweile zu und entwickle ein intuitives Gefühl dafür, welche Aktivitäten dir Spaß machen und dich deinen Vorstellungen näher bringen.

3. Halte dein Zuhause und deinen Arbeitsplatz ordentlich, und mach die Dinge, an denen du arbeitest, messbar, um schnell Feedback zu bekommen und damit Klarheit zu gewinnen.

4. Etabliere Morgen- und Abendroutinen, und biete deiner Kreativität damit einen Rahmen, um sich innerhalb dessen austoben zu können.

5. Trainiere deine kognitiven Fähigkeiten, tanke die richtigen Nährstoffe, und nutze den Nachtschlaf, um das Potenzial deines Hirns optimal zu verwenden.

Podcastempfehlungen der Flowgrade Show mit Max Gotzler:

- #001: »Die Routinen eines erfolgreichen Biohackers« mit Bulletproof Gründer Dave Asprey

- #024: »10 effektive Biohacking Methoden für mehr Fitness und Flow« mit Max Gotzler

- #025: »Wie du über dich hinauswächst« mit Mark Verstegen

- #053: »Der Wert der Selbstvermessung« mit Dr. Lutz Graumann

- #072: »Wie Träume wahr werden« mit Dr. Gerald Hüther

Du kannst dir alle bisherigen Episoden der Flowgrade Show auf Apple Podcasts, Spotify und auf www.flowgrade.de/podcast ansehen und anhören. Weitere Informationen zu diesem Kapitel findest du auf www.dailybiohacker.de/klarheit.

 TEST: WIE LEICHT FÄLLT ES DIR HEUTE, EINE WICHTIGE ENTSCHEIDUNG ZU TREFFEN?

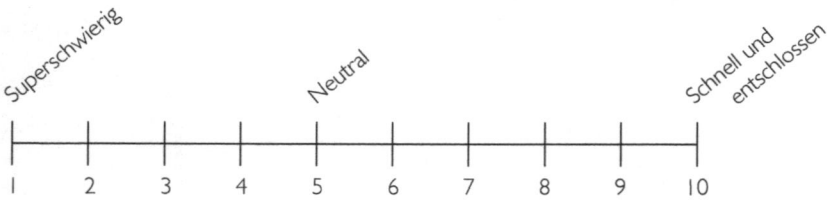

KAPITEL 3:
FOKUS – WIE EIN LASER

Auch mit größter Motivation und messerscharfer Klarheit ist es in unserer heutigen modernen Welt gar nicht so einfach, uns auf nur eine einzige Aufgabe zu konzentrieren. Die Fähigkeit, mich zu fokussieren, ist mit jedem Jahr meines Lebens wertvoller geworden. Als junger, aufstrebender Basketballer in einer Zeit ohne Smartphones und soziale Medien war es für mich nicht sonderlich schwer, mich zu fokussieren. Ich konnte ja auch nur den Anweisungen meiner Trainer folgen, um meinem großen Traum, einmal in der NBA zu spielen, näher zu kommen. Vielleicht sehe ich das heute ein wenig zu romantisch, aber mein Leben scheint mir damals um einiges einfacher gewesen zu sein.

Heute hat ein junger Spieler bereits sehr früh die Möglichkeit, neue Moves und Übungen auf YouTube zu recherchieren, seine Bekanntheit über Instagram zu steigern und sich mit Spielern aus der ganzen Welt zu vergleichen. Wenn dann dieser Spieler außerhalb des Sports auch noch an anderen Bereichen interessiert ist, halte ich es für eine große Herausforderung, sich jeden Tag auf sein großes Ziel zu besinnen.

In seinem Buch *Der Mönch, der seinen Ferrari verkaufte* beschreibt der Autor und Leadership-Experte Robin Sharma die Konzentration als »die Wurzel der mentalen Meisterschaft«. Auch mit einem großen Traum und dem unbedingten Willen, diesen zu erreichen, bedarf es nach Sharma noch der Fähigkeit, den Geist »zu zügeln und seine Konzentration ganz auf die jeweils anstehende Aufgabe zu richten«.[95] In einer Welt stetig wachsender Optionen, Videos, Kanälen, Produkten und Aufgaben wird die Fähigkeit zum Fokus zunehmend zum goldenen Werkzeug, um deine großen Träume in die Tat umzusetzen.

In diesem Kapitel erhältst du meine wirkungsvollsten Biohacks, um deine Aufmerksamkeit täglich auf die wichtigen Dinge in deinem Leben zu konzentrieren.

Wie gut kannst du dich auf nur eine einzige Aufgabe konzentrieren? Mach den Vorher-Nachher-Test!

TEST: WIE GUT KANNST DU DICH AUF NUR EINE EINZIGE AUFGABE KONZENTRIEREN?

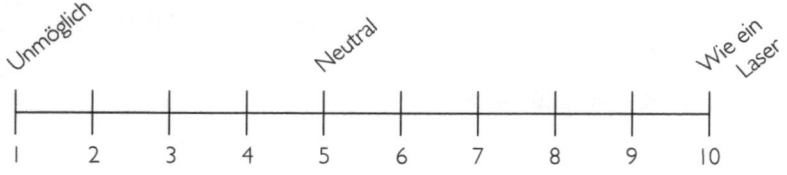

61 DER 30-90-1-REGEL FOLGEN

Robin Sharma, den ich bereits in der Einleitung zu diesem Kapitel zitiert habe, zählt seit Jahren zu den weltweit anerkanntesten Leadership- und Personal-Mastery-Experten überhaupt. Eine seiner wertvollsten Methoden ist die 90-90-1-Regel. Dir wird auffallen, dass die Zahlenfolge, die ich gewählt habe, nicht mit der von Sharma übereinstimmt. Ich habe mir erlaubt, die Regel zum Zwecke dieses Kapitel anzupassen.

Die Regel ist im Grunde recht einfach erklärt. Mit ihr widmest du dich von nun an für die nächsten 30 Tage in den jeweils ersten 90 Minuten deines Tages ausschließlich einer einzigen Aufgabe, die dir die größtmöglichen Perspektiven eröffnet und dich deinem Traum näher bringt. Wichtig ist, dass du dich in diesen 90 Minuten nicht ablenken lässt. Sharma weist seine Kunden an, diese Regel sogar über 90 Tage zu befolgen.[96] Da ich dir ermöglichen will, die Effekte dieser Regel bereits am Ende dieses Kapitels zu erfahren, rate ich dir in einem ersten Schritt zu 30 Tagen. Wenn es dir gefällt, kannst du die Regel natürlich auf 90 (oder noch länger) ausweiten.

Sharma wählte die 90 Minuten nicht zufällig. Der amerikanische Schlafforscher Nathaniel Kleitman hatte während seiner vielen Untersuchungen herausgefunden, dass das menschliche Gehirn im Schlaf und auch im Wachzustand einen ultradianen 90-minütigen Rhythmus durchläuft, den er »Basic Rest-Activity Cycle« oder BRAC nannte. Demnach kann sich unser Hirn für einen Zeitraum von etwa 90 Minuten intensiv konzentrieren, bevor es eine Pause benötigt. Nach Kleitman benötigt das Hirn nach einer hochfrequenten Arbeitsphase dann etwa 20 Minuten, bevor es wieder konzentrationsfähig ist.[97]

Mein Tipp: Wenn du dich in den ersten 90 Minuten deines Tages mit voller Konzentration einem Projekt widmest, dass dir am Herzen liegt, dann entwickelst du nach und nach eine Routine, die es dir erlaubt, jeden Morgen in einen Flow-Zustand zu gelangen. Beginne gleich heute oder spätestens morgen früh mit der 30-90-1-Regel und beobachte, was bis zum Ende dieses Kapitels passiert.

62 Deine Ziele genau definieren

Bevor du morgens mit deiner Hauptaufgabe loslegst, willst du natürlich trotzdem wissen, woran du genau arbeiten willst. Wenn du dir im Klaren darüber bist, was deine genauen Ziele für den heutigen Tag sind, kannst du dich in deinem Tun verlieren, anstatt ständig darüber nachzudenken, ob das, was du tust, dich auch wirklich voranbringt. Klare Ziele geben dir Sicherheit und erlauben dir, dich zu fokussieren.

Als ich an diesem Buch arbeitete, habe ich mir täglich ganz klare Ziele gesetzt, wie viele Seiten ich an diesem Tag schreiben will. Anfangs hatte ich noch sehr unrealistische Vorstellungen, und ich musste meine eigenen Vorgaben mehrmals anpassen. Mit der Zeit entwickelte ich allerdings ein Gefühl dafür, wie viel Zeit ich für einen Abschnitt benötigte, und gewann somit mehr und mehr ein Gefühl der Kontrolle über das Projekt. Dazu kann es unglaublich motivieren, sich selbst herausfordernde Ziele zu setzen und diese dann auch zu erreichen.

Mein Tipp: Um deine Aufgaben zu ordnen und klare Ziele zu definieren, empfehle ich dir, noch einmal zu Tag 58 zu gehen und das Pferd von hinten aufzuzäumen. Sobald du eine Anzahl von Aufgaben, die alle auf das Erreichen deines übergeordneten Projektes ausgerichtet sind, definiert hast, kannst du mit der Priorisierung beginnen. Bestimme bereits heute das Ziel für den morgigen Tag. Was willst du unter allen Umständen unbedingt fertigstellen?

Was ist ein Ziel, das du heute unbedingt erreichen willst?

---

63 DEINE ZIELE MESSBAR MACHEN

Wir Menschen sind komplexe Wesen, und auch wenn ich mich selbst als Biohacker bezeichne, halte ich es nicht für gewinnbringend, alles im Leben komplett zu quantifizieren und messbar zu machen. Ganz im Gegenteil, ich halte es sogar für nachteilig, denn das Selbstvermessen kann mit der Zeit mehr und mehr zum Selbstzweck werden. Ein Biohacker läuft Gefahr, sein Leben irgendwann nur noch aus der Perspektive seiner Körperdaten zu sehen. Irgendwann verlierst du dich im Dickicht aus Zahlen, Graphen und Diagrammen, und der eigentliche Sinn hinter deinem Tun beginnt zu verschwimmen.

Für mich hat es sich bewährt, nicht alles zu messen, sondern meine Messungen gezielt an konkrete Ziele zu knüpfen, die wiederum auf meinem Anliegen basieren. Die Messung dient dazu, die Fortschritte sichtbar zu machen, und hilft dadurch, bessere Entscheidungen für die Zukunft zu treffen. Dazu kann es unglaublich motivierend sein, die Resultate deiner harten Arbeit zu sehen.

Die Schriftstellerin Janet Frame, die ihr Leben lang unter Angstzuständen litt, nutzte die Selbstbeobachtung dazu, sich ihren schriftstellerischen Fortschritt vor Augen zu führen. Jeden Tag notierte sie sich, wie viele Seiten sie zu schreiben erhoffte und wie viele Seiten sie tatsächlich schrieb. Indem sie ihre Leistungen sichtbar machte, konnte sie sich selbst beweisen, wie produktiv sie war.[98]

Mein Tipp: Knüpfe deine Ziele an messbare Parameter, um deinen Fortschritt für dich zu verdeutlichen. Am besten eignen sich zahlenbasierte Parameter wie z. B. die Anzahl von geschriebenen Wörtern oder Ereignisse, wie das Fertigstellen eines Kapitels. Hier sind einige Beispiele für messbare Parameter und Ereignisse häufig genannter Ziele:

- Fitter werden ---> Körperfettanteil in Prozent
- Mehr Zeit mit Freunden verbringen ---> Erstellung eines Facebook-Events
- Weniger gestresst sein ---> Herzratenvariabilität (HRV) in Millisekunden zwischen den Herzschlägen

64 Dich auf eine Aufgabe fokussieren

Wenn du konkrete und messbare Ziele für dich definiert hast, dann ist es jetzt an der Zeit, in einen produktiven Flow zu kommen. Der Flow folgt immer einem Fokus auf etwas. Deswegen eignet sich der Flow ideal, um eine schwierige oder unmöglich erscheinende Aufgabe zu bewältigen. Alle anderen nicht dringenden Aufgaben, die dich sonst noch so beschäftigen, verblassen, und die aktuelle Herausforderung rückt voll und ganz in deinen Fokus. Daher sind jegliche Ablenkungen wie Mitteilungen auf dem Smartphone, Anrufe oder E-Mails stark kontraproduktiv, wenn du in den Flow gelangen willst. Multi-Tasking und Flow vertragen sich überhaupt nicht.

Stell dir vor, du bist der Superheld Cyclops aus den X-Men-Comics, der mit einer speziellen Brille seine Energie auf einen fokussierten Laserstrahl bündeln kann. Die Fähigkeit, Ablenkungen auszublenden ist deine Superbrille, mit der du deine Aufmerksamkeit bündeln und auf eine vor dir liegende Aufgabe konzentrieren kannst. Dasselbe gilt natürlich auch für nicht arbeitsbezogene Tätigkeiten: Wenn du tanzt, dann tanze. Wenn du spielst, dann spiele. Wenn du küsst, dann küsse. Und lass am nächsten Wochenende dein Smartphone einfach mal zu Hause, wenn du nach draußen gehst. Wie fühlt sich das an?

Mein Tipp: Das nächste Mal, wenn du an einer Aufgabe intensiv arbeiten willst, nimm dir mindestens 90 Minuten Zeit (warum genau 90, s. Tag 61), schalte dein Handy auf lautlos und schließe dein E-Mail-Programm. Lass dich so wenig wie möglich ablenken. Mein persönlicher Flow Hack in Gesellschaft anderer: Ich setze mir Kopfhörer auf und höre Film-Soundtracks in der Endlosschleife. Das lässt mich meine Umgebung komplett vergessen.

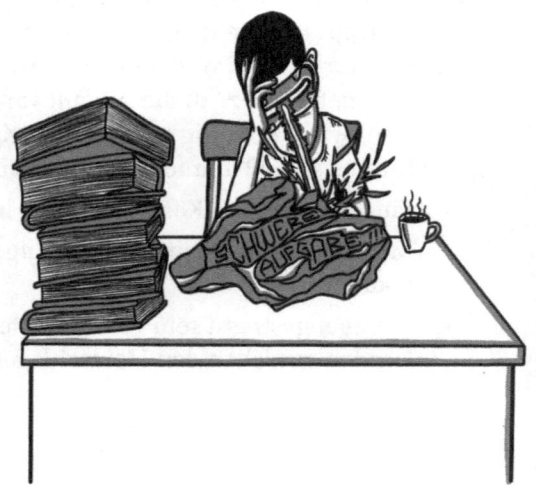

65 IN KURZEN INTERVALLEN ARBEITEN

Besonders wenn ich gerade so gar keine Lust habe, etwas zu erledigen, können 90 Minuten ganz schön einschüchternd wirken. Hier wechsle ich dann gerne zu kürzeren Zeitintervallen, z. B. mit der vielfach bewährten Pomodoro-Technik.

In den späten 1980ern entwickelte der Italiener Francesco Cirillo eine effektive und oft genutzte Methode, um sein eigenes Zeitmanagement zu optimieren. Er nannte sie die »Pomodoro-Technik« nach seiner Küchenuhr, die einer Tomate (auf Italienisch »pomodoro«) glich. Die Idee dahinter ist, seine Aufmerksamkeit für einen überschaubaren Zeitraum zwischen 20 und 30 Minuten zu bündeln und auf eine wichtige Aufgabe zu konzentrieren, anstatt über einen längeren Zeitraum an mehreren Dingen gleichzeitig zu arbeiten.

So funktioniert die Pomodoro-Technik:

- Starte deinen Timer für mindestens 20 Minuten. Diese Periode nennt man auch eine Pomodoro.

- Arbeite ohne Unterbrechung für diese 20 Minuten an deiner Aufgabe.

- Wenn du unterbrochen wirst, starte von Neuem.

- Wenn der Timer abgelaufen ist, mach eine Pause von etwa 5 Minuten, trinke ein Glas Wasser und bewege dich. Nach vier Einheiten kannst du eine längere Pause machen und wichtige Nachrichten beantworten.

- Wenn du wirklich tief im Flow bist und Lust hast, weiterzumachen, dann starte den Timer einfach erneut und arbeite weiter.

Pomodoros eignen sich hervorragend, um deine produktive Zeit zu tracken und deine Aufmerksamkeit auf nur eine Aufgabe zu lenken. Wenn du spürst, dass du länger an einer Aufgabe arbeiten könntest, dann kannst du dein Zeitintervall auf 25 oder 30 Minuten erhöhen. Mit mehreren dieser Intervalle wirst du dich am Ende des Tages produktiver fühlen, da du sehr wahrscheinlich einige Aufgaben erledigt haben wirst.

Mein Tipp: Wähle heute eine wichtige Aufgabe, an der du arbeiten willst. Setze vier Pomodoro-Einheiten zwischen 20 und 30 Minuten fest. Notiere heute Abend, wie produktiv du dich gefühlt hast.

66 Deine Arbeitszeit limitieren

Ich selber nehme mir gerne möglichst viel Zeit für meine Projekte. Allerdings habe ich auch gemerkt, dass ich mich ohne Zeitdruck viel schneller ablenken lasse, besonders wenn es sich um weniger kreative Aufgaben handelt, die mir nicht so viel Spaß machen. Wir leben in einer Welt, die uns total reizüberflutet. Zeit wird immer wertvoller, und wir haben einfach nicht unendlich davon. Indem ich meine Zeit für das Erreichen meiner Ziele beschränke, arbeite ich zwar kürzer an diesen, dafür aber mit maximalem Fokus und höchster Produktivität.

Hierzu gibt es sogar eine psychologische Erklärung, das Parkinsonsche Gesetz. Dieses Modell des britischen Soziologen Cyril Northcote Parkinson beschreibt, dass sich Arbeit in genau dem Maße ausdehnt, wie Zeit für ihre Erledigung zur Verfügung steht. Das bedeutet, je mehr Zeit du dir selbst für eine Aufgabe gibst, umso länger wirst du auch für diese brauchen. Setzt du einen kürzeren Zeitraum dafür fest, kannst du bestimmte Aufgaben auch in dieser Zeit schaffen. Das Gesetz lässt sich neben Zeit auch auf andere Mittel, unter anderem Geld und Informationen, anwenden. Dich selbst zu beschränken kann dich dazu bringen, kreativer zu denken oder eine Arbeit in viel weniger Zeit zu bewerkstelligen.

Mein Tipp: Besonders wenn du an eher unangenehmen Aufgaben arbeitest, beschränke dich auf einen gewissen Zeitrahmen und schaffe dadurch einen imaginären Zeitdruck. Gib dir z. B. maximal zwei Pomodoro-Einheiten (s. den vorigen Tag), um deine E-Mails zu beantworten. Höre nach dieser Stunde unbedingt damit auf und widme dich etwas anderem. Damit nutzt du das Parkinsonsche Gesetz, um besonders ungeliebte Tätigkeiten schnell und effizient abzuarbeiten und dich wieder den aufregenderen Dingen des Lebens widmen zu können.

67 DEN GRÖSSTEN FROSCH ZUERST ESSEN

Hin und wieder, wenn ich morgens meinen Laptop aufklappe und an einem Buchkapitel oder einem Blogartikel arbeiten will, dann höre ich auf einmal diese Stimme, dir mir zuflüstert:»Ich denke, wir sollten mit ein paar einfachen Fingerübungen beginnen. Wie wär's, wenn du erst mal deine Mails checkst oder die Ergebnisse der NBA-Spiele von letzter Nacht?« Unser Hirn ist gut darin, die wichtigen Dinge so weit wie möglich aufzuschieben. Warum schieben wir den Schmerz der anfänglichen Überwindung so gern nach hinten und damit unserem zukünftigen Ich zu?

Eine ähnliche Frage stellte sich der amerikanische Psychologe Hal Hershfield. Mit seinem Team an der UCLA Anderson School of Management wollte Hershfield herausfinden, warum Menschen ihr gegenwärtiges Ich ihrem zukünftigen bevorzugen. Mithilfe von Gehirnscans beobachteten die Forscher, was in den Hirnen von Teilnehmern geschah, wenn diese über sich in der Gegenwart und in der Zukunft nachdachten. Sie fanden heraus, dass das Hirn das zukünftige Selbst wie eine bekannte, aber nicht familiäre Person registriert.[99] Dein Hirn betrachtet dein zukünftiges Ich eher wie Lady Gaga, deinen Physiklehrer oder den Kellner in deinem Lieblingsrestaurant. Genau deswegen ist es für uns so schwer, den Nutzen zu erkennen, die schwere, wenn auch später gewinnbringende Aufgabe sofort zu erledigen.

Ich halte es für eine der coolsten Errungenschaften des Biohackings, mit einem besseren Verständnis der biologischen Vorgänge in uns gezielt eingreifen zu können. Wir können Methoden und Routinen entwickeln, um dem Phänomen zu entkommen. Der Schriftsteller Mark Twain hat bereits festgestellt, dass, wenn du morgens zuerst einen lebenden Frosch verspeist, dir den Rest des Tages nichts mehr Schlimmeres widerfahren kann.

Mein Tipp: Halte es wie Mark Twain und iss zuerst den Frosch (arbeite an der schwersten Aufgabe mit dem größten Potenzial). Wenn du zwei Frösche zu verspeisen hast, dann iss zuerst den größeren.

68 DEN MAGISCHEN METEORITEN FINDEN

Vielleicht denkst du dir nach dem gestrigen Impuls: »Ja, macht Sinn. Aber wie finde ich heraus, welcher meiner vielen Frösche der größte ist?« Mit dieser Fragestellung habe ich für die Kursteilnehmer meines Next-Level-Online-Programms eine einfache Übung entworfen, um die gewinnbringendste Aufgabe zu identifizieren. Ich habe sie den »Meteoriten-Finder« getauft.

Stelle dir hierzu einen großen Meteoriten vor, der auf ein Stück Wüste zurast. Dieser Meteorit ist aber kein gewöhnlicher Steinbrocken aus dem All. Es ist ein magischer Meteorit, der beim Aufprall keinen Krater hinterlässt, sondern sein magisches Potenzial in eine erblühende Landschaft voller Fülle und Reichhaltigkeit verwandelt. Je größer der Meteorit, desto größer ist die gedeihende Wirkung auf die Landschaft. Dieser magische Meteorit repräsentiert die eine Aufgabe, die dich deinem Ziel am nächsten bringt. Mit diesem Tool legst du den Fokus auf die Aufgaben, die dir helfen, deine Ziele zu erreichen, und dabei für dich den meisten Nutzen bringen.

So kannst du den »Meteoriten-Finder« für dich anwenden:

1. Nimm dir ein Blatt Papier zur Hand und unterteile es in zwei Spalten.

2. Schreibe in die rechte Spalte dein wichtigstes Ziel, das du erreichen willst.

3. Liste nun in der linken Spalte alle Aufgaben auf, die für die Erreichung dieses Zieles relevant sind und an denen du jetzt arbeiten könntest.

4. Zeichne einen Pfeil von jeder Aufgabe in der linken Spalte nach rechts zu deinem Ziel.

5. Nun gehe jede Aufgabe nach und nach durch und zeichne einen Kreis auf den Pfeil. Je größer der Kreis, umso wichtiger ist die Aufgabe zum Erreichen deines Zieles. Wichtig: Denke nicht zu viel darüber nach, sondern zeichne die Kreise intuitiv.

6. Betrachte die Kreise und wähle die Aufgabe mit dem größten Kreis. Diese Aufgabe ist dein magischer Meteorit. Wenn du zwei gleich große Kreise hast, arbeite an dem, den du zuerst aufgelistet hast.

69 ABLENKUNGEN AUSBLOCKEN

Erinnere dich einmal an das letzte Mal, als du richtig Kohldampf hattest (ich weiß, das ist gar nicht so leicht). In dieser Situation ist der Drang, etwas Essbares zu besorgen, so groß, dass du dich nur sehr schwer davon ablenken lässt. Alles wird ausgeblendet, bis du dein Ziel erreicht und deinem Körper Nährstoffe zugeführt hast.

Nicht umsonst sprechen wir Menschen, die ihre Ziele ohne viele Ablenkungen und Kompromisse verfolgen, einen großen »Hunger« zu. Das Problem ist, dass wir in den meisten Fällen nicht hungrig genug sind, um uns Ablenkungen zu erwehren. Wenn du dich nicht ablenken lassen willst, dann macht es Sinn, dein Umfeld von potenziellen Ablenkungen zu befreien.

Jede Ablenkung lenkt mentale Energie auf den neuen Reiz. Der amerikanische Schriftsteller und Literaturnobelpreisträger William Faulkner legte so viel Wert auf einen ungestörten Arbeitsplatz, dass er sogar den Türgriff abschraubte und diesen mit sich ins Zimmer nahm.[100] Auch wenn das für die meisten von uns nicht möglich ist, so kannst du doch einige Vorkehrungen treffen, um dich von ungewollten Störfaktoren zu befreien.

Mein Tipp: Für einen klaren Kopf, schalte dein Handy in den Flugmodus, stelle die Benachrichtigungen deines Smartphones ab und informiere deine Arbeitskollegen, dass du für eine gewisse Zeit nicht gestört werden willst. Ich persönlich habe die Farbgebung meines Smartphones auf Schwarzweiß geschaltet. Die aufpoppenden Benachrichtigungen wirken in kräftigen Farben wesentlich anziehender als in nüchternen Grautönen.

70 Dich selbst in Hypnose versetzen

Je öfter du dich morgens gleich als Erstes konsequent über 90 Minuten deinem wichtigsten Projekt widmest, desto einfacher wird es dir fallen, über die Zeit fokussiert und konzentriert zu bleiben. Mit der Beständigkeit wird das anfängliche Ritual mehr und mehr zum Automatismus: aufstehen, Kaffee kochen, hinsetzen, arbeiten, Pause machen. Es ist beinahe wie eine Art der Selbsthypnose!

Natürlich steht dir nach den ersten anderthalb Stunden noch ein langer Tag bevor, den du mit weiteren nützlichen Routinen bestücken kannst. Mir ist es z. B. sehr wichtig, mindestens einmal am Tag für mindestens eine Stunde ins Freie zu gehen. Deine Routinen sollten dir nicht nur heute, sondern auch in einer Woche, einem Monat und einem Jahr dabei helfen, deine Projekte zu verwirklichen und dich weiterzuentwickeln.

Als der japanische Erfolgsautor Haruki Murakami seinen Jazzclub aufgab, um sich voll und ganz dem Schreiben zu widmen, merkte er schnell, dass ihm seine Routinen nicht wirklich dabei halfen, ein besserer Schriftsteller zu werden. Der heute preisgekrönte Autor bewegte sich wenig und rauchte bis zu 60 Zigaretten am Tag. Als er merkte, dass seine mangelnde körperliche Fitness seine Kunst beeinträchtigte, änderte er seine Verhaltensweisen. Seitdem ist er mit seiner Frau aufs Land gezogen, hat mit dem Rauchen aufgehört, geht jeden Tag eine Runde laufen oder schwimmen, ernährt sich hauptsächlich von Fisch und Gemüse und steht morgens um 4 Uhr auf, um gleich mehrere Stunden zu schreiben. Dem Magazin *Paris Review* sagte er im Jahr 2004, dass die ständige Wiederholung wie eine Selbsthypnose sei und dass er sich jeden Tag selbst hypnotisiere, um in einen tieferen Bewusstseinszustand zu gelangen.[101]

Mein Tipp: Hypnotisiere dich selbst mit gesunden Routinen, um dich in einen hoch konzentrierten Bewusstseinszustand zu bringen, in dem du deine Kreativität fließen lassen kannst.

71 DEIN ARBEITSUMFELD ENTSTRESSEN

Wenn du einmal dein Ziel definiert, deinen magischen Meteoriten gefunden, deinen Rhythmus etabliert und plötzliche Ablenkungen minimiert hast, gibt es immer noch einige häufig unbewusste Quellen für Reizüberflutung und mentale Unruhe. Neben offensichtlichen Störfaktoren wie ein überaus gesprächiger Kollege, ein vibrierendes Smartphone oder auf dem Rechner aufpoppende Benachrichtigungen können auch umweltbedingte Faktoren wie grelles, flackerndes Kunstlicht, Straßenlärm und schlechte Luft deine Konzentration stören.

Zum Thema Raumluft hat z. B. eine Studie der technischen Universität Dänemark herausgefunden, dass sich auch kleine Unterschiede in der Luftqualität auf die mentale Leistungsfähigkeit der im Raum arbeitenden Menschen auswirkt. Die Forscher beobachteten vermehrt Kopfschmerzen und Konzentrationsschwierigkeiten, sogar wenn die Büromitarbeiter die Verunreinigung nicht bewusst wahrnahmen.[102]

Mein Tipp: Verwandle dein modernes Büro in eine energiespendende Arbeitswelt mit möglichst wenig sensorischen Reizen. Hier sind drei der häufigsten Störfaktoren mit meinen Vorschlägen, diese zu vermeiden oder auszublenden:

Stressquelle	Potenzielle Lösung
Flackerndes Kunstlicht mit hohem Blaulichtanteil	Eine Blueblockerbrille tragen, Lampen mit gesünderen Alternativen austauschen
Straßenlärm	Geräuschunterdrückende Kopfhörer
Schlechte Luftqualität	Häufig lüften, luftreinigende Pflanzen ins Zimmer stellen

72 Deine Ideen systematisch festhalten

Manchmal, wenn ich abends im Bett liege und mich bereits meinen Traumwelten nähere, kommt mir diese eine Idee in den Kopf, die mir dann so unglaublich genial erscheint, dass ich sie am nächsten Morgen auf keinen Fall vergessen haben möchte. Aus Angst, dass sie sich über Nacht verflüchtigt, bin ich früher dann noch mal aufgestanden, habe mein Smartphone gesucht und es in die Notizen-Anwendung geschrieben. Natürlich tat ich mich im Anschluss dann um einiges schwerer, wieder müde zu werden und einzuschlafen.

Egal ob tagsüber bei einem Spaziergang, beim Tagträumen im Wartezimmer deines Hausarztes oder abends im Bett, ein Sammelbecken für deine Ideen kann dir helfen, spontane und wertvolle Produkte deiner neuronalen Verbindungen festzuhalten, ohne dich zu stressen. Ich selbst nutze drei unterschiedliche Sammelbecken:

1. die Erinnerungen-Anwendungen auf meinem Smartphone

2. ein Notizbuch auf meinem Nachtkästchen

3. eine Visualisierung (s. hierzu die Ribbings-Roller-Technik an Tag 77)

Wichtig ist, dass du all diese Auffangbecken regelmäßig und konsequent überprüfst, ansonsten merkt dein Unterbewusstsein irgendwann, dass die Idee im Nirgendwo verschwinden wird, und wird dich wieder stressen.

Wenn mir heute spontan eine Idee in den Kopf kommt, dann halte ich sie an einem der drei Orte fest. Dadurch kann ich die aufkommende Unruhe im Keim ersticken und mich wieder dem Spazierengehen, Tagträumen oder Einschlafen widmen.

Mein Tipp: Definiere ein wasserdichtes Sammelbecken für deine Ideen, um entspannt zu bleiben, ohne deine genialen Geistessprünge aufs Spiel zu setzen.

73 DICH SELBST KONDITIONIEREN

Eine der kontroversesten Methoden in der Welt des Biohackings ist die Erfindung meines amerikanischen Biohacker-Kollegen Maneesh Sethi. Dieser hat mit Pavlok ein elektronisches Armband entwickelt, welches dir auf Knopfdruck einen leichten elektrischen Stoß versetzt, wenn du dich beispielsweise ablenken lässt.

Der Name des Wearables erinnert an den Pawlowschen Hund. Bei diesem weltbekannten Forschungsprojekt zur klassischen Konditionierung zeigte der russische Physiologe Iwan Pawlow, dass ein Hund bereits Speichel produziert, wenn er einen bestimmten Klingelton hört, der ihm die baldige Fütterung signalisiert. Auch die Wirkungsweise des Pavlok-Armbands basiert auf den Erkenntnissen der Konditionierung.

Wenn dir eine Aktivität wie zum Beispiel das Rauchen einer Zigarette oder das Öffnen deiner Social Media App einen wohltuenden Dopaminstoß versetzt, dann wird diese Handlung nach und nach als Gewohnheit in deinen Basalganglien verfestigt. Diese Kerngebiete deines Endhirns sind maßgeblich an der Selektion und Prozessierung von diversen Handlungsmustern beteiligt. Die entstehende abträgliche Gewohnheit kannst du dir wieder abtrainieren, indem du die angenehme Assoziation mit einer unangenehmen wie zum Beispiel einem Elektroschock ersetzt.

In einer Studie mit Teilnehmern eines Anti-Raucher-Programms hatten über 60 Prozent der untersuchten 327 Teilnehmer auch nach einem Jahr noch mit dem Rauchen aufgehört, nachdem sie zuvor eine fünftägige Aversionstherapie durchliefen. Hierbei haben sie sich selbst beim schnellen Paffen einer Zigarette bei jedem Zug einen unangenehmen elektrischen Schock versetzt.[103]

Mein Tipp: Wenn du dir eine ungesunde Gewohnheit abgewöhnen willst, dann brauchst du erst mal kein elektrisches Armband. Beginne mit einem Gummiband am Handgelenk und schnippe es jedes Mal, wenn du in deine Gewohnheit verfällst. Es sollte sich leicht unangenehm anfühlen, du solltest dich aber auf keinen Fall verletzen.

74 DEINE AUGEN VOR BLAUEM KUNSTLICHT SCHÜTZEN

Das Herausfiltern von blauen Lichtfrequenzen ist eine der ersten Maßnahmen, die du ergreifen kannst, um dein Arbeitsumfeld von einem signifikanten Stressor zu befreien.

Während sich das Spektrum des natürlichen Tageslichts in relativ gleichmäßigem und harmonischem Farbverhältnis zusammensetzt, hat künstliches LED-Licht einen extrem hohen Blauanteil mit hoher Energie sowie niedrige Energie im durchblutungsfördernden und regenerierenden Rotbereich. Dieses »High Energy Visible Light« kann eine chronische Belastung für unsere Augen bedeuten und diese irreversibel schädigen. Der Lichtbiologe Dr. Alexander Wunsch hat dieser Art der durch HEVL hervorgerufenen Verschlechterung der Sehfunktion die Bezeichnung »Blue Light Impairment« gegeben.[104] Dazu ruft helles Licht mit einem hohen Blauanteil eine starke hormonell-vegetative Stressreaktion hervor und führt abends zu einer Unterdrückung des Einschlafhormons Melatonin.[105] Für deinen Körper bedeutet eine derart künstlich ausgeleuchtete Umgebung Dauerstress.

Glücklicherweise gibt es auch hier einen einfachen Biohack! Bildschirmbrillen mit speziell berechneten Filtereigenschaften können deine Augen schützen, indem sie den hohen Blauanteil aus dem künstlichen Licht sicher herausfiltern. Typische Blaulichtquellen sind z. B. die Hintergrundbeleuchtung von Flachbildmonitoren (Notebooks, Computer und Fernsehgeräte) sowie Energiesparlampen, Leuchtstoffröhren und LED-Beleuchtung. Zusätzlich zur Strahlungsbelastung aus dem Monitor tragen Energiesparlampen an vielen Arbeitsplätzen zu einem noch höheren Blauanteil des Umgebungslichtes bei.

Mein Tipp: Besorge dir eine Blaulichtschutzbrille für die abendliche Zeit vor deinen Bildschirmen. Besonders wenn deine Augen bereits vorbelastet sind, du viele Stunden vor dem Bildschirm verbringst oder dein Schlafrhythmus bereits gestört ist, eignet sich die Brille ideal, um deine Augen vor dem aggressiven Licht zu schützen.

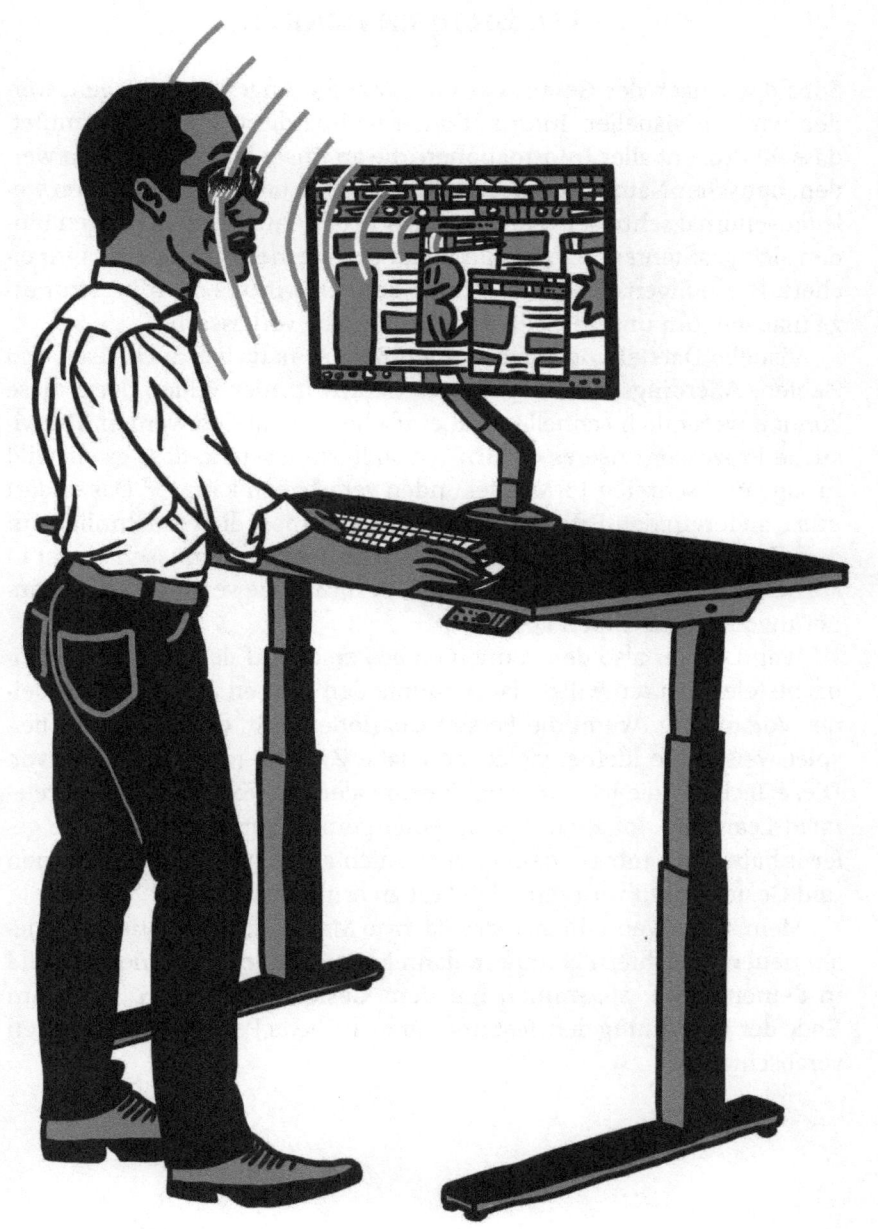

75 In Bildern denken

Sobald wir nach der Geburt das erste Mal die Augen aufschlagen, werden wir von visuellen Informationen bombardiert. Es wird vermutet, dass 90 Prozent aller Informationen, die an unser Hirn übertragen werden, optischer Natur sind. Dazu können wir visuelle Informationen viele tausendmal schneller verarbeiten als Text.[106] Auch Erinnerungen binden sich größtenteils an visuelle Bilder und werden als solche abgespeichert. Diese Eigenart deines Gehirns können wir uns allerdings zunutze machen, um unsere Gedächtnisleistung zu verbessern.

Visuelle Darstellungen sind neben Bildern natürlich auch Texte und Zahlen. Allerdings bevorzugt unser Gehirn immer Bilder, denn diese können wesentlich schneller und einfacher verstanden werden. Der visuelle Prozessor unseres Gehirns ist so leistungsstark, dass er ein Bild in sage und schreibe 13 Millisekunden verarbeiten kann.[107] Das erklärt unter anderem den Erfolg von Social Media Apps, die vornehmlich auf dem Teilen von Bildern anstatt Texten beruhen. Texte müssen zuerst in aufwendiger Weise dekodiert werden, bevor wir sie verstehen und Erinnerungen daraus bilden können.

Wenn du dir also den Namen einer Person auf der nächsten Weihnachtsfeier merken willst, dann knüpfe den Namen an ein Bild in deiner Vorstellung. Wenn die Person Charlotte heißt, dann stelle dir beispielsweise eine kleine, violett beschalte Zwiebel (eine Schalotte) vor. Diese Technik, die ich von dem Speedreader und Experten für »Accelerated Learning« Jonathan Levi in einer gemeinsamen Podcastfolge gelernt habe, hilft mir seitdem enorm, mich an die vielen neuen Namen und Gesichter auf unserem FlowFest zu erinnern.

Mein Tipp: Wenn du dich das nächste Mal in einer Situation mit vielen neuen Gesichtern befindest, dann kreiere für jeden Namen ein Bild in deinem Kopf, zusammen mit dem Gesicht der Person. Mach am Ende der Begegnung den Test und versuche, jede Person mit Namen zu verabschieden.

76 DYNAMISCH ARBEITEN

Egal ob beim Sport oder im Alltag, eine richtige Körperhaltung verringert das Risiko für Verletzungen und Bandscheibenvorfälle um ein Vielfaches. Als vor ein paar Jahren dann das Sitzen als »das neue Rauchen« ausgemacht wurde, nahm in vielen Büros die Anzahl der Stehtische rapide zu. Das war auch ein durchaus sinnvoller Schachzug, denn zu langes Sitzen versteift die Muskeln, verlangsamt den Stoffwechsel und treibt deinen Blutzucker in die Höhe. Allerdings ist auch langes Stehen nicht die optimale Lösung.

Beweglichkeitsexperten wie der Mobility Coach und Personal Trainer Patrick Meinart empfehlen deshalb ein dynamisches Arbeiten mit häufig wechselnden Körperhaltungen. Vor allem, wenn dein Schreibtisch verstellbar ist oder du einen Tischaufsatz für deinen Laptop besitzt, kannst du eine Zeit lang im Sitzen, dann im Stehen und wenn es dir möglich ist, sogar einige Zeit im Schneidersitz arbeiten. Natürlich lässt sich nicht jede schlampige Bewegung oder schlechte Sitzhaltung auf Dauer vermeiden. Aber wenn du bereits ein paar Male am Tag deine Körperhaltung wechselst, gehst du einen Riesenschritt auf ein langfristig hohes körperliches Wohlbefinden ohne anstrengende Rückenschmerzen zu.

Mein Tipp: Nimm dir vor, alle 20 bis 40 Minuten deine Arbeitshaltung zu wechseln. Wenn es sein muss, stelle dir einen Alarm. Werde kreativ! Wenn du im Stehen an einem klassischen Schreibtisch arbeiten willst, dann kannst du z. B. deinen Tisch mit einer Holzkiste oder einigen gestapelten Bücher in ein Stehpult verwandeln. Ich persönlich habe einen Tischaufsatz zu Hause, den man einfach und schnell zusammenstecken und wieder auseinandernehmen kann und der einfach und platzsparend verstaut werden kann.

77 Ribbings Roller verwenden

In meinem ersten Buch habe ich die Visualisierungsmethode »Ribbings Rad« von dem schwedischen Gedächtnischampion Mattias Ribbing vorgestellt. Mit dieser einfachen Technik kannst du dir innerhalb weniger Minuten zahlreiche Dinge merken, ohne sie aufschreiben zu müssen.

Ribbings Rad funktioniert, indem du dir ein Fahrrad vorstellst und visuelle Bilder an verschiedene Stellen des Fahrrads knüpfst. Mit der Technik kannst du ziemlich einfach bis zu zehn Dinge im Kopf behalten. Manchmal muss ich mir aber nur ein bis drei wichtige Dinge merken. Hierfür tausche ich das Fahrrad dann einfach gegen einen E-Roller aus. Angenommen, ich bin gerade im Fitnessstudio und mir fallen drei Dinge ein, die ich auf dem Nachhauseweg erledigen will, dann stelle ich mir einen Roller vor und knüpfe ein entsprechendes Bild für jede Aufgabe an drei dafür vorgesehene Stellen. Wenn ich z. B. Blumen für meine Mama zum Muttertag besorgen, Theaterkarten bestellen und neue Schnürsenkel kaufen will, dann könnte das so aussehen:

1. Einen Blumenstrauß mit einem Kärtchen, auf dem MAMA steht, lege ich in einen Korb, der an der Lenkerstange befestigt ist.

2. Auf dem Lenker balanciere ich zwei Theaterkarten mit einem maskierten Phantom der Oper darauf.

3. Auf dem Trittbrett stehen zwei Schuhe mit überlangen Schnürsenkeln, die sich zu dem Wort NEU formen.

Mit dieser Methode machen wir uns die Eigenheit unseres Gehirns zunutze, sich besonders gut an dreidimensionale Bilder zu erinnern.

Mein Tipp: Hast du bis zu drei Dinge, an die du dich unbedingt erinnern willst? Dann visualisiere ein Bild für jedes einzelne Ding, platziere sie auf deinem mentalen Roller, und verankere sie somit schnell und einfach in deinem Gedächtnis. Wichtig: Nutze immer die gleichen Stellen an deinem Roller, und behalte deine Augen offen, wenn du die Punkte visualisierst. Der Ribbings Roller eignet sich ideal für bis zu drei Aufgaben, Namen oder Objekte. Wenn es mehr werden, dann verwende das ursprüngliche Fahrrad der Originalmethode.

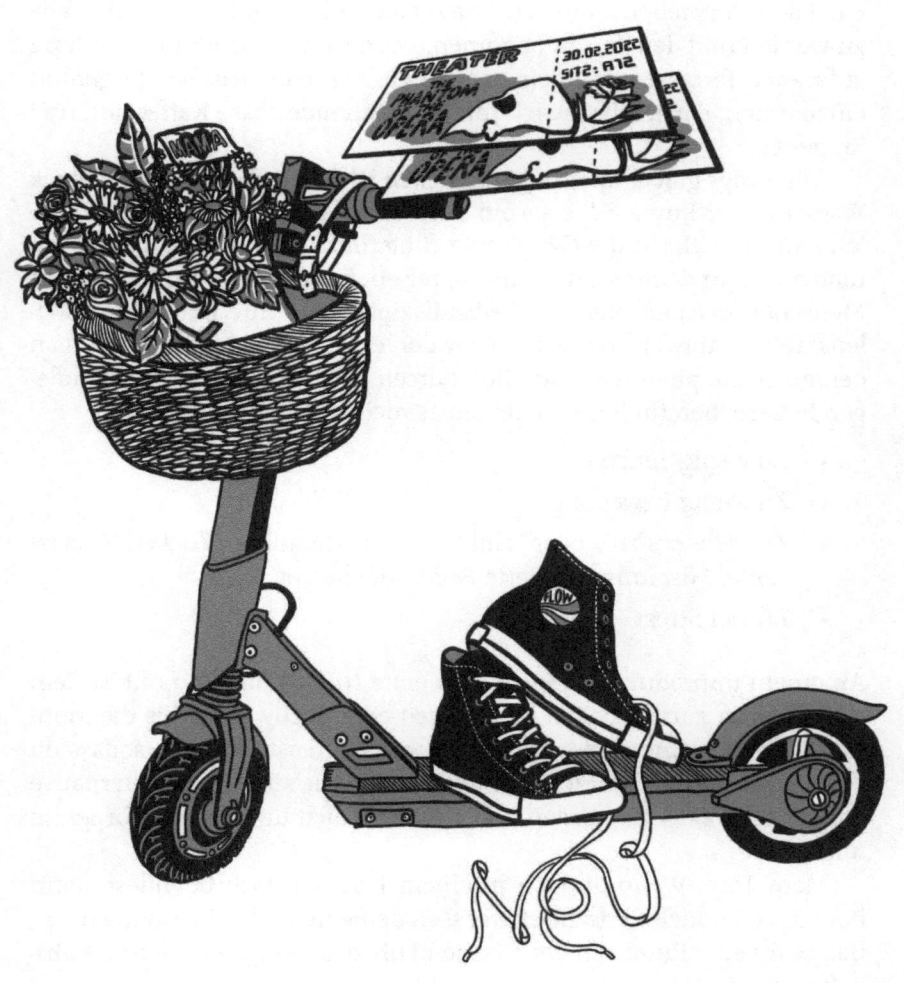

78 DEINE MENTALEN RESSOURCEN AUFFRISCHEN

Mit meinem Chronotyp des Löwen (s. Tag 272) ist die Zeit vor dem Frühstück die produktivste Phase meines gesamten Tages. Bereits kurz nach dem Aufstehen spüre ich, wie meine Zellen danach lechzen, aktiv zu werden und den Tag zu beginnen. Oft gehe ich dann nur noch kurz auf meine Terrasse, um in ein paar tiefen Zügen die frische Morgenluft einzuatmen, danach brühe ich mir eine duftende Tasse Kaffee auf, und los geht's.

Allerdings gibt es auch Tage, an denen ich mich eher wie ein Schluck Wasser in der Kurve fühle als ein Superheld. An solchen Tagen komme ich einfach nicht in die Gänge und fühle mich unfähig dazu, mich zu motivieren und mich an meine »großen Frösche« zu machen. Viele Menschen machen hier ihre Selbstdisziplin oder ihre mangelnde Willenskraft verantwortlich. Was aber, wenn es gar nicht an dir, sondern an deinen erschöpften mentalen Ressourcen liegt? Hier sind vier grundlegende Ursachen für Tage, an denen es nicht so richtig laufen will:

- Zu wenig Schlaf
- Zu wenig Bewegung
- Zu viele essbare oder trinkbare Energieräuber (Zucker, Zusatzstoffe, Histamin, oxidierte Fette, Alkohol, etc.)
- Zu viel Stress

An einem unproduktiven Tag ist der erste Impuls oft, dich mit Koffein oder Nikotin zum Arbeiten zu zwingen oder abzuwarten, bis die Motivation irgendwann wieder auftaucht (was sie meist nicht tut, sodass du abends dann ganz frustriert ins Bett gehst). Eine sinnvollere Alternative könnte sein, aktiv zu werden und etwas für dich und deinen Körper zu tun.

Mein Tipp: Wenn du dich in einem Leistungsloch befindest, dann hör auf zu buddeln. Frische stattdessen deine mentalen Ressourcen auf, indem du eine Runde an der frischen Luft spazieren gehst, etwas Nahrhaftes für dich kochst oder einen Mittagsschlaf machst (sofern es dir möglich ist). Mach heute Abend einmal früher Schluss, vermeide Bildschirme und nutze die Zeit für eine entspannende Meditation, ein gutes Buch oder romantische Zweisamkeit mit deiner Partnerin/deinem Partner.

79 AUF DAS MITTAGESSEN VERZICHTEN

Vor einigen Jahren, bevor ich mich intensiv mit Biohacking beschäftigte, arbeitete ich für einige Zeit in Paris für eine junge Brillenmarke. Ein wichtiges Element der Unternehmenskultur war damals eine mehrstündige Mittagspause mit einem üppigen Mittagessen und ausreichend Zeit, um danach wieder konzentrationsfähig zu sein. Dafür wurde zwar abends meist länger gearbeitet, der zeitliche Rahmen der Pause wurde bisweilen jedoch ziemlich frei interpretiert. Einmal, als das Büro bis zum frühen Abend immer noch halbleer war, schrieb unser damaliger Geschäftsführer eine genervte Mail an das gesamte Team mit der Aufforderung, die Pause doch bitte auf maximal zwei Stunden zu begrenzen.

In Paris erlebte ich beinahe täglich einen Zucker-Crash, auch bekannt als »Schnitzelkoma«. Dieser wohlbekannte Energieverlust nach einer kohlenhydratreichen Mahlzeit tritt ein, wenn unser Blutzuckerspiegel aus den Fugen gerät. Mit dem aufgenommenen Zucker steigt dieser an, bis die Bauchspeicheldrüse reagiert und beginnt, Insulin abzugeben. Insulin lässt den Blutzuckerspiegel rapide absinken, indem es überschüssige Glukose in Fettzellen befördert und diese dort zusammen mit Wasser als gesättigtes Fett speichert. Zusätzlich beginnt der Körper mit dem Verdauungsprozess und zieht dafür weitere wertvolle Reserven von deiner mentalen Leistungsfähigkeit ab.

Da ich selbst meine produktivste Zeit am Morgen bis zum frühen Nachmittag habe, verzichte ich heute meist auf ein Mittagessen. Ich starte meinen Tag mit einem proteinhaltigen Frühstück (s. Tag 9) oder einem kugelsicheren Kaffee (s. Tag 142) und esse eine große, fettreiche Mahlzeit dann erst am frühen Abend.

Mein Tipp: Wenn du dich maximal konzentrieren willst, dann verzichte während deiner produktiven Phase auf eine üppige Mahlzeit. Mein Rat an dich ist, deine Mahlzeiten strategisch zu planen, um dir zu erlauben, dich dann zu fokussieren, wenn du am meisten mentale Energie benötigst.

80 Die Akustik optimieren

Ich war lange Zeit davon besessen, herauszufinden, bei welcher Musik ich mich am besten fokussieren kann. Ich experimentierte mit diversen Playlists, doch dann bemerkte ich, dass ich in einem Café manchmal sogar die Umgebungsgeräusche beruhigender fand als die Musik aus meinen Kopfhörern.

Ich fand heraus, dass sich beinahe jede meiner ausprobierten akustischen Umgebungen in unterschiedlichen Situationen bewährt. Wenn ich Routinearbeiten erledige, dann höre ich gerne elektronische Musik mit einem rhythmischen Beat, der mich vorwärtstreibt. Wenn ich kreativ sein will, dann bevorzuge ich Stille oder harmonische Klaviermusik, die leise vor sich hin fließt. Das Einzige, was mich konstant ablenkt, sind Pop- und Rocksongs mit viel Text.

Mein Tipp: Finde heraus, welche Geräuschkulisse dir dabei hilft, dich auf die vor dir liegende Aufgabe zu fokussieren. Hier sind ein paar Lösungsvorschläge für die drei häufigsten Szenarien:

Absolute Stille: Wenn du dich am besten ohne Musik oder Hintergrundgeräusche konzentrieren kannst, dann wähle einen ruhigen Ort zum Arbeiten, hole dir Ohrstöpsel oder investiere in Kopfhörer mit einer Noise-Cancelling-Funktion.

Geräuschkulisse: Es gibt wissenschaftliche Erkenntnisse, dass Hintergrundgeräusche mit einem gewissen Geräuschpegel die Kreativität fördern können. Achte darauf, dass die Lautstärke zwischen 50 und 70 Dezibel liegt. Ab einer Lautstärke von 85 Dezibel kann es ungemütlich werden. Zur Ermittlung des Lautstärkepegels verwende ich selbst eine kostenfreie Anwendung namens »Schallmessung«, mit der du über das Mikrofon deines Smartphones die Lautstärke messen kannst.

Musik: Wenn du dich am besten mit Musik konzentrieren kannst, dann wähle eine Richtung, die dich je nach Bedarf antreibt oder entspannt und dich auf keinen Fall ablenkt. Es gibt mittlerweile zahlreiche Playlists zum fokussierten Arbeiten auf den gängigen Musik- und Videoplattformen und auf Anwendungen wie Calm, Focus@Will oder Brain.fm.

81 STIMULIERENDE KIRSCHEN AUFKOCHEN

Kaffee – der der Legende nach im 9. Jahrhundert von einem Ziegenhirten und einem Mönch entdeckt wurde, die die Kaffeekirschen versehentlich ins Feuer warfen – ist das beliebteste Getränk der Welt. Allein in Deutschland trinken mehr als 70 Prozent der Erwachsenen regelmäßig das stimulierende Heißgetränk, die meisten davon täglich.[108] Mittlerweile sind sich Forscher auch zunehmend einig, dass Kaffee nicht nur beliebt, sondern auch gesund und leistungsfördernd ist.

Eine nachgewiesene Eigenschaft von Kaffee ist die Steigerung der Wachheit und der Aufmerksamkeit. Dazu wurde eine Erhöhung der Gedächtnisleistung beobachtet, besonders bei mühsamen und repetitiven Aufgaben.[109] Die Wirkung von Kaffee wird der Einfachheit halber oft auf den Wirkstoff Koffein reduziert. Kaffeekirschen beinhalten allerdings noch eine breite Anzahl an weiteren Stoffen, darunter Kahweol, Cafestol und Chlorogensäure, die viele der leistungsfördernden Vorteile mit sich bringen. Erst in seiner Ganzheit zeigt dieses besondere Lebensmittel sein volles Potenzial.

Mein Tipp: Trinke Kaffee, um deine mentale Leistungsfähigkeit zu steigern. Eine übliche Tasse Kaffee beinhaltet meist zwischen 70 und 80 mg Koffein. Bereits eine kleine Tasse mit 40 mg Koffein kann dir schon dabei helfen, fokussierter zu arbeiten.[110] Achte auf eine hohe Qualität der Kaffeebohnen und sei dir bewusst, dass Kaffee zwar den Fokus erhöhen, dich aber nicht unbedingt kreativer machen kann.[111] Hierzu gibt es andere Biohacks.

82 MIT BINAURAL BEATS DEN FOKUS ERHÖHEN

Ein Buch über Biohacking wäre nicht komplett, ohne das spannende, wenn auch kontroverse Phänomen der *Binaural Beats* zu erwähnen. Wenn du deinem Gehör auf jedem Ohr einen Ton in einer leicht unterschiedlichen Frequenz vorspielst, dann entsteht in deinem Gehirn die Wahrnehmung eines neuen, pulsierenden Tons, dessen Frequenz etwa den Unterschied der beiden gehörten Tönen ausmacht. Wenn du zum Beispiel auf dem einen Ohr einen Ton in der Frequenz von 470 Hz hörst und auf dem anderen einen Ton in der Frequenz von 480 Hz, dann entsteht der Sinneseindruck eines pulsierenden Beats mit einer Frequenz von ungefähr 10 Hz. Da der Beat durch das individuelle Hören beider Ohren entsteht, werden diese Beats als binaural bezeichnet, was auf Latein so viel wie »mit beiden Ohren« bedeutet.

In EEG-Messungen an Probanden konnten Wissenschaftler beobachten, dass das Gehirn dazu verleitet wird, sich dieser angebotenen Frequenz anzunähern.[112] Wird z. B. eine Frequenz von 10 Hz erreicht, liegt diese im Bereich der Alphawelle, die sich von 8 Hz bis 13 Hz erstreckt. Die Alphawelle wird unter anderem mit Zuständen erhöhter Kreativität sowie einer entspannten und mühelosen Wachsamkeit in Zusammenhang gebracht.[113] Die Vermutung liegt also nahe, dass du mit binauralen Beats dein Hirn dabei unterstützen kannst, deinen Fokus zu schärfen.

Eine Studie hat gezeigt, dass derselbe binaurale Ton die Kreativität einer Person zwar fördern, die einer weiteren Person allerdings auch verringern kann.[114] Das deutet darauf hin, dass es auch hier wieder keine Universalmethode gibt, die für jeden gleich funktioniert. Es gilt, auszuprobieren und herauszufinden, was für dich persönlich funktioniert.

Mein Tipp: Vor ein paar Jahren habe ich zusammen mit einem Tontechniker einen Track entworfen, der einen Binaural Beat von 9,6 Hz kreiert, um dem Hörer zu helfen, in einen Alpha-Zustand zu gelangen. Den Track findest du auf www.dailybiohacker.de/fokus. Höre ihn dir gerne einmal an und beobachte, wie du damit arbeiten kannst.

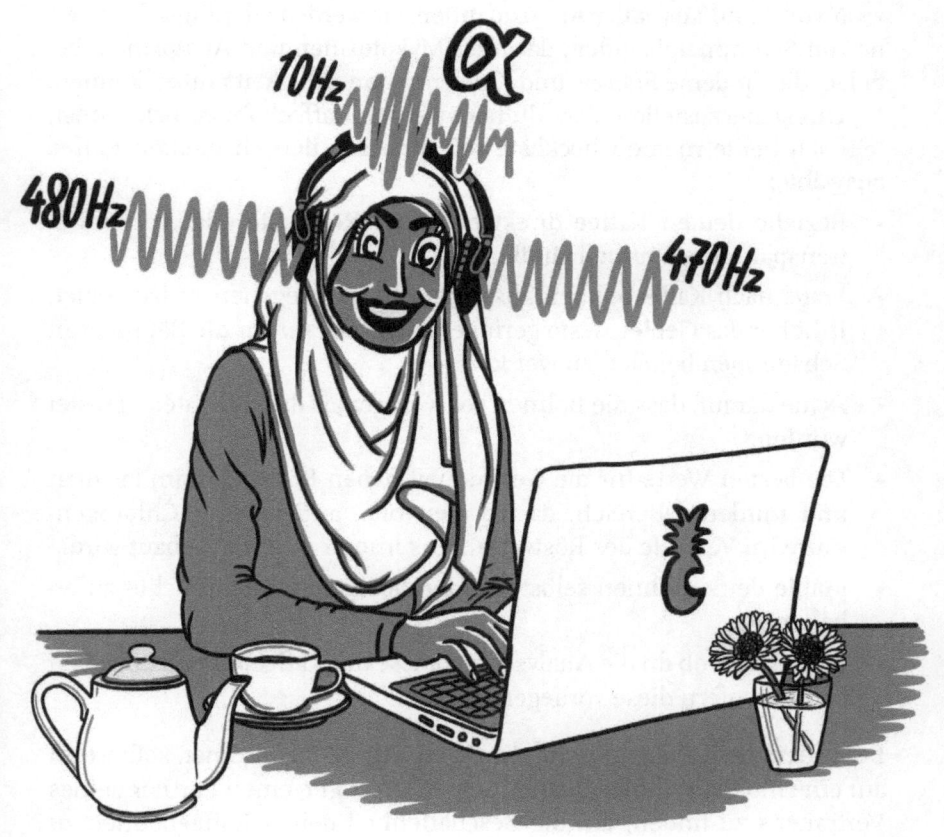

83 Die richtigen Kaffeebohnen wählen

Wenn ich dich mit der Lektion von Tag 81 überzeugt habe, Kaffee zur mentalen Leistungsförderung einzusetzen, dann will ich dich heute noch auf den Wert der Qualität aufmerksam machen. Denn ein Biohacker trinkt bei Weitem nicht jeden beliebigen Kaffee. Kaffeebohnen stecken zwar von Natur aus voller Antioxidantien, sie werden allerdings auch gerne von Schimmelpilzgiften, darunter Mykotoxinen und Aflatoxinen, befallen, die dir deine Energie und Konzentrationsfähigkeit rauben können.

Um sicherzustellen, dass du hochwertige Kaffeebohnen bekommst, teile ich heute meine Checkliste mit dir, nach der ich meinen Kaffee auswähle:

* Beziehe deinen Kaffee direkt bei einer Röststätte oder bei einem transparenten Online-Händler.

* Frage nach Kaffeebohnen aus einem hoch gelegenen Anbaugebiet. Je höher das Gebiet, desto geringer ist die Gefahr für die Bäume, von Schädlingen befallen zu werden.

* Achte darauf, dass die Bohnen vor weniger als drei Monaten geröstet wurden.

* Die besten Werte für die Gesundheit haben Röstungen im leichten und mittleren Bereich, da die wertvolle, antioxidative Chlorogensäure im Verlaufe des Röstverfahrens immer weiter abgebaut wird.

* Mahle deine Bohnen selbst, um die höchste Nährstoffdichte zu erhalten.

* Frage nach, ob du die Analyseergebnisse der Kaffeebohnen einsehen kannst, sofern diese vorliegen.

Besonders bei Lebensmitteln, die du täglich zu dir nimmst, solltest du auf eine möglichst hohe Qualität achten. Hier gilt, einen Partner deines Vertrauens zu finden, um die Beschaffenheit deiner Kaffeebohnen zu garantieren.

Mein Tipp: Besonders wenn du täglich Kaffee trinkst, kann ich dir nur ans Herz legen, dich mit dem Lebensmittel zu befassen. Probiere dich durch verschiedene Kaffeebohnen und finde den Kaffee, der die gefällt.

Für mein Unternehmen Flowgrade habe ich lange nach dem perfekten Kaffee für meine Bedürfnisse als Biohacker gesucht. Das Resultat findest du hier: www.dailybiohacker.de/fokus.

84 DAS KOFFEIN MIT L-THEANIN AUSBALANCIEREN

Besonders wenn du empfindlich gegenüber Koffein bist (also ein langsamer Verstoffwechsler), könnte dir die Kombination von Koffein mit der Aminosäure L-Theanin helfen, einigen der abträglichen Nebenwirkungen wie Nervosität, rasenden Gedanken oder Kopfschmerzen vorzubeugen. L-Theanin ist in den Blättern der Teepflanze enthalten und ist vor allem in Matcha und grünem Tee zu finden. Aufgrund seiner hohen Dichte an Antioxidantien und etwa einer fünffachen Menge an L-Theanin im Vergleich zu anderen Teesorten ist japanischer Matcha hier meist die Wahl der Biohacker. Matcha enthält zudem auch Koffein und bietet damit sogar eine ruhigere Variante zum Kaffee.

Es gibt einige wissenschaftliche Anzeichen dafür, dass die Kombination aus Koffein und L-Theanin die kognitive Leistung, das Energielevel und die Konzentrationsfähigkeit in größerem Ausmaß steigert als die isolierten Wirkstoffe.[115]

Wenn du allerdings wie ich nicht auf deinen Kaffee verzichten möchtest, dann kannst du L-Theanin auch gesondert als Nahrungsergänzungsmittel zu dir nehmen. Mir persönlich schmeckt die Zugabe eines süßlichen L-Theanin-Pulvers im Kaffee nicht, daher greife ich auf Kapseln zurück, wenn ich mal wieder zu viel Kaffee trinke.

Mein Tipp: Wenn du spürst, dass dich Koffein nervös macht, dann probiere es alternativ einmal mit einer Tasse grünem Tee oder Matcha. Wenn du deinen Kaffee nicht missen möchtest, dann kombiniere eine Tasse Kaffee mit einem L-Theanin-Nahrungsergänzungsmittel. Für mich ist die ideale Dosierung die doppelte Menge L-Theanin in mg zum Koffein. Eine normale Tasse (220 ml) Kaffee beinhaltet etwa 100 mg Koffein. Nach meiner Formel würdest du hier dann zusätzlich 200 mg L-Theanin zu dir nehmen.

85 NIKOTIN MIKRODOSIEREN

Bevor ich dir über die Vorteile von Nikotin berichte, möchte ich vorab unmissverständlich klarstellen: Rauchen ist eine der ungesündesten Angewohnheiten überhaupt, die zu einem kranken Leben und einem frühen Tod führt.

Der betörende Stoff der Zigarette, das Nikotin, kann allerdings in isolierter Form sogar förderlich für dich sein. Nach der aktuellen, weitreichenden Studienlage können kleine Dosierungen Nikotin (2 mg bis 4 mg pro Dosis) dabei helfen, ohne gesundheitliche Beeinträchtigung das Arbeitsgedächtnis zu stärken, die Schnelligkeit und Präzision von Bewegungen erhöhen und durch die Ausschüttung des motivierenden Neurotransmitters Dopamin auch einen angenehmen Motivationsschub verleihen.

Die Betonung liegt hier allerdings auf kleinen Dosierungen, denn Nikotin kann (und wird) dich schnell süchtig machen, wenn du es missbrauchst. Mit der Einnahme von Nikotin erhöht sich die Anzahl von nikotinischen Acetylcholinrezeptoren (nAChR), die unter anderem die Ausschüttung des Wohlfühl-Neurotransmitters Dopamin veranlassen. Eine größere Menge an diesen Rezeptoren bedeutet, dass du mehr und mehr Nikotin benötigst, um denselben Effekt zu spüren.

Mein Tipp: Wenn du Nikotin ausprobieren willst, nimm nicht mehr als 4 mg auf einmal, um der Suchtgefahr vorzubeugen. Meine bevorzugten Einnahmeformen sind Kaugummis (2 mg) oder ein Spray (1 mg pro Spraystoß). An intensiven Arbeitstagen habe ich zeitweise bis zu 20 mg über den Tag verteilt konsumiert. Bereits nach diesem einen Tag empfand ich ein erhöhtes Verlangen am Folgetag. Meine Empfehlung ist daher, dich auf maximal 4 mg pro Tag zu beschränken und höhere Dosierungen nur an mental fordernden Tagen zu konsumieren. Bedenke dazu, dass dich Nikotin ähnlich wie Koffein zwar fokussierter und produktiver, aber nicht unbedingt kreativer machen kann.

Noch ein wichtiger Hinweis: Lass unbedingt die Finger von E-Zigaretten und anderen »Vaping-Apparaten«! Diese liefern viel zu hohe Mengen an Nikotin, machen beinahe unmittelbar süchtig und führen dir dazu weitere Schadstoffe zu.

86 MIT NOOTROPIKA DIE HIRNLEISTUNG FÖRDERN

Als ich mich das erste Mal mit der Steigerung meiner mentalen Fähigkeiten mithilfe von kognitiv förderlichen Substanzen beschäftigte, waren »Smart Drugs« und »Nootropika« für mich ein und dasselbe. Erst durch den Unternehmer und Podcaster Jesse Lawler lernte ich den Unterschied kennen.

Nach Jesse beinhaltet die Kategorie Smart Drugs alle Substanzen, die zu einer Steigerung von kognitiven Attributen führen. Nootropika sind eine Unterkategorie von Smart Drugs. Demnach sind alle Nootropika auch Smart Drugs, nicht aber umgekehrt. Nootropika müssen zusätzlich neuroprotektiv und verhältnismäßig ungefährlich sein.[116]

Nootropika können dann wiederum in natürliche Nootropika und synthetische Nootropika unterteilt werden. Hier ist eine Übersicht einiger familiärer Substanzen in ihrer jeweiligen Unterteilung:

- Smart Drugs (aber keine Nootropika): Modafinil, Methylphenidat (der Wirkstoff in Ritalin), Amphetamin
- natürlich vorkommende Nootropika: Koffein, L-Theanin, Nikotin, Cannabidiol (CBD), Vanillin, Polysaccharide
- synthetisch hergestellte Nootropika: Methylenblau, Piracetam, Aniracetam

Für eine umfangreichere Liste mit Erläuterungen zu den einzelnen Wirkstoffen empfehle ich dir das Buch *Boundless* meines Biohackerkollegen und Podcastgastes Ben Greenfield.

Mein Tipp: Wenn du etwas Neues auszuprobieren willst, dann beginne mit einem natürlichen, dir noch unbekannten Nootropikum (z. B. Löwenmähne, s. Tag 87). Verwende es an einem Tag, an dem du mental gefordert bist, und entwickle ein Gefühl dafür, was die Substanz in deinem Körper bewirkt. Mit ein bisschen Erfahrung kannst du verschiedene Substanzen auch kombinieren, um den optimalen Punkt deiner Konzentrationsfähigkeit zu finden. Biohacker nennen das »Stacking«. Probiere z. B. die Kombination aus Koffein und Nikotin, Koffein und L-Theanin (s. Tag 84) oder werde zum superfokussierten »Schlumpf« mit einer Kombination aus Methylenblau, Nikotin, Koffein und CBD (s. Tag 88).

87 Mit Löwenmähne die Neuronen stärken

Heute will ich dir einen besonderen Vitalpilz vorstellen, dessen Verzehr deine neuronale Gesundheit fördern kann, ohne dich bemerkenswerten Risiken auszusetzen. Die aromatische Löwenmähne (lateinisch Hericium erinaceus), auch Igelstachelbart oder Affenkopfpilz genannt, besitzt einen ungewöhnlich hohen Anteil an essenziellen Aminosäuren, Beta-Glucan-Polysacchariden, Spurenelementen und zwei dem Pilz eigene Verbindungen, Hericenone and Erinacine, deren Kombination deinen Körper auf vielfache Weise unterstützen kann.

Dem Heilpilz werden unter anderem die Fähigkeiten zugeschrieben, das Immunsystem zu stärken, die Stimmung positiv zu beeinflussen und das Nervenwachstum anzuregen.[117] Besonders wenn du den Heilpilz über einen längeren Zeitraum zu dir nimmst, entfaltet sich seine erstaunliche Wirkung. Für eine Studie aus dem Jahr 2019 wurden 34 Versuchspersonen in zwei Gruppen unterteilt. Die Teilnehmer der Versuchsgruppe erhielten vier Einheiten von je 0,8 g Löwenmähne pro Tag, die Teilnehmer der Kontrollgruppe jedes Mal ein Placebo. Vor der ersten Einnahme und jeweils nach sechs und nach zwölf Wochen durchliefen alle Teilnehmer drei unterschiedliche Testverfahren zur Ermittlung der kognitiven Fähigkeiten. Die Auswertung der Ergebnisse ergab, dass die chemischen Verbindungen des Pilzes neuroprotektive und neuroregenerative Eigenschaften besitzen und dadurch die kognitive Funktion erhöhen können.[118]

Die Löwenmähne gilt auch bei größeren Verzehrmengen als harmlos. Allerdings sollten Menschen mit einer Pilzallergie auf die Löwenmähne verzichten. Wichtig für die Wirkung ist eine funktionierende Extraktionsmethode wie heißes Auskochen oder in Alkohol baden, damit die wertvollen Polysaccharide extrahiert und aufgenommen werden können.

Mein Tipp: Probiere es einmal mit dem Lion's Mane Mushroom Elixir der Firma Four Sigmatic. Den Link zum Produkt und zur Episode mit einem der Gründer des Unternehmens, Tero Isokauppila, findest du auf www.dailybiohacker.de/fokus.

88 MIT BLAUER ZUNGE ARBEITEN

Auf Biohacking Events wie dem FlowFest sieht man neuerdings öfter blaue Zungen, die für die Einnahme einer leistungsfördernden Substanz sprechen. Der Farbstoff Methylenblau wird verstärkt von Biohackern zur mentalen Leistungssteigerung eingesetzt. Neurobiologen sehen in dem ursprünglichen Färbemittel zunehmend einen vielversprechenden Wirkstoff mit bemerkenswerten Effekten auf die Mitochondrien.[119] In einer wissenschaftlichen Analyse der aktuellen Erkenntnisse von Methylenblau fördert die Gabe des Farbstoffs die mitochondriale Aktivität, mindert neuronale Entzündungen und verringert oxidativen Stress, was es zu einem hochinteressanten Wirkstoff zur Förderung der kognitiven Fähigkeiten und der Behandlung von neuronalen Erkrankungen wie Alzheimer und Demenz macht.[120]

Methylenblau birgt allerdings auch Risiken. Zu hoch dosiert kann es neurotoxisch wirken und Kopfschmerzen, Schwindel und Übelkeit hervorrufen.[121] Daher empfehle ich dir, einen seriösen Anbieter eines zertifizierten Nahrungsergänzungsmittels zu suchen. Ein Beispiel ist Blue Cannatine der amerikanischen Firma Troscriptions. Allerdings wird es wohl noch einige Zeit dauern, bis der Stoff auch hierzulande zugelassen und verfügbar sein wird.

Mein Tipp: In den USA kannst du Blue Cannatine bereits online bestellen, hierzulande ist es nicht zugelassen. Allerdings kannst du dir aus den Inhaltsstoffen bereits deinen eigenen »Biohacking Nootropic Stack« bauen. Eine Troche Blue Cannatine beinhaltet nach Aussage der Entwickler folgende Dosierungen:

- Koffein – 50 mg (eine halbe Tasse Kaffee)
- Nikotin – 1 mg
- CBD – 5 mg
- Methylenblau – 5 mg

Achte bei der Auswahl der Inhaltsstoffe auf die allerhöchste Qualität und eine Zulassung als Nahrungsergänzungsmittel. Verzichte lieber auf einen Inhaltsstoff (z. B. das hierzulande nicht zugelassene Methylenblau) bevor du ein Risiko eingehst. Gehe auf www.dailybiohacker.de/fokus, um meine bevorzugten Quellen zu finden.

89 Kurz mal limitless werden

In dem Film *Limitless* (s. Tag 14) macht eine Superdroge die Hauptfigur zum eloquenten und superproduktiven High Performer. Die im Film verwendete Droge NZT-48 wird in der realen Welt oft mit der Substanz Modafinil verglichen.

Modafinil ist ein hierzulande verschreibungspflichtiges Stimulanzmittel, das zur Behandlung von Narkolepsie zugelassen ist. Auch wenn der Wirkmechanismus noch nicht komplett verstanden wird, wird vermutet, dass die Substanz über eine Förderung des Dopamin- und des Acetylcholinstoffwechsels Müdigkeit unterbinden und die Konzentrationsfähigkeit fördern kann. In einigen Selbstexperimenten konnte ich mich mit der Einnahme von 100 mg Modafinil in der Tat wesentlich länger auf eine Aufgabe fokussieren. Ich zahlte den erhöhten Fokus aber stets mit einer wesentlich längeren Einschlafphase und einer unruhigen Nacht.

Smart Drugs wie Modafinil eignen sich nach meinen Erfahrungen vornehmlich für kurzfristige Leistungssteigerungen in Notsituationen, z. B. wenn du ein wichtiges Arbeitsprojekt über Nacht fertigstellen willst. Gewöhnen solltest du dich daran aber nicht. Für einen längerfristigen Fokus arbeite lieber an einem gesunden Arbeitsrhythmus und einer nährstoffreichen Ernährung, etabliere gesunde Morgen- und Abendroutinen, und investiere in eine liebevolle Partnerschaft und dein Lebensglück. Glückliche Menschen sind erwiesenermaßen dauerhaft leistungsfähiger.

Mein Tipp: Wenn du mit Smart Drugs experimentieren willst, informiere dich vorab gut zur aktuellen Studienlage, setze dich mit den Wirkungsweisen auseinander, und gehe dann präzise und methodisch vor. Ein Biohacker wirft sich nicht einfach eine Pille ein und hofft auf das Beste. Nutze dein Experiment, um biologische Zusammenhänge zu verstehen und mehr über dich und deine Umwelt herauszufinden. Mit der Erfahrung kannst du Smart Drugs vorsichtig und gezielt dazu einsetzen, um über kurze (!) Zeit deine Leistungsgrenzen zu sprengen.

90 DEINEN RHYTHMUS SELBST BESTIMMEN

Du hast nun zahlreiche Möglichkeiten kennengelernt, die wichtigen Aufgaben auszumachen, deinen Fokus auf die Meteoriten zu lenken und deine Konzentrationsfähigkeit massiv zu erhöhen. Heute will ich dir ans Herz legen, diese Fähigkeit nicht überzustrapazieren, sondern sie zeitlich begrenzt zu nutzen, um möglichst lange davon zu profitieren. Denn wenn du es übertreibst, kommt irgendwann der Zeitpunkt, an dem dein Körper das Ganze nicht mehr mitmacht.

Nun könnte es sein, dass du einem klassischen Job nachgehst, der um eine gewisse Uhrzeit anfängt und endet, sodass du dich dann bis zum nächsten Morgen nicht damit beschäftigen musst. Der Trend geht allerdings dahin, dass die meisten von uns zunehmend auch online arbeiten. Die digitalen Möglichkeiten der modernen Welt eröffnen ungeahnte Möglichkeiten. Ich finde das super, aber ein wichtiges Prinzip für langfristigen Erfolg ist, den richtigen Rhythmus zu finden.

Ein gesunder Tagesrhythmus beinhaltet einige Abschnitte, in denen du dich anstrengst, und andere, in denen du dich von der Anstrengung erholst. (Abends fernzusehen gilt nicht als biologisch hochwertige Erholung!) In einer Zeit, in der du mehr Möglichkeiten hast als jemals zuvor, wächst die Verantwortung, dein Leben so zu gestalten, dass du, deine Familie und deine Umwelt möglichst viel von dir haben. Auch wenn es plakativ klingt, orientiere dich an dem, was dich glücklich macht, denn glückliche Menschen sind nachweislich erfolgreicher in ihrem Schaffen.[122]

Mein Tipp: Definiere für dich einen Zeitpunkt, an dem du für den heutigen Tag nicht mehr produktiv bist. Denke hier langfristig, und freue dich, noch für viele Jahre und Jahrzehnte mit Motivation, Klarheit und Fokus deine Projekte in die Tat umzusetzen. Wenn es dir täglich gelingt, nur 90 Minuten in einem produktiven Flow zu sein (das ist schon enorm viel), wirst du mehr davon haben, als dich über ein paar Jahre komplett auszubrennen.

BIOHACKER-SPICKZETTEL FOKUS

1. Finde die Projekte, die dir wirklich am Herzen liegen, und schaffe jeden Morgen Zeit, um daran zu arbeiten.

2. Blockiere Ablenkungen, und schaffe dir ein Arbeitsumfeld ohne unnötige Stressoren.

3. Bestimme den Zeitraum, über den du an einer Aufgabe arbeitest, und erlaube dir, innerhalb dieses Zeitraumes kreativ zu werden.

4. Halte Dinge, an die du dich erinnern willst, bildlich in deinem Kopf fest, und verwende Stützen wie den Ribbings Roller, um dir schnell und einfach wichtige Sachen zu merken.

5. Steigere deine Konzentrationsfähigkeit mit der gezielten Einnahme von Nootropika, und experimentiere, um die ideale Vorgehensweise für dich zu finden.

Podcastempfehlungen der Flowgrade Show mit Max Gotzler:

- #015: »Warum das Gehirn gerne unproduktiv ist« mit UJ Ramdas

- #021: »Stressbewältigung durch Adaptogene« mit Four-Sigmatic-Gründer Tero Isokauppila

- #030: »Mit Visualisierungen dein Gedächtnis schärfen« mit Grandmaster of Memory Mattias Ribbing

- #036: »Wie Liebe dein Gehirn verändert« mit Jesse Lawler

- #038: »Wie du ein Buch in 30 Tagen schreibst mit« Kasper van der Meulen

Du kannst dir alle bisherigen Episoden der Flowgrade Show auf Apple Podcasts, Spotify und auf www.flowgrade.de/podcast ansehen und anhören. Weitere Informationen zu diesem Kapitel findest du auf www.dailybiohacker.de/fokus

 TEST: WIE GUT KANNST DU DICH AUF NUR EINE EINZIGE AUFGABE KONZENTRIEREN?

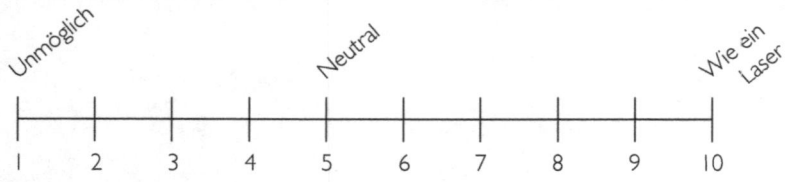

KAPITEL 4:
VIELSEITIGKEIT — BE WATER, MY FRIEND

Auch wenn du voller Elan, mit klarem Kopf und messerscharfem Fokus deine großen Träume verfolgst, wird es immer wieder Momente geben, in denen du neuen Herausforderungen begegnest. Unbequemlichkeit gehört zum Leben eines Biohackers genauso dazu wie Bequemlichkeit. In diesem Kapitel erfährst du, wie du diese neuen Herausforderungen nicht nur überstehst, sondern warum du sie aktiv suchen und sie als Erfahrungsschatz zum Teil deiner persönlichen Erfolgsgeschichte machen solltest. Jede neue Erfahrung bereichert dich um eine weitere Perspektive und lässt dich vielseitiger werden.

Je vielseitiger du den Herausforderungen deines Lebens begegnen kannst, desto höher wird deine Lebensqualität. Tony Robbins, der weltbekannte Motivationstrainer und High Performance Coach, der unter anderem Menschen wie der Tennismeisterin Serena Williams, dem Hollywood-Schauspieler Hugh Jackman und US-Präsident Bill Clinton beibringt, mit extrem stressigen Situationen umzugehen, hat es einmal so ausgedrückt:»Deine Lebensqualität steht im direkten Verhältnis zur Höhe an Unsicherheit, mit der du entspannt leben kannst.«[123]

Über die kommenden 30 Tage führe ich dich durch inspirierende Anekdoten, Geschichten und Biohacks, um vielseitig, einfallsreich und antifragil zu werden. Antifragilität, im Gegensatz zur Robustheit, bedeutet, dass du in der Lage bist, unbequeme Situationen nicht nur auszuhalten, sondern sie für deine Vorteile zu nutzen.

Frage dich: Wie sehr bist du in der Lage, mit Unsicherheit umzugehen? Mach den Vorher-Nachher-Test.

TEST: NACH DEINER EIGENEN EINSCHÄTZUNG: WIE SEHR BIST DU IN DER LAGE, MIT UNSICHERHEIT UMZUGEHEN?

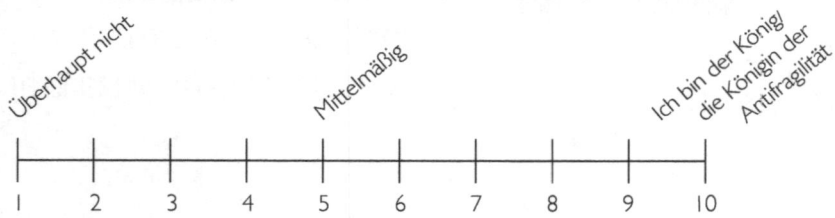

91 WIE WASSER SEIN

Wenn du schon einmal eine Folge meines Podcasts, der Flowgrade Show, gehört hast, dann wirst du diese Worte des weltberühmten Kampfkünstlers und Schauspielers Bruce Lee aus meinem Intro kennen: »Leere deinen Geist, sei formlos, gestaltlos – wie Wasser. Wenn du Wasser in eine Tasse gießt, wird es zur Tasse; Du gießt das Wasser in eine Flasche und es wird zu dieser Flasche; Du gibst es in eine Teekanne und es wird zur Teekanne. Nun kann Wasser fließen und es kann etwas zerschmettern. Sei Wasser, mein Freund.«

Diese Sätze stammen aus dem legendären *Lost Interview* von Bruce Lee mit dem kanadischen Journalisten Pierre Berton, in dem Lee unter anderem seine Lebensphilosophie beschreibt, die auf fluider Anpassung an die äußeren Umstände beruht. Mit seiner Vielseitigkeit ist Wasser in einem Zustand immerwährender Veränderung und damit in der Lage, sich perfekt an die Gegebenheiten seiner Umwelt anzupassen.

Bruce Lee selbst blieb dieser Lebenseinstellung seinem ganzen (wenn auch kurzen) Leben lang treu. Mit leidenschaftlicher Neugier und Arbeitsethik meisterte er in nur 32 Jahren nicht nur zahlreiche Kampfstile, sondern studierte dazu Philosophie, Psychologie und Schauspiel, gründete eine Familie, schrieb Gedichte und gab Tanzunterricht im Cha-Cha-Cha, bevor er als Kampfkunst-Ikone und Hollywood-Star Weltruhm erlangte.

Für mich sind Bruce Lees Worte eine stete Erinnerung daran, in Bewegung zu bleiben, nichts als gegeben hinzunehmen und nach neuen Erfahrungen zu suchen. Damit ich mich stets daran erinnere, habe ich die Worte in das Intro meines Podcasts aufgenommen. Somit höre ich sie jedes Mal, wenn ich eine neue Podcastfolge veröffentliche.

Mein Tipp: Denke über die letzte Situation nach, in der du dich starrköpfig verhalten hast (jetzt tu nicht so, ich bin mir sicher, dir fällt was ein). Schreibe die Situation auf. Nun überlege dir, wie die Situation hätte ablaufen können, wenn du dich »wie Wasser« verhalten, also perfekt an die Situation angepasst hättest.

92 Herumschildkröteln

Während ich an diesem Buch gearbeitet habe, gab es Tage, an denen ich stundenlang vor einem leeren Blatt gesessen habe. Hin und wieder bin ich aufgestanden, habe mir einen Kaffee gekocht, bin kurz vor die Tür und habe mich dann wieder hingesetzt, um erneut nichts aufs digitale Papier zu bringen. Erst war es unglaublich frustrierend, denn ich fühlte mich nach jeder derartigen Episode irgendwie unnütz, untalentiert, unproduktiv. Doch mit der Zeit merkte ich, dass die Tage nach diesen unproduktiven Phasen oft meine kreativsten Ideen hervorbrachten. Die frustrierende Energie, die ich während des Prokrastinierens aufstaute, schien sich in der Folge als kreative Energie zu entladen.

Den Zusammenhang zwischen zwanghaftem Aufschieben und Kreativität findet man ebenso in den Biografien von großen Künstlern. Goethe arbeitete zehn Jahre an seinem *Faust*, Leonardo da Vinci sogar ganze 15 Jahre an seiner *Mona Lisa*.

Es bestehen tatsächlich wissenschaftliche Hinweise darauf, dass gelegentliches Aufschieben dabei helfen kann, kreative Ideen zu entwickeln.[124] Wichtig ist, hier nicht der krankhaften Prokrastination zu verfallen, sondern das kreative Aufschieben dazu zu nutzen, um neue Eindrücke in dir zu integrieren, zu reflektieren und neue Muster zu erkennen. Der bayerische Satiriker und Schauspieler Gerhard Polt verwendet übrigens die viel schönere Bezeichnung »Herumschildkröteln« in Anlehnung an das langsame Reptil, wenn er über die mit Nichtstun verbrachte Zeit spricht.[125]

Mein Tipp: Beschäftige dich mit deinen Projekten, auch wenn du gerade nicht aktiv daran arbeitest. Betrachte das bereits Geschaffene, warte, halte die Langeweile aus und »schildkrötle« ein bisschen herum. Auch wenn du physisch einmal nicht aktiv bist, vertraue auf dein unterbewusstes Problemlösungsorgan, dass es gerade dabei ist, deine Unklarheiten zu bearbeiten.

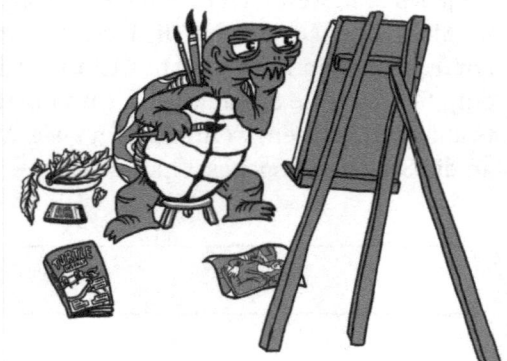

93 DEINE UMWELT BEOBACHTEN

Dem Maler, Bildhauer, Ingenieur und Universalgenie der Renaissance Leonardo da Vinci werden seine zahlreichen Innovationen unter anderem seiner intensiven Beobachtungsgabe zugeschrieben. Genau wie Bruce Lee war auch da Vinci von den Bewegungen des Wassers fasziniert, und er verbrachte viel Zeit damit, die verschiedenen Bewegungen des Wassers zu studieren.[126] Viele seiner Beobachtungen und Experimente hielt der italienische Künstler dann in seinen Notizbüchern fest, um sich weiter darin zu vertiefen und Zusammenhänge zu anderen Beobachtungen zu erkennen.

Als er einmal bei einem Brunnen saß und beobachtete, wie ein kleiner Stein das Wasser zum Schwingen brachte, ertönte auf einmal die Glocke eines nahe gelegenen Kirchturms. Da Vinci bemerkte einen Zusammenhang zwischen dem Klang der Glocke und den Ringen im Wasser. Erst waren der Klang und die Ringe deutlich wahrnehmbar, dann nahmen sie beide nach und nach ab. Diese Beobachtung brachte ihn darauf, dass Klänge auch Vibrationen sind, die sich wellenförmig fortbewegen.[127]

Viele der vielseitigsten Personen der Geschichte, wie ein Leonardo da Vinci, ein Johann Wolfang von Goethe, ein Gottfried Wilhelm Leibniz oder auch ein Bruce Lee, zeichneten sich durch eine erstaunliche Beobachtungsgabe aus. Indem sie grundlegende Zusammenhänge zwischen dem menschlichen Körper und der Natur entdeckten, konnten sie sich, ihre Mitmenschen und ihre Umwelt besser verstehen lernen und ihr Wirken stets weiterentwickeln.

Mein Tipp: Mach es wie Leonardo da Vinci und übe dich im stillen Beobachten. Lerne Zusammenhänge zu erkennen und diese dazu zu nutzen, um mehr über dich und deine Natur herauszufinden. Wenn ich mal einfach nicht weiterkomme, dann gehe ich gerne mal einen Tag in die Natur, ins Theater oder in ein Museum und lasse die Eindrücke auf mich wirken. Nicht selten ist es mir dabei passiert, dass sich dann am nächsten Morgen meine gedanklichen Blockaden gelöst haben und neuen, innovativen Ideen gewichen sind.

94 CHLOROPHYLL-LICHT TANKEN

Ebenso wie Leonardo da Vinci war auch Johann Wolfgang von Goethe ein akribischer Beobachter seiner Umwelt. Er stellte fest, dass Farben nicht nur schön aussehen, sondern auch unsere Emotionen und unser Wohlbefinden massiv beeinflussen können, wie sich in seiner *Farbenlehre* nachlesen lässt.[128]

Diese Beobachtung wird heute durch wissenschaftliche Untersuchungen belegt, die zeigen, dass farbiges Licht durchaus eine messbare biophysikalische Wirkung auf den Körper hat. Eine der vielseitigsten Lichtarten, von der wir im Grunde nicht genug bekommen können, ist das sogenannte Chlorophyll-Licht. Dieses Licht entsteht, wenn Sonnenlicht auf den grünen Farbstoff der Pflanzenwelt trifft. In seinem Buch *Die Kraft des Lichts* beschreibt der Lichtbiologe und Farbenexperte Dr. Alexander Wunsch, dass das in Pflanzen enthaltene Chlorophyll alle problematischen Lichtquellen absorbiert, die regenerativen Nahinfrarotanteile allerdings vollständig durchlässt. Dadurch ist dieses Licht ein »kostbare[s] Elixier für alle, die auf der Suche nach einer ganzheitlichen Normalisierung sind« und »heilsam für Körper, Seele, Geist und Augen.«[129]

Mein Tipp: Auch wenn du nicht jeden Tag in den Wald gehen kannst, kannst du dir dieses wertvolle Licht auch einfach nach Hause oder ins Büro holen. Grünpflanzen bieten dir eine einfache Möglichkeit, dieses angenehme Licht auch in Innenräumen zu bekommen, indem sie das einfallende Tageslicht auf natürliche Weise filtern und reflektieren.

95 Alleine sein

Wenn du nun Lust hast, ein bisschen grünes Chlorophyll-Licht zu tanken, dann lass am besten das Smartphone zu Hause. Das klingt machbar, ist für viele Menschen in einer digitalisierten Gesellschaft aber gar nicht so einfach. Besonders wenn sie es nicht mehr gewohnt sind, alleine und nicht erreichbar zu sein. Auch wenn sich Einsamkeit für dich erst mal nicht so erstrebenswert anhört, eine gelegentliche Dosis davon kann viele positive Dinge in dir bewirken. Indem du dich komplett von der Beeinflussung anderer befreist und deinen Gedanken freien Lauf lässt, erlaubst du deinem Hirn, wichtige Fragen für dich zu lösen, Gefühle einzuordnen, Mut für eine schwierige Entscheidung aufzubringen oder einfach nur deine Umwelt zu beobachten.

Auch bei dieser Methode steckt der Schlüssel zum Erfolg in der richtigen Dosierung. Ständige Einsamkeit kann zu chronischem Stress, Schlafproblemen und Depressionen führen.[130] Genauso kann ein Verlust jeglicher Einsamkeit, z. B. durch die unentwegte Nutzung der sozialen Medien, zu einer Veränderung der Hirnchemie und dadurch zu Angstzuständen führen, wie es der Autor und Informatiker Cal Newport in seinem Buch *Digitaler Minimalismus* offenlegt.[131]

Newport ist nicht der Einzige. Es wird immer wieder gezeigt, dass die übermäßige Nutzung von Technologie, insbesondere von sozialen Medien, im direkten Zusammenhang mit einer Zunahme von Depressionen und Angstzuständen steht. Hier hilft, sich gelegentlich (am besten täglich) für ein paar Stunden komplett zu entnetzen, spazieren zu gehen und die Einsamkeit zu genießen. Viele namhafte Schriftsteller, darunter Friedrich Nietzsche, schreiben ihren alleinigen Spaziergängen einige ihrer besten Ideen zu.[132] Der Mensch scheint einfach nicht dafür geschaffen, permanent alleine oder ununterbrochen vernetzt zu sein.

Mein Tipp: Werde dir bewusst, dass die technologischen Anwendungen für dich da sind und nicht umgekehrt. Befreie dich von Automatismen wie automatischen App-Benachrichtigungen und übernimm das Ruder.

96 Deine Wortwahl ändern

Mein Kollege Matthias, der mich seit Beginn meiner Unternehmerlaufbahn bei allen technischen Umsetzungen meiner Ideen unterstützt, liebt es, mich auf meine gedanklichen Vorgänge hinzuweisen. Wenn ich z. B. einen Satz mit »Eigentlich sollten wir ...« beginne, dann antwortet er mir mit: »Dann streiche ich das von der Liste, ok?« Meine Wortwahl hat schon verraten, dass meine Idee in meinem Kopf schon keine Wichtigkeit besitzt. Wie soll sie dann auch umgesetzt werden?

Politiker, Anwälte und Werbeagenten beschäftigen sich täglich damit, die meisten von uns unterschätzen allerdings das Gewicht unserer eigenen Worte. Unsere Sprache beeinflusst, wie wir denken, und damit auch, wie wir handeln. Der Stanford-Professor für Design Thinking Bernard Roth bringt seinen Studenten daher Techniken bei, um die Wahl der Worte mit den eigentlichen Absichten in Einklang zu bringen. Der Professor empfiehlt z. B., das Wort »aber« mit »und« zu ersetzen.[133] Schon ergibt sich oft eine völlig neue Situation. Wenn du dich z. B. sagen hörst »Heute will ich an den See, *aber* mein Chef wartet noch auf den Bericht von mir«, dann ersetzte das *aber* einfach mit *und*, und schon öffnest du ein vorher blockiertes Denkmuster für neue Möglichkeiten. In deiner Wortwahl schlummert Vielseitigkeit.

Hier habe ich noch ein paar weitere blockierende Worte mit ihren öffnenden Alternativen für dich:

Blockierend	Öffnend
Ich muss	Ich will / Ich darf
Ich kann nicht	Ich will nicht / Ich kann noch nicht
Ich sollte eigentlich	Ich werde / Ich werde nicht

Mein Tipp: Jedes Mal, wenn du dich heute das Wort *aber* sagen hörst, ändere es in deinem Kopf einfach in ein *und*. Nun wiederhole den Satz noch einmal. Beobachte, wie es sich anfühlt.

97 DIE RICHTIGEN FRAGEN STELLEN

Als ich 2015 meinen Podcast *Die Flowgrade Show* startete, beobachtete ich, dass ich meistens die schönsten Reaktionen auf Fragen erhielt, deren Antworten mich zum einen wirklich interessierten und die zum anderen mein Gegenüber zum Nachdenken anregten. Die Qualität meiner Fragen bestimmte auch die Qualität des Gesprächs und damit die neuen Perspektiven, Ideen und Anregungen, die ich dadurch erhielt. Eine gute Frage zum richtigen Zeitpunkt kann dir eine komplett neue Ansicht einer Situation ermöglichen.

In seinem Buch *The Achievement Habit* nennt Design-Thinking-Experte Bernard Roth (s. Tag 96) zwei Schlüsselmerkmale von Fragen, die zu fesselnden Unterhaltungen führen können. Solche Fragen sind in der Regel *aufrichtig* und *generativ*.[134] Das bedeutet, dass sie ein echtes Interesse an der Antwort beinhalten und zum Denken anregen sollen. Ein generisches »Na, wie geht's?« ist in den meisten Fällen nicht aufrichtig, ein »Wie ist das Wetter morgen?« nicht generativ.

Die richtige Frage der richtigen Person zum richtigen Zeitpunkt zu stellen, ist wahrlich eine Kunst. Wohingegen ich anfangs oft spontan aufgenommen habe, bereite ich mich heute auf meine Gespräche vor. Hier sind einige Fragen, die ich gerne stelle und die in der Regel zu spannenden Antworten führen. Für weitere Fragen höre auch gerne einmal in meinen Podcast rein und lass dich inspirieren.

- Was ist eine falsche Annahme, die Menschen über dich treffen?
- An welche deiner Persönlichkeitsmerkmale sollten sich deine Kinder für immer erinnern?
- Woran glaubst du, auch wenn du es nicht beweisen kannst?

Mein Tipp: Wenn du heute mit einem Freund oder deinem Partner/ deiner Partnerin sprichst, stelle ihnen eine aufrichtige und generative Frage. Verzichte auf Fragen, die mit *Warum* beginnen, diese zwingen dein Gegenüber oft in eine defensive Haltung. Versuche, etwas über die Person herauszufinden, das du noch nicht weißt.

98 Effektiv kommunizieren

Einer meiner Lieblingsfilme der letzten Jahre ist der unter anderem für einen Oscar als Bester Film nominierte Science-Fiction-Film *Arrival* mit Amy Adams und Jeremy Renner in den Hauptrollen. Der Film basiert auf der Kurzgeschichte *Story of Your Life* des amerikanischen Autors Ted Chiang. Die Geschichte handelt von der Ankunft von hochintelligenten außerirdischen Wesen, aufgrund ihrer sieben Füße Heptapoden genannt, auf der Erde. Die Heptapoden kommunizieren in einer kreisförmigen Bildsprache, die es ihnen erlaubt, zukünftige Ereignisse zu begreifen, bevor diese eingetreten sind. Die menschliche Protagonistin, gespielt von Amy Adams, dringt als Sprachwissenschaftlerin so tief in die Kommunikations- und Denkart der Außerirdischen ein, dass sie sich auf einmal an ihre eigene Zukunft *erinnern* kann.

Nicht nur ist die Geschichte ein tolles Beispiel für den Wert einer klaren und unmissverständlichen Kommunikation, er ist für mich auch eine Erinnerung daran, dass wir mit unserer Fähigkeit, klar zu kommunizieren, unsere Zukunft beeinflussen können. Wissenschaftliche Studien belegen immer wieder, dass eine effektive Kommunikation ausschlaggebend für die Qualität von zwischenmenschlichen Beziehungen, den Erfolg im Beruf und die eigene Selbstwahrnehmung ist.[135]

Mein Tipp: Je klarer du es schaffst, deine Wünsche und Gedanken auszudrücken, desto besser kannst du die Erwartungen von anderen sowie deine eigenen Erwartungen verstehen und mit diesen umgehen. Übe dich darin, klar zu kommunizieren und anschließend nach den Dingen zu fragen, die du in deinem Leben haben willst. Eines meiner Lieblingsbücher zum Thema Kommunikation ist der ewige Klassiker *Wie man Freunde gewinnt* von Dale Carnegie.

99 DIR ABSAGEN EINHANDELN

Wenn du dich darin übst, nach den Dingen zu fragen, die du gerne in deinem Leben hättest, läufst du natürlich hin und wieder Gefahr, eine Absage zu erhalten. Mir ist es viele Jahre sehr schwergefallen, das Risiko der Ablehnung einzugehen. Ich habe dann lieber zu erahnen versucht, ob das hübsche Mädchen im Café mir irgendwie mit einem vielsagenden Blick ihre Bereitschaft signalisieren würde, mir ihre Telefonnummer zu geben, anstatt mich einfach vorzustellen und zu fragen. Diese Herangehensweise wurde natürlich nicht wirklich mit einer immensen Vergrößerung meiner Kontaktliste belohnt.

Irgendwann war ich so genervt von meiner Unfähigkeit, Absagen zu erhalten, dass ich, inspiriert von meinem Biohacker-Kollegen Mark Moschel, ein Experiment einging. Hierzu setzte ich mir das ungewöhnliche Ziel, jeden Tag über 30 Tage mindestens eine Absage einer mir unbekannten Person zu erhalten. Ich nannte es meine »Rejection Therapy«, zu Deutsch »Ablehnungstherapie«. Ich begann mit einigen einfachen Sachen wie der Frage nach einem Kaffee aufs Haus in einem Berliner Café und steigerte mich langsam. Das Lustige war, dass meine teils dreisten Anfragen oft positiv beantwortet wurden. So durfte ich in einem Restaurant die Küche vor meiner Bestellung inspizieren, bekam zahlreiche Telefonnummern von hübschen Frauen (einige davon falsch, was dafür spricht, dass auch diese Frauen unangenehme Situationen vermeiden wollten) und durfte sogar ein Klavierstück in einer gut besuchten Bar vortragen. Das Experiment war ein voller Erfolg! In den 30 Tagen fiel es mir zunehmend leichter, potenzielle Absagen in Kauf zu nehmen und nach Dingen zu fragen, die ich gerne hätte.

Mein Tipp: Lege es heute einmal auf eine Absage an. Das heißt, stelle so viele Fragen, bis du das erste Nein erhältst, natürlich ohne die andere Person zu verletzen oder bloßzustellen. Sei höflich, aber bestimmt in deiner Frage. Je öfter du diese Herausforderung eingehst, desto einfacher wird es dir fallen, mit einer Absage umzugehen.

100 ZUM ANTIFRAGILEN SURFER WERDEN

Eine fragile Person würdest du wahrscheinlich mit Begriffen wie schwach, instabil oder krankheitsanfällig beschreiben. Für das Gegenteil würdest du unter Umständen Bezeichnungen wie stark, robust und widerstandsfähig wählen. Allerdings ist das Gegenteil von fragil nicht robust. Wenn du z. B. ein fragiles Paket in die Ecke schmeißt, dann geht es kaputt. Ein robustes Paket bleibt zwar heil, hat nach der Aktion wohl aber die ein oder andere Delle. Es ist somit nur weniger fragil, nimmt aber immer noch Schaden. Das Gegenteil des fragilen Paketes wäre ein Paket, das in die Ecke geschmissen werden muss, um heil zu bleiben. Genau das bedeutet es, antifragil zu sein.

Das Begriff der Antifragilität wurde von Nassim Nicholas Taleb geprägt, der ihn in seinem Buch *Antifragil* so beschreibt: »Einige Dinge profitieren von Erschütterungen; (...) sie lieben das Abenteuer, das Risiko und die Ungewissheit. (...) [Es] gibt es kein Wort für das genaue Gegenteil von ›fragil‹. Nennen wir es ›antifragil‹.«[136]

Wenn jemand eine hohe »Widerstandsfähigkeit« besitzt, dann entsteht oft das Bild vom »Fels in der Brandung«, der standhaft den sich ihm entgegenwerfenden Wellen trotzt. Das antifragile Pendant in diesem Bild ist für mich der Surfer, der versucht die Wellen zu reiten. Der Felsen wird nach und nach von den auf ihn prallenden Wassermassen abgetragen. Der Surfer hingegen braucht die Wellen, um seine Fähigkeiten zu trainieren.

Mein Tipp: Wenn du dich das nächste Mal in einer schwierigen Situation befindest, dann sei nicht der Fels, sei der Surfer. Sieh deine Probleme als »Wellen«, die du für deine späteren Erfolge brauchst. Sie sind die Grundvoraussetzungen für deine aufregendsten Wellenritte. Auch wenn du gerade keine Lust auf Wellen hast, sie werden sowieso kommen. Die Frage ist dann nur, ob du sie einfach nur aushalten oder ob du sie surfen willst.

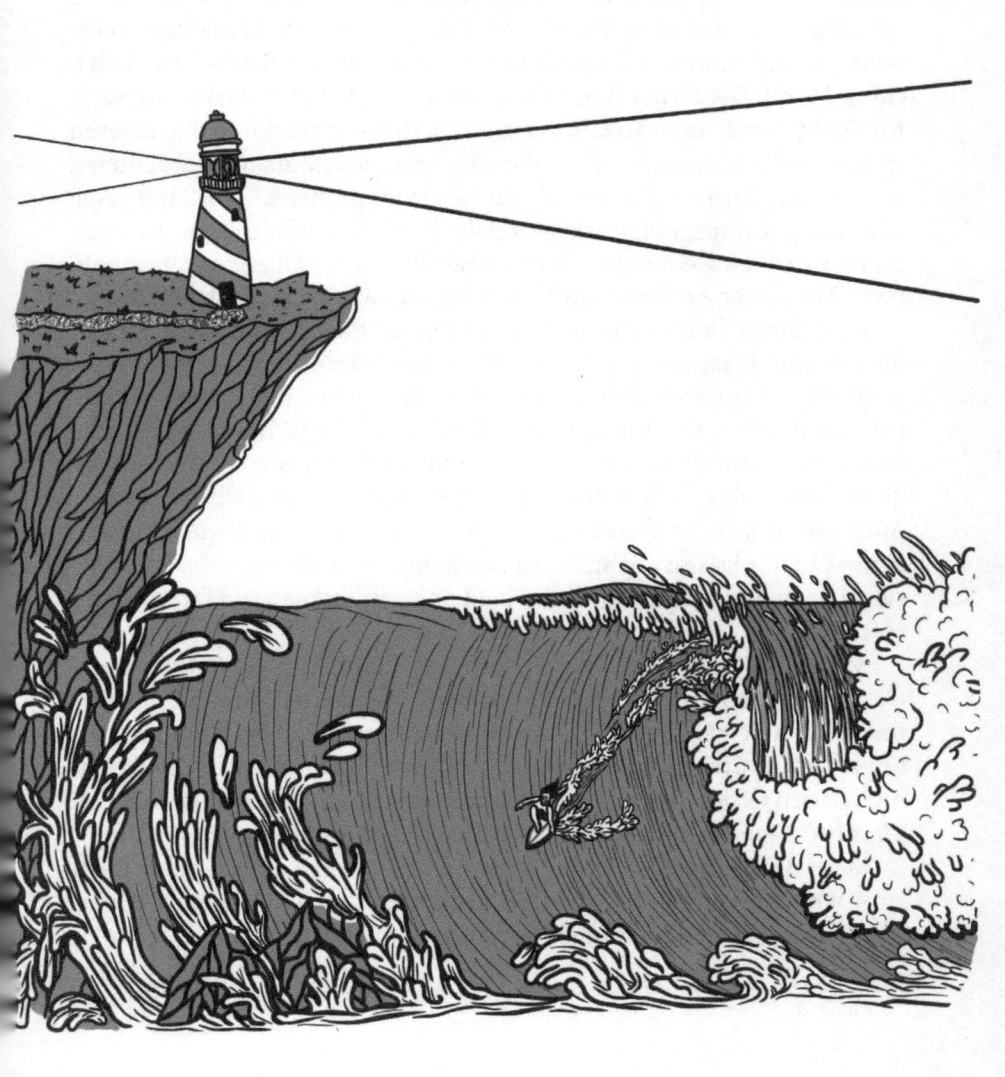

101 WIDERSTÄNDE FÜR DEINE VORTEILE NUTZEN

Als wir mit Flowgrade bereits einige Jahre mit speziellen Produkten wie laborgetestem Kaffee, MCT-Öl und Collagen Protein handelten, bekamen wir auf einmal schlagkräftige Gesellschaft im deutschen Biohacking-Markt. Die Firma Brain Effect startete mit einem starken Investor im Rücken und einer Anzahl von hochwertigen Produkten, die unseren anfangs sehr ähnlich waren. Über die nächsten Monate beobachteten wir, wie die Firma sehr schnell ihr Team vergrößerte, groß angelegte Marketing-Kampagnen startete und ihr Produktportfolio stetig erweiterte. Erst wirkte es ein wenig bedrohend für unser schlankes Unternehmen. Mit dieser Art Feuerkraft konnten wir sicherlich nicht wetteifern.

Kurz darauf bekam ich von einem Freund eine Einführung in Aikidō, die von dem Japaner Ueshiba Morihei entwickelte Kampfkunst, die man wohl mit »Harmonischer Leitung von Energien« übersetzen könnte (Ai – Harmonie, Ki – Energie, Atemkraft, Do – Weg). Beim Aikidō geht es nicht darum, dich einem Gegner mit Kraft entgegenzustellen, sondern darum, das *ki*, die Energie deines Gegners, für dich zu nutzen. Auch wenn sich in diesem Sport zwei »Kämpfer« gegenüberstehen, geht es in der Essenz nicht darum, zu kämpfen und den anderen zu besiegen, sondern die Energien der beiden Kontrahenten in Harmonie zu verbinden.[137]

Mit dieser Inspiration kontaktierte ich darauf den Co-Gründer und Geschäftsführer Fabian Foelsch und wir beschlossen, uns gegenseitig mit unseren jeweiligen Stärken zu unterstützen. Seitdem hat uns Brain Effect bereits dreimal als Sponsor beim FlowFest unterstützt. Beide Firmen haben es geschafft, in Harmonie zu tanzen und gemeinsam einen Wert für die wachsende deutsche Biohacking Community zu schaffen.

Mein Tipp: Lasse dich von augenscheinlichen Kontrahenten nicht zum Wetteifern verleiten, sondern überlege, wie du die Energie deiner Wettbewerber mit der deinigen verbinden kannst.

102 DIE LESEGESCHWINDIGKEIT ERHÖHEN

Transformative Fragen zu stellen ist ein Weg, um schnell an neue, wertvolle Informationen zu gelangen. Ein anderer Weg ist, deine Lesefähigkeit zu optimieren. Beim FlowFest 2019 verblüffte der Gedächtnischampion Mattias Ribbing unser Publikum mit seiner Fähigkeit, sich eine komplette Tageszeitung innerhalb kürzester Zeit einzuprägen.

Nun ist es nicht jedem auf Anhieb möglich, derart schnell zu lesen und sich die Informationen auch noch zu merken. Mit einigen Tricks kannst du aber bereits heute deine Lesegeschwindigkeit erhöhen. Wenn wir etwas lesen, dann bewegen sich unsere Augen nicht fließend, sie springen von einer Fixation, z. B. einem Wort oder einem Satzteil, zur nächsten. Diese Sprünge werden auch Sakkaden oder sakkadische Augenbewegungen genannt. Zwischen diesen sakkadischen Sprüngen sind wir technisch blind.

Ein langsamer Leser springt mit seinen Augen von Wort zu Wort und bildet daraus dann einen Satz. Ein schneller Leser dagegen springt nur wenige Male pro Zeile und nutzt die Peripherie seines Blickes, um mit einer Bewegung gleich ganze Satzbestandteile oder Sätze aufzunehmen. Mit ein bisschen Training kannst auch du dir gleich das gesamte Bild mit nur einer Augenbewegung einprägen.

Mein Tipp: Um diese Fähigkeit zu trainieren, kannst du dir z. B. eine beliebige Buchseite nehmen und diese horizontal in drei gleichgroße Teile teilen. Nimm einen Bleistift zur Hand und markiere die Bereiche mit zwei vertikalen Linien. Nun bewege deine Augen in nur zwei Sprüngen über jede Zeile. Fixiere dabei jedes Mal den Bereich rund um die Linie und versuche, alle Worte in der Peripherie aufzunehmen.

Ich empfehle dir, vor und nach deinem Lesetraining einen kurzen Lesegeschwindigkeitstest zu machen. Hierzu habe ich dir auf www.dailybiohacker.de/vielseitigkeit einige Seiten herausgesucht, mit denen du deine Lesegeschwindigkeit mit der Anzahl an gelesenen Wörtern pro Minute und deinem Leseverständnis in Prozent kostenfrei ermitteln kannst.

103 Mehr Bücher lesen

Charlie Munger, der berühmte Investor, Milliardär und Partner von Warren Buffett, sagte einmal, dass seine Kinder ihn auslachen würden, weil er so viel lese, und sie deshalb glaubten, er sei ein Buch, aus dem ein paar Beine herausragten.[138]

Wie du merkst, zitiere ich auch in diesem Buch etliche unterschiedliche Werke, Studien und Artikel. Dabei sind Bücher meine Favoriten. Anders als Blogartikel sind Bücher in der Regel mehrmals lektoriert und überarbeitet worden. Sie repräsentieren die bestmögliche Wiedergabe der Gedanken des Schriftstellers.

Ein Buch zu lesen ist heute jedoch gar nicht mehr so einfach. Im Zeitalter von kurzen Blogartikeln, knackigen How-To-Anleitungen und selbsterklärenden Rezeptvideos wirken Bücher manchmal wie angestaubte Geschichtenonkels. Auch wenn es viele tolle Blogs und Magazine mit gut recherchierten Inhalten gibt, halte ich Bücher immer noch für die Königsklasse für meine Recherchen. Wie ich selbst herausfinden durfte, bedeutet das Schreiben eines Buches eine Menge Arbeit. Die Informationen müssen stichhaltig und belegt sein, da Inhalte nicht einfach mit ein paar Klicks angepasst werden können. Bücher werden allein aufgrund ihres Print-Formats für längere Zeiträume geschrieben.

Eine meiner schönsten Erinnerungen an meine Studienzeit an der Boston University ist, in den Buchladen der Harvard University auf der anderen Seite des Charles Rivers zu gehen und einfach nur zu stöbern. Ich kaufe mir generell sehr viele Bücher. Wenn mich ein Thema interessiert, hole ich mir nicht selten gleich drei bis vier Werke und beginne, einfach darin zu blättern und nach dem Zufallsprinzip darin zu lesen.

Mein Tipp: Wie wäre es heute mit einem Ausflug zu deinem lokalen Buchladen? Auch wenn es heutzutage zu fast allen Themen viele kostenfreie, schnell verfügbare Inhalte im Netz gibt, die beinahe in Echtzeit geupdated werden, an ein sorgfältig recherchiertes, lektoriertes Buch reichen sie in den seltensten Fällen heran.

104 EINE NEUE SPRACHE LERNEN

Der gefühlte Nutzen, eine Fremdsprache (außer Englisch) zu lernen und zu sprechen, nimmt in Zeiten von immer besseren Übersetzungsprogrammen und der augenscheinlichen Einigung der Welt auf Englisch als Sprache der universellen Kommunikation immer mehr ab. Dabei ist das Erlernen einer unbekannten Sprache nicht nur ein Weg, um sich mit einer anderssprachigen Person zu unterhalten, sondern auch ein toller Biohack, um sein Gehirn zu trainieren, sich neue Denkmuster anzueignen und sich mit um neue Perspektiven zu bereichern.

Die »Sapir-Whorf-Hypothese«, die nach dem amerikanischen Sprachwissenschaftler Benjamin Whorf (1897–1941) und seinem Lehrer Edward Sapir (1884–1939) benannt ist, behauptet, dass unser Denken von der Sprache, die wir sprechen, in entscheidender Weise beeinflusst wird und die Sprache somit auch unsere Gedankenwelt beeinflusst.

Bis heute ist diese Hypothese schwer zu beweisen, und dennoch halten sich Vermutungen, dass die Sprache einen nicht unerheblichen Einfluss auf unser Denken hat. Z. B. wurde im Zusammenhang mit der »Eurokrise« um 2010 bis 2013 herum öffentlich diskutiert, ob eine angebliche Tendenz der Deutschen, Geldschulden als moralisch bedenklich einzustufen, mit der sprachlichen Verwandtschaft der Wörter für Schulden und Schuld im Deutschen zusammenhängt.[139] Das Erlernen einer neuen Sprache hat auch direkte Auswirkungen auf die Biologie deines Gehirns. In Studien wurde gezeigt, dass sich bei der Aneignung einer Fremdsprache die Dichte an grauer Hirnmasse erhöht sowie die Fähigkeit von Neuronen steigert, miteinander zu kommunizieren.[140]

Mein Tipp: Wolltest du schon lange einmal »Ich liebe dich« auf Polnisch sagen? Es war nie so einfach wie heute, eine neue Sprache zu lernen. Mit einem Online-Programm wie Duolingo, Rosetta Stone oder Babbel kannst du recht schnell deinen Wortschatz erweitern und ein paar einfache Sätze kreieren.

105 Tanzen

Ich habe mich nie für einen guten Tänzer gehalten, und wenn du mich beim Tanzen beobachten würdest, würdest du wahrscheinlich zustimmen, dass mir das Talent dafür nicht gerade in die Wiege gelegt wurde. Mein Leben lang habe ich Menschen bewundert, die einfach drauflos tanzen und mühelos einfach Spaß haben konnten. Eine gesellschaftliche Tanzsituation bedeutete für mich stets Stress, also stand ich lieber in der Ecke, wippte ein wenig herum und versuchte, irgendwie cool auszusehen. Wenn ich es dann doch einmal versuchte, fühlte ich mich schnell total lächerlich und verkroch mich wie ein scheues Reh wieder in meine Ecke.

An der Uni ging ich dann eine Zeit lang mit einer Mexikanerin aus, die wahnsinnig gut tanzen konnte. Sie zeigte mir ein paar Schritte und gab mir das Selbstvertrauen, mich einfach zur Musik zu bewegen und Spaß dabei zu haben. Ich bin ihr heute immer noch dankbar, denn sie eröffnete mir eine neue Welt der Fortbewegung und einen vielseitigen Biohack, um effektiv Stress abzubauen, einer Depression vorzubeugen, Spaß zu haben und sogar wertvolle Alphawellen zu produzieren.

In einer türkischen Studie wurden die Hirnwellenmuster per EEG von modernen und aktiven Tänzern mit professionellen Ballsportlern und einer Kontrollgruppe verglichen. Die Tänzer zeigten signifikant höhere Alphawellen als die anderen Gruppen. Die Wissenschaftler vermuten sogar, dass das regelmäßige Tanztraining zu neuroplastischen Veränderungen führt, was zu dauerhaft höheren Alphawellen führt. Alphawellen werden unter Umständen mit positiven Bewusstseinszuständen in Verbindung gebracht.[141]

Mein Tipp: Tanzen ist eine unglaublich vielseitige Aktivität, mit der du alleine oder in Gesellschaft Spaß haben, Kalorien verbrennen und dazu mit anderen Menschen kommunizieren kannst. Dreh heute mal die Musik auf, bewege dich dazu und lass deine Alphawellen tanzen.

106 MUSIZIEREN

Klavier zu spielen ist für mich eine sehr effektive Methode, um Stress abzubauen und wieder klar denken zu können. Wenn ich z. B. stundenlang am Laptop sitze und mir nichts Kreatives einfällt, dann setze ich mich ans Klavier und spiele einfach irgendetwas, was mir gerade einfällt. Klavier spielen entspannt mich. Hier bin ich nicht der Einzige, auch der irische Schriftsteller James Joyce war bekannt dafür, Klavier zu spielen und zu singen, bevor er seine literarischen Meisterwerke verfasste.

Ein Instrument zu spielen ist aber nicht nur wirksam gegen akute Stressmomente. Regelmäßig zu musizieren führt zu signifikanten neuroplastischen Veränderungen deines Gehirns. Neuronale Plastizität beschreibt die Fähigkeit von Synapsen, Nervenzellen oder auch ganzen Hirnarealen, sich in ihrer Anatomie und Funktion verändern zu können, je nachdem, wie sie beansprucht werden. Bei Kindern passieren zwar die größten Sprünge, aber neuronale Veränderungen können ein Leben lang eintreten. Es ist also egal, wie alt du bist oder ob du schon jemals ein Instrument gespielt hast, du kannst jederzeit damit beginnen, dein Hirn zu trainieren!

Das Wunderbare am Musikmachen ist, dass es gleich mehrere Hirnareale auf einmal trainiert. Während du spielst, ordnen deine Occipitallappen den Rhythmus und die Tonhöhe ein, deine Temporallappen verarbeiten die Musik, deine Parietallappen integrieren die verschiedenen Sinneseindrücke, und deine Frontallappen erinnern dich daran, was du gerade gespielt hast.[142] Musik ist also eine Art umfassendes Hirn-Workout und damit ebenfalls ein sehr vielseitiger Biohack.

Mein Tipp: Ebenso wie beim Erlernen einer neuen Sprache gibt es auch bei der Musik dank moderner Technologie viele geniale Möglichkeiten, dich zu unterstützen. Auf YouTube findest du z. B. eine Vielzahl an audiovisuellen Anleitungen für eine Vielzahl an Stücken und für beinahe jedes Lernstadium und Instrument.

Welches Instrument wolltest du schon immer mal spielen?

107 KOCHEN

Eine der tollsten Eigenschaften des Biohackings für mich ist, dass ich viele meiner alltäglichen Aktivitäten einfach zu Biohacks machen kann, indem ich mir ihre biologischen Vorteile auf meinen Körper und Geist vor Augen führe. Hier höre ich hin und wieder von kritischen Stimmen: »Na, man kann sich auch alles schönreden«. Dann erwidere ich meist nur: »Fast alles.«

Somit ist auch das Kochen eine sehr vielseitige Aktivität, um deinen Stoffwechsel anzuregen, dein Hirn zu trainieren und gleichzeitig noch etwas Wertvolles zu produzieren. Wenn ich mir überlege, welche Vielzahl an Aufgaben notwendig ist, um eine simple Mahlzeit von Grund auf selbst zuzubereiten, dann ist es fast, wie ein Mini-Start-up zu gründen:

- Recherche der infrage kommenden Mahlzeiten
- Design eines Menüs, das alle Unverträglichkeiten und eigentümlichen Geschmäcker der späteren Konsumenten miteinbezieht
- Einkauf der notwendigen Zutaten
- Management der verschiedenen Wasch-, Schnibbel-, Rühr-, Koch-, Back- und Grill-Aktionen
- Delegierung von Prozessen an geeignete, (un)freiwillige Helfer
- Vermarktung der Mahlzeit als schmackhaftes, gesundes Gericht

Diese Aktionen beanspruchen zusammengenommen alle deine Sinne, verlangen Rhythmus und Zeitgefühl. Besonders wenn du regelmäßig und abwechslungsreich kochst, kannst du mit der Zubereitung deiner Speisen wie beim Musizieren positive neuroplastische Veränderungen deiner Synapsen und neuronalen Verbindungen fördern.[143] Im Grunde ist das Kochen dem Musizieren ja gar nicht so unähnlich.

Mein Tipp: Wenn du das Kochen zu einer Aktivität machst, die dich leicht herausfordert und dir im gleichen Zug noch etwas Gesundes auf den Teller zaubert, dann kannst du damit deinem Körper etwas Gutes tun UND gleichzeitig dein Hirn trainieren. Eine höchst vielseitige Aktivität!

108 POKER SPIELEN

Wenn ich früher an Poker gedacht habe, dann kamen mir meist Bilder in den Sinn von Zigarren und Whiskey, Männern, die entweder wie James Bond oder wie Eminem aussehen, und hohen Geldeinsätzen, um die gespielt werden und die man nur mit viel Glück gewinnen kann. In der Uni haben meine männlichen Freunde und ich dieses Szenario dann gerne nachgespielt, wenn auch aus Mangel an Ressourcen ohne die hohen Geldeinsätze.

Dann nahm ich im März 2020 an einem Workshop mit Stephan Kalhamer teil, dem Trainer der deutschen Poker-Nationalmannschaft (ja, die gibt es!). Seitdem hat sich meine Haltung gegenüber dem Pokern grundlegend geändert. Poker ist genau wie Schach viel mehr ein mentaler Sport als alles andere. Ein guter Pokerspieler rechnet in Wahrscheinlichkeiten, beobachtet seine Gegenspieler, übt sich in Geduld und im Umgang mit Verlusten genauso wie mit Gewinnen. »Poker ist kein Glücksspiel. Glücksspiele erkennt man daran, wenn man versucht, sie schlecht zu spielen. Du kannst nicht schlecht Lotto spielen«, sagt mir Stephan in unserer gemeinsamen Podcastfolge zum Thema.

Als studierter Mathematiker nutzt Stephan das Pokern in erster Linie dazu, um seinen Kursteilnehmern eine mathematische Betrachtung von Spiel-, aber auch Lebenssituationen zu vermitteln und vor allem gute Entscheidungen zu treffen. Für mich ist Poker heute eine tolle Methode, um das Verlieren sowie das Gewinnen zu lernen und in beiden Situationen einen kühlen Kopf zu bewahren.

Mein Tipp: Spielt jemand in deinem Umkreis Schach oder Poker? Dann bitte die Person, dir einmal die Grundlagen beizubringen. Lerne die Denkmuster eines Pokerspielers kennen und übe dich im Umgang mit Risiken. Dazu ist es eine echte Geduldsprobe, mit Sinn und Verstand zu pokern und sich nicht den Impulsen deiner Spielernatur hinzugeben. Die Podcastfolge mit Stephan Kalhamer kannst du dir übrigens auf www.dailybiohacker.de/vielseitigkeit ansehen.

109 ZUM BIOHACKER-TASCHENMESSER WERDEN

Wenn du jemandem einen Hammer gibst, sucht er nach Nägeln. Dieser ursprüngliche Spruch von Abraham Maslow ist auch als Gesetz des Instrumentes bekannt und beschreibt, warum wir immer wieder zu altbekannten Mustern zurückgreifen, um unsere Probleme zu lösen.

Als junger Basketballer entwickelte ich eine Bewegung, die ich beinahe jedes Mal durchführte, wenn ich den Ball zugespielt bekam. Nach einiger Zeit hatte sich meine Vorliebe in der Liga herumgesprochen, und die gegnerischen Teams begannen, sich anzupassen. Während eines Spiels gegen ein anderes starkes Team realisierte ich, dass ich mein Repertoire erweitern musste, wenn ich den Ball nicht ständig verlieren wollte. Auch wenn du keinen Gegenspieler hast, der dich zur Aneignung neuer Fähigkeiten zwingt, kannst du dir angewöhnen, dich selbst herauszufordern.

Ich denke hierbei gerne an eine Art »Biohacker-Taschenmesser«, angelehnt an das vielseitige Schweizer Original. Anfangs hat dein Taschenmesser vielleicht nur einen Hammer, aber mit der Zeit kannst du immer neue Werkzeuge hinzufügen. Diese Methode kannst du auf beinahe jeden beliebigen Bereich anwenden. Nehmen wir einfach mal das Ziel der Stressbewältigung. Vielleicht ist in einer Stresssituation dein »Go-To-Move«, auf deinen Nägeln zu kauen (dein Hammer). Jetzt überlege dir, was du sonst noch alles tun könntest, um mit dem Stress umzugehen. Du könntest z. B. eine Atemübung machen, mit jemandem sprechen oder meditieren. Oder vielleicht findest du ja deinen ganz eigenen Go-To-Move.

Natürlich lässt sich eine nervige Angewohnheit wie das Nägelkauen nicht so einfach abtrainieren. Aber auch hierzu hast du bereits ein Werkzeug kennengelernt (s. Tag 73). Mein grundlegendes Ziel mit diesem Buch ist, dich dabei zu unterstützen, dein Taschenmesser um eine Vielzahl an Werkzeugen zu erweitern. Das Taschenmesser selbst ist dabei ein Werkzeug, um sich für weitere Werkzeuge zu öffnen.

Mein Tipp: Wenn du bemerkst, dass du immer wieder auf deinen *Hammer* zurückgreifst, dann fordere dich selbst heraus, dir neue Werkzeuge anzueignen.

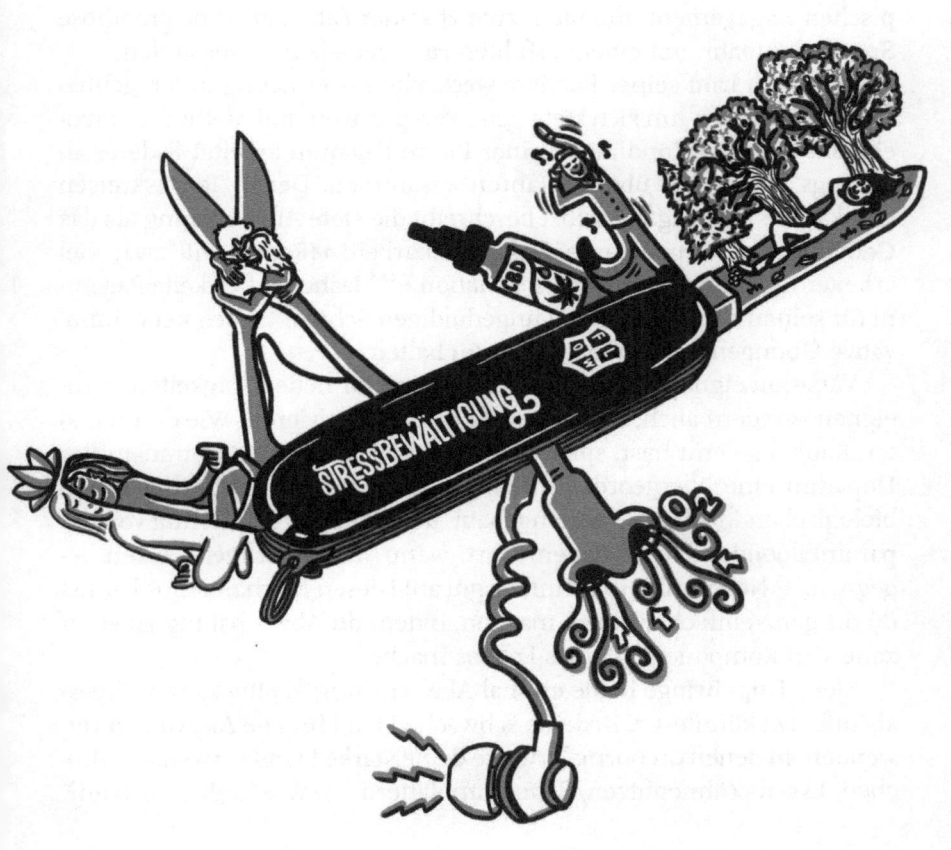

110 Variation in deinen Alltag bringen

Ein echtes Biohacker-Taschenmesser ist für mich die lebende Tennislegende Roger Federer. Der talentierte Schweizer brilliert nicht nur auf dem Tenniscourt, sondern zeigt seine Vielseitigkeit auch in seiner Vielsprachigkeit, seinem Interesse für Mode und Kultur, seinem philanthropischen Engagement und nicht zuletzt seiner Fähigkeit, eine grandiose Sportlerlaufbahn mit einem erfüllten Familienleben zu verbinden.

Über den Lauf seiner Karriere wechselte Roger häufig und regelmäßig seine Trainer, um sich stets neue Perspektiven und Methoden anzueignen. Mit dem Konditionstrainer Pierre Paganini arbeitet Federer allerdings bereits seit über 20 Jahren zusammen. Der in Tenniskreisen anerkannte Fitnessguru selbst beschreibt die stete Abwechslung als das Geheimnis der fruchtbaren Zusammenarbeit: »[Roger] will zwar viel arbeiten, aber braucht auch viel Variation.«[144] Daher entwickelte Paganini für seinen neugierigen und ungeduldigen Schüler täglich neue, innovative Übungen, um ihn bei Laune zu halten.

Variation eignet sich dabei nicht nur, um dir neue Fähigkeiten anzueignen, sondern auch, um dich stets neu zu motivieren. Wie du im ersten Kapitel gelernt hast, spielt bei der Motivation der Neurotransmitter Dopamin eine übergeordnete Rolle. Nun haben wir Menschen einen biologischen Mechanismus eingebaut, der zu einer Aktivierung von dopaminbildenden Nervenzellen führt, wenn wir neuartigen Reizen begegnen.[145] Neues fühlt sich einfach gut an! Diesen Mechanismus kannst du dir ganz einfach zunutze machen, indem du Abwechslung zu einer zentralen Komponente deines Lebens machst.

Mein Tipp: Bringe heute einmal Abwechslung in altbekannte Tagesabläufe. Du könntest z. B. deine schwache Hand für alle Aktivitäten verwenden, in denen du normalerweise deine starke Hand verwendest (Kochen, Essen, Zähneputzen, Seiten umblättern ...). Wie fühlt es sich an?

111 FRECH SEIN

Um Dinge zu bekommen, die du gerne haben willst, lohnt es sich, hin und wieder frech zu sein. Als ich mich im Jahr 2015 dazu entschied, einen Podcast zu produzieren, habe ich eigentlich nur nach einer Möglichkeit gesucht, mit meinen Idolen zu sprechen und diese meinen Lesern vorzustellen. Dass ich meine allererste Folge mit dem berühmten amerikanischen Biohacker Dave Asprey aufnehmen konnte, verdanke ich dabei einer frechen Anfrage. Als ich gerade loslegte, war Dave als Erfinder des Bulletproof Coffee (s. Tag 142) bereits eine Berühmtheit, die durch sämtliche Medien ging, und es war nicht leicht, ihn für ein Interview zu bekommen.

Ich hatte Dave zuvor schon auf einer Konferenz kennengelernt und begonnen, einige der Produkte seiner Firma im deutschsprachigen Raum zu vertreiben. Als Dave spontan in die Schweiz zum World Economic Forum eingeladen wurde, brauchte er kurzfristig seine eigenen Produkte vor Ort. Der Bulletproof-Gründer wusste, dass ich welche auf Lager hatte, und bat mich, ihm diese in die Schweiz zu bringen. Da ich zu diesem Zeitpunkt nicht im Lande war, fragte ich meine Mutter, die sich kurzerhand bereit erklärte, die Produkte zu Dave zu bringen.

Kurz darauf erhielt ich eine handgeschriebene Dankesnachricht von Dave, in der stand, dass ich mich gerne bei ihm melden sollte, wenn ich einen Gefallen bräuchte. Meine Chance war gekommen. Ich antwortete ihm, ob ich nicht nur einen, sondern zwei Gefallen von ihm bekommen könnte. Zum einen bat ich um die Möglichkeit, einen Vortrag auf der Bulletproof Conference, der weltweit größten Biohacking-Veranstaltung, zu halten, und zum anderen um die Chance, ihn als meinen allerersten Podcastgast zu interviewen. Dave gewährte mir beide Wünsche, und so startete ich kurz darauf meinen Podcast *Die Flowgrade Show* und führte in Los Angeles mit 200 Teilnehmern einen Haka-Tanz zur Testosteronoptimierung durch.

Mein Tipp: Wenn sich Chancen ergeben, dann kann es sich lohnen, einfach mal frech und direkt zu sein.

112 DEN STOCK ZERBRECHEN

Als wir 2017 unser erstes FlowFest-Event planten und die Vertreter der Eventagentur uns einen Kostenvoranschlag von 40.000 Euro machten, war ich entsetzt, da wir so viel Geld nicht hatten. Als Lösung schien es nur zwei Optionen zu geben: entweder ein hohes finanzielles Risiko auf mich zu nehmen oder das Event abzusagen. In beiden Fällen wären die Folgen desaströs gewesen. Ich war verzweifelt.

Glücklicherweise hatte ich meinen Kumpel Heiko mit zum Meeting genommen, der bereits zahlreiche Events veranstaltet hatte. Er sagte: »Wir haben viele freiwillige Helfer. Was, wenn wir den kompletten Auf- und Abbau selbst übernehmen?« Die Agentur kam uns daraufhin entgegen, und wir fanden eine Einigung in der Mitte des ursprünglichen Preises.

In der Psychologie nennt sich meine beschriebene psychologische Haltung eine »Doppelbindung«, eine Sichtweise auf ein Problem, das als unlösbar wahrgenommen wird, da alle Lösungsoptionen auf ein ungewolltes Ergebnis hinauslaufen. Der sinnvolle Umgang mit einer Doppelbindung wird sehr schön in einer Geschichte der Zen-Lehre veranschaulicht:

Ein Zen-Meister hält einen Stock über den Kopf seines Schülers und spricht: »Wenn du sprichst, werde ich dich mit diesem Stock schlagen. Wenn du schweigst, werde ich dich ebenfalls mit diesem Stock schlagen.« Da der Schüler nicht geschlagen werden will, geht er zum Meister, bittet diesen um seinen Stock und zerbricht diesen.

Unser Hirn tendiert dazu, die uns angebotenen Optionen zu bewerten und eine davon zu wählen. Wenn du dich in einer Doppelbindungssituation befindest, hilft es, das Problem umzuformulieren (den Stock zu zerbrechen). Statt »Können wir das Event für 40.000 Euro machen?« hätte ich mich fragen können: »Wie können wir das Event für 20.000 Euro machen, indem wir der Agentur Arbeit abnehmen?«. Allein die Änderung der Fragestellung ermöglicht die Schaffung von neuen Lösungsansätzen.

Mein Tipp: Wenn du bei einem Problem nicht weiterkommst, zerbrich den Stock und formuliere es um. Je mehr Fragen du formulierst, desto mehr Lösungsoptionen bekommst du.

113 DEINE EIGENEN FRAGEN BEANTWORTEN

Neben der Umformulierung deines Problems kannst du natürlich auch jemanden um Rat fragen. Wenn es nach Derek Sivers, dem CD-Baby-Gründer, Erfolgsautor von *Anything You Want* und *Hell Yeah or No* geht, dann brauchst du hierzu nicht einmal eine Antwort zu erhalten. Du kannst sie dir nämlich selbst geben.

Wenn Derek sich einen Rat von jemandem wünscht, dann schreibt er der Person eine E-Mail, versendet diese allerdings ... an sich selbst! Dann schläft er eine Nacht drüber und beantwortet sich die Mail aus Sicht der befragten Person selbst. Als Menschen sind wir in der Lage, uns mit Empathie in andere Personen hineinzuversetzen. Empathie beschreibt das Einfühlungsvermögen, mit dem wir Empfindungen, Emotionen, Gedanken, Motive und Persönlichkeitsmerkmale einer anderen Person erkennen, verstehen und nachempfinden können. Mit Dereks Technik wendest du diese Fähigkeit dir gegenüber an, indem du dich aus den Augen einer deiner Mentoren betrachtest.

Mein Tipp: Hast du jemanden, den du gerne einmal um Rat fragen würdest? Dann schreibe der Person eine Mail und schicke sie an dich selbst. Beantworte am nächsten Tag deine eigene E-Mail aus der Sicht deines Mentors und nutze deine grandiose Fähigkeit, dir selbst gegenüber empathisch zu sein. Probiere es gleich heute einmal aus!

Nachricht an (Name deines Mentors):

_____

Betreff:

_____

Deine Frage:

_____

Deine Antwort (schreibe dir deine eigene Antwort aus Sicht deines Mentors am Folgetag):

_____

_____

114 Nicht versuchen

»Nicht versuchen. Tu es oder tu es nicht. Es gibt kein Versuchen«, lehrt der Jedi-Meister Yoda dem an seiner Kraft zweifelnden Luke Skywalker in *Star Wars: Episode V – Das Imperium schlägt zurück*. Luke hatte eben sein Raumschiff versehentlich in den Sümpfen des Planeten Dagobah versenkt, als er auf den kleinen grünen Jedi-Meister trifft, der ihn auffordert, das Raumschiff mit der Kraft seiner Gedanken aus dem Sumpf zu heben. Als es Luke nach Yodas Aufforderung immer noch nicht gelingt, hebt Yoda das große Schiff mit einer langsamen Handbewegung selbst aus dem Sumpf. »Das glaube ich einfach nicht«, spricht Luke, woraufhin Yoda erwidert: »Darum ... darum versagst du.«[146]

Wenn du etwas *versuchst*, dann hältst du dir bereits die Option offen, das dir gesetzte Ziel unter Umständen nicht zu erreichen. Wenn du dein Hirn davon überzeugen kannst, dass du etwas nicht nur versuchen, sondern etwas tun willst, werden dir deine Zellen alles an möglicher Energie zur Verfügung stellen, um dein Ziel zu erreichen. Ähnlich wie bei einem Plan B wirst du bei einem Versuch stets ein wenig Energie zurückhalten für den Fall, dass du es nicht schaffst. So wirst du kein Raumschiff aus einem Sumpf heben können.

Mein Tipp: Überzeuge dich selbst davon, etwas zu tun und nicht nur zu versuchen. Sei mutig! Stecke deine ganze Energie in das Ziel, das du erreichen willst. Auch wenn alle Stricke reißen, kannst du die sprichwörtliche Brücke der Zieljustierung auch dann noch überqueren, wenn du dort angelangt bist.

115 UNAUFHALTBAR WERDEN

Wenn es nach der Statistik geht, sind wir Menschen großartig darin, Vorsätze zu machen, aber nicht wirklich erfolgreich darin, diese auch in die Tat umzusetzen. Wahrscheinlich hast du genauso wie ich auch dir schon einmal etwas vorgenommen und es dann nach einigen Wochen wieder abgebrochen. Das passiert jedem von uns. Mit den fortschreitenden Jahren, den neuen Vorsätzen und dem späteren Eingeständnis, es dieses Jahr wieder nicht hinbekommen zu haben, kommt allerdings noch ein weiterer Nachteil. Jedes Mal, wenn du dir etwas vornimmst und es nicht durchziehst, trainierst du dein Unterbewusstsein, dir und deinen Vorhaben weniger zu vertrauen. Oder andersherum: Wenn du es schaffst, dass du das, was du dir vorgenommen hast, auch durchziehst, beginnt dein Unterbewusstsein, deine Ziele nicht nur als hohle Versprechen anzusehen, sondern als sich erfüllende Tatsachen.

Christian Bischoff, der einflussreiche Persönlichkeits- und Mentaltrainer, beschreibt Menschen, die es schaffen, ihre Vorhaben zur Realität werden zu lassen, als *unaufhaltbar*. Hierzu habe ich mit Christian eine tolle Flowgrade-Show-Episode über den Wert von Rückschlägen, das richtige Umfeld für Erfolg und eben über Unaufhaltbarkeit aufgenommen. In der Folge erzählt mir Christian, dass er jeden Tag 100 Liegestütze macht, egal was komme. Auch wenn es 100-mal nur ein Liegestütz ist, am Ende des Tages wird Christian die 100 auf der Tafel stehen haben, die er sich vorgenommen hat. Denn genau das bedeutet es, unaufhaltbar zu sein.

Mein Tipp: Werde unaufhaltbar, indem du dein Unterbewusstsein darauf trainierst, dir zu vertrauen. Setze dir hierzu tägliche und messbare Ziele, für die du nicht auf andere Menschen angewiesen bist. Mit der Zeit wirst du mehr und mehr Vertrauen in deine Fähigkeit gewinnen, deine Vorsätze in die Realität zu bringen.

Was ist eine Sache, die du heute AUF JEDEN FALL durchziehen wirst?

---

116 DEINE HANDWERKSKUNST BEHERRSCHEN

Als leidenschaftlicher Basketballer habe ich dieses Jahr mit Begeisterung die Dokumentation *The Last Dance* über die Laufbahn von Michael Jordan und seinen Chicago Bulls auf Netflix verfolgt. Die zehn Episoden bieten nicht nur Basketballfans Einblicke hinter die Kulissen einer der größten Basketballmannschaften aller Zeiten, sondern auch zahlreiche Lektionen über Führungsqualität, Kameradschaft, Erfolg, Scheitern, Beziehungen und nicht zuletzt absolute Hingabe. Eine Anekdote von Michael Jordan aus Episode 5 hat bei mir besonderen Anklang gefunden. Die Episode handelt von Michaels Aufstieg als weltweite Werbeikone. In einem Segment erklärt die Sportlegende, dass alle diese Möglichkeiten sich nur durch seine Leistungen auf dem Basketball Court ergeben haben.[147]

Wenn sich ein junger Mensch heute in den sozialen Netzwerken bewegt, dann könnte dieser den Eindruck gewinnen, dass es absolut notwendig ist, sich so früh wie möglich selbst zu vermarkten. Man begegnet zahlreichen jungen Influencern, die aus ihrem Wohnzimmer ein Millionen-Publikum unterhalten und damit suggerieren, dass das jedem möglich sei. Was oft vernachlässigt wird, ist, dass die (meisten) Menschen, die online erfolgreich sind, Fähigkeiten oder Eigenschaften haben, die sie so erfolgreich machen, und viel Zeit in den Ausbau und die Beherrschung dieser Fähigkeiten stecken. Viele meiner Podcastgäste sind nicht erfolgreich aufgrund vieler Follower, sondern weil sie ihr Handwerk beherrschen und Dinge produzieren, die andere Menschen wertvoll finden. Lars Amend ist ein großartiger Schriftsteller, Sebastian Steudtner ein hervorragender Surfer und Dr. Simone Koch eine wissbegierige Ärztin.

Mein Tipp: Konzentriere dich darauf, dein Handwerk so gut wie möglich zu beherrschen. Mit der Beherrschung deines Feldes werden sich Möglichkeiten auftun, die du nicht für möglich gehalten hättest.

117 NEUGIERIG BLEIBEN

Der berühmte Physiker Albert Einstein schrieb einmal, dass er keine besondere Begabung besäße, sondern nur leidenschaftlich neugierig sei. Nun könnte man argumentieren, dass ein hohes Maß an natürlicher Neugierde ebenso eine Art Begabung ist, die sogar in den Genen verankert ist.

Das Gen, das vor allem mit Neugierde in Verbindung gebracht wird, nennt sich DRD4 und befindet sich auf dem elften Chromosom. Eine Variation davon, DRD4-7R, wurde in Studien bereits mit einem größeren Maß an Neugierde, Abenteuerlust und Risikobereitschaft in Verbindung gebracht.[148] Allerdings wissen wir dank der Erkenntnisse der Epigenetik heute, dass Gene nur einen Teil der Gleichung ausmachen. Einen anderen Teil spielen die Regulationsproteine, die sich an die Gene binden und deren Aktivität beeinflussen können. Wie bei allen Genen kann auch im Falle von DRD4 und seiner Variation DRD4-7R die Gen-Aktivität durch das Umfeld und das Verhalten gehemmt oder gesteigert werden.

Wissenschaftlich betrachtet ist Neugier eine intrinsisch motivierte Suche nach Information, die auftritt, wenn wir uns einer Wissens- oder Verständnislücke bewusst werden.[149] Für dich als Biohacker könnte das bedeuten, dass du neugierig wirst, wenn du beobachtest, dass eine bestimmte Atemtechnik eine biologische Reaktion hervorruft und du daraufhin verstehen willst, warum das so ist. Das beschriebene Gen DRD4 lenkt dabei den Prozess durch eine Ausschüttung des motivierenden Neurotransmitters Dopamin, der dich dazu bringt, das Rätsel zu lösen.[150]

Neugier ist also eine Eigenschaft, die wir zum einen genetisch einprogrammiert haben, die wir aber auch aktiv befeuern können, indem wir uns mit neuen Themen beschäftigen, mit Mitmenschen diskutieren, uns weiterbilden und neue Dinge ausprobieren.

Mein Tipp: Interessiere dich aktiv für Neues in deiner Umgebung, besuche das Theater, diskutiere mit einer andersdenkenden Person, melde dich zu einem Workshop an und beobachte, wie der Prozess der Neugier dich um viele neue Erfahrungen bereichert.

118 Weiterstrampeln

Antifragil zu sein bedeutet für mich auch, hin und wieder dem Unvorhergesehenen eine Chance zu geben. Denn auch wenn die Lage aussichtslos zu sein scheint, kann es sich lohnen, weiterzumachen und auf zufällige Entdeckungen zu setzen. Hierzu möchte ich dir heute meine Biohacker-Version der Fabel des antiken Dichters Aesop von den Fröschen in der Milch erzählen.

Es waren einmal zwei Biohacker-Frösche, die an einem idyllischen Bauernhof vorbeikamen. Sie erblickten einen frischen Bottich voller fettiger Weidemilch. Da sagte der eine Frosch zum anderen. »Oh schau, frische Milch von Weidekühen! Die besitzt bestimmt einen richtig hohen Vitamingehalt und wertvolle Fettsäuren.« Der andere stimmte zu: »Au ja, lass uns einen Schluck nehmen!« Die beiden Freunde sprangen in den Bottich und begannen, ausgiebig zu trinken.

Als sie den halben Bottich leer getrunken hatten, wollten sie wieder herausspringen, aber es gelang ihnen nicht. Sie rutschten immer wieder an der glatten Innenseite des Bottichs ab. Viele Stunden strampelten sie in der Milch, bis sie müde wurden. Der eine Frosch begann zu jammern: »Es hat keinen Sinn, ich gebe auf.« Er atmete noch einmal tief ein, ließ die Luft entweichen und hörte auf zu strampeln. Schon bald war er auf den Grund des Bottichs gesunken. Der andere Frosch strampelte verzweifelt weiter, bis es dunkel wurde.

Auf einmal spürte er etwas Festes unter seinen Füßen. Die Milch begann sich in Butter zu wandeln! Als der Klumpen fest genug war, tauchte er noch einmal unter, ergriff seinen Freund und sprang von der Butter ins Freie. Nach einigen Wiederbelebungsversuchen begann der untergegangene Frosch zu husten. Als sich die beiden wieder etwas erholt hatten, sagte der Retter zum anderen: »Siehst du? Es lohnt sich, nicht aufzugeben. Und schau, ich konnte noch ein Stück Weidebutter für unseren morgendlichen Kaffee mitnehmen!« Fröhlich zogen die beiden von dannen.

Mein Tipp: Auch wenn die Situation hoffnungslos erscheint, bleib am Ball! Auch im Lotto kann nur der gewinnen, der sich auch ein Ticket kauft.

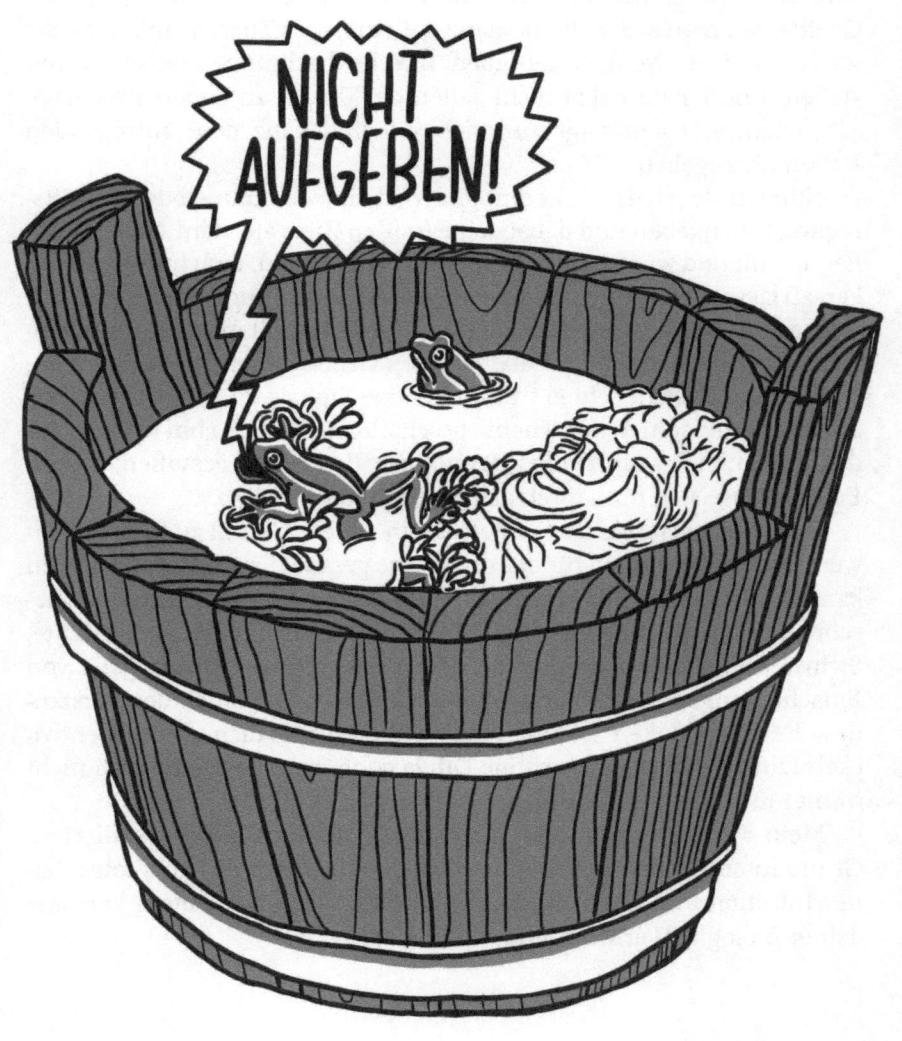

119 Deiner Intuition folgen

Viele der Erfinder-Persönlichkeiten, die ich dir in diesem Kapitel bereits vorgestellt habe, wie Leonardo da Vinci oder Johann Wolfgang von Goethe, konnten sich voll und ganz auf ein neues Thema einlassen. Sie waren von ihrer Neugier getrieben, ihre Beobachtungen besser zu verstehen, und haben dabei nicht selten die Dinge, an denen sie gerade arbeiteten, vernachlässigt, um sich voll und ganz dem aufregenden Neuen hinzugeben.

Nun würde ich dir nicht empfehlen, dich jeder Laune oder Gemütsregung hinzugeben und dabei deine großen Ziele aus dem Auge zu verlieren. Hin und wieder kann es aber von Vorteil sein, dich intuitiv ablenken zu lassen. Während des Schreibens an diesem Buch bin ich z. B. auf zahlreiche Themen gestoßen, die erst mal nichts mit meiner Tagesagenda zu tun hatten, denen ich aber auf den Grund gehen wollte. Mein dopaminerges System schien mir eindeutige Signale zu senden, dass ich mich jetzt mit dem neuen Thema beschäftigen sollte. So bin ich z. B. auf den unglaublich spannenden Bereich der Epigenetik gestoßen, dessen Erkenntnisse sich nun durch das gesamte Buch ziehen.

Es kann unglaublich bereichernd sein, einem Gefühl zu folgen, auch wenn du dir den Grund für dein Interesse gerade nicht rational erklären kannst. Ein hier viel gebrauchtes Wort ist die Intuition. Intuition beschreibt nach Wikipedia »die Fähigkeit, Einsichten in Sachverhalte, Sichtweisen, Gesetzmäßigkeiten oder die subjektive Stimmigkeit von Entscheidungen zu erlangen, ohne diskursiven Gebrauch des Verstandes«.[151] Nachdenken ist nur eine Methode, um dich weiterzuentwickeln, und wenn es um wichtige Dinge geht, dann vielleicht auch nicht immer unbedingt die beste.

Mein Tipp: Wenn du auf Dinge stößt, die dich ohne spezifischen Grund interessieren, gebe hin und wieder dem Impuls nach, folge deiner Intuition und beschäftige dich eine Zeit lang mit ihnen. Vertraue deiner Biologie. Wer weiß, worauf du stößt!

120 Dich stets neu erfinden

Wir leben in einer Gesellschaft, in der wir oft Dingen nachgehen, weil wir meinen, diese tun zu müssen. Motiviert werden wir dabei meist von externen Faktoren wie der Androhung von Strafe, durch finanzielle Anreize oder sozialen Status. Für die soziale Ordnung sind einige dieser Anreize sicherlich sinnvoll. Allerdings beobachte ich immer wieder, dass viele Menschen sich jeden Tag durch unliebsame Aufgaben quälen, sich mit Stimulanzien wie Kaffee und Nikotin zur sinnfreien Leistung motivieren und dann ihr hart verdientes Geld in ebenso sinnfreie Ablenkungen stecken.

Ich stelle das hier absichtlich ein wenig überspitzt dar, um dich zu ermutigen, dein Lebensmodell hin und wieder zu hinterfragen. Als großer Befürworter der Übernahme von persönlicher Verantwortung ist es mein Ziel, mir mein alltägliches Leben mit den aktuellen Gegebenheiten möglichst so zu gestalten, dass es meinen Bedürfnissen nach bereichernden Erlebnissen, tiefen zwischenmenschlichen Beziehungen, wertvollen Aufgaben und kreativer Freiheit entgegenkommt. Auch ich erwische mich regelmäßig wieder dabei, in ein Hamsterrad gerutscht zu sein.

Ich werde hin und wieder dafür kritisiert, wenn ich von Eigenverantwortung spreche. Viele Menschen hätten ja keine Wahl und müssten sich einfach ihrem Schicksal ergeben. Diese Sichtweise halte ich allerdings für keine wirklich valide Option. Soweit wir wissen, gibt es für unser irdisches Leben keine Wiederholung, also warum nicht alles versuchen, um den augenscheinlichen Fesseln der Umstände zu entkommen? Die einzige schlüssige Haltung für mich ist, maximale Verantwortung für mein Leben zu übernehmen und mich jeden Tag zu fragen, wer ich sein will und wie ich meine kostbare Zeit auf dieser Welt verbringen will. Das ist für mich maximale Vielseitigkeit.

Mein Tipp: Höre nicht auf, dich stets neu zu erfinden, dich mit neuen Erlebnissen zu bereichern, Rückschläge als Lebenserfahrung zu betrachten, mutig zu sein und dir Stück für Stück ein Leben nach deinen Vorstellungen aufzubauen.

BIOHACKER-SPICKZETTEL VIELSEITIGKEIT

1. Betrachte dich nicht als den Fels in der Brandung, sondern als den antifragilen Surfer auf den Wellen.

2. Beschäftige dich mit deinem Handwerk und lerne es zu beherrschen.

3. Fördere deine neuronale Plastizität, indem du eine neue Sprache lernst und vielseitigen Aktivitäten wie Kochen und Musizieren nachgehst.

4. Übe dich darin, nach den Dingen zu fragen, die du in deinem Leben haben willst, und lerne, mit Absagen und Rückschlägen umzugehen.

5. Erfinde dich stets neu, folge deiner Intuition und bleibe neugierig.

Podcastempfehlungen der Flowgrade Show mit Max Gotzler:

- #017: »Trainiere dein Gehirn, schneller zu lesen« mit Jonathan Levi

- #076: »Auf die Schnelle gesund ernähren« mit No Time To Eat Podcast Host Sarah Tschernigow

- #103: »Überwinde deine Selbstzweifel und finde in deine Kraft« mit Christian Bischoff

- #110: »Über Zeit, Flow und die Kunst des Lebens« mit Derek Sivers

- #112: »Mit Poker logisch denken lernen« mit Stephan Kalhamer

Du kannst dir alle Episoden der Flowgrade Show auf Apple Podcasts, Spotify und auf www.flowgrade.de/podcast ansehen und anhören. Weitere Informationen zu diesem Kapitel findest du auf www.dailybiohacker.de/motivation.

 TEST: NACH DEINER EIGENEN EINSCHÄTZUNG: WIE SEHR BIST DU IN DER LAGE, MIT UNSICHERHEIT UMZUGEHEN?

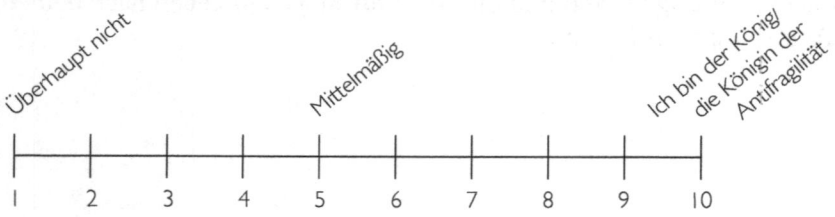

KAPITEL 5:
STOFFWECHSEL – OPTIMAL EINGESPIELT

>> Je sinnlicher wir leben, desto leichter geht der ganze Stoffwechsel vor sich, desto heiterer wird der Geist, desto gesünder der Körper.« So hat es der deutsche Dichter Richard Dehmel einmal treffend ausgedrückt. Denn auch wenn ein Biohacker darauf achtet, die Nahrungsaufnahme in Einklang mit dem Nährstoffbedarf zu bringen, so darf für mich auch der sinnliche Genuss nicht fehlen. Ich kann mir momentan nicht vorstellen, bei all den Aromen, Geschmäckern und Noten meine Ernährung einmal allein auf einen nahrhaften Shake zu reduzieren. Essen ist eben auch Vielfalt, Spaß, Gemeinschaft, Kochen und Flow.

In diesem Kapitel findest du die wertvollsten Erkenntnisse der Biohacker, deinen Stoffwechsel optimal auf die mitochondrialen Bedürfnisse einzustellen, um mehr Energie zu haben, Muskeln aufzubauen, nerviges Hüftgold zu verbrennen, Entzündungen zu reduzieren und das ohne zu Hungern oder auf sinnliche Geschmackserlebnisse zu verzichten.

Ein wichtiger Hinweis: Je mehr ich über Ernährung herausfinde, desto komplexer wird die Geschichte. Jeder von uns ist ein Individuum in einem bestimmten Alter, in einer spezifischen Lebenssituation mit einem einzigartigen Genprofil und persönlichen Herausforderungen. Behalte beim Lesen in Erinnerung, dass meine Erkenntnisse auf meinen Erfahrungen beruhen, und besprich eventuelle Änderungen deiner Lebensweise im Zweifel immer mit deinem Arzt, Heilpraktiker, Trainer oder Ernährungsberater. Ein Biohacker sucht nicht nach pauschalen Wahrheiten, sondern nach den Dingen, die für ihn funktionieren.

Wie zufrieden bist du mit deiner Ernährungsweise? Auch dazu gibt's einen Vorher-Nachher-Test.

 ### TEST: WIE ZUFRIEDEN BIST DU MIT DEINER ERNÄHRUNGSWEISE?

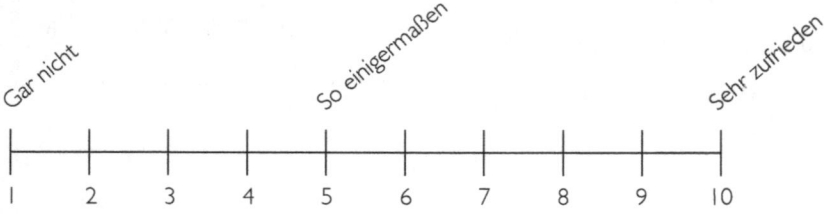

121 Viel ausprobieren

Jedes Jahr begegnen wir neuen Ernährungstrends, die uns schnelles Abnehmen, sprunghafte Energie, massenweise Muskeln und glatte Haut versprechen. Dabei wird vieles, was gestern noch als gesund, nahrhaft und nachhaltig eingestuft wurde, heute schon wieder widerlegt, nur um morgen dann durch weitere Erkenntnisse wieder in Mode zu kommen. Der Grund für diese widersprüchlichen Auslegungen steckt in unserer komplexen Individualität. Nicht nur unterscheiden wir uns aufgrund unserer Gene und unserer Biologie, sondern auch aufgrund unserer unterschiedlichen Lebenserfahrungen und -situationen. Wenn es um die Ernährung geht, schreiben wir gerne voneinander ab. Jeder hat aber einen leicht unterschiedlichen Test vor sich.

Mein Kumpel Nico Richter beschäftigt sich seit 2012 mit der Paleo-Ernährung. Zusammen mit seiner Frau Michaela hat er mit Paleo360 Deutschlands größtes Online-Portal für eine Ernährungsweise aufgebaut, die vornehmlich auf natürlichen und nährstoffreichen Lebensmitteln und Fokus auf Genuss beruht. Mit ihren Online-Inhalten und Kochbüchern haben die beiden bereits vielen Tausenden Menschen geholfen, zu einer ursprünglichen, vielfältigen und gesunden Ernährungsweise zurückzukehren.

Auch wenn Nico bis heute das Paleo-Konzept für eine exzellente Methode hält, Menschen in einem ersten Schritt mit echten Lebensmitteln und einem artgerechten Lebensstil in Verbindung zu bringen, so spricht er sich ebenso dafür aus, immer auch die individuellen Voraussetzungen miteinzubeziehen und allgemeine Ernährungsempfehlungen zu hinterfragen.[152]

Mein Tipp: Lerne die Bedürfnisse deines Körpers kennen, beschäftige dich mit deinen Lebensmitteln und passe deine Ernährung deiner individuellen Natur, deiner Umgebung und deiner Lebenssituation an. Probiere viel aus, achte auf die Reaktionen deines Körpers und entwickle nach und nach einen individuellen Bezug zu deiner Nahrungsaufnahme.

122 DEINE EIGENEN PRINZIPIEN ENTWICKELN

Deine Ernährungsweise beinhaltet weit mehr als nur die Aufnahme von Nährstoffen. Mit jeder Nahrungsaufnahme findet immer auch eine Art der Kommunikation zwischen unserem Körper und den Lebensmitteln statt. Je besser du die Zusammensetzung deiner Nahrung verstehst, desto einfacher wird es dir fallen, die richtigen Nahrungsmittel für deine Bedürfnisse auszuwählen.

Mein Ziel ist es, mich gesund und nährstoffreich zu ernähren, mich aber gleichzeitig nicht zu sehr zu stressen. Dazu habe ich mir ein paar einfache Ziele und Richtlinien geschaffen, die sich an einer Balance von vielen Nährstoffen, wenigen Giftstoffen und maximalem Genuss orientieren.

Meine persönlichen Ernährungsziele:

1. Die Vielfalt von Lebensmitteln genießen, ohne meinen Körper zu belasten.
2. Die Fähigkeit, hochwertige Quellen an Lebensmitteln und Nahrungsergänzungsmitteln zu identifizieren, um meinem Körper und Geist die Nährstoffe zu liefern, nach denen diese verlangen.
3. Die Neugierde, zu experimentieren und dazuzulernen, um mit meiner Ernährung lange gesund und leistungsfähig zu bleiben, ohne auf den Genuss einer schmackhaften Mahlzeit zu verzichten.

Meine Ernährungsgrundsätze:

- Keine Zusatzstoffe
- Regional
- Saisonal
- Unverpackt
- Selbst gekocht
- Je weniger Zutaten, umso besser
- Frisch oder fermentiert
- Je weniger erhitzt und scharf angebraten, umso besser

Mein Tipp: Was ist dir wichtig, wenn es um deine Lebensmittel geht? Schreibe es gleich auf!

123 Zum Qualitarier werden

»Nimmt mein Kumpel Medikamente? Wenn ja, dann esse ich lieber die Kuh. Dann habe ich immerhin noch meinen Kumpel.« Gerade saß ich mit Dave Asprey, dem Erfinder des berüchtigten Bulletproof Coffee und selbst ernannten »Vater des Biohackings« in seinem eigenen Café in Santa Monica, als ein Mädchen auftauchte und Dave die Frage stellte, ob er lieber seinen Kumpel oder eine mit Kraftfutter und Medikamenten gefütterte Kuh essen würde. Nachdem das Mädchen zufrieden von dannen gezogen war, reichte mir Dave einen Becher voller cremiger purpurner Eiskreme. »Max, probier das. Kannst du glauben, dass hier so gut wie keine Kohlenhydrate drin sind? Keto-Eis!« Dafür ist viel Butter drin, natürlich aus Weidehaltung.

Dave Asprey gilt als notorisch, wenn es um die Herkunft seiner Lebensmittel geht. Fleisch, Butter und Fisch müssen Erzeugnisse aus Weidehaltung oder Wildfang sein, da sie wesentlich bessere Nährstoffprofile zeigen als konventionelle Alternativen.[153] Lebensmittel bestehen immer auch aus den Stoffen, die das Tier oder die Pflanze in ihrem Leben zugeführt bekommen. Deshalb macht es Sinn, die Herkunft sowie die Verarbeitung der Lebensmittel zu kennen.

Wie findest du allerdings heraus, woher die Lebensmittel stammen und was genau darin enthalten ist? Erkundige dich einfach einmal beim Metzger oder Fischhändler deines Vertrauens. Für verpackte Lebensmittel verwende ich die CodeCheck-App, eine kostenfreie Anwendung für das Smartphone, mit der du einfach per Barcode Schadstoffe in Produkten mit dem Smartphone zu Hause oder im Supermarkt identifizieren kannst.

Mein Tipp: Werde zum »Qualitarier« und informiere dich über die Herkunft deiner Lebensmittel. Lade dir die CodeCheck-App auf dein Smartphone und analysiere die Inhaltsstoffe deiner Produkte. Die App kannst du übrigens nicht nur bei Lebensmitteln, sondern auch bei Kosmetik, Haushalts- und Hygieneprodukten anwenden.

124 Auf gesunde Zähne achten

Heute sind sich Mediziner und Wissenschaftler zunehmend einig, dass kranke Zähne, entzündetes Zahnfleisch und schlecht verträgliche Füllstoffe nicht nur Schmerzen beim Kauen, sondern auch Entzündungen in anderen Teilen des Körpers hervorrufen oder verstärken können. Genauso wie bei Zahnschmerzen lohnt es sich, auch bei Herz-Kreislauf-Erkrankungen, hohem Blutdruck, Darmbeschwerden und sogar Autoimmunerkrankungen in den Mund zu schauen. Hierzu führte ich ein spannendes Podcastinterview mit dem biologischen Zahnmediziner Dr. Dominik »Dome« Nischwitz, der mir in der Episode erklärte, dass Zähne nicht nur ein Kauwerkzeug, sondern ein Organ wie Leber oder Magen mit eigener Blut- und Nervenversorgung sind.[154] Entzündungen im Mundraum können demnach zu chronischen Stressoren werden und dem Körper damit über lange Zeit Energie und Nährstoffe rauben, die dieser an anderen Stellen benötigen würde.

Von Dome habe ich den Begriff der *biologischen Zahnmedizin* kennengelernt, unter der Zahnärzte heute nicht nur das Wiederherstellen der Beißwerkzeuge verstehen, sondern auch eine optimale Nährstoffversorgung des Körpers, das Entfernen von schwer verträglichen Füllmaterialien sowie die Behandlung von chronischen Entzündungen des Kieferknochens. Deine Zähne sind kräftige, aber auch empfindliche Strukturen, die mit deinem gesamten Stoffwechsel in Verbindung stehen. Egal ob du akute Entzündungen beheben oder möglichst lange gesund bleiben willst, es lohnt sich, deine Mundhöhle wie einen heiligen Tempel zu betrachten, den du sauber halten musst.

Mein Tipp: Beginne ein Gespräch mit deinem Zahnarzt über biologische Zahnmedizin und erkundige dich nach einer ganzheitlichen Betrachtung deiner Mundgesundheit. Wenn du dich tiefer mit den verschiedenen Aspekten einer optimalen Mund- und Zahngesundheit befassen willst, empfehle ich dir unbedingt das Buch *In aller Munde* von Dr. Dominik Nischwitz.

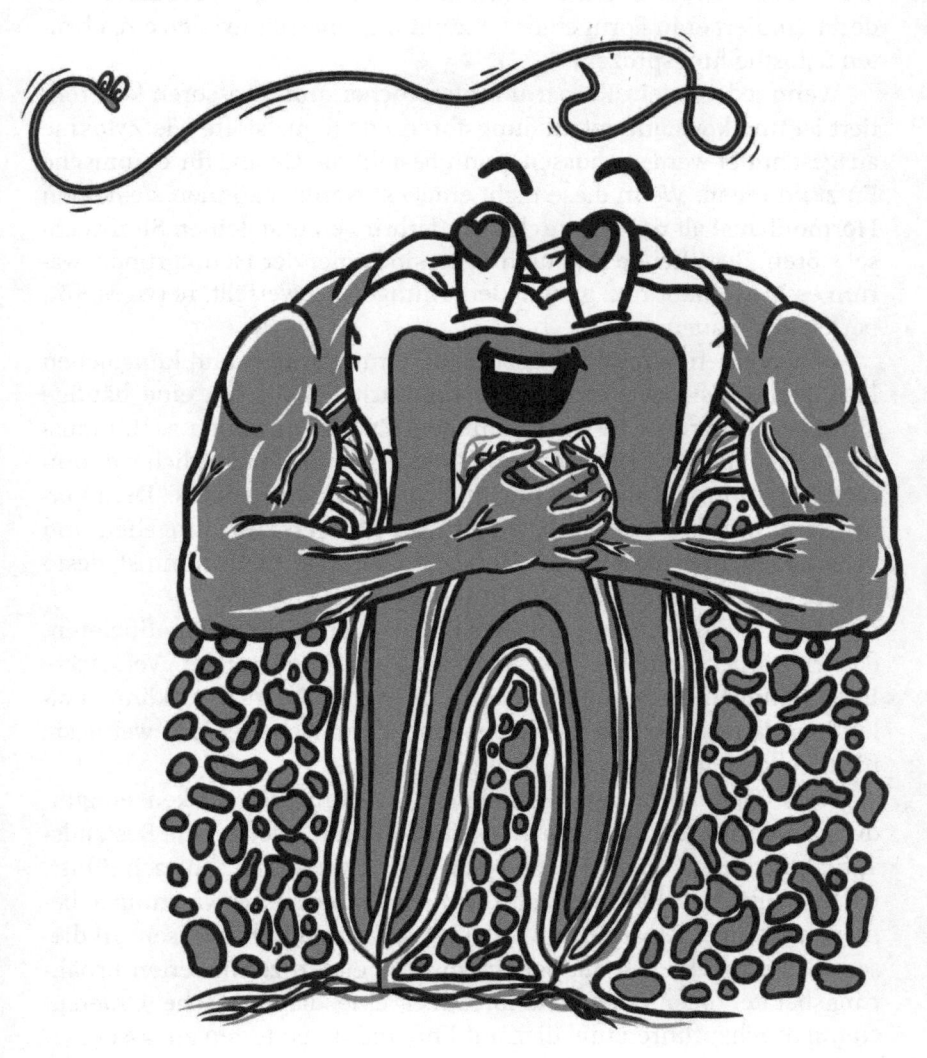

125 ENTZÜNDUNGEN ENTDECKEN

Wenn dein Körper einen Fremdstoff oder einen Gewebeschaden entdeckt, initiiert er in Form einer Entzündung einen sinnvollen eingebauten Selbstheilungsprozess.

Wenn jedoch dein Körper ununterbrochen mit Stressoren konfrontiert ist und konstant entzündungsfördernde Signalstoffe wie Zytokine ausgeschüttet werden müssen, dann besteht die Gefahr für chronische Entzündungen. Wenn diese nicht entdeckt werden, können sie deinen Hormonhaushalt massiv durcheinanderbringen und deinen Stoffwechsel stören. Bestehende Entzündungen sind einer der Hauptgründe, warum es Menschen trotz großer Bemühungen schwerfällt, nerviges Körperfett abzubauen.

Neben einem stressigen Lebensstil, Umweltgiften und künstlichen Lichtquellen ist der Verzehr von antinutritiven Stoffen eine häufige Ursache für chronische Entzündungen. Zu diesen zählen z. B. industrielle Pestizide und Konservierungsstoffe, aber auch natürlich vorkommende Schimmeltoxine, Lektine und vor allem ranzige Fette. Dein Körper kann mit diesen Stoffen in geringen Mengen zwar umgehen und diese abbauen, je mehr dieser Stoffe du allerdings zu dir nimmst, desto größer wird der Stress für dein Immunsystem.

Oberflächliche Entzündungen sind ziemlich leicht zu identifizieren, da der Körper sichtbare oder spürbare Signale aussendet. Versteckte Entzündungen im Mundraum oder im Magen-Darm-Trakt können allerdings lange unentdeckt bleiben und chronisch werden, wenn sie nicht behandelt werden und richtig ausheilen.

Mein Tipp: Viele der Methoden in diesem Buch wirken entzündungslindernd. Dennoch macht es Sinn, hin und wieder eine Bestandsaufnahme zu machen. Wenn du dich über längere Zeit schwach fühlst, nachts schwitzt, schlecht schläfst oder starke Gemütsschwankungen bemerkst, könnte das auf eine versteckte Entzündung hinweisen. In diesem Fall empfehle ich dir, bei einem Arzt, einem zertifizierten Ernährungsberater oder einem Heilpraktiker eine diagnostische Untersuchung durchzuführen und dich auf Entzündungen testen zu lassen.

126 DEN BLUTZUCKERSPIEGEL BEOBACHTEN

Neben der Behandlung von bestehenden Entzündungen macht es ebenfalls Sinn, bereits der Entstehung von chronischen Entzündungen vorzubeugen. Die Betonung liegt hier auf *chronisch*, denn Entzündungen entstehen und verschwinden jeden Tag in deinem Körper. Mit jeder Mahlzeit nehmen wir nicht nur Nahrung, sondern auch eine Menge Bakterien auf. Automatisch reagiert der Körper darauf, indem er die Anzahl an Makrophagen, sogenannte »Fresszellen« des Immunsystems, steigert. Diese sorgen dafür, dass die eingedrungenen Bakterien unschädlich gemacht werden. Je nach der Glukosekonzentration im Blut produzieren diese »Fresszellen« den Botenstoff Interleukin-1beta (IL-1beta). Dieser entzündungsfördernde Signalstoff stimuliert unter anderem auch die Ausschüttung von Insulin aus den Betazellen der Bauchspeicheldrüse. Das Insulin senkt wiederum den Blutzucker und gibt den Makrophagen die Rückmeldung, die Produktion von IL-1beta zu erhöhen, wodurch mit jeder Nahrungsaufnahme eine vorübergehende und sinnvolle Entzündungsreaktion entsteht. Damit regeln die beiden Stoffe Insulin und IL-1beta gemeinsam den Blutzucker.[155]

Zu viel des Botenstoffes IL-1beta kann jedoch deinen gesamten Zuckerstoffwechsel durcheinanderbringen und zu einer Zerstörung der Insulin produzierenden Betazellen führen. Fällt die Entzündungsreaktion häufig und heftig aus, kann das zu einer chronischen Entzündung, Insulinresistenz und folglich zu Diabetes führen.[156] Es ist also keine so gute Idee, fünf kohlenhydratreiche Mahlzeiten pro Tag zu verdrücken. Ein wichtiger und einfach zu testender Indikator für deine individuelle Reaktion auf verschiedene Mahlzeiten ist dein Blutzuckerwert. Ein stabiler Blutzucker spricht hierbei für eine geringe, ein hoher Blutzucker für eine stärkere Entzündungsreaktion.[157]

Mein Tipp: Wenn du mehr über deinen Stoffwechsel wissen möchtest, empfehle ich dir die Anschaffung eines einfachen Blutzuckermessgerätes wie dem unter Biohackern beliebten FreeStyle Libre, der am Arm angebracht wird und den Zuckerwert kontinuierlich misst. Dadurch kannst du die Auswirkungen von Nahrungsmitteln, Stress und körperlicher Aktivität besser nachvollziehen und deine Ernährungsweise optimieren.

127 Deine Darmbakterien füttern

Dein Blutzucker ist nicht nur von der Art und Menge der verzehrten Lebensmittel abhängig. Eine sehr interessante Erkenntnis der Forschung der letzten Jahre ist, dass Menschen teilweise sehr unterschiedlich auf genau dasselbe Lebensmittel reagieren. Außerdem gibt es immer mehr Hinweise darauf, dass auch die Tageszeit, das Stresslevel und die individuelle Darmflora signifikante Rollen bei der Blutzuckerregulation übernehmen. Besonders die Zusammensetzung der Darmbakterien scheint ausschlaggebend für die Verträglichkeit von bestimmten Lebensmitteln zu sein.

Darmbakterien helfen dir dabei, deine Nahrung zu zersetzen. Es gibt verschiedene Arten von Bakterien, darunter Lactobazillen, Bifidobakterien, Firmicuten und E.coli, die alle unterschiedliche Aufgaben übernehmen. Auch wenn hier gerade noch viel geforscht wird, scheint es so, dass eine möglichst große Vielfalt der Bakterien von Vorteil ist und unter anderem mit einem höheren Grad an Geselligkeit und geringeren Stress- und Angstsymptomen in Verbindung gebracht werden konnte.[158]

Im Zusammenhang mit dem Darm hast du sicher schon einmal die Begriffe Probiotika und Präbiotika gehört. Probiotika bezeichnen vorteilhafte Bakterien, Präbiotika deren Lieblingsfutter, Ballaststoffe. Im Gegensatz zu unserem Verdauungstrakt besitzen die guten Darmbakterien Enzyme zur Aufspaltung von Ballaststoffen, wie z. B. Inulin, Pektin und resistente Stärke. Diese finden sich vor allem in Gemüse, Obst, Hülsenfrüchten und Getreide.

Mein Tipp: Füttere deine Darmbakterien mit ausreichend Ballaststoffen. Ein guter Richtwert sind 30 g Ballaststoffe pro Tag, aber viel wichtiger als die Menge ist die Vielfalt, denn unterschiedliche Ballaststoffe füttern unterschiedliche Bakterienstämme. Eine Auswahl an ballaststoffreichen Lebensmitteln, die ich gerne esse, sind z. B. Artischocken, Spargel, Äpfel, Birnen, Süßkartoffeln, grünes Blattgemüse, Kohl, Beeren und Nüsse.

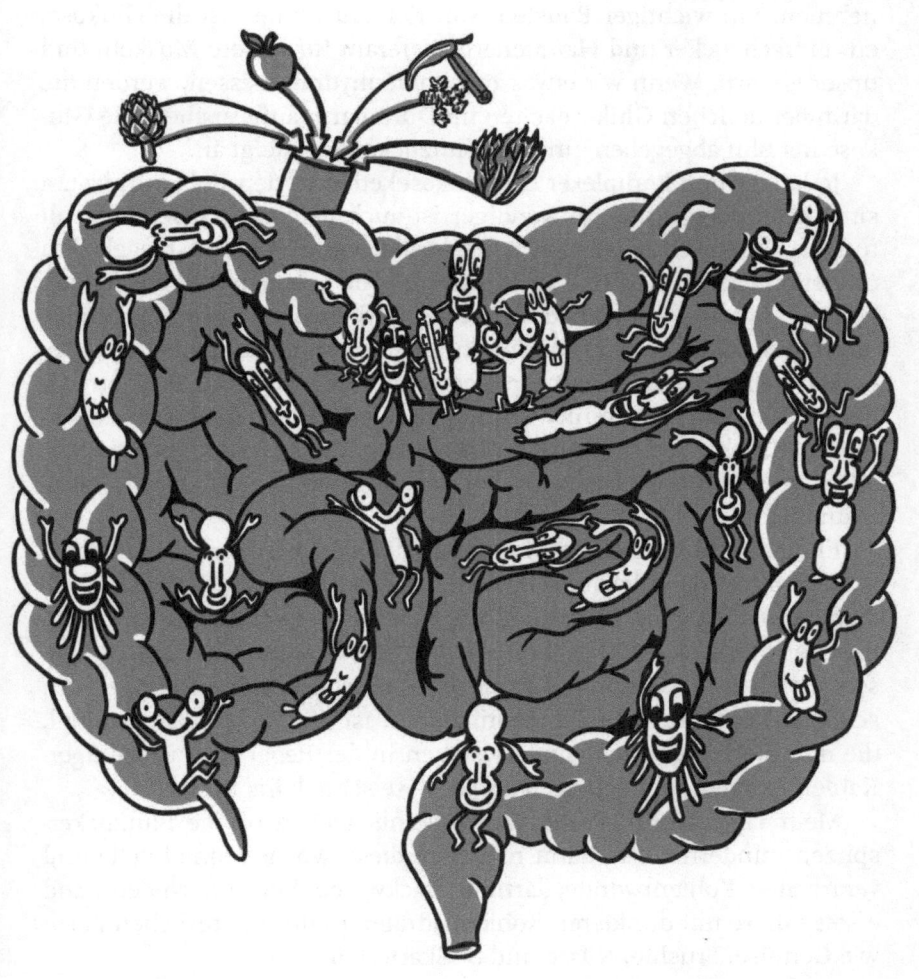

128 DIE RICHTIGEN KOHLENHYDRATE WÄHLEN

Auch ohne Blutzuckermessgerät kannst du bereits mit einer Eliminierung von schnellen Kohlenhydraten Einfluss auf deinen Blutzuckerwert nehmen. Ein wichtiger Baustein von Kohlenhydraten ist die Glukose, ein Einfachzucker und Hauptenergielieferant für unsere Muskeln und unser Gehirn. Wenn wir etwas mit Kohlenhydraten essen, werden die darin befindlichen Glukoseketten im Dünndarm aufgespalten, die Glukose ins Blut abgegeben, und der Blutzuckerwert steigt an.

Je länger und komplexer die Glukoseketten in den Kohlenhydraten sind, desto länger und aufwendiger ist auch der Prozess der Aufspaltung. Dadurch verlangsamt sich der Anstieg des Blutzuckerspiegels. Ein oft herangezogenes Mittel zur Einstufung von Lebensmitteln in schnelle und langsame Kohlenhydrate ist der Glykämische Index. Der Index bietet eine Richtlinie, um die Wirkung eines kohlenhydrathaltigen Lebensmittels auf den Blutzuckerspiegel zu bestimmen. Das Problem dabei ist, dass der Index immer von 50 g Kohlenhydraten in einem Lebensmittel ausgeht. Sprich, Karotten haben zwar denselben Glykämischen Index wie Weißbrot, besitzen aber eine wesentlich geringere Kohlenhydratdichte.

Eine aufschlussreichere Maßeinheit für den Vergleich von Lebensmitteln bietet die Glykämische Last, da diese auch die Kohlenhydratdichte miteinbezieht. 100 g Weißbrot haben z. B. zwar denselben Glykämischen Index wie 100 g Karotten, aber die Glykämische Last ist zwischen sieben- und zehnmal so hoch.[159] Eine einfache Faustregel, um schnelle Kohlenhydrate zu identifizieren, ist die Farbe. Lebensmittel, die natürlicherweise hell sind, bestehen in der Regel aus kurzkettigen Kohlenhydraten und gelangen als Glukose schnell ins Blut.

Mein Tipp: Wenn du die Wahrscheinlichkeit für hohe Blutzuckerspitzen mindern willst, dann reduziere diese Woche einmal helle und verarbeitete Kohlenhydrate, darunter Backwaren, Reis und Nudeln, und ersetze diese mit dunkleren Kohlenhydraten in ihrer natürlichen Form wie Gemüse, Früchte, Nüsse und Süßkartoffeln.

129 DIE RICHTIGE SÜSSE WÄHLEN

Das große Problem mit dem Zucker ist, dass unser Körper zum einen drauf steht und er zum anderen in unserer Welt grenzenlos verfügbar ist. Den meisten von uns ist schon klar, dass wir ziemlich schnell einige Pfunde verlieren, gesünder, energievoller und dauerhaft zufriedener werden würden, wenn wir nicht ständig naschen würden, aber es ist richtig hart, in einer Welt ohne Kohlenhydrat-Engpässe ständig »Nein« sagen zu müssen.

Für mich liegt der Schlüssel zur erfolgreichen Zuckerabkehr nicht im kompletten Verzicht, sondern im Ersatz. Es gibt Zuckerarten und Süßstoffe, die unbedenklicher sind als andere. Besonders wenn es dir schwerfällt, auf den gewohnten Einfachzucker zu verzichten, können dir Stoffe wie Stevia, Erythrit oder Xylit dabei helfen, Zucker durch eine gesündere Alternative zu ersetzen, ohne an Geschmack einbüßen zu müssen. Auch unbehandelter Honig ist reich an Antioxidantien, Enzymen und Nährstoffen und kann sich darüber hinaus positiv auf den Schlaf auswirken.

Auch bei glukosefreier Süße kann es zu einer Ausschüttung von Insulin kommen. Dieser Effekt nennt sich Cephalic Phase Insulin Response (CPIR) und beschreibt den kleinen Insulinimpuls, der bereits durch die Ansicht, den Geruch oder eben den Geschmack einer süßlichen Zutat hervorgerufen wird. Damit bereitet sich der Körper sozusagen darauf vor, gleich Zucker zu erhalten. Nach aktuellen Erkenntnissen scheint dieser Insulinausstoß für die meisten Menschen vernachlässigbar zu sein und keinen zusätzlichen Appetit anzuregen, auch wenn der Zucker ausbleibt.[160] Wenn du allerdings spürst, dass du nach dem Verzehr von Zuckeraustauschstoffen vermehrt Lust auf Süßes bekommst, dann wäre es sicher spannend, hier deine Blutzuckerreaktion zu beobachten.

Mein Tipp: Wenn du ein bisschen Süße in deinem Leben brauchst und auf die negativen Begleiterscheinungen der Glukose verzichten willst, dann ersetze den Haushaltszucker einfach mit gesünderen Alternativen wie Stevia, Xylit oder Erythrit.

130 ORDENTLICH WÜRZEN

Ich liebe es, morgens mein Rührei mit einer Gewürzmischung aus Paprika, Kurkuma, Ingwer, Zimt, Nelke und Chili zu würzen. Nicht nur aufgrund des Geschmacks, sondern auch, weil ich damit meinen Darmbakterien eine große Freude machen kann.

Viele der vorteilhaften Eigenschaften von Gewürzen sind wissenschaftlich belegt. Dabei gibt es vermehrt Anzeichen dafür, dass Gewürze eine wertvolle Nahrungsquelle für verschiedene Darmbakterien darstellen. Wie eine im Juni 2019 veröffentlichte Studie der UCLA zeigen konnte, hat eine kulinarische Gewürzmischung bereits bemerkenswerte präbiotische Effekte auf die Darmflora. In der Studie mit 31 gesunden Männern und Frauen erhielt eine Gruppe über zwei Wochen täglich eine Kapsel mit Mischung aus 1 g Zimt, 1,5 g Oregano, 1,5 g Ingwer, 0,85 g schwarzer Pfeffer und 0,15 g Cayennepfeffer. Die Kontrollgruppe erhielt dagegen eine Kapsel mit 5 g Maltodextrin. Die signifikant veränderte Darmflora der Gewürzgruppe ließ die Forscher mutmaßen, dass der präbiotische Effekt von Gewürzen eine wichtige Rolle für einen gesunden Stoffwechsel und damit für die generelle Gesundheit spielen könnte.[161] Auch wenn hier in den kommenden Jahren noch weitere Forschungen anstehen, um den genauen Wirkmechanismus von Gewürzen besser zu verstehen, sprechen die bisherigen Ergebnisse bereits für viel Potenzial.

Mein Tipp: Besorge dir Gewürze aus einer hochwertigen Quelle, ohne Zusatzstoffe und idealerweise in einer gläsernen Verpackung. Gewürze, die ich selbst gerne verwende, sind Kurkuma, Ingwer, Cayennepfeffer (Chilipulver), Zimt, Nelken, Vanille, Rosmarin und Salbei. Meine aktuelle Lieblingsmischung, die ich unter anderem für meine Frühstückseier verwende, ist das Allroundgewürz Geht Oiwei der Gewürzmühle Rosenheim. Auf www.dailybiohacker.de/stoffwechsel habe ich dir den Link zum Online-Shop der Gewürzmühle hinterlegt.

131 LEBENSMITTEL FERMENTIEREN LASSEN

Deine Darmbakterien beeinflussen übrigens nicht nur deinen Blutzuckerspiegel und damit den Grad der metabolischen Entzündung, sondern übernehmen auch zahlreiche Aufgaben bei der Regulierung des Immunsystems, des Energiestoffwechsels und von diversen Hirnfunktionen wie Erinnerungsvermögen und Stressreaktionen. Die individuelle Zusammensetzung deiner Darmbakterien wirkt sich sogar auf deine Emotionen und deine Psyche aus.

Neben der präbiotischen Fütterung deiner bestehenden Darmbakterien kannst du deine Darmflora auch probiotisch mit fermentierten Lebensmitteln unterstützen. Fermentation beschreibt die mikrobielle oder enzymatische Umwandlung organischer Stoffe in Säure, Gase oder Alkohol und dient bereits seit langer Zeit zur Haltbarmachung von Lebensmitteln. Hierzu siedeln sich Bakterien in einem Ferment an, um dort z. B. die Ballaststoffe eines Gemüses in Milchsäure und viele weitere Stoffe wie Vitamine und Mikronährstoffe umzuwandeln. Das säuerliche Umfeld verhindert die Ansiedlung von Verderbniserregern, wodurch das Gemüse länger haltbar wird. Gleichzeitig setzen die Bakterien auch Kohlenstoffdioxid frei. Fermentierte Speisen liefern dir also sowohl präbiotische Ballaststoffe als auch probiotische Bakterien.

Achtung: Beim Fermentieren bildet sich Histamin, welches besonders für Allergiker problematisch sein kann. Histamin ist ein entzündungsfördender Botenstoff, der dazu dient, deinen Körper vor unerwünschten Eindringlingen zu verteidigen. Für Allergiker macht es daher Sinn, auf histaminhaltige Lebensmittel zu verzichten oder sie zumindest zu reduzieren.

Mein Tipp: Alle paar Tage etwas Fermentiertes auf den Teller zu bringen kann dir dabei helfen, eine gesunde und vielfältige Darmflora zu entwickeln. Mein persönliches Highlight ist schwarzer Knoblauch, der eine hohe Dichte an Antioxidantien besitzt und sich in einer Studie mit Wistar-Ratten sogar als gedächtnisfördernd erwies.[162] Dazu schmeckt er um einiges milder als sein Vorgänger.

132 MAGENFREUNDLICH »BROTZEITELN«

Ein Stoff, der gerne zum Sündenbock für Darmprobleme gemacht wird, ist das als Klebereiweiß bekannte Gluten. Gluten ist eigentlich ein Sammelbegriff für ein Stoffgemisch aus Proteinen, welches in zahlreichen Getreidesorten enthalten ist und durch seine Klebrigkeit Brot und Backwaren ihre runden und ovalen Formen verleiht. Genau diese Klebrigkeit macht Gluten allerdings auch schwer verdaulich. Menschen, die an Zöliakie, also einer Glutenunverträglichkeit, oder einer entzündeten Darmschleimwand leiden, sollten Gluten auf jeden Fall meiden. Momentan wird davon ausgegangen, dass etwa 1 Prozent der Deutschen eine Zöliakie aufweisen und etwa 5 Prozent empfindlich auf Gluten reagieren.[163]

Wenn du allerdings keine Unterverträglichkeit hast und deine Darmschleimhaut in guter Verfassung ist, könnte dir der gelegentliche Verzehr von Gluten sogar nützen. In einigen Studien wurde gezeigt, dass Gluten eine gute Nahrungsquelle für Bakterien in den hinteren Darmregionen zu sein scheint, da die schwerer verdaulichen Polysaccharide dort noch teils unverdaut ankommen. Für glutenunverträgliche Menschen können diese Bakterien auch als Probiotika zugeführt werden.

Wichtiger, als Gluten komplett zu meiden, scheint eine möglichst große Vielfalt an Ballaststoffen zu sein. In einer dänischen Studie von 2018 wurden 60 Erwachsene in zwei Gruppen unterteilt. Über acht Wochen verfolgte die eine Gruppe eine glutenarme Ernährungsweise mit 2 g Gluten am Tag, die andere eine glutenreiche mit 18 g Gluten am Tag (ein helles Brötchen enthält in etwa 9 g Gluten[164]). Zwar zeigte die Darmflora positive Veränderungen bei der glutenarmen Gruppe, diese wurden von den Forschern allerdings nicht auf den geringeren Glutengehalt, sondern auf die größere Vielfalt an alternativen Ballaststoffen zurückgeführt.[165]

Mein Tipp: Wenn du eine Brotzeit gut verträgst, dann achte darauf, dass das Brot mit Sauerteig zubereitet und lange fermentiert wurde. Während der Fermentierung wandeln pflanzeneigene Enzyme und mikrobielle Prozesse die Glutenmoleküle in verdaulichere Formen um. Erkundige dich nach Bäckereien, die solche Brote anbieten und dir Auskunft über die Zubereitung liefern können. Dann noch ein paar Radieschen, Karotten und ein Apfel, und fertig ist eine Mahlzeit mit vielfältigen Ballaststoffen.

133 MIT MANIOKMEHL BACKEN

Auch wenn du Gluten an sich verträgst, kann es unter gewissen Umständen eine gute Idee sein, zumindest für einige Zeit darauf zu verzichten. Besonders bei Menschen mit Allergien oder Autoimmunerkrankungen werden häufig erhöhte Werte von Antikörpern festgestellt, ohne dass im Darm Schleimhautveränderungen nachweisbar sind. Das könnte unter anderem an der Eigenheit von Gluten liegen, den Darm durchlässiger für Allergene zu machen.

Glücklicherweise gibt es alternative Mehle, mit denen du traditionell glutenhaltige Backwaren auch glutenfrei zubereiten kannst. Dazu zählen Mandel- und Kokosmehl, mein derzeitiger Favorit ist allerdings das weniger bekannte Maniokmehl. Die Maniokwurzel ist bereits seit vielen hundert Jahren ein wichtiger Bestandteil der Ernährung vieler Völker Lateinamerikas, der Karibik, Afrika und in Teilen Asiens. Dort wird sie auf verschiedenste Weise zubereitet. Das Mehl wird dabei aus den Wurzelknollen der Maniokpflanze gewonnen. Die Stärke, die aus der Maniokwurzel gewonnen wird, nennt sich Tapioka. Aus Maniokmehl lassen sich nicht nur leckere Brötchen, sondern auch vorzügliche Waffeln backen. Maniokmehl ist glutenfrei und bietet mit viel resistenter Stärke eine wertvolle Nahrungsgrundlage für die Darmbakterien.[166] Dennoch ist der Anteil an Kohlenhydraten hoch, daher solltest du nicht zu viel davon essen und herausfinden, ob Maniok für dich persönlich infrage kommt. Wie du das herausfindest, zeige ich dir im nächsten Impuls.

Mein Tipp: Wenn dir glutenfreies Backen bisher nicht zugesagt hat, dann probiere es einmal mit dem Maniokmehl von Ruut. Die Firma besitzt einen direkten Draht zur Quelle. Auf ihrer Webseite kannst du dich bereits vorab von einigen tollen Rezepten für saftige Brötchen, leckere Waffeln und sogar glutenfreie Weihnachtsplätzchen inspirieren lassen.

134 LEKTINE ENTFERNEN

Aber es ist nicht nur das Gluten in Lebensmitteln, das unseren Stoffwechsel herausfordern kann. Besonders in der rohen Form von Getreidesorten, Gemüse und Obst findet sich eine Gruppe von Anti-Nährstoffen, die mit dem Verzehr unangenehme Folgen haben können. Diese sogenannten Lektine sind komplexe Proteine, die sich an Kohlenhydrate binden und von dort aus biochemische Reaktionen auslösen. Für den menschlichen Organismus können bestimmte Lektine und vor allem zu viele davon belastend sein und die ein oder andere Magenverstimmung hervorrufen.

Lektine finden sich vor allem in Getreide, in Hülsenfrüchten wie Bohnen, Linsen, Erbsen und Erdnüssen und Nachtschattengewächsen wie Tomaten, Kartoffeln und Auberginen. Mit der richtigen Zubereitungsweise kannst du die Lektine allerdings auch von diesen Lebensmitteln entfernen und damit in den Genuss der wertvollen Nährstoffe kommen.

Mein Tipp: Reduziere den Lektingehalt deiner Lebensmittel mit folgenden Zubereitungsmethoden:

- In Wasser einweichen – Lektine sind wasserlöslich. Vor allem Hülsenfrüchte kannst du einfach von den Anti-Nährstoffen befreien, indem du sie über einige Stunden in Wasser legst.

- Schälen und entkernen – Der größte Anteil an Lektinen befindet sich in der Schale und den Saatkörnern der Pflanzen. Vor allem Nachtschattengewächse wie Tomaten, Auberginen oder Paprika kannst du von vielen Anti-Nährstoffen befreien, indem du sie schälst und das Saatgut entfernst.

- Reifes Obst naschen – Reife Früchte aus der Region enthalten weniger Lektine als frühreife Früchte.

- Fermentieren und keimen lassen – Wie du bereits erfahren hast, kannst du mit der Fermentierung von Lebensmitteln den Anteil an schwer verdaulichen Stoffen reduzieren. Genauso ist es beim Keimen.

- Feucht und heiß zubereiten – Besonders heiße und gleichzeitig feuchte Zubereitungsmethoden wie in Wasser kochen, dämpfen und garen eignen sich dazu, Lektine loszuwerden.

135 DEINE DARMFLORA ANALYSIEREN

Da die Zusammensetzung der Darmbakterien sehr individuell ist und damit auch das Wechselspiel zwischen Ernährungsweise und Stoffwechsel, ist es für einen Biohacker natürlich besonders interessant, herauszufinden, welche Lebensmittel nun wie genau verstoffwechselt werden. Um ein möglichst genaues Bild der für dich geeigneten Lebensmittel zu erhalten, kannst du die Beobachtung deines Blutzuckerspiegels mit einem Ernährungstagebuch und einer Analyse deiner Darmflora verbinden. Die Verbindung dieser Daten liefert dir eine ziemlich genaue Vorstellung davon, welche Mahlzeiten deine Darmbakterien glücklich machen und welche weniger.

Den Wert dieser Kombination zeigte eine Studie des israelischen Weizmann Institute of Science, für die 800 Probanden eine Woche lang identische Mahlzeiten erhielten und dabei ihre Blutzuckerwerte durchgehend beobachten ließen. Anschließend entwickelten die Wissenschaftler einen selbstlernenden Algorithmus, der neben den erhobenen Daten der Teilnehmer auch noch die Körpermaße, die körperliche Aktivität und die Darmflora berücksichtigte und daraus personalisierte Ernährungsempfehlungen erstellte. Die darauffolgenden Untersuchungen zeigten, wie erwartet, wesentlich stabilere Blutzuckerschwankungen bei den Teilnehmern.[167]

Mein Tipp: Wenn du herausfinden willst, welche Nahrungsmittel und Mahlzeiten welchen Effekt auf dich haben, dann investiere in eine Stoffwechselanalyse. Das Lübecker Unternehmen MillionFriends bietet hierzulande bereits personalisierte Ernährungsempfehlungen auf Basis von Blutzuckermessungen und einer Analyse der Mikrobiota mittels Stuhlprobe an. Was dir die Analyse alles zeigen kann, erfährst du in meiner Podcastfolge mit Dr. Christoph Twesten, einem der Gründer des Unternehmens.

Das komplette Interview kannst du dir auf www.dailybiohacker.de/stoffwechsel ansehen oder anhören. Hier habe ich dir auch weitere Testoptionen aufgelistet.

136 ESSENZIELLE BAUSTOFFE BEREITSTELLEN

In deinem Körper finden konstant strukturelle Umbauten statt. Hier kommt der dritte Makronährstoff ins Spiel, das vielseitige Protein. Proteine sind Ketten aus verschiedenen Aminosäuren, die über Peptidbindungen miteinander verknüpft sind. Sie sind an dem Aufbau und der Funktion jeder Zelle im Organismus beteiligt. Die Reihenfolge und die Art der Aminosäuren in einem Protein bestimmen dessen Funktion. Aktuell sind 23 proteinogene Aminosäuren bekannt, von denen 20 von unseren Genen standardgemäß kodiert werden können. Dazu kommen noch mehrere Hunderte nichtproteinogene Aminosäuren, die alle biologische Funktionen übernehmen.

Durch die Kombination dieser Aminosäuren kann unser Körper eine große Vielfalt an Proteinen bilden. Die Reihenfolge der Aminosäuren und die Kettenlänge wird dabei von der DNA vorgegeben, die je nach Bedarf die Informationen zur Synthese der Proteine bereitstellt. Die zur Synthese benötigten Aminosäuren kann dein Körper teilweise selbst herstellen. Diese werden als nicht-essenzielle Aminosäuren bezeichnet. Neun der 20 Aminosäuren sind essenziell, das heißt, sie müssen zwingend mit der Nahrung aufgenommen werden.

Tierische Nahrungsmittel liefern dir ein ausgewogenes und vollständiges Aminosäurenprofil. Pflanzliche Proteinquellen beinhalten in der Regel unvollständige Aminosäurenmuster, können sich allerdings gegenseitig ergänzen. Wenn du dich rein pflanzlich ernährst, solltest du also auf eine möglichst große Vielfalt an proteinreichen Lebensmitteln achten. Hochwertige pflanzliche Proteinquellen sind z. B. Hafer, Hülsenfrüchte, dunkles Blattgemüse, Nüsse und Quinoa.

Mein Tipp: Achte auf Vielfalt bei der Proteinaufnahme. Die richtige Menge an Protein ist dabei natürlich wieder sehr individuell und hängt von deiner Konstitution, deinem Alter und deinem Lebensstil ab. Nach neuesten Erkenntnisse befindet sich die optimale tägliche Proteinzufuhr für sportlich aktive Menschen irgendwo zwischen 1,3 bis 1,8 g pro kg Körpergewicht.[168]

137 DIE RICHTIGEN MILCHPRODUKTE WÄHLEN

Als Jugendlicher sah ich einmal den Film *Léon – Der Profi*, in dem Jean Reno als Auftragskiller Unmengen Milch verdrückt, um sich gegen zahlreiche Bösewichte zu stemmen. Die Milch wird im Film wie die Kraftquelle des überlegenen Protagonisten dargestellt, worauf mein jugendliches Hirn sofort reagierte. Ab dem nächsten Tag trank ich von da an jeden Morgen ein großes Glas Milch.

Nicht nur im Film, auch sonst galt Milch in meiner Jugend- und Studienzeit als wertvolle Eiweißquelle mit viel Kalzium und besonders für Sportler geeignet. Vielleicht erinnert sich der ein oder andere noch an die unglaublich populäre »Got Milk?«-Kampagne, in deren Werbespots namhafte Superstars mit weißen Milchbärten für den Wachstumstrunk warben. Milch war bis vor Kurzem richtig in!

In den letzten Jahren ist die Studienlage rund um die Milch wesentlich komplizierter geworden. Meine persönliche Meinung ist: Auch wenn du keine Laktoseintoleranz hast, solltest du als Erwachsener beim Milchkonsum achtsam sein. Erst 2017 ist eine schwedische Studie[169] veröffentlicht worden, die anhand von über 100.000 untersuchten Teilnehmern einen Zusammenhang zwischen Milchkonsum und Sterblichkeitsrisiko gezeigt hat. So zeigten Milchtrinker, die täglich mehr als 2,5 Gläser Milch tranken, ein um 32 Prozent erhöhtes Sterberisiko im Vergleich zu Menschen, die nur ein Glas oder weniger pro Woche tranken. Der Konsum von fermentierten Milchprodukten wie Joghurt oder Käse korrelierte hingegen sogar mit einer höheren Lebenserwartung. Ein weiteres Beispiel dafür, wie wichtig die bakterielle Unterstützung für unseren Stoffwechsel ist.

Mein Tipp: Wenn du deinen morgendlichen Cappuccino gerne mit herkömmlicher Milch trinkst und nicht laktoseintolerant bist, dann spricht für mich nichts dagegen. Ansonsten reduziere deinen Milchkonsum auf ein Minimum und ersetze herkömmliche Milch durch fermentierte Milchprodukte wie Kefir oder Joghurt oder geeignete Alternativen wie Mandelmilch, Hafermilch oder Reismilch.

138 Einen Hybridmotor entwickeln

Wie bringst du nun deine Mitochondrien dazu, möglichst zuverlässig die benötigte Energie bereitzustellen? Dein Energiestoffwechsel beschreibt jene Vorgänge, die deine Mitochondrien dazu veranlassen, Energie in Form von ATP zu erzeugen. Ein Mitochondrium funktioniert dabei wie eine Art Wechselstube, die verschiedene Substrate in die allgemein gültige Energiewährung (ATP) umwandeln kann. Die Substrate, darunter Glukose, Proteine, Fettsäuren und Ketonkörper, dienen in diesem Beispiel als die Fremdwährungen. Die beiden wichtigsten energieliefernden Währungen hierbei sind Kohlenhydrate und Fette.

Die Fähigkeit, verschiedene Brennstoffe zur Energiegewinnung zu nutzen, wird als metabolische Flexibilität bezeichnet. Je nachdem, wie wir uns ernähren und wie aktiv wir sind, können wir diese metabolische Flexibilität mindern oder fördern. Du kannst dir dieses System vereinfacht wie einen Hybridmotor vorstellen. Für das schnelle Loslegen werden die schnell verstoffwechselbare Kohlenhydrate verbrannt, für das lange Durchhalten die Fette. Diese Flexibilität ist vor allem dann gefragt, wenn es zu energetischen Engpässen kommt, also entweder nicht genügend Nahrung vorhanden ist oder der Energiebedarf ansteigt. Solange genügend Kohlenhydrate vorhanden sind, werden diese vornehmlich zur Energiegewinnung genutzt oder als Körperfett für eventuelle Dürreperioden gespeichert. Je effektiver dein Körper von Zucker auf Fett umsteigen kann, desto energievoller und satter wirst du dich fühlen.

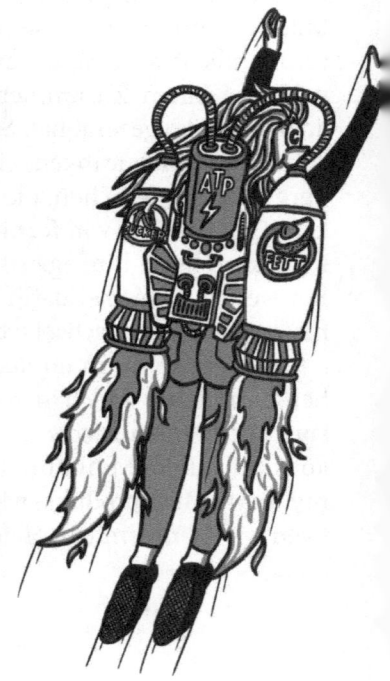

Mein Tipp: Entwickle einen Hybridmotor, der sowohl Kohlenhydrate als auch Fette effizient zur Energiegewinnung nutzen kann. Reduziere hierzu die Kohlenhydrate auf deinem Speiseplan, faste regelmäßig, bewege dich täglich, tanke Sonnenlicht und etabliere einen gesunden Schlaf-Wach-Rhythmus.

139 In die Ketose kommen

Es hat enorme Vorteile, deine metabolische Flexibilität zu trainieren. Bei der Verbrennung von Fettsäuren entstehen sogenannte Ketonkörper, chemische Verbindungen, die nicht nur effiziente Energielieferanten sind, sondern dazu das Zellwachstum und die Zellteilung kontrollieren, diverse Gene an- und ausschalten, Entzündungsprozesse hemmen und Nervenzellen schützen können.[170] Ketonkörper sind Moleküle, die in der Leber aus Fettsäuren gebildet werden und von deinen Mitochondrien zur Energiegewinnung genutzt werden können. Ketonkörper bieten also neben Fett, Zucker und Protein eine weitere Energiequelle und werden daher auch oft als der vierte Brennstoff bezeichnet.[171]

Ab einer spezifischen Menge dieser Ketonkörper im Blut spricht man von der Ketose oder dem ketotischen Zustand. In diesem Zustand kommt es zu einem erhöhten Umbau von Fettsäuren zu Ketonkörpern in der Leber. Der schnellste Weg in die Ketose ist, deinem Körper für mehrere Stunden einfach keinen Zucker mehr zu geben. Dadurch sinkt der Blutzuckerspiegel, und die Bauchspeicheldrüse sondert ein Hormon namens Glucagon ab, das wiederum den Umbau von Fettsäuren in transportfähige Ketonkörper veranlasst. Falls dein Körper aber auf Kohlenhydrate konditioniert ist, wird es eine Zeit lang dauern, bis dieser Prozess reibungslos und ohne das Aufkommen von Zuckerentzugserscheinungen abläuft. Für die körpereigene Bildung von Ketonen in der Leber muss der Insulinspiegel niedrig sein. Das erreichst du, indem du entweder fastest oder deine tägliche Kohlenhydratmenge auf 10 bis 50 g reduzierst. Das sind etwa zwei bis drei Äpfel oder ein bis zwei Süßkartoffeln. Besonders wenn du vorher an mehrere Hundert Gramm Kohlenhydrate gewöhnt warst, wird dir das anfangs einiges abverlangen. Die fehlenden Kalorien kannst du mit gesunden Fetten auffüllen. Körperliche Aktivität hilft zusätzlich, die Kohlenhydratspeicher rascher zu leeren und in die Ketose zu kommen.

Mein Tipp: Reduziere deine Kohlenhydrate über die nächsten drei Tage auf weniger als 50 g pro Tag und ersetze die fehlenden Kalorien mit gesunden Fetten. Beginne deinen Tag z. B. mit zwei weich gekochten Eiern (2 g Kohlenhydrate), mit einer halben Avocado (4,5 g) und etwas Wildlachs (0 g) anstatt mit einer Schüssel Müsli (35 g).

140 DEINE ZELLEN HYDRIEREN

Wenn du die Menge an Kohlenhydraten reduzierst, setzt die Leber automatisch Glykogen, die Speicherform von Glukose , frei. Da Glykogen vorab mithilfe von Wasser in den Zellen gespeichert wurde, werden mit jedem Gramm Glykogen gleich mehrere Gramm Wasser freigesetzt und mit dem Urin ausgeschieden. Der Grund für den ersten Gewichtsverlust bei Low-Carb-Diäten ist daher meist die schnelle Dehydrierung. Das Wasser muss aber nicht nur in den Körper, sondern auch in die Zellen gelangen. Ein wichtiger Faktor für gut hydrierte Zellen sind Elektrolyte, die sich im Wasser lösen und gewährleisten, dass das getrunkene Wasser eine elektrische Ladung halten und weitergeben kann. Destilliertes Wasser ohne Elektrolyte leitet in der Tat keine Elektrizität.

Viele der Zellen in deinem Körper kommunizieren über elektrische Signale. Je mehr Elektrolyte in deinen Zellen sind, desto besser ist die Reizleitung. Quellwasser besitzt in der Regel einen hohen Gehalt an Elektrolyten, weswegen ich mir zu Hause ein Wasserfiltersystem installiert habe. Der Aktivkohlefilter ist so konzipiert, dass Chlor, Schadstoffe, Mikroplastik und Rückstände von Pestiziden und Medikamenten herausgefiltert werden, Elektrolyte allerdings erhalten bleiben. Die wichtigsten Elektrolyte sind Natrium, Chlorid, Calcium, Kalium und Magnesium. Wohingegen die meisten Menschen eine ausreichende Menge der ersten drei aufnehmen, bestehen häufiger Mängel an Kalium und Magnesium.

Mein Tipp: Achte beim Auffüllen deines Wasservorrats nicht nur auf die Wassermenge, sondern auch auf den Gehalt an Elektrolyten. Verwende Wasser in Quellwasserqualität und denke über die Anschaffung eines naturnahen Filtersystems nach. Wenn du den Eindruck hast, dass du trotz viel Wasserkonsum nicht ausreichend hydriert bist, dann kannst du die Elektrolyte auch über Nahrungsergänzungsmittel zuführen.

Zusätzliche Tipps für eine optimale Hydrierung:

* Verwende Glasflaschen.

* Iss ausreichend Ballaststoffe, die das in ihnen vorhandene Wasser durch den Verdauungstrakt transportieren und dadurch die Absorption von Wasser durch die Darmwand ins Blut erhöhen.

* Trinke ein bis zwei Gläser Wasser direkt nach dem Aufstehen, um deinen Wasserverlust über Nacht wieder auszugleichen.

141 Die Ketonproduktion ankurbeln

Ein einfacher Weg, um die Produktion von Ketonkörpern weiter anzukurbeln, ist der Verzehr von mittelkettigen Fettsäuren, auch MCT genannt (englisch für Medium Chain Triglycerides). Dazu zählen gesättigte Fettsäuren mit einer Kettenlänge zwischen sechs und zwölf Kohlenstoffatomen. Kokosfett besteht z. B. größtenteils aus mittelkettigen Fettsäuren. Die stärkste ketogen wirkende Fettsäure ist die Caprylsäure (C8), gefolgt von der Caprinsäure (C10). Diese Fettsäuren können bereits mit Enzymen im Speichel ausreichend verdaut und dadurch wesentlich schneller in Ketonkörper umgewandelt werden.

Eine richtig coole Eigenschaft von mittelkettigen Fettsäuren ist, dass sie weitgehend unabhängig vom Insulinspiegel und damit dem Kohlenhydratverzehr wirken. Durch ihre schnelle Verstoffwechselung häufen sie sich in der Leber an und kurbeln dort die Ketonproduktion, ungeachtet der vorhandenen Kohlenhydrate. Für gesunde Menschen können bereits zwei bis drei Esslöffel eines MCT- oder C8-Öls den Ketonspiegel messbar erhöhen, wertvolle Ketonkörper bereitstellen und dadurch den Eintritt in die Ketose beschleunigen.[172] Die meisten handelsüblichen MCT-Öle sind eine Mischung aus C8 und C10, die stärkste Variante ist ein reines C8-Öl. Ich selbst verwende MCT-Öl als generellen Nahrungszusatz und das teurere C8-Öl in meinem »kugelsicheren Kaffee« (s. Tag 142) für einen gezielten mentalen Leistungsboost.

Mein Tipp: Was für Obelix der Zaubertrank ist, ist für den Biohacker das MCT-Öl. Verwende einen Schuss MCT- oder C8-Öl zu deinen Speisen, z. B. im Salat, in der Suppe, im Shake oder im »kugelsicheren« Kaffee, um deinen Körper schnell ein paar wertvolle Ketonkörper produzieren zu lassen.

142 DEINEN KAFFEE KUGELSICHER MACHEN

Warum sollte man nicht gleich mit dem Morgenkaffee ein paar wertvolle Pflanzenstoffe, Vitamine und gesunde Fette aufnehmen, den Stoffwechsel ankurbeln und Ketone produzieren? Genau das ist die Idee hinter dem Bulletproof Coffee, den Dave Asprey beim Wandern im Himalaya erdachte. Der Legende nach kämpfte er sich vollkommen erschöpft vor einigen Jahren bei Wind und Wetter in die Berghütte einer tibetanischen Frau. Sie reichte ihm eine Tasse frisch aufgebrühten Yak-Butter-Tee, ein traditionsreiches Getränk in der Umgebung des Himalaya. Als der geschwächte Reisende spürte, wie mit jedem Schluck die Lebensgeister in ihn zurückkehrten, kam ihm die Idee für ein neues Supergetränk. Nach seiner Rückkehr probierte er alle möglichen Kombinationen aus, bis er auf die perfekte Mischung aus frisch aufgebrühtem toxinfreien Kaffee, einer ordentlichen Portion Weidebutter und ein paar Esslöffeln C8-Öl stieß. Mit der schlagkräftigen Kombination aus Koffein, mittelkettigen Fettsäuren und buttrigen Vitaminen liefert dieses Getränk die Inhaltsstoffe, um den Fettstoffwechsel anzukurbeln, Energie zu liefern und lange satt zu halten. Mit der ordentlichen Menge an fettigen Kalorien (etwa 300 kcal pro Tasse) eignet sich der Kaffee auch ideal als schmackhafter Frühstücksersatz.

Zutaten für den kugelsicheren Kaffee:

- 220 ml frisch aufgebrühter Kaffee (aus hochqualitativen Kaffeebohnen)

- 1 EL ungesalzene Butter (Bio- oder Weidebutter)

- 1–2 EL C8-Öl

- Optional: Vanille, Zimt, flüssiges Vitamin D3 (auf individuellen Bedarf abgestimmt)

Zubereitung: Bereite deinen Kaffee zu und fülle ihn in einen Mixer oder hitzebeständigen Behälter. Füge jetzt Butter, C8-Öl und Vitamin D3 hinzu. Mixe den Kaffee jetzt für etwa zehn Sekunden, bis die Zutaten gut vermischt sind und eine schöne Schaumkrone entstanden ist.

Vorsicht: Bei manchen Menschen kann das fettige Getränk anfangs auf den Magen schlagen. In diesem Fall solltest du die Menge an Fett erst einmal reduzieren und langsam steigern.

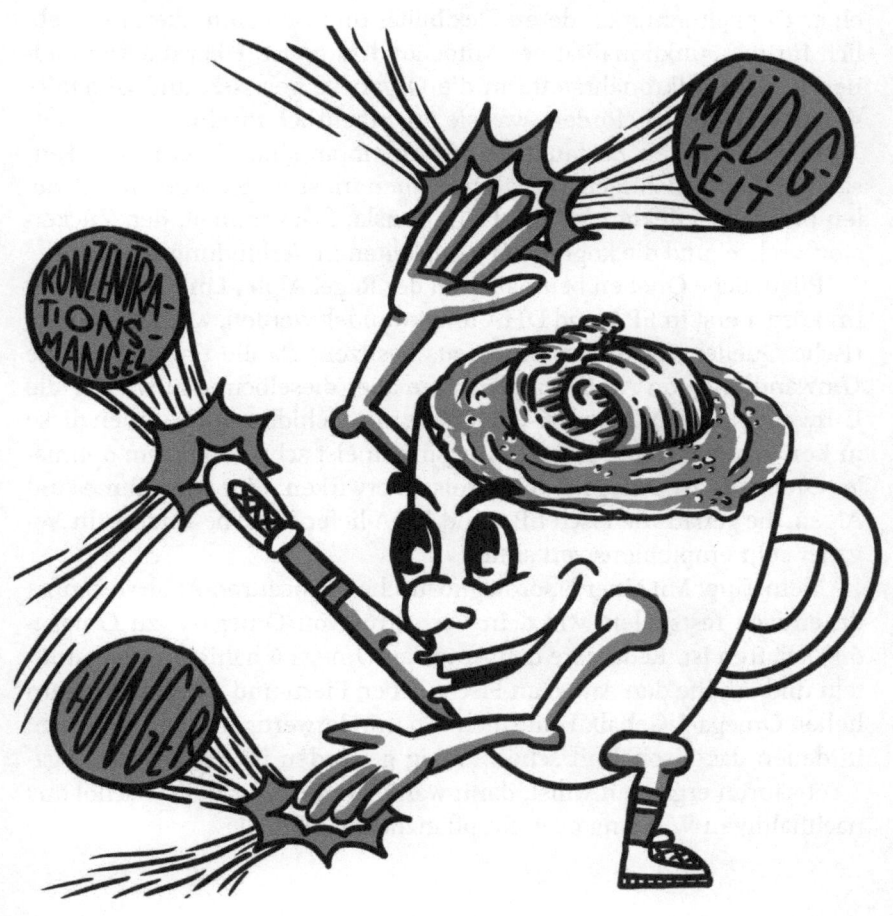

143 OMEGA-3-FETTSÄUREN ZUFÜHREN

Ein wichtiger Aspekt einer optimalen Ernährung ist die Bereitstellung von Stoffen, die deinen energieproduzierenden Mitochondrien dabei helfen, optimal zu funktionieren. Die Organellen sind umgeben von einer Doppelmembran, deren Flexibilität und Beschaffenheit maßgeblich für die Funktionalität des Mitochondriums ist. Über die Membranen werden Mikronährstoffe in die Organelle gelassen und Giftstoffe sowie ATP hinausbefördert, was sie unentbehrlich macht.

Die wichtigsten Bestandteile der Membran sind die Omega-3-Fettsäuren, die im richtigen Verhältnis stehen müssen. Sie werden mit vielen positiven Effekten auf die Herz-Kreislauf-Gesundheit, den Zuckerstoffwechsel und die kognitiven Fähigkeiten in Verbindung gebracht.[173]

Pflanzliche Quellen beinhalten in der Regel Alpha-Linolensäure, die im Körper erst in EPA und DHA umgewandelt werden, wohingegen tierische Quellen diese Formen bereits besitzen. Da die Enzyme für die Umwandlung von Alpha-Linolensäure aber dieselben sind wie für die Umwandlung von Omega-6-Linolsäure in Arachidonsäure, stehen diese in Konkurrenz. Daher ist es für Veganer meist schwieriger, ein optimales Omega-6- zu Omega-3-Verhältnis zu erwirken. Eine Ausnahme sind Algen, die genau wie Fisch EPA und DHA liefern und besonders für Veganer sehr empfehlenswert sind.

Mein Tipp: Mit einer labordiagnostischen Fettsäuren-Analyse kannst du einfach feststellen, wie dein Verhältnis von Omega-3- zu Omega-6-Fettsäuren ist. Reduziere den Anteil an Omega-6-haltigen Lebensmitteln und erhöhe den Anteil an Fisch, Leber, Eiern und Algen mit einem hohen Omega-3-Gehalt. Halte dich von minderwertigen Ölkapseln fern, in denen das Fischöl oft schon ranzig geworden ist. Falls du Omega-3-Fettsäuren ergänzen willst, dann wähle ein hochwertiges Fischöl aus nachhaltigem Wildfang oder ein pflanzliches Algenöl.

144 ALGEN ESSEN

Neben den Omega-3-Fettsäuren gibt es noch einen weiteren Grund, Algen auf dem Teller zu haben. Das darin enthaltene Jod ist ein überlebenswichtiges Spurenelement, welches in unserer heutigen Ernährung kaum noch vorkommt. Vielleicht denkst du beim Thema Jod an jodiertes Salz oder an einen Zusammenhang mit der Schilddrüse. Der Stoff wird aber von allen Körperzellen benötigt und ist unter anderem an wichtigen Stoffwechselprozessen im Hirn, Brustgewebe und auch in den Eierstöcken beteiligt.

In meiner Podcastfolge »Was Jod mit deinem IQ zu tun hat« spreche ich mit der Heilpraktikerin, Erfolgsautorin und Jod-Expertin Dr. Kyra Kaufmann über die Wichtigkeit des immer noch unterschätzten Spurenelements. Im Gespräch beschreibt Kyra, dass sich ein Jodmangel auf vielfältige Weise äußern kann und die Symptome erst nach und nach auftreten. Besonders wenn du unter chronischer Müdigkeit leidest, ständig trockene Augen und Haut bemerkst und zu Konzentrationsstörungen neigst, könnte ein Labortest beim Arzt dir Aufschluss über einen eventuellen Jodmangel geben. Kyras Patienten berichteten nach Behebung des Mangels von einem beschleunigten Stoffwechsel, einem besseren Gedächtnis, höherer Stressresistenz und einem besseren Immunsystem.

Mein Tipp: Wenn du keine Schilddrüsenerkrankung hast, dann beginne, deine Ernährung mit Jod anzureichern. Vor allem essbare Salzwasseralgen wie Dulse, Wakame oder Ulva sind reich an Jod. Süßwasseralgen wie Spirulina enthalten zwar auch Jod, aber wesentlich weniger. Mein Tipp ist, dir getrocknete Algen zu besorgen und diese hin und wieder über einen Salat zu streuen. Ansonsten kannst du deinen Jodgehalt auch über Nahrungsergänzungsmittel decken. Im Falle einer Schilddrüsenerkrankung empfehle ich dir vorab einen Besuch bei deinem Arzt oder Ernährungsberater, bevor du mit einer Jod-Supplementierung beginnst. Wenn du dich tiefer mit dem Thema Jod beschäftigen willst, dann kannst du dir das Interview mit Kyra Kauffmann auf www.dailybiohacker.de/stoffwechsel ansehen oder anhören.

145 PFLANZLICHEN ZELLSCHUTZ AUFNEHMEN

Neben Fetten brauchen die Membranen deiner Mitochondrien auch noch weitere Stoffe, um sich optimal zu schützen, sogenannte sekundäre Pflanzenstoffe. Dazu zählen die bekannten Polyphenole wie Curcumin genauso wie die weniger bekannten Carotinoide wie Astaxanthin. Sekundäre Pflanzenstoffe können entweder fettlöslich oder wasserlöslich sein. Für die fettige Mitochondrienmembran werden fettlösliche Pflanzenstoffe verwendet. Die wasserlöslichen sind aber ebenso wichtig und beeinflussen andere biochemische Prozesse. Aufgrund der vielfältigen Aufgaben dieser Sekundärstoffe ist es wichtig, eine möglichst breite Anzahl an lipophilen und hydrophilen Pflanzenstoffen aufzunehmen.

Einmal aufgenommen entfalten diese Pflanzenstoffe in unserem Körper ihre antioxidative Wirkung. Jeden Tag werden als Folge normaler Stoffwechselprozesse kleine aggressive Teilchen freigesetzt, die unsere Zellen, Proteine und die DNA angreifen. Diese freien Radikale können von Antioxidantien neutralisiert werden. Nimmt der Anteil an freien Radikalen aber überhand, entsteht oxidativer Stress, der unsere Zellen dauerhaft schädigen kann. Besonders in einer modernen Umwelt mit viel Kunstlicht, Stress, Giftstoffen, Strahlung und schadstoffbelasteten Medikamenten und Kosmetika entstehen jeden Tag viele dieser freien Radikale und damit oxidativer Stress. Diesem kannst du entgegenwirken, indem du viel buntes Gemüse und Obst isst.[174]

Reich an sekundären Pflanzenstoffen sind diese Lebensmittel:

- Dunkelgrünes Blattgemüse wie Grünkohl, Wirsing, Spinat, Mangold und Rucola oder dunkelgrüne Salate
- Süßkartoffeln
- Kaffeebohnen
- Karotten
- Rote Bete
- Heidelbeeren (Blaubeeren), Erdbeeren, Brombeeren, Himbeeren
- Kirschen
- Nüsse

Mein Tipp: Nimm eine vielfältige Auswahl an Obst und Gemüsearten zu dir, um möglichst viele verschiedene Pflanzenstoffe aufzunehmen.

146 Lichtreiche Nahrung aufnehmen

Es gibt wissenschaftliche Hinweise, dass die Leuchtkraft der Farben eines Lebensmittels dir bereits Aussagen über dessen Nährstoffgehalt liefern kann. Der Grund hierfür könnte eine ultraschwache Zellstrahlung durch kleine Lichtquanten, die sogenannten Biophotonen sein. Die Existenz dieser kleinen Teilchen, die ein schwaches Leuchten in organischen Zellen bewirken, ist mittlerweile unumstritten. Biophotonen sind nicht nur in Lebensmitteln zu beobachten, sondern werden auch von unseren Darmbakterien abgegeben. Dabei wird vermutet, dass sie wichtige biologische Funktionen bei der Zellkommunikation übernehmen, die allerdings noch nicht weiter spezifiziert werden konnten.[175]

Was diese Biophotonen uns über die Qualität des Lebensmittels sagen können, ist wissenschaftlich noch umstritten. Der renommierte Biophysiker und Begründer der Biophotonenforschung Professor Dr. Fritz-Albert Popp ist allerdings davon überzeugt, dass die leuchtende Farbe bei frischen und natürlichen Lebensmitteln uns wertvolle Informationen zur Frische und energetischen Ordnung liefern kann. Die gespeicherten Lichtinformationen würden dem verstoffwechselnden Organismus dabei einen geordneten Weg ebnen, die Nährstoffe effektiver zu verarbeiten. Je höher der Lichtgehalt der Nahrung, desto höher die Ordnung, desto höher die Qualität, desto besser ließen sich die einzelnen Moleküle verstoffwechseln. Nach Popp können wir über die Biophotonen die Qualität eines Lebensmittels bereits mit dem bloßen Auge erkennen.[176]

Mein Tipp: Achte bei der Wahl deines Gemüses auf kräftig leuchtende Farben. Nach Prof. Popp ist der Augenschein die beste Möglichkeit, den Frischezustand und den Nährstoffgehalt von natürlichen, unverfälschten Lebensmitteln zu beurteilen. Das gilt übrigens auch für die Auswahl tierischer Produkte.

147 GEZIELT ERGÄNZEN

Auch wenn du auf eine vielfältige Auswahl an Lebensmitteln achtest, kann es zu Mangelerscheinungen bei einigen Mikronährstoffen kommen. Gründe hierfür finden sich meist in den Lebensgewohnheiten oder -umständen (z. B. Übergewicht, chronischer Stress, Leistungssport, Schwangerschaft und Stillzeit, Mangelernährung, Rauchen, chronische Erkrankungen und Schlafmangel). Neben der Lebensweise wird des Öfteren auch ein immer geringer werdender Nährstoffgehalt im Erdboden und damit in unseren Lebensmitteln als Grund für Mangelzustände angegeben. Das scheint, zumindest in Deutschland, pauschal allerdings nicht zuzutreffen. Bodenuntersuchungen in intensiv landwirtschaftlich genutzten Regionen haben gezeigt, dass Böden grundlegend nicht weniger Pflanzennährstoffe besitzen als noch vor zehn Jahren.[177]

Im Falle einer gesunden Lebensweise halte ich es für möglich, den Löwenanteil der Mikronährstoffe über eine vielfältige und ausgewogene Ernährung zu bekommen. Es gibt allerdings ein paar Ausnahmen, die du aber über regelmäßige Laboruntersuchungen abklären kannst. Das beschriebene Jod ist z. B. über die erdgeschichtliche Entwicklung tatsächlich aus den Böden gewaschen worden. Ein anderer Stoff, der vielen Menschen hierzulande fehlt, ist das Prohormon Vitamin D, welches unser Körper mithilfe der Sonne selbst produzieren kann, es aufgrund von zu wenig Zeit im Freien aber nicht tut.

Generell empfehle ich, Nährstoffe in Form von Nahrungsergänzungsmitteln immer bedarfs- und zielorientiert zuzuführen. Temporär kann es sinnvoll sein, Vitamine, Aminosäuren, Mineralien und Spurenelemente in hochdosierter Form zu nehmen. Hier rate ich dir vorab zu einer gründlichen Anamnese und einer Beratung durch einen Arzt oder Fachexperten.

Mein Tipp: Stimme deine Nahrungsergänzung auf deinen individuellen Bedarf und deine Ziele ab. Eine Laboranalyse zur Ermittlung deiner Nährstoffmängel kann dir hier viel Zeit und Geld sparen. Mittlerweile kannst du einige Mineralstoffe mit Anbietern wie Cerascreen oder Lykon bereits einfach von zu Hause aus testen lassen.

148 DAS ESSENSFENSTER BESCHRÄNKEN

Wenn du dich schwertust, dich an neue Lebensmittel zu gewöhnen oder dir selbst das Kochen beizubringen, dann könnte ein erster Schritt für einen gesünderen Stoffwechsel einfach ein striktes Einhalten deiner »Mahl-Zeiten« sein. Eine 2019 durchgeführte Analyse der bisherigen wissenschaftlichen Erkenntnisse zum intermittierenden Fasten aus zahlreichen Tier- sowie Menschenstudien kommt zu dem Ergebnis, dass allein die zeitliche Einschränkung der Nahrungsaufnahme zu Gewichtsverlust, einer höheren Insulinempfindlichkeit und einer vorteilhafteren Körperzusammensetzung führt.

Nach den Autoren ist eine Nahrungsaufnahme innerhalb eines 6-Stunden-Fensters mit einer 18-stündigen Fastenperiode besonders vielversprechend, um eine metabolische Umstellung von glukosebasierter auf ketonbasierte Energie hervorzurufen. Ja, genau, Ketone! Die kleinen Körperchen, die uns Energie liefern, Entzündungen mindern und Nervenzellen schützen. Mit dem Fasten wird zudem ein koordinierter Aufräumprozess unserer Zellen eingeleitet, die den Zeitraum bis zur nächsten Mahlzeit nutzen, um beschädigte Teile der DNA zu reparieren, die Mitochondriendichte zu erhöhen und fehlgefaltete Proteine abzubauen und zu verwerten. Diese Prozesse führen wiederum zu erhöhter Stressresistenz und Lebenserwartung sowie einer geringeren Inzidenz an diversen Krankheiten.[178]

Mein Tipp: Wenn dir sechs Stunden für die Nahrungsaufnahme extrem kurz erscheinen, dann beginne vorerst mit einem Zeitraum von zehn Stunden. Nimm in diesem Zeitraum alle deine Mahlzeiten zu dir. Z. B. könntest du um 8 Uhr morgens frühstücken und um 18 Uhr das Abendessen beenden. Die restlichen Stunden fastest du. Dazu zählt auch die schlafend verbrachte Zeit. Um in den Genuss der vollen Wirkungskraft des intermittierenden Fastens zu kommen, kannst du das Essensfenster nach und nach auf acht oder sogar auf sechs Stunden verkleinern.

149 SONNENENERGIE TANKEN

Eine regelmäßige Ladung Sonnenlicht ist essenziell für unseren Organismus. Lichtinformationen des natürlichen Tageslichts dienen unserer inneren Uhr zur täglichen Regulierung von zahlreichen Stoffwechselprozessen, tauchen alles in ein Meer voller Farben und motivieren uns, unsere Umwelt zu erkunden. Dass viele Menschen hierzulande zu wenig Sonnenlicht abbekommen, erkennt man an den Durchschnittswerten eines wichtigen Stoffes, welcher durch Sonnenlicht auf der Haut (genauer gesagt UVB-Strahlung) in unserem Körper produziert wird. Nach einer Erhebung des Robert-Koch-Instituts aus dem Jahr 2016 sind immer noch über 60 Prozent aller deutschen Erwachsenen suboptimal mit Vitamin D versorgt.[179]

Vitamin D ist eigentlich ein Secosteroid, das im Körper in das Hormon Calcitriol umgewandelt wird. In Studien konnte festgestellt werden, dass Vitamin D einen direkten Einfluss auf die Expression von über 1000 Genen hat, die sich unter anderem auf das Immunsystem, den Knochenstoffwechsel, den Herzkreislauf, den Glukosestoffwechsel und die Psyche auswirken. Auch wenn Vitamin D in geringen Mengen in einigen Lebensmitteln wie Fisch, Eiern und Pilzen vorkommt, ist Sonnenlicht auf der nackten Haut immer noch die beste Quelle für natürliches Vitamin D.

Mein Tipp: Mit einem Bluttest kannst du deinen Vitamin-D-Spiegel im Serum (die genau Form nennt sich 25OH-VD3) schnell und einfach bestimmen lassen. Nach aktuellen Erkenntnissen liegt ein optimaler Wert zwischen 40 und 60 ng/ml.[180] Idealerweise erreichst du diese Werte, indem du dich regelmäßig dem natürlichen Sonnenlicht aussetzt. Falls das nicht möglich ist, kannst du Vitamin D auch als Nahrungsergänzung zuführen. Da Vitamin-D3-Präparate bei Menschen sehr individuell aufgenommen und verarbeitet werden, lohnt es sich, die Einnahme mit einer regelmäßigen Blutuntersuchung zu kombinieren und kontinuierlich anzupassen.

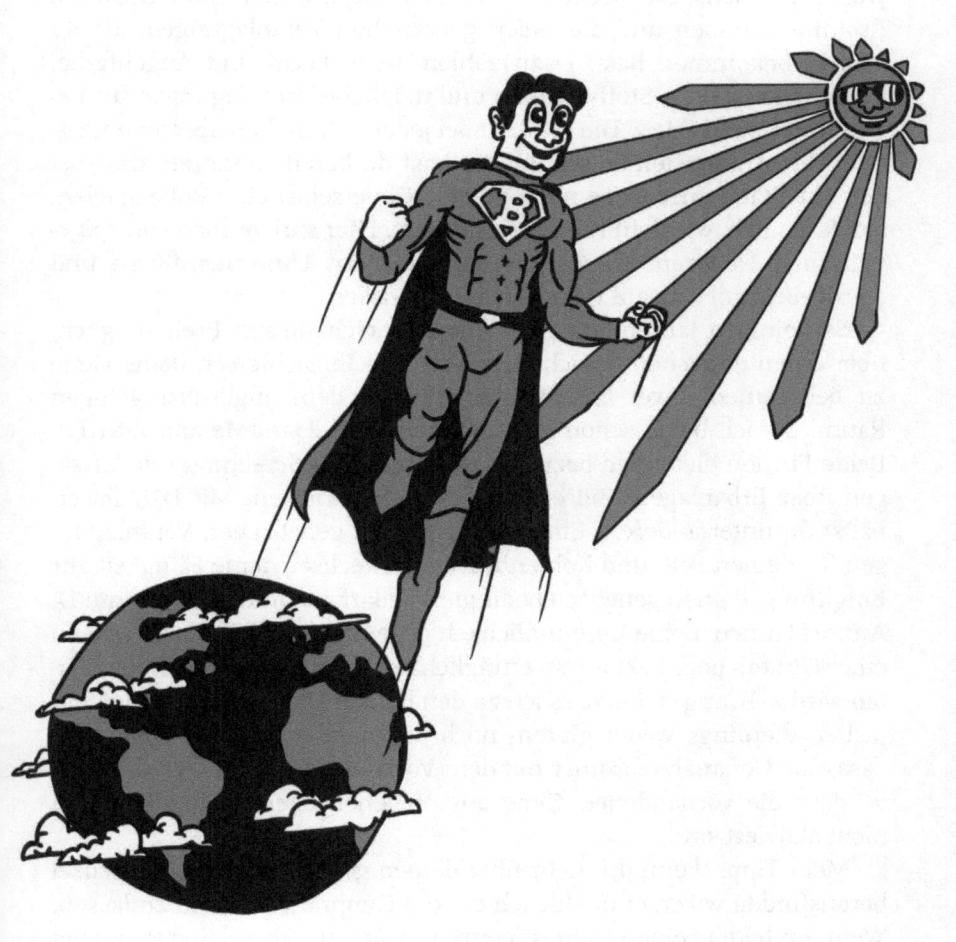

150 IN DEINE GENE HINEINSCHAUEN

Ein Buch über Biohacking wäre nicht komplett, ohne auch die Möglichkeiten von Genanalysen zu diskutieren. Die DNA beschreibt den Bau-
plan des Lebens. Sie steckt in all deinen Körperzellen und enthält die
Erbinformationen und die vielen genetischen Veranlagungen, die du
vererbt bekommen hast. Dazu zählen deine Haar- und Augenfarbe,
Eigenheiten deines Stoffwechsels und mögliche Veranlagungen für bestimmte Krankheiten. Die DNA ist bei jedem Menschen absolut einzig-
artig. Im Anfangsteil dieses Buches hast du bereits erfahren, dass bei
der Aktivität deiner Gene nicht nur die Gene selbst eine Rolle spielen,
sondern auch, wie dein Körper sie ausliest. Hier spricht man von epigenetischen Faktoren, die definieren, inwiefern Umwelteinflüsse und
dein Lebensstil sich auf deine Zellen auswirken.

Seit einigen Jahren ist es für einen überschaubaren Preis möglich,
über einen einfachen Speicheltest wertvolle Einsichten in deine Gene
zu bekommen. Zwei Dienstleistungen aus dem englischsprachigen
Raum, die ich beide schon getestet habe, sind 23andMe and DNAFit.
Beide Firmen bieten ein bezahlbares genetisches Screening mit Aussagen über Erbanlagen und einige Gesundheitsrisiken. Mit DNAFit erhältst du unter anderem Einsichten in deine genetischen Veranlagungen für deinen Fett- und Kohlenhydratstoffwechsel, deine Fähigkeit zur
Entgiftung, deinen genetisch bedingten Bedarf an Omega-3, Vitamin D,
Antioxidantien, deine Empfindlichkeit gegenüber Koffein und ob du zu
einer Gluten- oder Laktoseunverträglichkeit neigst. Bei meinen Resulta-
ten wird z. B. angezeigt, dass ich zu den beiden Letzteren neige. Ich bin
bisher allerdings weder gluten- noch laktoseunverträglich. Das zeigt,
dass eine Genanalyse immer mit dem Vorbehalt betrachtet werden sollte, dass die vorhandenen Gene aus epigenetischen Gründen (noch)
nicht aktiviert sind.

Mein Tipp: Wenn du mehr über deinen genbedingten Stoffwechsel
herausfinden willst, empfehle ich dir, ein Genprofil erstellen zu lassen.
Wenn du bereits einen Gentest gemacht hast und über deine Rohdaten
verfügst, kannst du diese auch bei Drittanbietern wie Promethease
hochladen, um weitere Einsichten in deine Gene zu erhalten. Meine
Empfehlungen für seriöse Anbieter findest du auf www.dailybiohacker.
de/stoffwechsel.

BIOHACKER-SPICKZETTEL STOFFWECHSEL

1. Folge keinen dogmatischen Ernährungsweisen, sondern lass dich von diesen inspirieren, um zu finden, was für dich und deine Biologie funktioniert.

2. Finde heraus, ob versteckte Entzündungen in dir stecken, und beobachte deinen Blutzuckerspiegel.

3. Achte darauf, deine Makronährstoffe (Kohlenhydrate, Proteine, Fette) im richtigen Verhältnis zu dir zu nehmen.

4. Entwickle einen Hybridmotor, um viele wertvolle Ketonkörper zu produzieren, die dir Energie liefern und Entzündungen mindern.

5. Unterstütze deinen Stoffwechsel mit einer Vielfalt an Pflanzenstoffen, viel natürlichem Sonnenlicht, einem gesunden Essensrhythmus und mineralreichem Wasser

Podcastempfehlungen der Flowgrade Show mit Max Gotzler:

- #037: »Über Entgiftung, Hashimoto und warum Frauen mit Cardio nicht abnehmen« mit Daniel Knebel

- #065: »Wirksame Tipps für Allergiker« mit Dr. Simone Koch

- #069: »Ein Kompass für Keto, Kälte und Kokosfett« mit Ulrike Gonder

- #083: »Was dir deine Zähne über deine Gesundheit verraten« mit Dr. Dominik Nischwitz

- #091: »Wie feige Mäuse wieder mutig werden« mit Dr. Christoph Twesten

Du kannst dir alle Episoden der Flowgrade Show auf Apple Podcasts, Spotify und auf www.flowgrade.de/podcast ansehen und anhören. Weitere Informationen zu diesem Kapitel findest du auf www.dailybiohacker.de/stoffwechsel.

 TEST: WIE ZUFRIEDEN BIST DU MIT DEINER ERNÄHRUNGSWEISE?

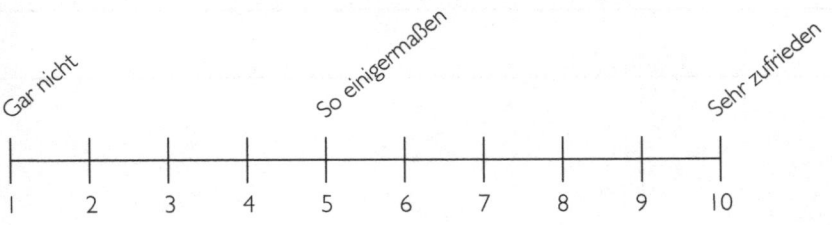

RAUM FÜR GEDANKEN

KAPITEL 6:
FITNESS – STARK UND VOLLER ENERGIE

Welche Bilder entstehen beim Begriff Fitness in deinem Kopf? Viele denken zuerst an einen durchtrainierten Bodybuilder oder ein bekanntes Fitness-Model, welche die Titelseiten diverser Fitness-Magazine zieren. Fitness wird im gesellschaftlichen Sprachgebrauch gerne mit Athletik gleichgesetzt, was einen kräftigen Körperbau und eine ausgeprägte Muskulatur beschreibt. Das Wort Athletik entstammt dem altgriechischen Wort »athlon«, was einen sportlichen Wettkampf bezeichnet. Ein Athlet ist demnach ein Wettkämpfer, der seinen Körper trainiert, um im sportlichen Wettkampf bestehen zu können. Bereits im antiken Griechenland war der Athlet eine Berufsbezeichnung, ähnlich des heutigen Profisportlers. Athletische Wettkämpfe waren schon damals hoch angesehen und standen unter dem Schutz der Götter. Nach den Erzählungen der antiken Griechen war es der Halbgott Herakles, der nach der Eroberung des Königreichs Elis das erste große Sportevent ins Leben rief, welches seinem Vater Zeus zu Ehren von da an alle vier Jahre stattfinden sollte.[181] Die Olympischen Spiele, benannt nach dem bevorzugten Aufenthaltsort der Götter, gelten bis heute als eine der bedeutendsten Sportveranstaltungen der Welt.

Wohingegen sich Athleten nach der ursprünglichen Bedeutung berufsmäßig mit anderen Athleten messen und dafür einen kräftigen Körper brauchen, profitieren auch andere Berufsgruppen von einer gewissen Fitness. Ich halte die Bezeichnung Fitness für passender als Athletik, da die Wortbedeutung neben körperlicher Stärke auch Anpassung beinhaltet. Naturforscher verstehen unter dem fittesten Individuum nicht das kräftigste, sondern das am besten an seine Umwelt angepasste. Für einen Biohacker bedeutet Fitness nicht nur eine hohe Muskelkraft, sondern einen Körper, der optimal darauf vorbereitet ist, möglichst lange fit und schmerzfrei zu bleiben. In den nächsten 30 Tagen zeige ich dir verschiedene Methoden, um deine Muskeln in die Lage zu bringen, das zu tun, was du willst.

Wie zufrieden bist du mit deiner körperlichen Fitness?

 ### TEST: WIE ZUFRIEDEN BIST DU MIT DEINER KÖRPERLICHEN FITNESS?

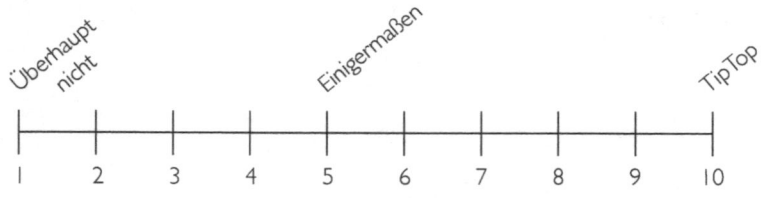

151 DEINE TRAUMFITNESS VERINNERLICHEN

Wie wir gesehen haben, funktionieren Fitnessprogramme genau wie Diäten statistisch gesehen einfach nicht. Was oft vergessen wird, wenn wir beeindruckende athletische Merkmale wie die breiten Schultern von Michael Phelps oder die schnellen Beine von Dina Asher-Smith bewundern, sind die vielen Tausenden Stunden, die diese Athleten fern von Kameras, im Kraftraum, im Schwimmbecken oder auf der Laufbahn verbrachten, um dorthin zu kommen. Fitness ist kein Produkt, das du einfach in einem dreiwöchigen Bootcamp erwerben kannst. Sie ist vielmehr ein Nebenprodukt von Aktivitäten und Gewohnheiten, die du über viele Jahre täglich ausführst.

Jedes Mal, wenn du deine eigentliche Absicht hinter deinen Fitnessaktivitäten klärst, sendest du ein elektromagnetisches Signal an Millionen von Zellen in deinem Körper. Auch wenn wir heute noch nicht viel über die tatsächliche Wirkung dieser Signale sagen können, so sind sie vorhanden. Für mich ist es naheliegend, dass mit der inneren Überzeugung Prozesse einhergehen, die versuchen, die innere Realität mit der äußeren in Einklang zu bringen.

Mein Tipp: Stelle dir heute einmal vor, wie fit, gesund und aktiv du in drei, fünf und in zehn Jahren sein wirst. Schließe hierfür die Augen, verinnerliche dieses Bild von dir mit deiner Traumfitness, die zu deinen Lebenszielen passt. Sei detailliert und erfreue dich an dem Bild. Wiederhole diese Übung so oft, wie du kannst, schreibe sie auf (»Ich bin eine fitte, aktive und gesunde Person!«), sage es deinem Spiegelbild, deinen Freunden, deiner Familie. Beginne, dieses Anliegen zu leben, und dann vertraue deiner Biologie, Wege zu finden, diese Vorstellung von dir in die Realität zu bringen.

152 Deine Fitnessziele an deine Lebenssituation anpassen

In unserem Sprachgebrauch wird Fitness oft mit vielen Muskeln, sichtbaren Bauchmuskeln und großer körperlicher Stärke gleichgesetzt. Hin und wieder wird auch die mentale Leistungsfähigkeit damit beschrieben. Für mich ist Fitness immer relativ, und dein bevorzugtes Fitnesslevel sollte mit deiner Lebenssituation, deinem Alter, deinem Ausgangslevel und vor allem deinen Lebenszielen in Einklang stehen.

Für einen Pianisten ist es z. B. nicht unbedingt von Vorteil, übermäßig viel Muskelmasse mit sich herumzutragen. Allerdings sollte er eine stabile Rückenmuskulatur besitzen, um gerade und schmerzfrei am Klavier sitzen zu können. Dazu kann ihm regelmäßige Bewegung dabei unterstützen, zelluläre Energie bereitzustellen, Stress abzubauen und kreativ zu sein. So könnte er bereits mit einem täglichen Spaziergang die Neurogenese – also die Bildung von Nervenzellen – im Hippocampus anregen oder mit einer Yoga-Routine seine Konzentrationsfähigkeit und sein Erinnerungsvermögen steigern.[182]

Wie fit du bist, hängt also nicht nur von deinem Aussehen und deiner Muskelkraft ab, sondern auch, inwieweit dich deine physischen Voraussetzungen und Aktivitäten deinen alltäglichen Zielen näher bringen. Für dich als Biohacker bedeutet eine hohe Fitness, in der besten körperlichen und mentalen Verfassung zu sein, um deine Lebensqualität zu maximieren.

Mein Tipp: Entscheide, welche Art von Fitness relevant und förderlich für dein individuelles Leben ist. Frage dich, welche Aktivitäten deinen Körper in die Lage bringen können, dein Leben nach deinen Vorstellungen zu leben. Beginne damit, dir zu überlegen, wofür du deinen Körper gebrauchen willst.

Mein Körper soll in der Lage sein, ...

1. _____

2. _____

3. _____

4. _____

5. _____

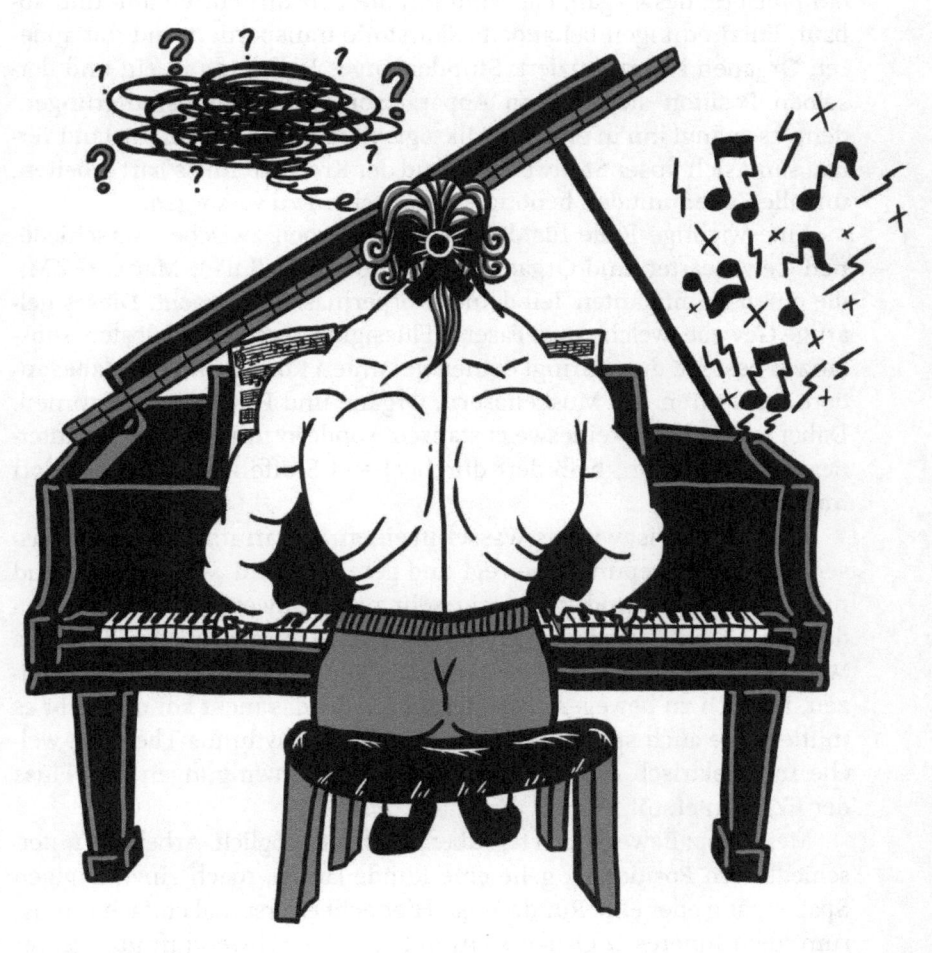

153 Deine Matrix in Schwingung bringen

Auch wenn wir unser Konstrukt aus Muskeln, Knochen, Sehnen und Gewebe gerne als Bewegungsapparat bezeichnen, ist es doch viel mehr ein pulsierendes Organ, das rund um die Uhr Strukturen auf- und abbaut, Entzündungen behandelt, Nährstoffe transportiert und mit anderen Organen kommuniziert. Stundenlanges Verharren in ein und derselben Position stellt diesen Apparat vor große Herausforderungen, denn es zwingt ihn in eine Art Mikrogravitation. In diesem Zustand verlangsamt sich unser Stoffwechsel, und der Kreislauf muss hart arbeiten, um alle Zellen mit den benötigten Bausteinen zu versorgen.

Eine wichtige Rolle für die Zusammenarbeit zwischen verschiedenen Gewebearten und Organen spielt die extrazelluläre Matrix (EZM), die einen signifikanten Teil deiner Körpermasse ausmacht. Dieses gelartige Gewebe, welches aus Fasern, Flüssigkeit und darin gelösten Substanzen besteht, durchdringt deinen gesamten Körper und hält dabei andere Strukturen wie Muskelfasern, Organe und Fettzellen zusammen. Dabei ist die EZM keineswegs statisch, sondern fungiert wie ein internes Logistiksystem, befördert durchgehend Stoffe und kommuniziert mit den Zellen.

Diese Matrix ist wie das Wasser in einem Aquarium. Wenn das Wasser nicht mehr gepumpt, bewegt und gereinigt wird, wird es nach und nach abgestanden und schmutzig, sehr zum Leidwesen der darin lebenden Fische. Genauso ist die Qualität der EZM ausschlaggebend für das Wohlbefinden deiner Zellen. Der beste Weg, deine EZM zu unterstützen, ist, dich zu bewegen. Für Menschen, die das nicht können, gibt es mittlerweile auch spezielle Geräte zur Matrix-Rhythmus-Therapie, welche mit elektrisch erzeugten rhythmischen Schwingungen den Fluss der EZM unterstützen.

Mein Tipp: Bewege dich tagsüber so oft wie möglich. Arbeite in unterschiedlichen Positionen, gehe eine Runde laufen, mach einen zügigen Spaziergang oder eine Runde Yoga. Hier geht es erst mal einfach nur darum, dein inneres Logistiksystem mithilfe der Schwerkraft und deiner Bewegungen zu unterstützen. Deine Zellen werden es dir danken!

154 SALZIGES WASSER TRINKEN

Damit dein fluides Transportsystem effektiv arbeiten kann, brauchst du natürlich eines: Flüssigkeit! In den vorigen Kapiteln hast du bereits gelernt, dass eine ordentliche Hydratation weit mehr bedeutet, als nur Wasser zu trinken. Das Wasser muss in die Zellen gelangen können. Besonders wenn du tagsüber viel schwitzt, verlierst du nicht nur Wasser, sondern auch Salze. Dieser Flüssigkeits- und Mineralienverlust lässt sich dann allein mit Leitungswasser oder Getränken (z. B. Tee) mit einem niedrigen Salzgehalt nicht ausgleichen.[183]

Ein einfacher Weg, um deinem Körper zu helfen, Flüssigkeit aufzunehmen, ist, gleich nach dem Aufstehen ein großes Glas Wasser mit einer Prise Salz zu trinken. Wähle am besten ein buntes Salz wie Himalaya-Salz, keltisches Salz, »Fleur de sel« oder hawaiianisches Salz. Farbenfrohe Salze sprechen für einen hohen Mineraliengehalt, die die Salzabsorption zusätzlich fördern.

Du kannst das Wasser auch noch weiter »biohacken«, indem du einen Schuss frischen Limetten- oder Zitronensaft hinzugibst. Der saure Saft enthält Vitamin C sowie weitere sekundäre Pflanzenstoffe mit antioxidativen und antientzündlichen Eigenschaften. Diese dienen unter anderem dem Erhalt von spezifischen Zellen, sogenannten Fibroblasten, die eine wichtige Rolle beim Auf- und Abbau der extrazellulären Matrix innehaben.[184]

Mein Tipp: Starte deinen morgigen Tag mit einem Glas Wasser mit einer Prise Himalayasalz und einem Schuss Limetten- oder Zitronensaft (etwa 1 EL) und unterstütze deine Zellen, fit und gesund zu bleiben. Optional kannst du auch noch ein paar Gramm frisch geriebenen Ingwer hinzufügen für zusätzliche antioxidative Power im Kampf gegen unliebsame Entzündungen.

155 KOLLAGEN ZUFÜHREN

Neben Wasser sind Proteine einer der Hauptbestandteile der uns zusammenhaltenden Matrix und damit unseres Körpergerüsts. Dabei ist die Familie der Kollagene die vorherrschende Proteinart, nicht nur in der extrazellulären Matrix, sondern im ganzen Körper. Aufgrund seiner Wichtigkeit für die Elastizität der Haut ist Kollagen vor allem aus dem Kosmetikbereich bekannt. Kollagen spielt allerdings auch für die Gesundheit von Knochen, Sehnen, Bändern und Knorpeln eine ausschlaggebende Rolle.[185]

Nun essen wir in der Regel recht wenig Lebensmittel mit Kollagenprotein, da es vornehmlich in den Knochen und Knorpeln von Tieren steckt. Es gibt allerdings handfeste Hinweise darauf, dass eine Zuführung von Kollagen die Qualität der Matrix und damit das innere sowie das äußere Erscheinungsbild fördern kann.

In einer Studie mit 200 Patienten, die unter Rückenschmerzen litten, führte eine tägliche Dosis von 1,2 g eines Kollagenhydrolysats zu einer signifikanten Schmerzlinderung.[186] Eine weitere Studie mit 105 teilnehmenden Frauen, die über sechs Monate täglich 2,5 g Kollagenpeptide zu sich nahmen, zeigte eine deutliche Abnahme von Cellulite und ein verbessertes Hautbild.[187] Für Sportler wird eine tägliche Dosis von 10 g Kollagenhydrolysat für eine mögliche Verbesserung des Knorpelgewebes und einen Rückgang von Knieschmerzen angegeben.[188]

Mein Tipp: Die beste Quelle für Kollagenprotein ist eine ordentliche, lange ausgekochte Knochenbrühe, die neben Kollagen auch noch weitere wertvolle Stoffe für die Matrix, wie z. B. Hyaluron, enthält. Für die Ungeduldigen gibt es hochqualitative Brühen in einigen Supermärkten und bei ausgewählten Metzgern. Für alle, die eines der obigen Experimente mit der exakten Dosierung durchführen wollen, empfehle ich ein hochwertiges Kollagenhydrolysat von Tieren aus zertifizierter Weidehaltung. Das Tolle an diesem Protein ist, dass es in der Regel und auch bei längerer Einnahme sehr verträglich ist und ohne Nebenwirkungen auskommt.[189]

Hinweis für Vegetarier und Veganer: Falls deine Ernährung auf rein pflanzlichen Lebensmitteln basiert, kannst du deine körpereigene Kollagenproduktion fördern, indem du die dafür notwendigen Bausteine bereitstellst. Achte darauf, verschiedene pflanzliche Proteine aufzunehmen, um alle essenziellen Aminosäuren zu bekommen.

156 DURCH DIE NASE ATMEN

Wenn du effizient Energie verbrauchen und länger durchhalten willst, macht es Sinn, tagsüber und auch während anstrengender Aktivitäten vermehrt durch die Nase zu atmen.

Ja, es ist bis zu dreimal anstrengender, Luft durch die Nase als durch den Mund zu ziehen. Aber von der Luft, die du durch die Nase ziehst, gelangt ein wesentlich größerer Sauerstoffanteil ins Blut. Wenn du durch den Mund atmest, dann gelangt die Luft hauptsächlich in die Brust und den oberen Lungenbereich, wo der Sauerstoff nicht effizient ins Blut übertragen werden kann. Das führt zu einer schnelleren, flacheren Atmung, die dich schneller ermüden lässt. Dazu regt diese Art der Atmung deinen Sympathikus an und erhöht damit dein Stresslevel. Wenn du dich aktiv darauf konzentrierst, durch die Nase zu atmen, werden deine Atemzüge automatisch langsamer und tiefer. Die Luft gelangt in die tieferen Bereiche der Lungenflügel, in denen sich die größte Blutkonzentration befindet und ein effektiverer Transfer von Sauerstoff ins Blut stattfinden kann. Dazu aktivierst du deinen Parasympathikus. Du fühlst dich entspannter.[190] Das bedeutet, dass du mit einem bewussten Wechsel von einer Mundatmung hin zur Nasenatmung deinen Energiehaushalt und auch dein Stresslevel effektiver managen kannst. Die Spieler der australischen Rugby-Nationalmannschaft nutzten als Teil eines Atemtrainings sogar ein Tape über dem Mund, um sich die Nasenatmung in Wettkampfsituationen anzutrainieren.[191]

Mein Tipp: Fokussiere dich heute einmal aktiv darauf, durch die Nase zu atmen. Atme tief in den Bauch und widerstehe auch bei größerer Anstrengung dem Drang, den Mund zu öffnen. Beim Sporttraining kannst du es auch einmal mit einem einfachen Tapeband über dem Mund probieren. Diese Technik funktioniert übrigens auch über Nacht, wie du in einem späteren Kapitel erfahren wirst.

157 SELBSTBEWUSST GERADE STEHEN

Während meiner Universitätsjahre hatte ich eine (glücklicherweise kurze) Phase, in der ich stets in meinen Basketballklamotten mit geschwollener Brust breitbeinig über den Campus lief. Ich dachte damals, das würde bei den Mädels sicherlich gut ankommen, denn damit verkörperte ich Präsenz und Selbstbewusstsein. Zumindest nahm ich das an. Nach einiger Zeit bekam ich allerdings Schmerzen im unteren Rücken, der durch meine erzwungene Haltung stets unter Stress stand, und war gezwungen, wieder einigermaßen normal zu laufen. Außerdem funktionierte diese Strategie zur Anziehung des anderen Geschlechts dann doch nicht so ganz, wie ich es mir erhofft hatte.

Deine Körperhaltung spiegelt deinen emotionalen Zustand wider, und du kannst diesen wiederum durch die Anpassung deiner Körperhaltung beeinflussen. Erinnerst du dich an die Power-Posing-Übung aus dem ersten Kapitel? Diesen Mechanismus machen wir uns auch heute zu eigen, indem wir ganz einfach unseren Körper in eine natürliche, gerade Haltung bringen. Steh weder zu steif, noch zu schlaff da, sondern gerade, den Blick nach vorne gerichtet, balanciert, aber ohne Anstrengung.

Mein Tipp: Stelle dich jetzt sofort einmal gerade hin. Stelle dir vor, dass eine Schnur, die in der Mitte deines Scheitels befestigt ist, dich sanft nach oben zieht. In der richtigen Haltung könntest du nun eine gerade Linie von deinen Ohren über die Schultern, die Hüfte, die Knie bis zu deinen Fußgelenken zeichnen.

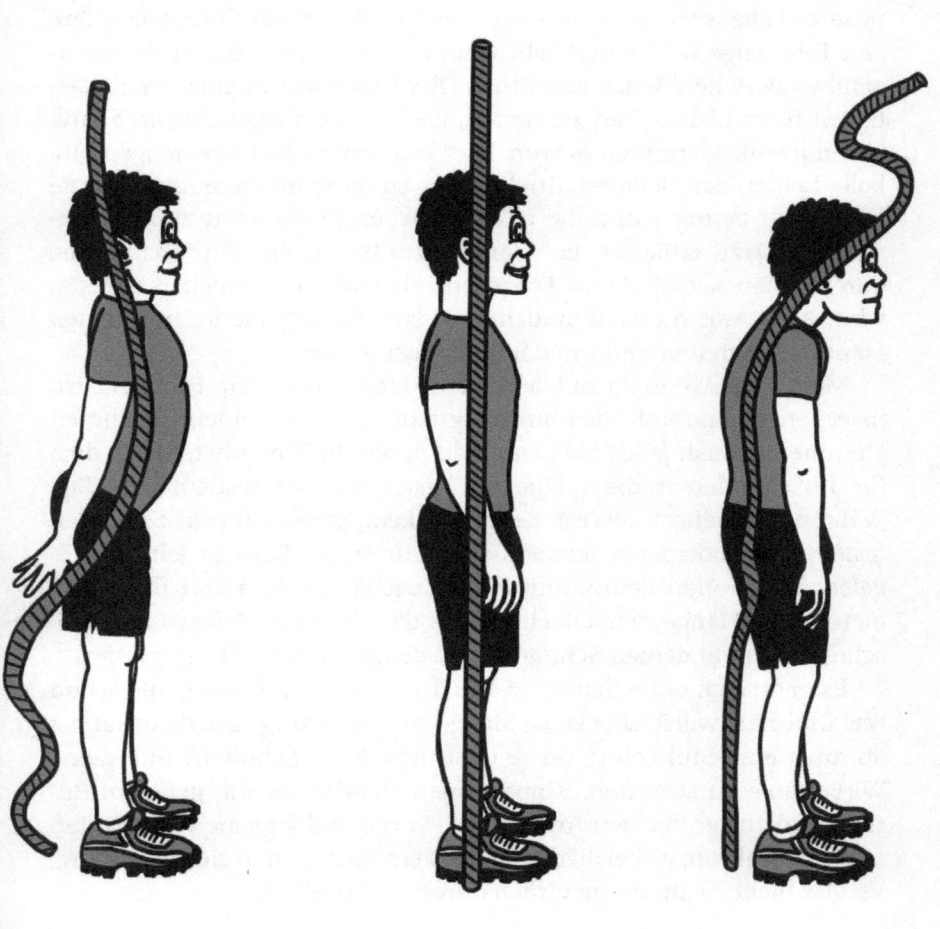

158 TÄGLICH »ABHÄNGEN«

Genau wie bei unseren Vorfahren, den Affen, sind auch unsere Schultern dazu gemacht, hängen zu können. Vor vielen Jahren war das auch sicherlich noch ein Vorteil. Heute hingegen spielt sich der Großteil unseres Lebens vor unseren Augen ab. Wir tippen auf Computern, lenken Fahrzeuge und schnibbeln Gemüse, alles vor unseren Augen irgendwo zwischen Bauch und Brust. Diese nach vorne gerichtete Einseitigkeit führt nicht selten zu steifen, nach vorne ausgerichteten Schultern mit eingeklemmten Nerven. Hier kann ein einfaches »Hängeprotokoll« helfen, den Schultergürtel wieder zu entspannen, eingeklemmte Nerven zu befreien und die ursprünglichen Funktionen zurückzugewinnen. Dazu entlastet das Hängen zusätzlich die Wirbelsäule, die durch einen »sesshaften« Lebensstil ebenfalls unvorteilhaft belastet wird. Alles, was du dazu brauchst, ist eine Stange, die du mit deinen Händen umgreifen und von der du hängen kannst.

Mein Tipp: Wenn du zu Hause keine Möglichkeit zum Hängen hast, investiere in eine einfache Klimmzugstange, die du in einen Türrahmen klemmen kannst. Jedes Mal, wenn du durch die Tür gehst, hänge dich für 30 Sekunden an die Stange, am besten drei- bis sechsmal am Tag. Während du hängst, bewege deine Muskeln, greife ein paar Sekunden fester zu und entspanne deinen Griff dann wieder. Bewege deine Handgelenke und rotiere deine Hüfte einmal nach rechts und nach links. Probiere dieses Hängeprotokoll einmal für die nächsten 14 Tage und beobachte, was mit deinen Schultern und deiner Körperhaltung passiert.

Es geht auch ohne Stange: Wenn du deinen Schultern heute schon was Gutes tun willst, aber keine Stange zur Verfügung hast, dann kannst du auch eine Stuhllehne verwenden, um deine Schultern und deine Wirbelsäule zu stretchen. Kippe deinen Oberkörper mit geradem Rücken und ausgestreckten Armen nach vorne und lege die Handkanten auf dem Stuhl ab, wobei du deinen Hintern nach hinten ziehst. Wichtig: Vergiss nicht zu atmen (natürlich durch die Nase)!

159 BARFUSS LAUFEN

»Willkommen in Leipzig, Max! Wollen wir eine kleine Stadttour machen? Keine Sorge, du kannst deine Schuhe anbehalten.« Carsten zwinkerte mir zu und begrüßte mich mit einer Umarmung. Ich war eben in Leipzig für einen Vortrag für das monatlich stattfindende Health Meetup angekommen, als mich der Gastgeber Carsten Wölffling willkommen hieß, natürlich barfuß. Denn Carsten vermeidet Schuhwerk, egal ob in der Fußgängerzone einer Stadt, im Wald, im Sommer oder im Winter.

Dank Carsten habe ich den Wert des Barfußlaufens für mich entdeckt. Unsere Füße sind komplexe Apparate, die jeweils aus 26 Knochen bestehen, was zusammen etwa einem Viertel der Gesamtzahl an Knochen in unserem Körper entspricht. Dazu werden sie noch von je 33 Gelenken, 114 Bändern und 20 Muskeln stabilisiert und bewegt. Diese vielseitigen Gehwerkzeuge können uns über alle möglichen Untergründe wie Gestein, Sand und weiche Waldböden führen und uns dazu wertvolle Informationen zur Bodenbeschaffenheit liefern. Aufgrund der lauernden Gefahren einer modernen Welt wie scharfe Glasscherben, spitze Kieselsteine und stinkende Hundehaufen haben wir unsere nackten Füße über die Jahrhunderte mehr und mehr in rigide Schuhwerke verpackt. Doch wenn unsere Füße ihre natürlichen Aufgaben nicht mehr erfüllen müssen, dann bauen sie ab. Auf einmal schmerzt dann das Knie oder der Rücken, denn die fehlende Stabilität muss ja irgendwie ausgeglichen werden. Es macht also Sinn, deine Füße wieder mehr herauszufordern.

Mein Tipp: Laufe wieder mehr barfuß und trainiere die Kraft und Flexibilität deiner Fußmuskulatur. Beginne mit ein paar Minuten täglich und steigere dich langsam, besonders wenn du bisher nicht viel barfuß gelaufen bist. Investiere dazu in ein oder zwei Paar Barfußschuhe mit flachen, flexiblen Sohlen und breiten Zehentaschen. Wenn du jetzt denkst »Barfußschuhe sind total unsexy«, dann lass dich überraschen! Seit ein paar Jahren wagen sich immer mehr Firmen und Designer in den Bereich, wodurch es eine immer breitere Auswahl an innovativen und auch stilvollen Modellen gibt.

160 In der Hocke Zähne putzen

Die Hüften sind wie die Scharniere, die deinen Unterkörper mit deinem Oberkörper verbinden. Wenn du dich um sie kümmerst und sie richtig einsetzt, können sie deiner Wirbelsäule, deinen Knien und Schultern enorm viel Stress ersparen, da sie für das Aushalten von enormen Kräften konstruiert sind. Mir hat es sehr geholfen, mir meine Hüftgelenke wie Scharniere vorzustellen, die stets die maximale Last meiner Bewegungen tragen sollten. Im Alltag nehmen wir oft unbewusst Körperhaltungen ein, die zu einem späteren Zeitpunkt Schmerzen und Verletzungen hervorrufen können. Wir sitzen mit krummem Rücken vor dem Rechner, tragen schwere Einkaufstaschen ohne Körperspannung oder heben schwere Gegenstände mit gestreckten Beinen auf. Das Tolle in all diesen Situationen ist, dass du mit ein bisschen Achtsamkeit deine Hüftscharniere schnell zur Hilfe holen kannst.

Egal ob du Ski fährst, Crossfit machst, deine Zähne putzt, deine Einkaufstasche trägst oder deine Tochter hochhebst, achte darauf, bei jeder Bewegung stets die Kraft deiner Hüften zu nutzen. Wenn du läufst, halte deine Hüften stets unter dem Gewicht deines Kopfes. Wenn du am Schreibtisch sitzt, setze dich auf die vordere Sitzkante deines Stuhls, schiebe das Gewicht deines Torsos nach vorne und spanne die Bauchmuskeln an. Wenn du etwas aufhebst oder in die Hocke gehst, trage deinen Kopf stets auch mit deinen Hüften. All das hilft dir dabei, deine verletzlichere Wirbelsäule zu schützen.

Mein Tipp: Probiere heute einmal, dir deine Zähne in der Hocke zu putzen, wobei die Fersen auf dem Boden bleiben. Um deinen Kopf in der richtigen Position zu halten, kannst du dabei auch noch einen kleinen Sandsack (ein zusammengelegter Pulli tut's auch) auf dem Kopf balancieren.

161 MIT DEN AUGEN LIEGESTÜTZE MACHEN

Neuroathletiktraining, auch NAT genannt, beschreibt eine Weiterentwicklung des klassischen Athletiktrainings, die das Gehirn und das Nervensystem als zentrale Elemente der Bewegungssteuerung ins Training miteinbezieht. Diese Herangehensweise rückt unter anderem die Bedeutung der Augen für die Ausführung von Bewegungen in den Mittelpunkt. Denn die Augen können weitaus mehr als nur sehen. Wie Lars Lienhard, einer der Pioniere des neuronal gesteuerten Athletiktrainings in Deutschland, es in seinen Büchern darlegt, beeinflusst das visuelle System maßgeblich, wie und in welcher Qualität wir unsere Bewegungen ausführen und wie wohl wir uns dabei fühlen.

Nicht nur für Profiathleten, auch für Hobbysportler kann regelmäßiges Augentraining zur einer bemerkenswerten Verbesserung der Bewegungen führen. Eine einfache Übung für jedermann sind sogenannte »Augenliegestütze«, mit der du Augenmuskeln trainieren kannst, die in ihrer Funktion sonst kaum gezielt genutzt werden. Die Übung wirkt auf das Mittelhirn und stabilisiert zusätzlich die Nackenwirbelsäule, was besonders für Schreibtischarbeiter besonders wertvoll sein kann.

Mein Tipp: Mach heute einmal ein paar Augenliegestütze:

1. Nimm einen neutralen Stand ein und halte deinen Zeigefinger auf Höhe der Nasenwurzel etwa 40 bis 50 Zentimeter entfernt.

2. Nun bringe den Finger langsam bis zur Nase. Verfolge ihn dabei mit beiden Augen, bis das Bild unscharf wird.

3. Führe den Finger dann wieder zurück in die Ausgangsposition.

4. Wiederhole diese Augenliegestütze zwei bis fünf Mal. Das Ziel ist, den Finger bis zur Nase zu führen, ohne ihn doppelt zu sehen.

Da du bei dieser Übung auch Schwachstellen in deinen Augenbewegungen entdecken kannst, lohnt es sich, die Übung mit einem Trainingspartner oder notfalls mit einer aufnehmenden Kamera durchzuführen. Für eine Vertiefung in die Thematik und weitere effektive Augenübungen empfehle ich dir die Lektüre des Buches *Training beginnt im Gehirn* von Lars Lienhard.

162 IM ACHTERLAUF DEINE GEHIRNHÄLFTEN VERKNÜPFEN

Hohes peripheres Sehvermögen (die Wahrnehmung von Dingen am Rande des Gesichtsfelds) kann sehr wertvoll sein, doch wenn du nicht gerade ein Mannschaftssportler bist, wirst du diese Fähigkeit im Alltag wohl nicht sehr häufig brauchen. Ein Training der peripheren Sicht macht dennoch Sinn, denn es kann dir neben einem erweiterten Sichtfeld noch einige andere tolle Effekte liefern.

Hierzu habe ich eine hochwirksame Übung von dem Mobilitätstrainer Patrick Meinart gelernt. Beim Infinity Walk nutzt du einen visuellen Fixpunkt, während du dich bewegst, um deine periphere Sicht zu trainieren und die Kommunikation beider Gehirnhälften zu verbessern:[192]

1. Stelle zwei Stühle in einem Abstand von 3 bis 5 Metern auf.

2. Definiere einen Fixpunkt auf mittlerer Höhe, der sich mittig ein paar Meter rechts oder links von den Stühlen befindet. Dieser Fixpunkt kann auch eine Person sein.

3. Nun gehe oder jogge langsam in einem Achter an den Stühlen vorbei, während dein Blick die ganze Zeit auf den Fixpunkt gerichtet ist. Dein Kopf bleibt die ganze Zeit auf den Fixpunkt gerichtet, während dein Körper sonst nach vorne gerichtet eine Acht läuft.

4. Wenn du um einen Stuhl herumgehst, mach einen Seitschritt nach hinten, um deinen Blick stets auf dem Fixpunkt zu haben. Nutze dein peripheres Sichtfeld, um den Standort der Stühle zu bestimmen.

Diese einfache Übung ist ein super Weg, um die Koordination, deine periphere Sicht, die Beweglichkeit und sogar deine Lernfähigkeit zu verbessern.

Mein Tipp: Probiere heute einmal den Infinity Walk aus. Laufe dazu fünf Minuten im Uhrzeigersinn und dann fünf Minuten gegen den Uhrzeigersinn in einer Acht. Du kannst diese Übung auch hervorragend in das Aufwärmtraining deiner Sportmannschaft einbauen oder mit deinen Kindern zu Hause machen. Wenn du dich weiter mit dieser faszinierenden Technik auseinandersetzen willst, empfehle ich dir das Buch *Zurück zur Beweglichkeit* von Patrick Meinart.

163 FEST IM SATTEL SITZEN

»Du kannst mit dem Sattelstuhl auch einfach zum Regal rollen und nach einem Ordner greifen, und das mit einer dynamischen Sitzhaltung! Wir nennen diese Technik Roll-and-Reach.« Der finnische Unternehmer Veli-Jussi Jalkanen, genannt Vessi, zeigte mir und den anderen anwesenden Biohackern gerade die verschiedenen Funktionsweisen des von ihm entwickelten Salli Sattelstuhls. Einen Tag zuvor war der von Teemu Arina und seinem Team veranstaltete Biohacker Summit zu Ende gegangen und wir, die Sprecher und Sponsoren des Events, waren daraufhin noch zu einem mehrtägigen Retreat auf Vessis Anwesen in der finnischen Natur eingeladen worden.

Stolz präsentierte uns der finnische Haudegen mit seinen durchdringenden stahlblauen Augen seinen Stuhl, auf dem man wie auf einem Pferdesattel mit gespreizten Beinen sitzt. In dieser Position richtet der Sitzende seine Wirbelsäule automatisch auf, und Bewegungen werden über die Rücken- und Bauchmuskulatur ausgeglichen. Dadurch wird die Durchblutung konstant angeregt, und die Atmung verlagert sich in den Bauchraum, was durch flache Atmung verursachten Stress vorbeugt. Dank der Rollen an den Füßen des Sattelstuhls kann man sich zudem einfach zu Hause oder im Büro bewegen, dabei seine Rumpfmuskulatur bewegen und dynamisch arbeiten. Ich habe mir nach dem Besuch gleich einen Sattelstuhl bestellt und möchte ihn seitdem nicht mehr missen.

Mein Tipp: Die Sattelstühle von Salli sind eine exzellente Alternative zum klassischen Sitzen oder Stehen, da sie ein dynamisches Arbeiten ermöglichen. Wenn du auch ohne Sattelstuhl heute schon eine dynamische Sitzhaltung einnehmen willst, dann positioniere dich am vorderen Ende des Stuhls, sodass du dich nicht anlehnen kannst. Halte dich mit deinen Rücken- und Bauchmuskeln in Balance und atme aktiv in den Bauch. Wechsle die Arbeitshaltung möglichst oft, indem du hin und wieder im Stehen und dann wieder im dynamischen Sitzen arbeitest (gehe zur Erinnerung noch einmal zu Tag 77).

164 In Bauchlage arbeiten

Es ist sehr unterhaltsam, meinen gerade einjährigen Neffen Julius zu beobachten, wie er seinen außergewöhnlichen Bewegungsapparat kennenlernt. Jeden Tag scheint er neue Bewegungen für sich zu entdecken, greift, zieht, krabbelt, rollt herum, steht auf, tastet sich ein paar Meter vorwärts und plumpst wieder hin.

Mit dem Erwachsenwerden distanzieren wir uns immer mehr von unserem ursprünglichen Trainingsspielplatz, dem Boden. Wohingegen ein Kind noch sehr viel Zeit mit dem Hintern auf dem Boden verbringt, kommt ein erwachsenes Hinterteil nur noch sehr selten damit in Berührung. Die meisten Erwachsenen kommen mit ihrer Hüfte maximal in einen 90-Grad-Winkel zu ihren Oberschenkeln, wenn sie sich tagsüber irgendwo hinsetzen. Dabei ist der hüftnahe Kontakt mit dem Boden eine der einfachsten Methoden überhaupt, um täglich deine Fitness zu trainieren.

Der Bewegungsumfang, den du mit einem einfachen Hinsetzen auf den und Wiederaufstehen vom Boden durchläufst, hilft dir dabei, deine Hüften zu mobilisieren, die Beinmuskulatur zu kräftigen und Körperflüssigkeiten, besonders in der unteren Körperhälfte, in Bewegung zu bringen. Dazu massierst du jedes Mal, wenn du in die Hocke gehst und Druck auf deinen Bauch entsteht, deinen Darm und stimulierst dadurch auch noch deinen Stoffwechsel.[193] Im 12. Kapitel erfährst du noch, warum die Fähigkeit, dich problemlos auf den Boden zu begeben und wieder aufzustehen, auch unmittelbar mit deiner Langlebigkeit zusammenhängt (s. Tag 333).

Mein Tipp: Meine Lieblingsposition auf dem Boden ist die Sphinx, in der ich auch mit meinen immer noch steifen Hüften angenehm lesen oder auch am Laptop arbeiten kann. Lege dich hierfür auf den Bauch, und stütze dich auf deinen Ellbogen auf. Ziehe deine Brustwirbelsäule und deinen Nacken in die Länge und halte mit deinen Schultern Abstand von deinen Ohren. Ich lege mir gerne noch ein unterstützendes Kissen unter mein Becken.

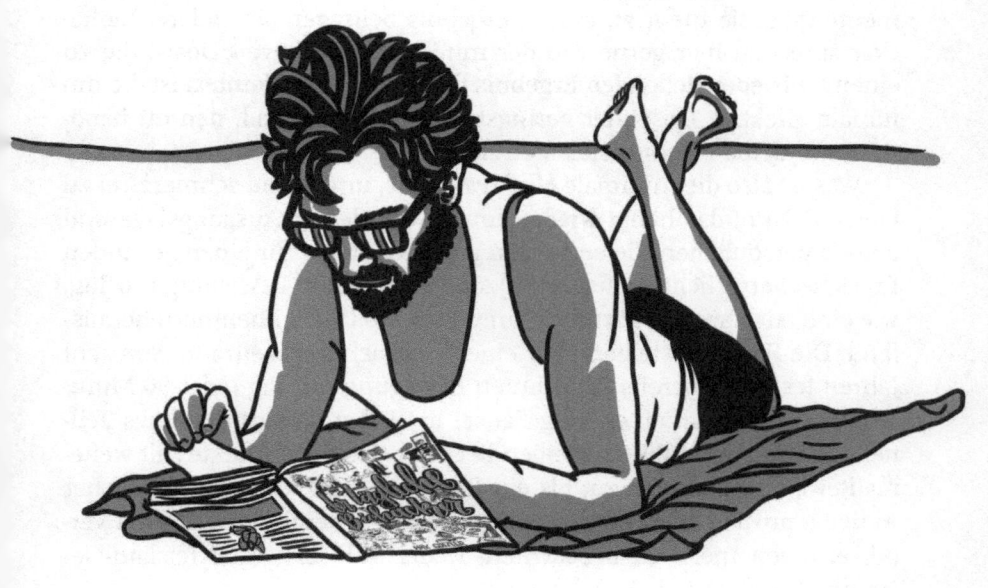

165 Deine minimale effektive Dosis finden

Vielleicht hast du schon einmal vom Pareto-Prinzip gehört. Dieses Modell, benannt nach dem italienischen Ökonomen Vilfredo Pareto, beschreibt das statistische Phänomen, wenn in einem System ein kleiner Teil des Aufwandes (20 Prozent) zu einem großen Teil der Ergebnisse (80 Prozent) führt. Daher wird das Pareto-Prinzip auch gerne als die 80-zu-20-Regel bezeichnet.

Das Pareto-Prinzip veranschaulicht, dass es in Systemen immer Elemente gibt, die mehr zu einem Ergebnis beitragen als andere. Biohacker sprechen hier gerne von der minimalen effektiven Dosis, die zu einem zufriedenstellenden Ergebnis führt. Im Fitnesskontext ist die minimale effektive Dosis der geringste Trainingsaufwand, den du benötigst, um deine Fitnessziele zu erreichen.

Was ist also die minimale effektive Dosis, um fit und schmerzfrei zu bleiben? Nun, das hängt wieder einmal von deiner Ausgangslage und deinen persönlichen Zielen ab. Ein guter Richtwert für einen gesunden Erwachsenen (Nicht-Profisportler) sind 15 Minuten Bewegung pro Tag, wie eine taiwanesische Studie[194] mit über 400.000 Teilnehmern herausfand. Die Forscher stellten über einen Beobachtungszeitraum von acht Jahren fest, dass bereits 15 Minuten Bewegung pro Tag (oder 90 Minuten pro Woche mit einem Tag Pause) die Lebenserwartung eines Teilnehmers um drei Jahre ansteigen ließ. Die positiven Effekte mit weiterer Bewegung nahmen zu, bis ein Plateau von 90 Minuten physischer Aktivität pro Tag erreicht wurde. Danach waren keine signifikanten Verbesserungen mehr zu beobachten, weder auf die Herz-Kreislauf-Gesundheit noch auf die Langlebigkeit.

Mein Tipp: Überlege dir, wie viel Zeit du täglich oder wöchentlich in deine Fitness investieren willst. Halte dich an Aktivitäten, die dich körperlich herausfordern und deinen Puls während der Bewegung in die Höhe bringen. Was ist deine minimale effektive Dosis, mit der du dich wohlfühlst und die dich deinen Zielen näher bringt?

Meine minimale effektive Dosis für anstrengende körperliche Bewegung:

_____ Minuten pro _____

166 DEIN TRAINING DEINEM GENOTYP ANPASSEN

Der britische Läufer Andrew Steele schaffte es 2008 mit harter Disziplin und einem Trainer der alten Schule zur Olympiade 2008 in Beijing, wo er für Großbritannien im 400-Meter-Lauf und in der 400-Meter-Staffel antrat. Die britische Staffel verfehlte bei den Spielen um magere 0,6 Sekunden den dritten Platz und damit eine Medaille.

Danach passte Andrew sein Training an das der weltbesten 400-Meter-Läufer an, um bei den Spielen 2012 in London endlich aufs Treppchen zu dürfen. 400-Meter-Läufer trainieren in der Regel wie Sprinter mit ein bisschen zusätzlichem Ausdauertraining. Jedoch fielen seine Leistungen mit der veränderten Trainingsroutine ab, und Andrew verpasste die Einladung zur Olympiade in seiner Heimat.

Mithilfe von Avi Lasarow, dem Gründer von DNAFit, eines Unternehmens für umsetzbare Empfehlungen auf Basis von Genanalysen, untersuchte Andrew daraufhin sein Genprofil und fand so heraus, dass er kein Sprinter-Gen besaß! Genauer gesagt fehlte ihm die richtige Variante des Gens ACTN3, welches mit der Leistungsfähigkeit der schnell kontrahierenden Muskelfasern in Zusammenhang gebracht wird. Daher sprach der Läufer auf Ausdauertraining besser an als auf Sprinteinheiten. Mit dieser Erkenntnis schloss sich Andrew DNAFit an, wo er bis heute als Head of Product fungiert. Mit seiner außergewöhnlichen Geschichte und dem preisgekrönten Algorithmus der Firma unterstützt Andrew Athleten dabei, ein größeres Verständnis ihres Genprofils zu erhalten und damit ihre Ernährungs- und Trainingsweise zu optimieren.[195]

Als ich Andrew auf einem Event kennenlernte, schenkte er mir einen Test, um mich selbst von dem Algorithmus zu überzeugen. Wenige Tage später erhielt ich das Ergebnis und lernte, dass ich eine Mischung eines Kraft- und eines Ausdauertyps bin, aber dass bei mir ein Teil eines Gens zum Abbau von freien Radikalen und damit zur Regeneration defekt ist.

Mein Tipp: Du hast bereits gelernt, dass dein genetisches Profil nicht alles ist und du diverse Gene über äußerliche Einflüsse aktivieren oder hemmen kannst. Dazu wird es dir helfen, deine Veranlagungen zu kennen, um die effektivsten Methoden für deinen Typ zu wählen. Mittlerweile gibt es eine Reihe an Anbietern von genbasierten Ernährungs- und Trainingsempfehlungen. Meine persönliche Empfehlung aufgrund meiner positiven Erfahrung ist die Analyse von DNAFit.

167 KRABBELN

Der innovative Fitness Coach und Brazilian-Jiu-Jitsu-Meister Steve Maxwell hat in seinen fast 70 Jahren so einiges erlebt: Er lernte von dem legendären Jiu-Jitsu-Meister Hélio Gracie, etablierte mit Pavel Tsatsouline die Kettlebell in den USA und trainierte für die amerikanische Regierung Mitglieder des Secret Service und des FBI.

Während eines Workshops in München beim Functional Training Summit brachte mir Steve die Vorzüge des Krabbelns näher. Babys krabbeln vor allem, weil sie noch nicht in der Lage sind, aufzustehen. Das Krabbeln ist eine Art Transformationszustand für uns Menschen, den wir hinter uns lassen, sobald wir in der Lage sind, aufrecht zu gehen. Es kann allerdings sinnvoll sein, sich auch als Erwachsener wieder auf alle Viere zu begeben.

Zum einen bietet das Krabbeln ein alternatives Bewegungsmuster, bei dem wir uns wieder darauf konzentrieren müssen, Arme und Beine synchron und rhythmisch zu bewegen. Unser Gehirn hat die ihm angeborene Fähigkeit der Neuroplastizität, das heißt, es kann ein Leben lang wachsen und sich anpassen. Mit *neuen* Bewegungen wie dem Krabbeln kannst du dein Gehirn stetig positiv verändern, dich vor Verletzungen schützen und gesünder alt werden. Dazu erreichen wir beim Krabbeln eine viel höhere Körperspannung als beim Gehen und müssen aktiv mit dem Schultergürtel arbeiten.

Mein Tipp: Begib dich heute einmal auf deine Hände und Füße und krabble durch dein Wohnzimmer. Halte den Rumpf stabil und achte auf einen langen Nacken, sodass die Ohren nicht auf Schulterhöhe sind. Krabble dabei nach vorne, nach hinten und auch mal seitwärts. Drehe dich um, sodass dein Bauch zur Decke zeigt. Krabbeln eignet sich auch ideal zum Aufwärmen vor deinen Work-outs. Wenn du deine Rumpfstabilität weiter verbessern willst, dann kannst du die Übung mit Gewichtsweste noch herausfordernder gestalten.

Podcast-Tipp: Wenn du mehr über Steve Maxwell und seine Trainingsphilosophie erfahren willst, dann kannst du dir mein komplettes Interview mit ihm auf www.dailybiohacker.de/fitness ansehen oder anhören.

168 AUF EINE SAUBERE TECHNIK ACHTEN

Bevor Roger Federer zu einem der besten Tennisspieler der Geschichte avancierte, fehlten ihm die konditionellen und technischen Grundvoraussetzungen, um seinem kreativen Potenzial freien Lauf zu lassen. So erinnerte sich sein langjähriger Konditionstrainer Pierre Paganini daran, wie ein junger Roger sich anfangs noch zu sehr auf seine natürlichen Fähigkeiten verließ.[196]

Erst als Paganini begann, variationsreiche Trainingseinheiten zu entwickeln, um den ehrgeizigen Spieler bei der Entwicklung seiner Athletik motiviert zu halten, durchbrach Federer nach und nach die Dimensionen des Vorstellbaren. Dabei nutzte Paganini das Konditionstraining gleichzeitig dazu, um technische Schwächen auszumerzen. Der Fitnessguru ließ seinen Tennisspieler z. B. erst bis zur Ermüdung laufen, bevor die beiden auf dem Platz an seiner Technik arbeiteten. Somit konnten sie gezielt die schlechten Angewohnheiten ausmerzen, die durch die Ermüdung zum Vorschein kamen.[197]

Die Mühe hat sich wohl gelohnt, denn Roger Federer gilt bis heute als einer der vielseitigsten und technisch saubersten Tennisspieler aller Zeiten. Eine weitere Lektion aus der Anekdote ist der Wert eines Trainers, der deine Eigenheiten und Bedürfnisse versteht.

Mein Tipp: »Erst die Technik, dann das Gewicht« war ein Spruch meines Fitnesstrainers an der Boston University. Achte stets darauf, Übungen korrekt auszuführen, auch (und besonders) wenn du müde bist. Nimm lieber ein bisschen weniger Gewicht, als dir unsaubere Bewegungsmuster anzugewöhnen. Dann wiederhole die Bewegungen so oft wie möglich, bis sie dir in Fleisch und Blut übergegangen ist und du nicht mehr darüber nachdenken musst. Wenn du kein Profi bist, dann nimm hin und wieder an angeleiteten Workshops, Events und Training Sessions teil. Ein ausgebildeter Trainer ist der beste Spiegel für deine Bewegungsmuster.

169 WIE EIN EISSCHNELLLÄUFER TRAINIEREN

Anfang der 1990er-Jahre experimentierte Irisawa Koichi, der Cheftrainer der japanischen Eisschnellläufer, mit einer ungewöhnlichen Trainingsmethode. Er ließ seine Athleten für kurze Intervalle mit maximaler Intensität trainieren, jeweils gefolgt von noch kürzeren Erholungspausen. Ein weiterer Trainer des Teams, der Sportwissenschaftler Dr. Izumi Tabata, beobachtete, wie diese kurze, aber intensive Art des Trainings mindestens so effektiv zu sein schien wie stundenlanges moderates Training. Tabata testete daraufhin seine Hypothese in einem Experiment.

Für das Experiment bildete Tabata zwei Gruppen von Studenten. Die eine Gruppe fuhr fünf Mal die Woche je eine Stunde lang auf einem stationären Fahrrad. Die andere Gruppe durchlief ein Protokoll mit einer zehnminütigen Aufwärmphase, gefolgt von acht Intervallen aus 20 Sekunden intensiver Belastung, bei denen die Studenten so hart in die Pedale traten wie möglich, und 10 Sekunden Entlastung. Die Gruppe, die kurz aber intensiv trainierte, verzeichnete bereits nach sechs Wochen wesentlich größere Steigerungen in aerober und anaerober Fitness im Vergleich zur Kontrollgruppe. Seit Veröffentlichung der Ergebnisse im Jahr 1996 ist diese Art des Intervalltrainings als »Tabata-Protokoll« bekannt geworden.

Für dich als Biohacker heißt das, dass du dich nicht stundenlang im Fitnessstudio abmühen musst. Trainiere kurz und intensiv und spare dir die Zeit für andere Dinge auf.

Mein Tipp: Die Regeln für ein klassisches Tabata-Training sind: Vier Minuten Training verteilt auf acht Einheiten. Diese acht Einheiten dauern jeweils 30 Sekunden und setzen sich aus 20 Sekunden intensiver Belastung sowie 10 Sekunden Entlastung zusammen. Gängige Disziplinen für ein effektives Tabata-Work-out sind neben dem klassischen Eisschnelllaufen noch Radfahren oder Rudern. Du kannst auch einzelne Übungen in diesem Format durchführen wie Liegestütze, Hampelmänner, Kniebeugen oder Klimmzüge.

Wichtig: Nicht mogeln! Nach jedem Training solltest du dich so richtig erschöpft fühlen.[198]

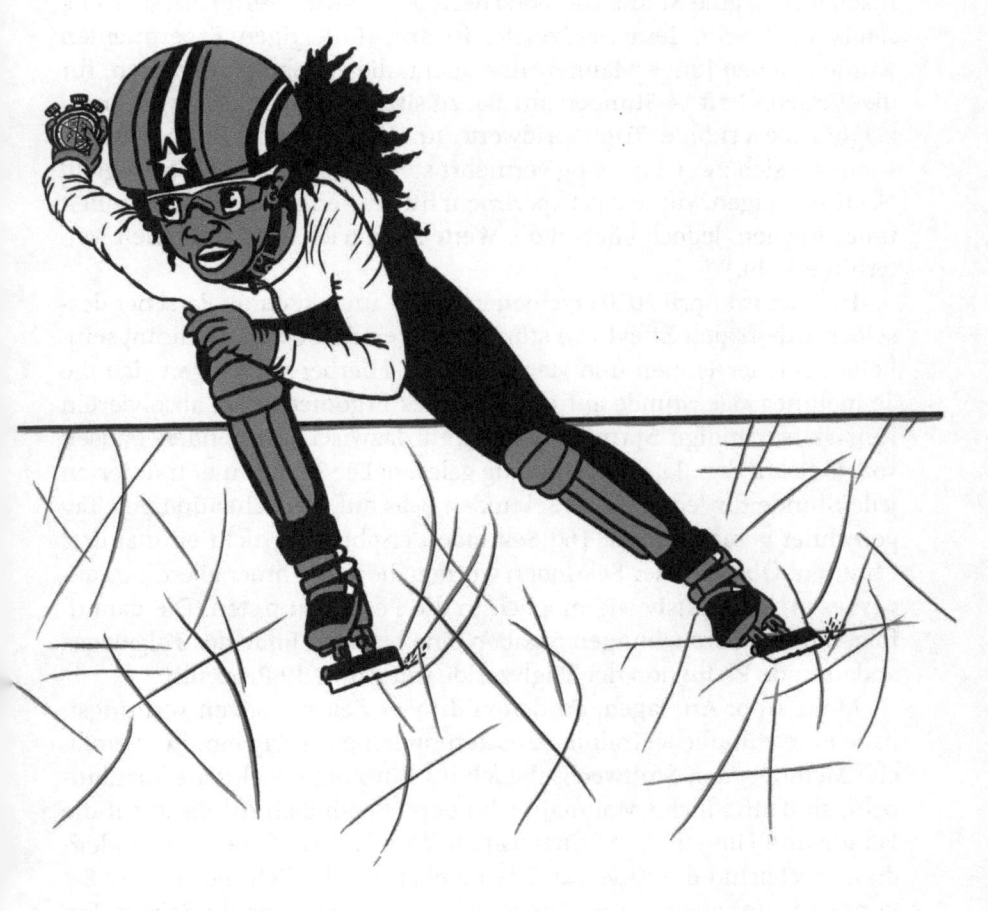

170 STÜNDLICH DEN FETTSTOFFWECHSEL ANKURBELN

Es ist kein Geheimnis, dass stundenlanges Sitzen nicht wirklich vorteilhaft für deinen Stoffwechsel und deinen Bewegungsapparat ist. Manchmal lässt es sich jedoch nicht vermeiden. Sogar moderate Laufeinheiten können die negativen Auswirkungen des langen Sitzens oft nicht wettmachen, wie eine Studie von Forschern des Human Performance Laboratory in Austin, Texas, aufzeigte. In drei fünftägigen Experimenten wurden sieben junge Männer untersucht, die sich bereit erklärten, für die Wissenschaft 14 Stunden am Tag zu sitzen. Bereits nach zwei Tagen zeigten sie erhöhte Triglyzeridwerte im Vergleich zu ihren Werten, wenn sie sich zwei Tage lang vermehrt stehend oder gehend bewegten. Nach vier Tagen wurde das Experiment für eine einstündige Laufeinheit unterbrochen. Jedoch blieben die Werte auch nach der Laufeinheit weiterhin erhöht.[199]

In einer im April 2020 erschienen Studie untersuchten Forscher desselben Labors den Effekt von stündlichen, extrem kurzen Trainingseinheiten bei vier Frauen und vier Männern. Hierbei schwangen sich die Teilnehmer jede Stunde auf ein spezielles Ergometer und absolvierten fünf viersekündige Sprinteinheiten mit dazwischenliegenden Pausen von 45 Sekunden. Ja, du hast richtig gelesen: Die Teilnehmer trainierten jede Stunde für lediglich 20 Sekunden, was auf den achtstündigen Tag gerechnet gerade einmal 160 Sekunden ergibt, also nicht einmal drei Minuten! Über die vier Sekunden wurden die Teilnehmer allerdings angewiesen, so intensiv wie möglich in die Pedale zu treten. Die darauffolgenden Untersuchungen ergaben eine bis zum Ende des Folgetages andauernde Reduktion der Triglyzeride um ganze 30 Prozent![200]

Mein Tipp: An Tagen, an denen du viel Zeit im Sitzen verbringst, baue eine stündliche Trainingssession in deinen Alltag ein. Eine einfache Methode, den Stoffwechsel auch im Büro ohne viel Platz anzukurbeln, sind stündliche Mountain Climbers. Begib dich für diese auf die Hände und Füße in eine Stützposition. Nun laufe auf der Stelle, indem du abwechselnd die Knie zur Brust ziehst. Da du dich hier in vier Sekunden kaum auspowern kannst, sprinte so lange, bis du deinen Top Speed erreicht hast, und zähle dann von vier herunter. Wiederhole die Übung fünf Mal mit je 45 Sekunden Pause dazwischen.

171 JEDER AKTIVITÄT MAXIMALE AUFMERKSAMKEIT WIDMEN

Im Sommer 2018 fühlte ich mich richtig ausgebrannt, da ich gerade in viele Projekte gleichzeitig verstrickt war. Auch wenn alle diese Dinge rückblickend erfolgreiche Unternehmungen waren, so fühlte ich mich in dieser Zeit ganz und gar nicht erfüllt und ausgeglichen. Ich sprang von einer Aktivität zur anderen und hatte zu keinem Zeitpunkt das Gefühl, voll bei der Sache zu sein und jemals fertig zu werden.

Einige Monate später stieß ich dann auf die inspirierende Geschichte von Jason Khalipa. Jason ist ein ehemaliger Crossfit-Champion. Neben dem Sport baute der Amerikaner mit NCFIT ein globales Fitness-Unternehmen auf und wurde Vater zweier Kinder. Alles lief wie geschmiert. Bis 2016 Jasons Tochter Ava an Leukämie erkrankte. Für Jason wurde die Betreuung seiner Tochter zur obersten Priorität. Dennoch schaffte er es, dem Sport und seinem Unternehmen genügend Aufmerksamkeit zu geben, um alles am Laufen zu halten. Hierfür nutzte er ein Prinzip, welches er beim Crossfit kennengelernt hatte: AMRAP.

AMRAP steht für »As Many Reps As Possible« und bezeichnet die Vorgabe für die Sportler, in einem definierten Zeitrahmen so viele Ausführungen einer oder mehrerer Bewegungen wie möglich zu machen. Dabei wird gezählt, und derjenige mit der höchsten Zahl gewinnt. Jason erkannte hier ein Prinzip, welches ihm auch im Familienleben und im Beruf dienen konnte. Indem er dem aktuellen Moment maximale Aufmerksamkeit widmete, schaffte er es in kurzer Zeit, möglichst viel zu erreichen.[201] Diese Erkenntnis verarbeitete Jason nach der erfolgreichen Genesung seiner Tochter dann auch in einem Buch und teilte sie mit mir in einer Folge für die Flowgrade Show.

Mein Tipp: Nutze das AMRAP-Prinzip, wenn du deinen Aktivitäten nachgehst. Egal ob du trainierst, arbeitest oder Zeit mit deiner Familie verbringst, widme dich mit voller Konzentration und Aufmerksamkeit dieser Aktivität. Hol raus, was geht! Wenn du stets alles gibst, dann erübrigt sich die Frage, ob noch mehr drin gewesen wäre.

172 AN DEINE TECHNISCHEN GRENZEN GEHEN

Schmerz ist vorerst nur ein unangenehmes Signal unseres Gehirns, dass uns vor einem eventuellen Risiko zu schützen versucht. Basketball-star Kobe Bryant war besonders bekannt für seinen unermüdlichen Ehr-geiz und seine Fähigkeit, auch unter Schmerzen weiterzumachen. Als er sich in einem Spiel die Achillessehne riss, versuchte er sogar noch, weiterzulaufen, bevor er einsehen musste, dass es physiologisch einfach nicht mehr möglich war.[202]

Wie weißt du aber, wann es sinnvoll ist, aufzuhören, und wann, den Schmerz auszuhalten? In jedem Fall solltest du das Risiko einer Verlet-zung oder von kontraproduktivem Übertraining vermeiden. Wenn du allerdings deine Muskeln trainierst, kann es durchaus sinnvoll sein, den Schmerz noch ein wenig länger auszuhalten, um maximale Trainings-effekte zu erzielen. Ein sinnvoller Ansatz ist hier ein Training bis zum technischen Muskelversagen, was den Zustand beschreibt, in dem kei-ne weitere Wiederholung mit perfekter Technik mehr möglich ist. Mit diesem Ansatz regst du den Stoffwechsel in deinen Muskelzellen größt-möglich an, ohne jedoch deine Gesundheit aufs Spiel zu setzen. Nach einem Satz bis zum technischen Muskelversagen benötigt dein Körper eine kurze Pause von einer bis drei Minuten, in der der Muskel neue Energie in Form von ATP (Adenosintriphosphat) bereitstellen, Stoff-wechselprodukte wie Wasserstoffionen, Laktat, anorganische Phospha-te, Kreatin und Kalium mit dem umliegenden Gewebe austauschen und Abbauprodukte entsorgen kann.[203]

Mein Tipp: Reize deine Muskeln bis zum technischen Versagen, wo-bei du stets auf eine 100-prozentig korrekte Ausführung jeder Übung achtest. Bei Übungen mit sehr hohem Gewicht und weniger als sechs Wiederholungen solltest du sogar kurz vor dem Muskelversagen aufhö-ren (für den Fall, dass ein hohes Gewicht zum Zeitpunkt der Ermüdung gerade über deinem Kopf schwebt).

173 SUPER LANGSAM TRAINIEREN

Mein Kumpel Brian Crain, Blockchain-Experte und Biohacker, ist ein gutes Beispiel dafür, wie man es mit minimalem Trainingsaufwand schafft, seinen Körper in Topform zu halten.

An einem Morgen vor einem gemeinsamen Wanderwochenende zeigte er mir ein hochintensives (HIT-)Work-out mit dem X3-Bar-System, das aus einer Metallstange und daran befestigten Gummibändern besteht und für einen ständigen Widerstand auf den trainierenden Muskeln sorgt. Beim Training wird lediglich ein langsamer Satz pro Übung bis zur technischen Ermüdung durchgeführt. Dieses Konzept basiert unter anderem auf den Erkenntnissen der hochintensiven Trainingsmethodik des amerikanischen Fitnessexperten Doug McGuff, der 2009 für Aufsehen gesorgt hatte, als er schlussfolgerte, dass ein einzelner intensiv ausgeführter Satz, der zum positiven Versagen führt, »ein ausreichender Reiz ist, um das Wachstum von Muskelmasse und -kraft auszulösen«.[204] Dabei wird jede Wiederholung extrem langsam (zwischen 45 und 90 Sekunden pro Wiederholung) durchgeführt. Nach fünf bis acht Wiederholungen ist dann meist schon Schluss.

Mein Tipp: Probiere es einmal mit einem kurzen und intensiven Work-out mit sehr langsamen Ausführungen (45 bis 90 Sekunden pro Satz) und nur einem Satz bis zum technischen Muskelversagen pro Übung. Übungen und Trainingsvorlagen findest du im Doug McGuffs Buch *12 Minuten pro Woche* oder auch in neuartigen Trainingsprogrammen wie dem X3-Bar-System oder dem adaptiven Widerstandstraining von ARX. Letzteres bietet ein technologieunterstütztes Training an speziellen Maschinen, welche über eine Software den Widerstand in Echtzeit anpassen und somit zu einer beinahe vollkommenen Ermüdung des Muskels führen. Auf www.dailybiohacker.de/fitness stelle ich dir dazu noch verschiedene Methoden sowie meine persönliche HIT-Trainingsroutine zur freien Verfügung.

174 Die optimale Trainingszeit finden

Als Biohacker wollen wir wissen, wie wir unseren Körper in die Lage versetzen, maximal von den anstrengenden Bewegungen zu profitieren. Auch hier gibt es bereits einige wissenschaftliche Erkenntnisse, und die Antwort auf die Frage, wann du trainieren solltest, hängt wieder einmal von einer Reihe Faktoren ab. Die gute Nachricht vorab: Bewegung zahlt sich aus, egal ob morgens, mittags oder abends. Danach gibt es einige Faktoren und Parameter, die darüber entscheiden, wann dein Training am Wirksamsten ist. Hierzu zählen deine Hormone, dein Puls, deine Körpertemperatur und auch die Art des Trainings.

Auf Basis von aktuellen Forschungsergebnissen könntest du dein Training folgendermaßen gestalten, um größtmögliche Effekte zu generieren:

Morgens leichtes Cardio: Eine leichte Yoga-Session oder ein moderater Morgenlauf können dir helfen, die Fettverbrennung anzukurbeln, das spätere Hungergefühl zu reduzieren und deine Fähigkeit zur Stressbewältigung zu erhöhen.[205]

Abends intensives Krafttraining: Am späteren Nachmittag sinkt in der Regel der Cortisolspiegel und Testosteron erhöht sich, was förderlich für Muskelaufbau und Kraftzuwachs sein kann. Achte darauf, dein Training mindestens zwei Stunden vor dem Schlafengehen zu beenden, um deine Schlafqualität hochzuhalten.[206]

Ein Hinweis für Frauen: Ein immer noch recht junges Forschungsgebiet ist ein an den weiblichen Zyklus angepasstes Training. Mein mehrfacher Podcastgast und FlowFest-Sprecher Daniel Knebel hat hierzu ein spezielles Trainingsprogramm für Frauen entworfen, welches sich nach dem weiblichen Zyklus richtet. Hiernach ist es z. B. von Vorteil, in der Follikelphase vermehrt auf Krafttraining zu setzen und in der Menstruationsphase die Trainingsintensität erheblich nach unten zu fahren.[207]

Mein Tipp: Zum einen kannst du dein Training an deinen Stoffwechsel anpassen, zum anderen kann sich aber auch dein Stoffwechsel an dein Training anpassen.[208] Wichtiger, als jeden Tag die optimale Zeit zu erwischen, ist eine beständige Trainingsroutine. Wähle eine Zeit, die für dich und deine Lebensumstände passt, und bleibe dabei. Trainiere nicht zu unterschiedlichen Zeiten, sondern wähle eine Zeit und gib deinem Körper Zeit, sich darauf anzupassen. Frauen können dazu ihr Trainingsprogramm an die jeweilige Phase ihres Zyklus anpassen. Hierzu findest du weitere Infos auf www.dailybiohacker.de/fitness.

175 DEINE KÖRPERDATEN TRACKEN

Heute ist es so einfach und kostengünstig wie nie zuvor, deine Schritte zu zählen, über Nacht deine Schlafdaten zu erfassen, deinen Blutzucker in Echtzeit zu messen oder Einblick in dein Genprofil zu erhalten. Mit dem gesammelten Daten und modernen Analysemethoden ist es Unternehmen und öffentlichen Einrichtungen mehr und mehr möglich, schnelle und wertvolle Schlüsse aus der Analyse der aggregierten Nutzerdaten zu ziehen. So haben Forscher der University of California San Francisco kurz nach dem Ausbruch der Corona-Pandemie eine Studie mit freiwillig geteilten Daten von Trägern des OURA-Schlaftrackers konzipiert. Ziel der aktuell noch laufenden Studie ist es, einen Algorithmus zu entwickeln, der eine Viruserkrankung wie COVID-19 bereits vor dem Ausbruch von Symptomen erkennen kann.[209]

Wenn du ein Smartphone hast, dann brauchst du nicht einmal unbedingt einen Tracker. Es gibt bereits zahlreiche Apps, um deine Ernährung, Bewegung oder dein Schlafverhalten zu quantifizieren. Ich persönlich bin ein Fan des beschriebenen Trackers der finnischen Firma OURA, der sich als Ring aus Titanium einfach am Finger tragen lässt und der nicht nur deine Schlaf- und Bewegungsdaten erfassen kann, sondern auch einen Readiness-Score ermittelt, über den du einen Eindruck deines aktuellen Gesundheitszustandes erhältst.

Mein Tipp: Definiere die Parameter, die du für dein Fitnesstraining gerne beobachten würdest, und suche im Anschluss nach Apps oder Tracker, die dich ansprechen. Aus meiner Erfahrung lohnt es sich, deine Messdaten an ein persönliches Anliegen zu knüpfen. Wenn du z. B. fitter werden willst, dann könntest du beobachten, welche Wirkung eine neue Fitnessroutine auf deinen Ruhepuls, deine Herzratenvariabilität oder dein Schlafverhalten hat. Falls du dem Datensammlungswahn skeptisch gegenüberstehst, kannst du natürlich auch klassische Mittel wie ein Trainingstagebuch, eine Waage oder ein Excel-Spreadsheet verwenden.

176 Regelmässig dehnen

Regelmäßiges Dehnen ist eine einfache und exzellente Möglichkeit, um steifes Gewebe aufzulockern, die Flexibilität der Gelenke zu verbessern und den Blutfluss anzuregen, was wiederum der Heilung der Muskeln zugutekommt. Flexibles Gewebe ist eine Grundlage für einen gesunden und vielfach einsetzbaren Körper.

Ein großer Befürworter des Dehnens ist der Fitnessexperte Mark Verstegen. Er ist unter anderem der Gründer der Fitnessschmiede EXOS, die weltweit Sportler, Elite-Soldaten und Firmen mit innovativen Fitnesskonzepten betreut. In Deutschland wurde Mark zunehmend bekannt, als er für die WM 2006 die DFB-Elf unter Jürgen Klinsmann fit machte. Mark war bekannt dafür, die Spieler bis dahin noch unkonventionelle Trainingsmethoden durchlaufen zu lassen, wie einen Schlitten zu ziehen oder mit Gummibändern um die Knöchel zu *watscheln*.

Mein Tipp: Wenn du vor oder nach einem Training in Eile bist und Zeit für nur eine Stretching-Übung hast, dann probiere es einmal mit dem »World's Greatest Stretch«, eine von Mark Verstegens Lieblingsübungen, die die Hüftflexibilität trainiert, viele verschiedene Muskeln aktiviert und zudem die symmetrische Kraft und physische Stabilität fördert:

1. Steh aufrecht, die Füße hüftbreit auseinander. Die Arme hängen locker seitlich am Körper.

2. Mach einen Ausfallschritt mit deinem rechten Fuß nach vorne. Stütz dich mit dem linken Arm auf dem Boden ab.

3. Führe deinen rechten Ellenbogen zur Innenseite deiner rechten Wade. Halte diese Position für zwei Sekunden.

4. Nun stütze dich mit der rechten Hand auf dem Boden ab und öffne deinen linken Arm und den Oberkörper nach oben Richtung Himmel.

5. Platziere die linke Hand wieder auf dem Boden und bewege die rechte Hand rechts neben deinen rechten Fuß. Nun drücke deine Hüften nach oben Richtung Himmel und ziehe deinen rechten großen Zeh Richtung Kinn.

6. Wiederhole diesen Stretch mit dem linken Bein vorne. Mach davon fünf Durchläufe auf jeder Seite.

177 Steifes Gewebe ausrollen

Auch wenn die tatsächlichen Erholungseffekte des Rollens auf festen Schaumstoffrollen oder Plastikunterlagen immer wieder angezweifelt werden,[210] so hat es sich für mich als eine exzellente Methode bewährt, um meine Muskeln aufzuwärmen und meinen Bewegungsapparat vor einem Work-out mobil zu machen.

Nach einer Analyse der aktuellen Forschungsergebnisse zum Schaumstoffrollen eignet sich das Ausrollen der großen Muskelpartien vor allem vor und nach einem Training oder einem Wettkampf, um Muskelschmerzen hinauszuzögern, den Bewegungsumfang zu erhöhen und Stress abzubauen.[211] Genau hier liegt auch der Vorteil gegenüber dem statischen Stretching, welches vor einem Work-out die Muskelkraft reduzieren kann. Denn wenn du eine Dehnung lange hältst, ziehst du den Muskeln in die Länge, sodass sich dieser danach nicht mehr so schnell kontrahieren und Power generieren kann. Das Ausrollen scheint die muskuläre Leistung dagegen nicht zu beeinträchtigen.[212] Ich habe ebenso die Erfahrung gemacht, dass das Rollen auf steif gewordenem Gewebe die Schmerzen (zumindest temporär) abschwächen kann, besonders wenn ich mich während dem Rollen auf eine tiefe und langsame Atmung konzentriere.

Mein Tipp: Besorge dir eine Faszienrolle aus hartem Schaumstoff oder alternativ eine leere, harte Plastikflasche und rolle darauf. Rollen ist etwas anders als Stretching. Es löst die Knoten in deiner Muskulatur, um den normalen Blutfluss wiederherzustellen, sodass Sauerstoff und Nährstoffe besser verteilt werden können. Anfangs wird es vermutlich ein bisschen wehtun, insbesondere wenn du es nicht gewöhnt bist. Die Fitnessexperten unter meinen Podcastgästen wie Dr. Kelly Starrett und Mark Verstegen nutzen das Ausrollen auch dazu, um sich zu entspannen und sich auf eine schmerz- und verspannungsfreie Nacht vorzubereiten.

178 AKROBATISCH YOGA MACHEN

»Das Problem ist, dass du Angst hast, mich zu verletzen.« Eben hatte ich einen weiteren Versuch abgebrochen, mich kopfüber mit meinen Schultern auf die ausgestreckten Hände von Angélique zu stellen. Diese Angst schien mir auch berechtigt, denn die zierliche Yoga-Trainerin wog vielleicht die Hälfte von mir. Erst nach ein paar weiteren Anläufen war ich dann tatsächlich in der Luft. Es muss ausgesehen haben, als ob ein schweres Rhinozeros kopfüber auf den Pfoten einer athletischen Leopardin gehalten wird.

AcroYoga vereint primär drei Disziplinen: Yoga, Akrobatik und Thai-Massage, wobei Letzteres als eine Kombination aus Streckpositionen, Dehnungen, Gelenkmobilisation und Akupressur verstanden werden kann. Dabei ist AcroYoga nicht nur eine Disziplin, sondern auch eine geschützte Marke, die von Jenny Sauer-Klein und Jason Nemer in den USA gegründet wurde. Daher findet man ähnliche Arten dieser Disziplin auch unter den Namen Flying Yoga, akrobatisches Yoga oder Partner Flow Yoga.

Für mich ist diese akrobatische, partnerschaftliche Art des Yogas mittlerweile zu einem genialen Biohack geworden, um den Muskelapparat zu trainieren, die Blutzirkulation anzukurbeln und Stress abzubauen. Das Besondere am AcroYoga ist allerdings die Notwendigkeit eines Partners, dem du dich komplett anvertraust. Dadurch trainierst du nicht nur Körperbewusstsein, Gleichgewicht, Körperspannung und Beweglichkeit, sondern eben auch Vertrauen und Verantwortung gegenüber der anderen Person.

Mein Tipp: Wenn du AcroYoga mit einem Partner ausprobieren willst, dann versuche es einmal mit dem »therapeutischen Fliegen«. Bevor du anfängst, vergiss nicht, dich erst zu mobilisieren und aufzuwärmen. Probiere es doch einmal mit Krabbeln!

Um sofort von zu Hause aus loszulegen, habe ich dir bereits ein paar exzellente Tutorial-Videos herausgesucht, die du dir kostenfrei auf www.dailybiohacker.de/fitness ansehen kannst. Eine noch bessere Option ist ein Kurs mit Trainern oder auch ein Besuch eines unserer FlowFest-Events, auf denen wir auch AcroYoga-Workshops anbieten.

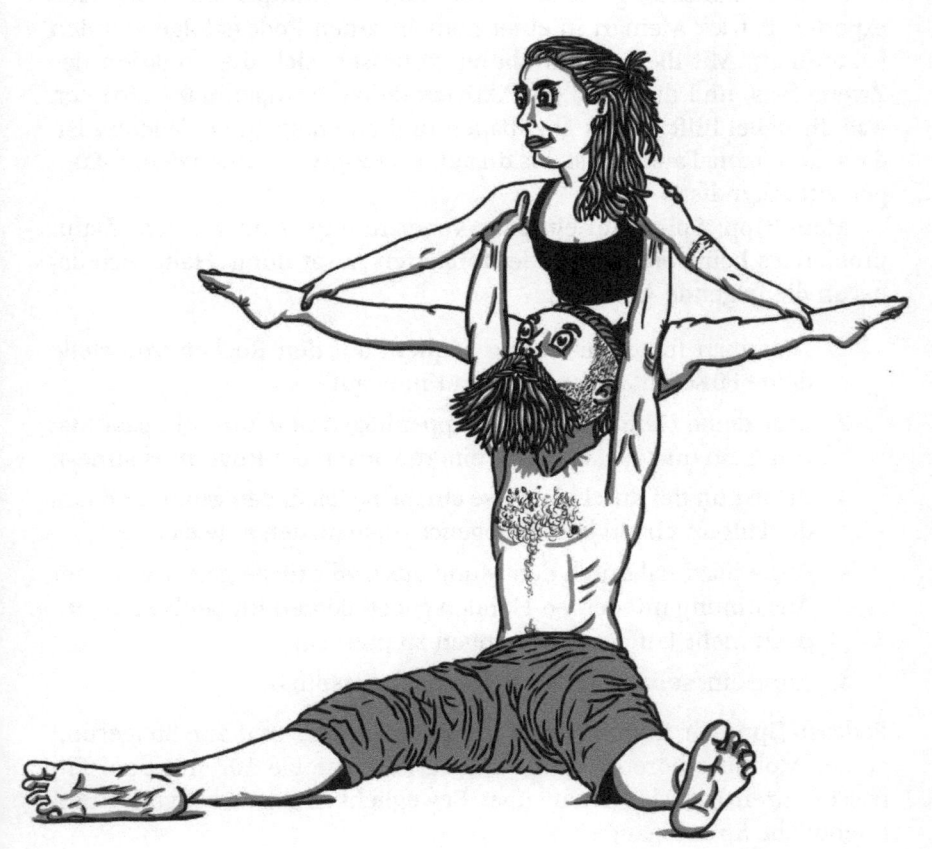

179 Verspannungen wegatmen

Wenn du nach einem langen Arbeitstag verspannt nach Hause kommst und keine Lust auf eine längere Yoga-Session hast, dann kannst du deine Verspannungen auch über die Atmung angehen. Die Methode der »forcierten Ausatmung« habe ich von meinem Kumpel und Mobilitätsexperten Patrick Meinart in einer gemeinsamen Podcastfolge verraten bekommen. Mit dieser Atemübung verbessert sich die Funktion des Zwerchfells, und du fährst die Aktivität deines Sympathikus herunter, was dir dabei hilft, Stress abzubauen und zu entspannen. Wichtig ist, dass du maximal ausatmest, bis du auf das Reservevolumen deiner Lungen zurückgreifst.

Mein Tipp: Spürst du ein paar Verspannungen im Nacken? Dann probiere es heute einmal mit der forcierten Ausatmung. Halte dich dabei an die folgende Anleitung:

1. Lege dich für diese Übung bequem auf den Rücken und stelle deine Füße mit angewinkelten Knien auf.

2. Lege deine Hände auf deine Rippenbögen und atme ein paar Mal ruhig ein und aus, bis du in einem konstanten Rhythmus atmest.

3. Atme nun tief durch die Nase ein, öffne leicht den Mund und lass die Luft durch ein lang gezogenes Aushauchen entweichen.

4. Atme maximal durch den Mund aus und drücke gegen Ende der Ausatmung mit deinen Händen gegen deinen Rippenkasten, um noch mehr Luft aus den Lungen zu pressen.

5. Atme ein, sobald du den Reflex dazu verspürst.

Podcast-Tipp: Für weitere Tipps zur Entspannung und zur Steigerung deiner Mobilität höre dir gerne meine Podcastfolge 107 mit dem Fitnessexperten Patrick Meinart über Beweglichkeit am Arbeitsplatz und unendliche Spaziergänge an.

180 DEM KÖRPER ZEIT ZUR VERÄNDERUNG GEBEN

Ich gebe zu, es kann frustrierend sein, über mehrere Wochen diszipliniert zu trainieren, ohne visuelle Veränderungen wahrzunehmen. Hier heißt es, geduldig zu bleiben. Denn wenn wir anfangen, Gewichte zu heben, stärken und verändern sich zuerst unsere Nervenbahnen, bevor die Muskeln zu wachsen beginnen. Für eine faszinierende Studie von Forschern der Newcastle University, die im Juni 2020 veröffentlicht wurde, wurden zwei Makaque-Affenweibchen mit winzigen Sendern und Elektroden versehen, um die Nervenreaktionen beobachten zu können. Die Wissenschaftler brachten die Affen mit Leckereien dazu, mit ihren rechten Armen einen beschwerten Hebel zu ziehen, während sie maßen, welche Nerven vor, während und nach dem Training aktiviert wurden und sich veränderten.[213] Obwohl die Affen erst mal keinen Zuwachs an Muskelmasse verzeichneten, wurden sie sehr schnell sehr viel stärker. Dieser eindrucksvolle Kraftzuwachs wurde, wie die Elektrodendaten zeigten, durch Veränderungen von Nerven bewirkt, die nach und nach immer stärkere und dringendere Befehle an die Muskeln abgaben. Sie wurden stärker durch den stärkeren neuronalen Input, nicht durch stärkere Muskeln.

Diese Studie beinhaltet gleich zwei wertvolle Lektionen für mich. Zum einen ist regelmäßiges Krafttraining möglicherweise noch grundlegender für das Wohlbefinden, als ohnehin schon erwartet, da es die Komponenten des zentralen Nervensystems verändern und stärken kann. Zum anderen lassen die Ergebnisse darauf schließen, dass du dir keine Sorgen machen musst, wenn du erst mal keine Muskeln aufbaust. Viel wichtiger ist, dass du kräftiger wirst.

Mein Tipp: Das Projekt ist selten das Problem, es ist meist der Zeitrahmen. Gib deinem Körper Zeit, sich zu verändern, und bewerte deine Fortschritte nicht anhand deines Spiegelbilds, sondern daran, wie fit, wohl und kräftig du dich fühlst.

BIOHACKER-SPICKZETTEL FITNESS

1. Passe deine Fitnessziele an deine Lebenssituation an. Ein Mozart muss nicht 150 kg auf der Bank drücken.
2. Bewege dich viel, um deine extrazelluläre Matrix flexibel und gut versorgt zu halten.
3. Sei kreativ in der Auswahl deiner Bewegungsmuster. Versuche dich an neuen Körperhaltungen, arbeite auch mal in Bauchlage und begib dich auf alle Viere.
4. Etabliere deine minimale effektive Dosis und deine optimale Trainingszeit.
5. Gib deinem Körper Zeit, sich an deinen neuen Lebensstil anzupassen. Der Körper ist ein Symptom deiner täglichen Routinen und Aktivitäten.

Podcastempfehlungen der Flowgrade Show mit Max Gotzler:

- #012: »Die optimale Diät für Bodybuilder« mit Ben Greenfield
- #040: »Warum sich olympische Gewichtheber nicht ketogen ernähren« mit Philipp Rauscher
- #060: »Die Grundlagen des Neuroathletiktrainings« mit Lars Lienhard
- #107: »Über Beweglichkeit am Arbeitsplatz und unendliche Spaziergänge« mit Patrick Meinart
- #114: »Die AMRAP Mentalität« mit CrossFit Champion Jason Khalipa

Du kannst dir alle Episoden der Flowgrade Show auf Apple Podcasts, Spotify und auf www.flowgrade.de/podcast ansehen und anhören. Weitere Informationen zu diesem Kapitel findest du auf www.dailybiohacker.de/fitness.

 ### TEST: WIE ZUFRIEDEN BIST DU MIT DEINER KÖRPERLICHEN FITNESS?

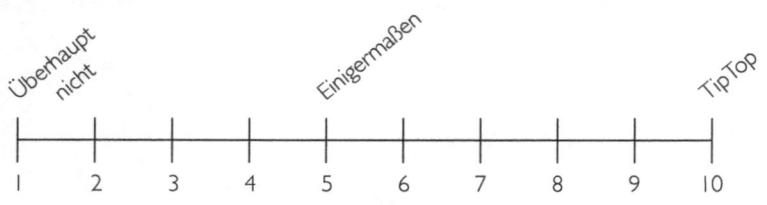

KAPITEL 7:
STRESS – COOL UNDER PRESSURE

Die Evolution hat uns mit einem höchst leistungsfähigen Problemlösungsorgan in unserem Kopf ausgestattet, welches uns über Jahrtausende geholfen hat, die lebensbedrohenden Gefahren des Planeten zu manövrieren.

Unser internes Stressbewältigungssystem ist brillant daran angepasst, um unerwartete und gefährliche Bedrohungen zu überleben. Unter akutem Stress wie bei der zufälligen Begegnung mit einem hungrigen Eisbären generiert der Körper Energie für die Muskeln, erhöht den Blutdruck, steigert die mentale Aufnahmefähigkeit und schaltet alles aus, was nicht zum Überleben notwendig ist wie Verdauung, Wachstum und Fortpflanzung. Das Problem ist, dass unser Hirn noch nicht wirklich gut darin ist, lebensbedrohliche Stressoren von nicht-lebensbedrohlichen zu unterscheiden. So können auch eine ständige Sorge um Geld, ein schwieriger Chef oder ein hupendes Auto hinter dir eine massive Ausschüttung von Adrenalin und anderen Stresshormonen auslösen, die mit der Zeit verheerende Folgen für die Gesundheit haben können.

Stress gilt mittlerweile als eine der Hauptursachen für eine Vielzahl von Erkrankungen. Der Zellforscher Bruce Lipton, den ich dir am Anfang des Buches im Zusammenhang mit der Epigenetik vorgestellt hatte, macht chronischen, psychosozialen Stress gar für 90 Prozent aller Erkrankungen verantwortlich.[214] Wäre es nicht schön, wenn wir dem heutigen Alltagsstress angemessener begegnen könnten?

In diesem Kapitel zeige ich dir einige der wirksamsten Biohacks für einen sinnvollen und förderlichen Umgang mit den alltäglichen Stressoren unseres modernen Lebens.

Wie ist dein Verhältnis zum Stress? Mach den Vorher-Nachher-Test!

✏ TEST: WIE IST DEIN VERHÄLTNIS ZUM STRESS?

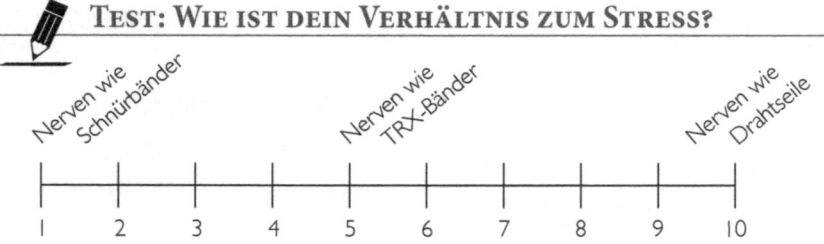

181 DEN GUTEN STRESS ERKENNEN

Mit dem Stress ist es wie mit einem schwierigen Onkel in der Familie, dem du regelmäßig begegnest. Du solltest wahrscheinlich irgendwie versuchen, mit ihm auszukommen. Vielleicht findest du sogar die ein oder andere liebenswerte Eigenschaft an ihm! Stress ist ein vielfältiges Konzept mit vielen Schubladen. Starker, akuter Stress kann z. B. immense Kräfte freisetzen, Medaillen gewinnen und Leben retten. Daher wollen wir diese Fähigkeit zur starken Stressreaktion sicherlich nicht verlieren.

Eine weitere sinnvolle Form von Stress ist der sogenannte Eustress (»eu« auf Griechisch bedeutet »gut«). Dieser beschreibt einen positiv stimulierenden Stress, der im Gegensatz zum negativen Distress generell als angenehm empfunden wird. Bereits Paracelsus hatte erkannt, dass geringe Dosen schädlicher oder giftiger Substanzen eine positive Wirkung auf Organismen haben können und diese Hypothese als Hormesis bezeichnet. Vielleicht erinnert dich diese Art von Stress an den antifragilen Surfer von Tag 100, der die Wellen braucht, um Hochgefühle zu erleben. Auch bei Stress gilt, die Dosis macht das Gift.

Dieser positive Stress besitzt in der Regel folgende Eigenschaften: Er ist leicht und flüchtig, findet in einem angenehmen Kontext statt, ist nicht unbedingt lebensbedrohlich, ist von kurzer Dauer und fühlt sich positiv berauschend an. Dieser gute Stress kann so viel Spaß machen, dass wir sogar dafür bezahlen (wie beim Bungee-Jumping, in der Geisterbahn oder beim Fallschirmspringen). Der Grund hierfür ist wieder einmal ein starker Neurotransmitter. Denn jedes Mal, wenn du genau die richtige Dosis an Stress erfährst, erhöht sich die Ausschüttung von Dopamin. Und Dopamin, wie du weißt, fühlt sich hervorragend an.

Mein Tipp: Lerne zu unterscheiden, welcher Stress sinnvoll ist und welcher nicht. Heiße den positiven Eustress willkommen und freunde dich mit ihm an.

Welcher Stress in deinem Alltag bringt dich weiter?

_____

_____

_____

182 Unsichtbare Energieräuber finden

Mit Stressoren ist es wie mit Entzündungen. Solange sie nicht zu viele sind, müssen sie nicht schädlich sein und können sogar nützen. Sobald sie aber zu viele werden, können sie ernstzunehmenden Schaden anrichten. Mein Podcastgast Prof. Dr. Jörg Spitz pflegt in diesem Zusammenhang zu sagen: »Ein Hund fängt keinen Hasen. Aber viele Hunde sind des Hasen Tod.«

Jeder von uns hat eine gewisse Kapazität für Stress. Der Mensch an sich ist erstaunlich belastbar und anpassungsfähig, doch wenn das System über Jahre angestrengt wird, dann kann der Hase irgendwann nicht mehr weglaufen. Ich stelle mir hier gerne einen Eimer vor, der einfach irgendwann überläuft. Der Eimer repräsentiert den Teil des Gehirns, der alle erdenklichen Reize im Laufe eines Tages verarbeitet. Dazu zählen visuelle Reize, emotionaler Stress, Nahrungsaufnahme, physische Belastung oder auch terminliche Verpflichtungen. Wenn dieser Eimer zu voll wird, wehrt sich der Körper. Mögliche stressbedingte Symptome sind Schmerz, Leistungseinbrüche, Verdauungsprobleme und Depression.

Es sind meist nicht die akuten Projekt-Deadlines oder die beinahe verpasste Straßenbahn, die den Eimer zum Überlaufen bringen. Es sind die unsichtbaren Stressoren, die tägliche Fahrt durch den Stadtverkehr zur Stoßzeit, der flimmernde TV-Bildschirm, die schlechte Luft im Büro und die täglichen Sorgen, die sich in den allermeisten Fällen nicht bewahrheiten.

Mein Tipp: Denke heute einmal über die unsichtbaren Stressoren in deinem Alltag nach und überlege dir im Anschluss Strategien, um diese zu entfernen oder abzuschwächen.

Stressor	Bewältigungsstrategie
1.	
2.	
3.	
4.	
5.	

183 DIR EINEN STRESSFREIEN ERHOLUNGSORT SCHAFFEN

Es ist faszinierend, dass unser Körper einen eingebauten Regenerationsmodus hat. Wenn wir keine Energie mehr haben, emotional ausgelaugt und körperlich erschöpft sind, dann kann unser Körper einfach die Augen schließen, das Bewusstsein abschalten und schlafen. Besonders die längeren Traumschlafphasen gegen Ende der Nacht helfen dabei, emotionale Erlebnisse einzuordnen, abzustumpfen und zu verarbeiten. Dazu wurde erst 2013 das glymphatische System entdeckt, eine Art Reinigungssystem, welches über Nacht unser Gehirn von Schadstoffen reinigt.[215] Die Entdeckung dieser nächtlichen Zellreinigung hat dem Schlaf eine erheblich wichtigere Bedeutung in Hinsicht der Stressbewältigung und der Immunfunktion gegeben.

Nun schlafen erstaunlich viele Menschen hierzulande nach wie vor schlecht und fühlen sich morgens nicht erholt. Das liegt zum einen sicherlich am psychosozialen Stress einer fordernden Gesellschaft. Was wohl immer noch unterschätzt wird, ist der Einfluss von elektromagnetischem Stress unseres Schlafplatzes.

In modernen Schlafzimmern findet man nicht selten diverse elektronische Geräte, die alle elektromagnetische Wellen absondern, die auf unseren Körper treffen. Die Hinweise mehren sich, dass diese EMFs die Schlafqualität signifikant mindern können. Wenn du dein Schlafzimmer in eine stressfreie Regenerationshöhle umgestaltest, in der du gut und erholsam schläfst, dann wird sich das auf Jahre positiv auf deine Fähigkeit auswirken, den Alltagsstress zu bewältigen.

Mein Tipp: Schalte dein Smartphone nachts in den Flugmodus, idealerweise lädst du es zudem außerhalb deines Schlafzimmers. Minimiere die Anzahl an technischen Geräten, achte auf Licht-, Luft- und Lärmqualität deiner Schlafumgebung. Freunde von mir haben sich für ihr Schlafzimmer einen Schalter einbauen lassen, über den sie den Stromkreislauf im Schlafzimmer komplett ausschalten können. Wenn du auf Nummer sicher gehen willst, dann empfehle ich den Besuch eines Baubiologen.

184 DEINE HERZRATENVARIABILITÄT BEOBACHTEN

Wie ich es bereits des Öfteren in diesem Buch beschrieben habe, spielt Rhythmus eine maßgebliche Rolle dabei, wie effektiv wir arbeiten, verdauen, Muskeln aufbauen und uns regenerieren können. Es gibt jedoch auch Bereiche, in denen ein konstanter Rhythmus ein Warnsignal darstellt. So ist eine möglichst große Variabilität zwischen den Herzschlägen ein Zeichen für eine gute Gesundheit.

Die Herzratenvariabilität (HRV) beschreibt die Fähigkeit deines Organismus, die Frequenz des Herzrhythmus zu verändern. Diese Variabilität entsteht aufgrund der dynamischen Interaktion zwischen Sympathikus und Parasympathikus deines autonomen Nervensystems. Wenn du z. B. einatmest, dann aktivierst du damit deinen Sympathikus, und der Herzschlag beschleunigt sich. Wenn du dagegen ausatmest, wird der Parasympathikus aktiviert, und der Herzschlag verlangsamt sich wieder. Je besser sich diese beiden Systeme aufeinander abstimmen, desto größer sind die HRV und damit die Zeitunterschiede zwischen einzelnen Herzschlägen.

Mittlerweile gilt die HRV als eine der besten Bewertungsmethoden der psychologischen Ausgeglichenheit. Je höher die HRV, desto besser ist die Anpassungsfähigkeit deines Herzens an Belastungen. Heutzutage gibt es bereits HRV-Messgeräte, die du am Körper tragen und damit diesen aussagekräftigen Parameter im Auge behalten kannst. Wenn der Trend deiner HRV nach unten zeigt, dann spricht das für zu viel Stress oder eine sich nähernde Erkältung. Wenn dagegen der Trend nach oben zeigt, befindest du dich in einem ausgeruhten und balancierten Zustand.

Mein Tipp: Mit der Beobachtung deiner HRV kannst du schnell erkennen, ob dein Organismus mit den Belastungen deines Lebensstils aktuell zurechtkommt. Es gibt bereits zahlreiche Tracker, die verlässliche Daten zu deiner HRV liefern. Dazu zählen unter anderem die Brustgurte der etablierten Firmen von Polar und Garmin. Ich persönlich verwende dazu den OURA-Ring,[216] einen Tracker, den du einfach am Finger tragen kannst.

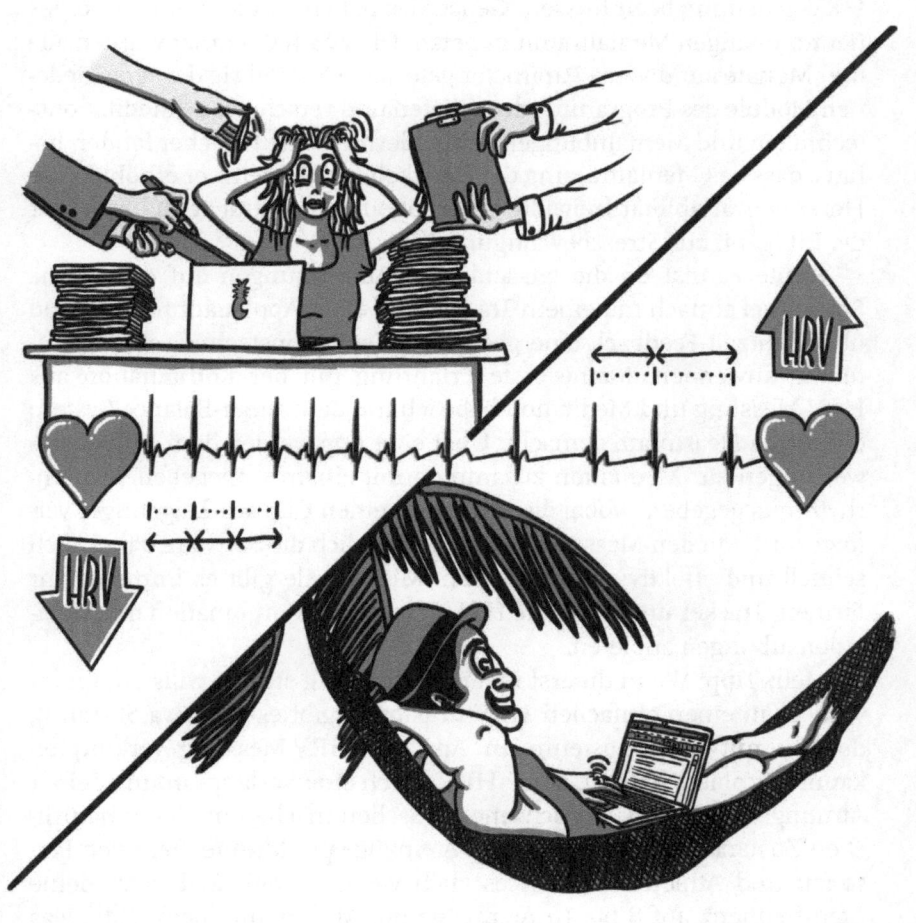

185 MIT FEEDBACK MEDITIEREN

Menschen berichten seit Tausenden Jahren davon, dass sie sich durch Meditation gelassener fühlen. Heute können wir messen, wie bestimmte Meditations- und Achtsamkeitsübungen die Fähigkeit zur freiwilligen HRV-Erhöhung beeinflussen. Genau das hat eine Studie in Form eines neunmonatigen Mentaltrainings getan. Die 298 Teilnehmer wurden alle drei Monate auf diverse Parameter getestet, während sie die verschiedenen Module des Programms durchliefen und verschiedene Meditationstechniken und Mentalübungen kennenlernten. Die Forscher fanden heraus, dass das Mentaltraining die Fähigkeit der Teilnehmer erhöhte, ihre Herzratenvariabilität freiwillig zu erhöhen, ein wichtiger Indikator für die Fähigkeit zur Stressbewältigung.[217]

Heute kannst du die tatsächlichen Auswirkungen auf das eigene Stresslevel einfach mit einem Tracker und einer App quantifizieren und über Echtzeit-Feedback eine geeignete Meditationstechnik oder Atemübung anwenden. Meine erste Erfahrung mit der Kombination aus HRV-Messung und Meditation habe ich mit dem Inner-Balance-System der Firma Heartmath gemacht. Über eine App werden dem Nutzer Anweisungen zur Meditation zusammen mit einem vorgegebenen Atemrhythmus gegeben, wobei die HRV über einen Clip am Zeigefinger verfolgt wird. Mit den Messwerten unterstützt dich die Software dabei, dich schnell und effektiv zu entspannen. Mittlerweile gibt es immer mehr Firmen, Tracker und Apps, die HRV-Tracking in Kombination mit Meditationsübungen anbieten.

Mein Tipp: Wenn du erst mal kostengünstig starten willst, dann investiere in einen einfachen HRV-Brustgurt (gibt es für etwa 50 Euro), den du mit einer kostenfreien App zur HRV-Messung verknüpfen kannst. Probiere einmal, deine HRV durch eine Verlangsamung deiner Atmung zu erhöhen. Erwachsene Menschen machen in einem natürlichen Zustand zwischen 12 und 18 Atemzüge pro Minute. Bei fitten Personen und Athleten können es auch weniger sein. Reduziere deine Atemfrequenz auf 8 bis 10 Atemzüge pro Minute und beobachte, was passiert.

186 BERÜHREN

Du hast bereits erfahren, dass ein High five motivierend wirken kann. Generell macht es Sinn, sich wieder mehr zu berühren, egal ob es ein einfaches Einschlagen, Handgeben, eine Umarmung, ein Kuss, eine Streicheleinheit oder eine Massage ist. Denn angenehme Berührungen bewirken eine Senkung von Stresshormonen, bauen eine Verbindung zu einem anderen Menschen auf und führen dazu, dass wir uns sicher und wahrgenommen fühlen.

Wissenschaftler der Northwestern University in den USA haben beobachtet, dass Paare, die sich häufig umarmen oder Händchen halten, einen niedrigeren Cortisolspiegel aufweisen, weniger krank sind und besser schlafen.[218] In einer weiteren Studie mit 40 Teilnehmern führten Streicheleinheiten von 35 Minuten am Unterarm zu einer signifikanten Erhöhung der Herzfrequenzvariabilität und damit einer erhöhten Fähigkeit, mit Stress umzugehen.[219] Eine Massage ist dazu ein exzellenter Weg für den Körper, um das Bindungshormon Oxytocin zu produzieren, welches nicht umsonst auch als das »Hormon des Vertrauens und Friedens« bezeichnet wird.[220]

Mein Tipp: Halte Händchen, umarme deine Freunde, massiere und lass dich massieren, und wenn du ein Haustier hast, dann streichle es, so viel du kannst, wohlwissend, dass sich diese Aktivitäten nicht nur gut anfühlen, sondern auch stressreduzierend wirken.

187 DEINE GLÜCKSPUNKTE MASSIEREN

Aber auch wenn du in einer stressigen Situation mal niemanden in der Nähe hast oder in einer Pandemie davon abgehalten wirst, deine Freunde zu umarmen, kannst du dich alternativ auch selbst streicheln und dich damit beruhigen. Allein die Stimulation der Druckrezeptoren auf der Haut kann bereits zu einer Senkung von Stresshormonen führen.[221] Wenn du das nächste Mal also einen wichtigen Termin vergessen hast oder dir während einer Klausur eine bestimmte Formel nicht mehr einfällt, dann könnte dir folgende Selbstmassage helfen, die ich von der Yogalehrerin und Heilpraktikerin Sabina Pilguj gelernt habe.

Am Kopfbereich befinden sich zahlreiche Nervenenden, Akupunkturpunkte und Reflexzonen, darunter auch zwei besondere Stressreduktionspunkte, die sogenannten »Glückspunkte«. Die Punkte befinden sich ein paar Zentimeter über der Mitte der linken und rechten Augenbraue. Durch eine kurze Massage dieser Punkte kannst du dich schnell entspannen und aufkommender Unsicherheit und Angst entgegenwirken.

Mein Tipp: Lege Daumen und Zeigefinger in der Mitte der Augenbrauen auf und gleite dann sanft die Stirn hoch, bis du leichte Höcker auf deiner Stirn fühlen kannst. Massiere die beiden Punkte einen Moment lang mit kreisenden Bewegungen oder übe leichten Druck auf die Punkte aus. Schließe die Augen, atme langsam und tief, und spüre, wie sich deine Gesichtsmuskeln entspannen.

188 DEN VAGUSNERV STIMULIEREN

Jill Miller ist die Mitgründerin von Tune Up Fitness Worldwide und die Erfindern der Fitnessformate Yoga Tune Up® und The Roll Model® Method. Ihre Philosophie besteht aus einer Kombination aus Fitness, Yoga, Sport, Massage und Schmerztherapie. In einem Interview für eine Podcastfolge berichtete mir Jill von ihrer Methode des Gut Smashings, was übersetzt so viel bedeutet wie »den Bauch eindrücken«. Diese einfache Methode soll dabei nicht nur physiologische Probleme, sondern auch psychologische Blockaden durch Stimulation des Vagusnervs lösen können.

Ziel von Gut Smashing ist es, das gesamte Gewebe und die Muskeln vom Brustkorb bis hin zum Becken zu lockern. Blockierungen im Magen sowie Darm sollen gelöst werden, sodass sich die Dinge wieder ordnungsgemäß bewegen. So ist z. B. unsere Bauchmuskulatur dafür verantwortlich, dass unser Bauch fest bleibt, vor allem während wir im Studio trainieren.

Jill erzählte, dass sie mit Gut Smashing auch schon Erfolge mit Autoimmunerkrankungen erzielt habe, da die Technik auf natürliche Weise Entzündungen entgegenwirkt. Eine große Rolle dabei spielt der Vagusnerv, ein Hirnnerv, der vom Hirnstamm bis zum Bauch verläuft und hauptsächlich für die Kommunikation mit unserem Nervensystem verantwortlich ist. Wird der Vagusnerv beim Gut Smashing stimuliert, gibt er Acetylcholin frei und schaltet somit unsere Entspannungsreaktion ein.

Mein Tipp: Für Gut Smashing brauchst du nur einen weichen Ball, den du leicht eindrücken kannst. Lege dich mit dem Bauch auf den Ball. Atme langsam tief ein und aus. Du solltest die Spannung in deinen Bauchmuskeln spüren. Bewege dich nun langsam für fünf bis zehn Minuten auf dem Ball in alle Richtungen, wobei du deine Bauchgegend massierst. Die Übung eignet sich besonders nach einem Work-out oder abends vor dem Schlafengehen und auf keinen Fall mit vollem Magen. Für Frauen ist es wahrscheinlich ebenso unangenehm während der Periode. Sollte dir schlecht werden, während du dich mit dem Körper über den Ball bewegst, dann mach die Übung etwas langsamer.

189 DEIN NERVENSYSTEM FERNSTEUERN

Stell dir einmal vor, du stehst auf der Bühne hinter einem Vorhang. Davor warten mehrere Tausend Menschen, dass sich der Vorhang öffnet und sie eine tolle Show zu sehen bekommen. Allerdings bleibt dir genau in diesem Moment die Stimme weg. Du bekommst Angst, dich zu blamieren. Was würde in deinem Körper passieren? Wahrscheinlich würdest du beginnen, schneller zu atmen, dein Puls würde ansteigen, deine Pupillen sich erweitern und deine Zellen würden dir Adrenalin ins Blut pumpen.

Nun stell dir eine andere Situation vor. Du sitzt in leicht gebückter Haltung im Büro auf deinem Stuhl vor deinem Rechner. Die Luft ist stickig, die Aufgaben langweilig und du driftest immer wieder mit den Gedanken an die wohlige Weichheit deiner Bettdecke. Deine Atmung ist flach, und du merkst, wie deine Lieder schwerer werden und du dem Drang, wegzunicken, einfach nur noch nachgeben willst.

Wäre es nicht cool, in solchen Momenten eine Fernbedienung zu haben, die es dir erlaubt, die aufkommende Panik abzuschalten oder kurz vor dem Wegdösen neue Energiereserven zu aktivieren? Ha, die gibt es! Auch wenn du deinem System nicht direkt befehlen kannst, deinen Herzschlag herunterzufahren, so kannst du indirekt über deine Atmung darauf Einfluss nehmen.

Hier sind ein paar Atemtechniken für verschiedene Anwendungsgebiete:

* Energie tanken – Tief einatmen, Atem fallen lassen (Wim-Hof-Methode, s. Tag 282)

* Entspannen – In den Bauch atmen (Krokodilatmung, s. Tag 197)

* Einschlafen – Länger ausatmen als einatmen, Nasalatmung (s. Tag 156)

* Akuter Stressabbau – Box Breathing (s. Tag 192)

* Produktiver arbeiten – Nasal in den Bauch atmen (s. Tag 52)

Mein Tipp: Wenn du dich heute in einer stressigen oder einschläfernden Situation findest, dann betätige deine sauerstoffgetriebene Fernbedienung für dein Nervensystem. Probiere einmal verschiedene Techniken aus: Atme durch die Nase, durch den Mund, mal schneller, mal langsamer, mal länger ein als aus, mal andersherum. Was passiert?

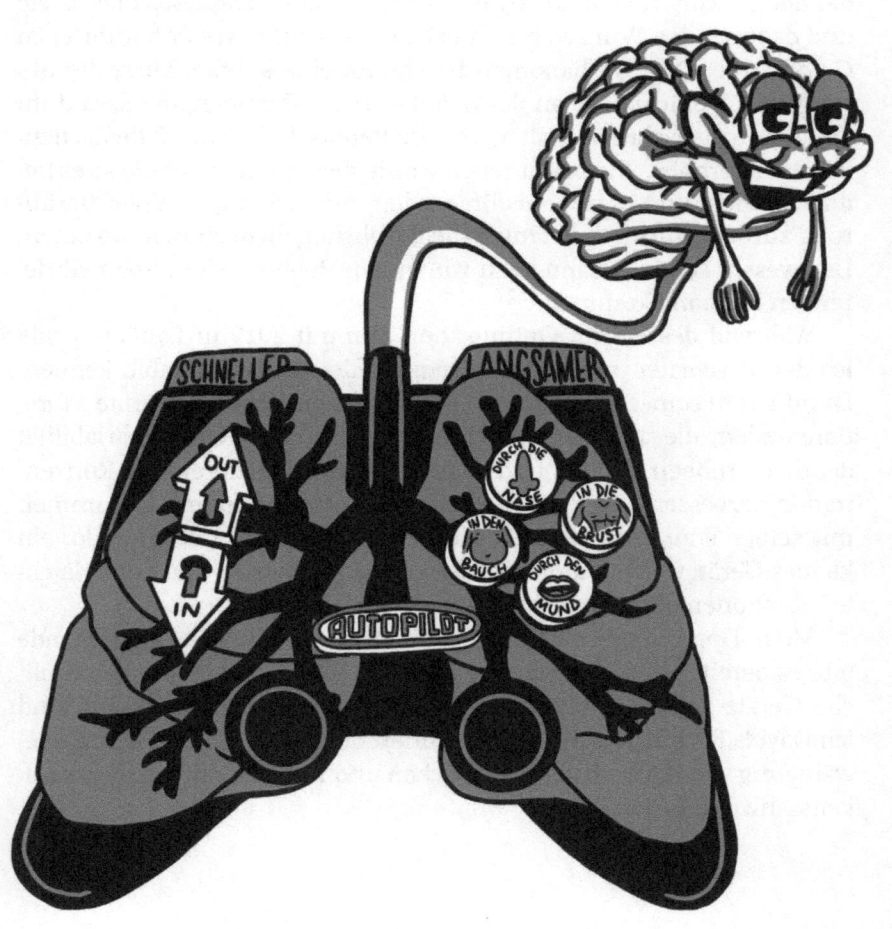

190 Vibrationswellen empfangen

In der Psychologie gibt es den Begriff »Midas Touch« oder zu Deutsch »goldenes Händchen«, benannt nach dem sagenumwobenen König Midas der griechischen Mythologie, der den Weingott Dionysos überlistete und dadurch den Wunsch erfüllt bekam, dass alles, was er berührte, zu Gold wurde. Dieses Phänomen beschreibt eine subtile, kurze Berührung am Oberarm oder an der Schulter eines Fremden, die daraufhin dessen altruistisches Verhalten und die Bereitschaft, einer Bitte nachzukommen, erhöht. Wie beschrieben wurde dieser Effekt auf die stressreduzierenden und vertrauensfördernden Auswirkungen einer Berührung zurückgeführt. Dabei muss die Berührung nicht einmal von einem Lebewesen, sondern kann auch von einem Roboter oder einem vibrierenden Fußband kommen.[222]

Während des Health Optimisation Summit 2019 in London lernte ich den Psychiater und Neurowissenschaftler Dr. David Rabin kennen. David hat in seiner Forschung herausgefunden, dass bestimmte Vibrationswellen, die auf den Körper treffen, die Herzfrequenzvariabilität deutlich erhöhen können und dadurch Stress reduzieren, die Konzentration verbessern und den Schlaf unterstützen können. Zusammen mit seiner Frau Kathryn entwickelte David daraufhin den Apollo, ein kleines Gerät, welches am Fußgelenk angebracht wird und durch leichte Vibrationen dem Hirn Sicherheit suggeriert.

Mein Tipp: Es muss nicht unbedingt der Apollo sein. Hierzulande gibt es bereits einige Firmen, die spezielle Vibrationskissen oder ähnliche Geräte zur Stressreduktion anbieten. Besonders interessant fand ich Davids Bericht vom Erfolg des vibrierenden Gerätes für die Stressbewältigung von hochsensiblen Menschen und Kindern mit Aufmerksamkeitsschwierigkeiten.

191 IN DREI STUFEN ATMEN

Atmen ist gerade richtig in! Ich habe den Eindruck, dass es beinahe jede Woche eine neue Atemtechnik gibt. Dabei ist Atmen das Natürlichste auf der Welt. Pro Atemzug atmen wir ungefähr 0,5 l Luft ein und aus, das entspricht 6–9 l/min und rund 10.000 l/d. Im Laufe eines Lebens verbraucht ein gesunder Mensch bis zu 20 Millionen l Sauerstoff. Vorausgesetzt, er atmet richtig.

Viele Menschen atmen tagsüber flach in die Brust, was zu Verspannung der Atemhilfsmuskulatur und somit zu Verspannungen im Brustkorb führt. Gleichzeitig bringt die verminderte Sauerstoffzufuhr den Cortisolspiegel nach oben.

In diesem Buch präsentiere ich dir die Atemmethoden, die sich für mich am meisten bewährt haben. Eine erste Atemtechnik, die du ausprobieren kannst, um den Parasympathikus zu aktivieren und gezielt Stress abzubauen, ist die folgende dreistufige Atmung, die ich von der Yogalehrerin und Unternehmerin Isabelle Blaich kennengelernt habe.

Mein Tipp: Sitze aufrecht auf einem Stuhl oder im Schneidersitz.

Die drei Stufen:

1. Atme tief in den Bauch und den unteren Rücken (Nierengegend) ein und entspanne bei der Ausatmung.

2. Nachdem du tief in den Bauch eingeatmet hast, atme die Luft weiter bis in deinen Brustkorb, die Rippenbögen weiten sich zur Seite. Bei der Ausatmung bewegen sich zuerst die Rippenbögen wieder entspannt aufeinander zu, zuletzt wird der Bauch flach.

3. Nachdem du wieder tief in Bauch und Rippenbögen eingeatmet hast, ziehe die Luft zuletzt bis in deine Lungenspitzen, bis hoch zum Halsansatz und den Schlüsselbeinen. Von dort schicke ausatmend die Luft wieder nach unten, die Rippenbögen entspannen sich, und zuletzt wird die Bauchdecke wieder flach.

Nimm mindestens fünf Atemzüge pro Stufe und lasse deinen Atem fließen. Probiere erst Stufe 1, dann 1 und 2 in Kombination, zuletzt 1, 2 und 3 zusammen.

192 Im Quadrat atmen

Box Breathing ist eine weitere einfache Atemtechnik, die du jederzeit anwenden kannst, um in einer stressigen Situation innezuhalten und dein Nervensystem zu beruhigen. Der Name der Atemtechnik rührt von den vier gleich langen Zeitintervallen, über die du einatmest, den Atem hältst, ausatmest und wiederum den Atem hältst. Grafisch lässt sich die Atmung daher gut als Quadrat in Form einer Box darstellen. Diese Methode des tiefen Ein- und Ausatmens wirkt beruhigend, hilft dabei, Angstgefühle schneller einzuordnen und zu entspannen.

Idealerweise suchst du dir einen ruhigen Raum, in dem du ungestört bist und dich zu 100 Prozent auf deine Atmung konzentrieren kannst. Du kannst die Übung aber natürlich auch in der Öffentlichkeit oder am Arbeitsplatz durchführen, ohne großes Aufsehen zu erregen. Wichtig ist, deine Schultern, dein Gesicht und deinen Nacken zu entspannen, wenn du tief durch die Nase in den Bauch einatmest.

Mein Tipp: Setze dich auf einen bequemen Stuhl mit den Füßen flach auf dem Boden. Deine Hände liegen entspannt mit den Handflächen nach oben in deinem Schoß. Konzentriere dich auf deine Körperhaltung. Du solltest gerade sitzen, denn dies wird dir helfen, tiefe Atemzüge zu nehmen.

1. Sitze aufrecht und atme dabei langsam aus, sodass der komplette Sauerstoff aus deinen Lungen herausströmen kann. Konzentriere dich auf diese Bewegung und sei dir ganz bewusst, was du tust.

2. Atme ganz tief durch die Nase ein und zähle dabei langsam im Kopf bis vier. Spüre, wie die Luft deine Lungen füllt, bis sie ganz voll sind und die Luft sich in deinem Bauch bewegt.

3. Halte die Luft an, während du erneut langsam bis vier zählst.

4. Atme durch den Mund für ebenfalls vier Sekunden aus und spüre, wie die Luft aus deiner Lunge und deinem Bauch entweicht.

5. Halte nun deinen Atem für weitere vier Sekunden an, bevor du den Vorgang wiederholst.

Probiere die Box-Breathing-Technik heute einmal für mindestens zwei Minuten und beobachte, wie du dich daraufhin fühlst.

193 KALT DUSCHEN

Jeder kennt den Reflex, der eintritt, wenn das geliebte Geschwisterchen den Gartenschlauch einmal ganz unabsichtlich in unsere Richtung schwenkt und das kalte Wasser beim schützenden Wegdrehen auf die empfindliche Rückenfläche trifft. Ganz automatisch pressen wir die Brust nach vorne und holen tief Luft, oft gefolgt von weiteren schnellen Atemzügen.

Dieser Kälteschock-Reflex ist so gut wie unkontrollierbar und hilft dabei, unseren Körper mit Sauerstoff zu füllen, mit dem wir Energie generieren können, um den Temperaturabfall auszugleichen.

Für mich hat sich die morgendliche kalte Dusche als ein super Weg etabliert, um morgens in die Gänge zu kommen. Das kalte Wasser führt zu einer Ausschüttung von Endorphinen, regt den Stoffwechsel und die Blutzirkulation an, alles Faktoren bei der späteren Stressbewältigung. Du wirst sehen, nach einiger Zeit wirst du beinahe süchtig nach dem Gefühl nach einer kalten Dusche!

Mein Tipp: Beginne mit warmem Wasser und drehe dann nach und nach den Warmwasserhahn zu, bis das Wasser zum Schluss komplett kalt ist. Starte fern vom Herzen mit dem rechten Fuß und taste dich mit dem kalten Wasserstrahl langsam das Bein nach oben. Jetzt fordere ich dich ganz frech heraus, über die nächsten sieben Tage jeden Tag morgens für ganze 20 Sekunden kalt zu duschen. Es wird sich lohnen!

194 UNTER STRESS DIE ATMUNG BERUHIGEN

Heute zeige ich dir noch einen weiteren Biohack beim kalten Duschen. Hierbei duschst du nicht nur kalt, sondern trainierst dabei noch aktiv deine Fähigkeit zur Stressbewältigung. Wenn du die ersten Male unter das kalte Wasser trittst, wirst du vermutlich beginnen, hektisch und schnell zu atmen. Das ist der normale Kälteschockreflex. Wahrscheinlich stellst du fest, dass du mehr ein- als ausatmest und du deine Muskeln anspannst. Umso besser! Denn jetzt kannst du diese Reflexe nutzen, um das Aushalten zu üben.

Somit fütterst du gleich zwei Vögel mit einer Hand. Zum einen erhältst du die wertvolle Ausschüttung von Hormonen und Endorphinen und bringst deinen Stoffwechsel in Schwung, zum anderen trainierst du deine Fähigkeit, mit einem ungefährlichen Stressor umzugehen.

Mein Tipp: Der Trick ist, die Atmung unter dem Kälteschockreflex zu verlangsamen und dich auf eine langsame Ausatmung zu konzentrieren. Auch wenn sich dein Körper anfangs noch wehrt, bringe deinen Atem immer wieder zur Ruhe. Wahrscheinlich stellst du auch fest, dass du dabei ganz unweigerlich die Schultern hochziehst und du deine Gesichtsmuskeln anspannst. Entspanne auch diese ganz bewusst wieder. Sobald sich dein Atem beruhigt hat, dusche den Rücken und das Gesicht ab und beruhige dich jedes Mal wieder. Fokussiere dich auf deinen Atem und atme langsam und gleichmäßig ein und aus.

195 WASSERSTOFF-WASSER TRINKEN

Normalerweise kommt Wasserstoff hauptsächlich in gebundener Form im Wasser vor. Es gibt allerdings auch freien Wasserstoff in einigen Wasserquellen, der auch als aktiver oder molekularer Wasserstoff bezeichnet wird. Der molekulare Wasserstoff (H_2) besitzt einen Überschuss an negativ geladenen Teilchen, die mit freien Sauerstoffradikalen (O) reagieren, wobei Wasser (H_2O) entsteht. Der molekulare Wasserstoff kann sehr einfach in Zellen eindringen und dort schädliche freie Radikale eliminieren.

Unter Biohackern ist es mittlerweile sehr verbreitet, das Trinkwasser noch einmal extra mit Wasserstoff anzureichern. Dazu eignet sich z. B. ein Wasserionisierer, der Leitungswasser filtern und ihm durch einen Elektrolyseprozess besondere Eigenschaften verleihen kann. Dabei speichert der Wasserionisierer elektrische Energie in Form von Wasserstoff im Trinkwasser. Durch den Wasserstoff wird das Wasser süffiger als herkömmliches Wasser und bietet demgegenüber viele Vorteile. Man nennt diese angereicherte Form auch Aktivwasser oder basisches Wasserstoff-Wasser. Die Forschung rund um das »heilende Wasser aus der Steckdose« hat in den letzten Jahren auch dank des Münchner Wasserforschers Karl Asenbaum enorm zugenommen.[223]

Wer sich keinen Ionisierer leisten will und dazu auch auf Reisen sein Wasser »upgraden« will, der kann auf einfach transportierbare Wasserstofftabletten zurückgreifen. Diese sind zwar weniger effektiv, dafür aber kostengünstig und einfach anwendbar.

Mein Tipp: Zur Lektüre empfehle ich dir das online kostenfrei erhältliche Buch *Elektroaktiviertes Wasser* von Karl Asenbaum. Wenn du Wasserstoff-Wasser einmal ausprobieren willst, dann kannst du mit Wasserstofftabletten beginnen, und wenn dir das Resultat gefällt, über einen Ionisierer für zu Hause oder das Büro nachdenken.

196 DEINE LIEBLINGSMELODIE SUMMEN

In einigen afrikanischen Ländern ist es gang und gäbe, während der Arbeit zu singen oder zu summen, um Stress abzubauen. Auch bei bestimmten Meditationspraktiken spielt das Summen eine Rolle. Z. B. gibt es im Yoga eine als »Biene« bekannte Atemtechnik.[224] Im Wesentlichen besteht diese Technik darin, eine Reihe von langsamen, tiefen Atemzügen durch die Nase mit geschlossenem Mund zu machen. Bei jedem Ausatmen gibt der Atmende ein summendes Geräusch ab, das dem Summen einer Biene ähnelt. Mit dieser Technik kann eine »Stress-Biene« dann schnell zur »Balance-Biene« werden, denn Summen ist tatsächlich eine wissenschaftlich fundierte Methode zur Stressbewältigung.

Summen setzt Endorphine frei, schafft neue Nervenbahnen im Gehirn und erhöht unter anderem die Produktion von Stickstoffmonoxid, einem wichtigen Gas, welches an zahlreichen physiologischen Prozessen im Körper beteiligt ist und eine wichtige Rolle in der Bewältigung von oxidativem Stress übernimmt. Nach dem Buch *The Humming Effect* von Jonathan und Andi Goldman reduziert Summen zudem Stress, führt zu Ruhe, verbessert den Schlaf, senkt Herzfrequenz und Blutdruck, produziert Neurochemikalien wie Oxytocin, erhöht die Lymphzirkulation und die Melatoninproduktion, setzt Endorphine frei und schafft neue Nervenbahnen im Gehirn.[225] Summen ist ein richtig mächtiger Biohack!

Mein Tipp: Egal ob unter der Dusche, am Schreibtisch oder vor einem wichtigen Date mit deinem Traumpartner, summe deine Lieblingsmelodie und hilf deinem Körper dabei, sich zu entspannen.

197 Wie ein Krokodil atmen

Diese Atemtechnik habe ich von einer befreundeten Yoga-Trainerin gelernt, als ich mal wieder unangenehme stressbedingte Verspannungen mit mir herumschleppte. Die meisten von uns atmen in angespannten Situationen in die Brust, wobei sich die Muskeln rund um die Schultern und den oberen Rücken versteifen können.

Bei der Krokodilatmung atmest du in dein Zwerchfell, während du auf dem Bauch liegst. Die Atmung hilft dabei, die Schultern und den Nacken zu entspannen, und regt den Parasympathikus, die Bremse unseres autonomen Nervensystems, an. Durch die Berührung von Bauch und Boden erhältst du unmittelbares taktiles Feedback, und du kannst einen schönen Rhythmus entwickeln.

Mein Tipp: Durch die Atmung in den Bauchraum kannst du Spannungen abbauen und dein Nervensystem beruhigen. So funktioniert die Krokodilatmung:

- Liege auf dem Bauch (z. B. nach dem Aufwachen oder vor dem Zubettgehen).

- Atme tief in den Bauch und den unteren Rücken (Nierengegend) ein und entspanne bei der Ausatmung, der Brustkorb bewegt sich nicht.

- Mach mindestens zehn Atemzüge in Ruhe.

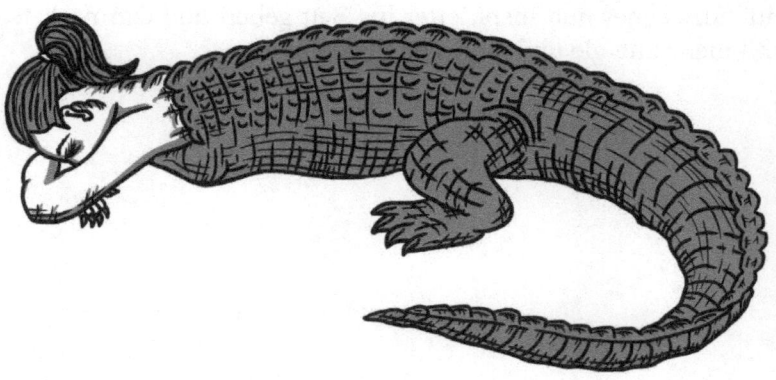

198 AKTIV ENTSPANNEN

Entspannung bedeutet nicht, sich auf die Couch zu werfen und sich von einer der mittlerweile unendlich vielen Serien berieseln zu lassen. Die beste Entspannung findet bei einer inspirierenden und erfüllenden Aktivität statt. Die Idee der aktiven Entspannung ist auch bei Weitem nicht neu. Bereits 1908 teilte der britische Schriftsteller Arnold Bennett in dem Ratgeber *How to live a life on twenty-four hours a day* seine Erkenntnisse, wie ungenutzte Zeit am besten verwendet werden sollte. Bennett argumentiert, dass wir über wesentlich mehr Zeit und Energie verfügen, als wir uns vormachen. Der Schlüssel liegt darin, am Ende eines Arbeitstages sich nicht einzureden, man sollte sich ausruhen, sondern die Zeit mit wertvollen, bereichernden Aktivitäten füllen. Das würde zu weiterer Energie führen, die wiederum sinnvoll genutzt werden kann.[226] Das schrieb der Mann in einem Zeitalter ohne Netflix, Amazon und Apple! Für Bennett waren Romane bereits Zeitverschwendung. Na ja, ganz so streng muss man dann auch nicht sein.

Mein Tipp: Anstatt dich abends mit einer stumpfen Serie oder einem langweiligen Film abzulenken oder sinnlos auf dem iPad herumzutippen, denke dir anspruchsvolle Aktivitäten aus, die dir Spaß machen und dich stimulieren. Gehe eine Runde zum Sport, lies ein anspruchsvolles Buch, führe ein stimulierendes Gespräch mit deiner Partnerin/deinem Partner oder koche ein neues Rezept zusammen mit Freunden. Wenn du es regelmäßig schaffst, die anfängliche Hürde zu überwinden, wirst du zufriedener und inspirierter ins Bett gehen und den nächsten Tag mit mehr Energie und Motivation beginnen.

199 DIE GEDANKLICHEN KNOTEN LÖSEN

In der Biographie *The Great Nowitzki* über den gleichnamigen Basketballstar beschreibt der Autor Thomas Pletzinger eine Situation, in der ein gestresster Dirk Nowitzki während eines Werbedrehs in Ljubliana für die ING-DiBa eine Trainingseinheit mit seinem Mentor Holger Geschwindner absolvieren will. Dirk ist an diesem Tag ungewohnt angespannt. Die nächste NBA-Saison ist nur Wochen entfernt, er hat Schmerzen in den Knien, sein Terminkalender ist eng getaktet, und zu Hause in den USA wartet die Familie mit seiner damals einjährigen Tochter. Zu Beginn der Trainingseinheit läuft es nicht rund, Dirks Bewegungen wirken hölzern und zögerlich, seine Würfe verfehlen unter lauten Schimpftiraden ungewohnt häufig ihr Ziel.

Als Holger Geschwindner die Musik bemerkt, die vom Eiskunstlauftraining in der Nebenhalle stammt, baut er sie in das Training mit ein. Der Coach fragt Nowitzki nach dem Komponisten, lässt ihn raten, bis er richtig liegt. Darauf folgen weitere ungewöhnliche Fragen, die nichts mit dem anstrengenden Alltag des Profis zu tun haben, während der Basketballer die ihm wohlbekannten Drills durchläuft. Nach und nach beginnt Nowitzki zu treffen, die Bewegungen werden runder, die Laune wird besser. Der beim Training anwesende Autor beschreibt, wie das Training auf einmal eine »meditative Qualität« bekommen hat. »... die eigentlich störenden Geräusche aus der Nebenhalle sind zum Teil seines Trainings geworden, sie haben geholfen, die gedanklichen Knoten zu lösen.«[227]

Mein Tipp: Besonders wenn du viel um die Ohren hast, ist es manchmal nicht einfach, den inneren Kritiker abzuschalten. Entwickle Routinen, die es dir erlauben, in einen meditativen Zustand zu kommen und abzuschalten. Für den einen ist es eine Laufeinheit im Park, für die andere eine Runde am Klavier, für den dritten eine gesunde, mit der Familie zubereitete Mahlzeit.

200 WALDLUFT ATMEN

Seit meiner Kindheit liebe ich es, in den Wald zu gehen. Bei meinen Großeltern in der Nähe von Ruhpolding in Oberbayern gibt es den »Märchenwald«, nicht zu verwechseln mit dem für die Region bekannten »Märchenpark«. Dieser kleine Wald ist durchzogen mit hohen Bäumen, riesigen moosbewachsenen Felsbrocken, natürlichen Grotten und einem kleinen Bach. Als Kind war ich davon überzeugt, dass, wenn es Kobolde, Elfen und Wichte gäbe, sie bestimmt in diesem Wald zu Hause wären. Der Märchenwald ist ein wahres Paradies für Kinder, um sich die Zeit mit Tannenzapfenschlachten, Verstecken und Höhlen bauen zu vertreiben. Wenn ich meine Erinnerungen an den Wald hervorhole, kann ich die würzige Waldluft förmlich auf der Zunge schmecken.

Umso mehr habe ich mich gefreut, als ich von den vielen wissenschaftlich nachweisbaren Vorteilen der Waldluft erfuhr. In seinem Buch *Im Wald baden* beschreibt der Autor Jörg Meier Waldluft als »ein gigantisches Meer an Molekülen«, die nachweisbar Stresshormone abbauen und Blutdruck, Pulsschlag und Blutzuckerspiegel senken können. [228] Der typische Waldgeruch kommt zustande, da Bäume Botenstoffe wie gasförmige Phytonzide und Terpene abgeben, um miteinander zu kommunizieren und sich vor Schädlingen zu schützen. Japanische Forscher konnten diese biochemischen Substanzen isolieren und nachweisen, dass diese unter anderem die Anzahl und Aktivität unserer natürlichen Killerzellen (NK-Zellen) steigern, die kranke Zellen erkennen und bekämpfen. Der Wald ist in der Tat die Apotheke für den Biohacker und Waldluft seine Medizin zum Einatmen.

Mein Tipp: Für eine anhaltende Wirkung der Waldluft empfiehlt der erwähnte Buchautor und Waldexperte Jörg Meier einen vierstündigen Waldaufenthalt pro Woche. Also, rein in den Wald und gleich ein paar Mal tief ein- und ausatmen!

201 ELEKTROMAGNETISCHE STRAHLUNG REDUZIEREN

Was genau sind diese ominösen EMFs, und wie gefährlich sind sie wirklich? Stell dir vor, du wirfst einen kleinen Stein ins Wasser. Der Stein bringt das Wasser zum Schwingen und dadurch entstehen Wellen. So ähnlich kannst du dir EMF vorstellen. Alle geladenen Teilchen, die sich bewegen, produzieren ein elektromagnetisches Feld. Im Grunde strahlen alle Lebewesen und auch Nicht-Lebewesen, der Planet und die Sonne.

In den letzten Jahrzehnten hat die Menge an Strahlung mit den vielen technischen Innovationen stark zugenommen. Wir sind uns derzeit noch nicht wirklich bewusst, was die Langzeitfolgen davon sein werden. Dadurch sind wir, die Smartphone-Generation, sozusagen die Versuchskaninchen. Der Neurochirurg und Mitochondrien-Forscher Dr. Jack Kruse bringt aktuelle Probleme wie Schlafstörungen, Konzentrationsschwächen und chronische Müdigkeit mit der zunehmenden Strahlung in Verbindung.[229] Dazu gibt es laut einer Meta-Analyse von 42 Studien bereits Anzeichen dafür, dass ELF-EMFs mit einem erhöhten Krebsrisiko assoziiert sind.[230] Mit einer geringen Menge kommt unser Körper durchaus zurecht. Brenzlig wird es, wenn unsere Zellen durch den »Stress« überfordert werden, mutieren oder nicht mehr richtig funktionieren.

Mein Tipp: Hier sind ein paar Methoden, wie du einige der Hauptquellen von EMF reduzieren kannst:

- Verwende Kopfhörer mit luftgefüllten Kabeln, die keine Strahlung leiten, oder den Lautsprecher-Modus, wenn du telefonierst.
- Verwende EMF-Schutzunterlagen anstatt Schutzhüllen (diese können die Strahlung des Smartphones oft noch erhöhen) für deinen Laptop.
- Schalte dein Handy nachts in den Flugmodus, und schalte alle Bluetooth-Geräte ab.
- Verwende eine Zeitschaltuhr, um deinen WLAN-Router nachts automatisch abzuschalten und morgens wieder einzuschalten.

Mit der Ankunft von 5G wird es in Zukunft kaum möglich sein, in einer modernen Welt der zunehmenden Strahlung komplett zu entgehen. Nimm daher am besten jetzt schon ein paar der beschriebenen Änderungen vor, und versuche, dich möglichst viel im Freien (auch mal ohne Handy) aufzuhalten.

202 STRESSFREI REISEN

In einer fremden Umgebung ist es oft nicht einfach, gleich in der ersten Nacht friedlich und tief einzuschlafen, besonders bei Flugreisen fällt mir dies schwer. Dann helfen mir die folgenden Tipps, die ich vor allem von meinem Biohacker-Kollegen und Gründer von Breitfeld Biohacking Andreas Breitfeld erfahren habe:

- Wenn du landest, laufe barfuß, um dich elektrisch zu entladen und überflüssige Protonen an die Umwelt abzugeben und antientzündlich wirkende Elektronen aufzunehmen.

- Nutze nachts eine Schlafmaske. Besonders wenn du in eine andere Zeitzone reist, kannst du deinen Jetlag abschwächen, indem du kein Licht an deine Augen lässt, wenn es Zeit ist, zu schlafen.

- Nimm dir eine harte Plastikflasche und einen Tennisball mit. Um Spannungen in der Muskulatur zu lösen, eignet sich eine harte Plastikflasche. Rolle damit auf Bereichen wie Oberschenkel, Gesäß und breiten Rückenmuskeln. Für den inneren Rücken und den Nacken eignen sich ein einzelner Tennisball oder einfach zwei aneinandergeklebte Tennisbälle. Durch die Massage wird der Wohlfühl-Botenstoff Serotonin freigesetzt, aus dem wiederum das Einschlafhormon Melatonin produziert wird.

- Wenn du verreist, packe einen Kopfkissenbezug ein. Durch den vertrauten Geruch fällt es dir leichter, dich wie in deinem eigenen Bett zu fühlen und leichter ein- und durchzuschlafen.

- Schütze dich vor Strahlung. Eines meiner Lieblingskleidungsstücke ist meine von Andreas Breitfeld entwickelte, mit Silberfäden durchzogene Hose. Die Hose ist dank Stretch-Material sehr angenehm zu tragen und somit perfekt für lange Reisen.

Mein Tipp: Schreibe dir eine Reise-Checkliste, die du einfach Punkt für Punkt durchgehen und abhaken kannst, bevor du dich auf den Weg zum Bahnhof, Flughafen oder Parkplatz machst.

203 DIE TASCHE AM VORABEND PACKEN

»Ich packe meine Tasche immer abends. Dann habe ich am nächsten Morgen keinen Stress.« Sabine Lisicki versprüht Charisma und Selbstbewusstsein, als sie mir die Frage beantwortet, welche eine Gewohnheit ihr Leben besonders viel einfacher macht. Die Tennisspielerin mit dem schnellen Aufschlag blickt mir stets in die Augen, als wir uns in einem Münchner Café über Sport und Biohacking unterhalten und sie mir von ihrem beeindruckenden Lebensweg erzählt. Aus eigener Kraft und mit der Hilfe ihrer Familie schaffte Sabine einen beeindruckenden Aufstieg bis zur Nummer 12 der Weltrangliste der Damen und erreichte 2013 das Finale von Wimbledon, dem wichtigsten Tennisturnier der Welt. Nach mehreren Rückschlägen, die mit einer Diagnose von Pfeifferschem Drüsenfieber im Jahr 2019 ihren Höhepunkt fanden, ist die ambitionierte ursprüngliche Berlinerin nun auf dem Weg zurück zu alten Höhen.

Ich finde es immer wieder faszinierend, dass es auch für absolute High Performer wie Sabine oft die kleinen Dinge sind, die einen großen Unterschied machen. Es macht natürlich Sinn, sich eines potenziellen Stressors des nächsten Morgens bereits am Vorabend zu entledigen, allerdings fällt es vielen Menschen ohne Routine schwer, sich hier ad hoc zu disziplinieren.

Auch aus wissenschaftlicher Sicht macht es Sinn, zu planen. Dr. Kerry Ressler, Professor für Psychiatry an der Harvard Medical School drückt es so aus: »Aufgaben zu planen reduziert das Gefühl im Gehirn, dass es bombardiert wird.«[231]

Mein Tipp: Entwickle Routinen, die dir dabei helfen, zukünftige Stressoren zu vermeiden. Packe deine Tasche, schreibe deine Einkaufsliste und plane deinen Tag bereits am Vorabend, um dein zukünftiges Ich zu entlasten. Vordenken schafft zudem Klarheit und senkt deinen Stresspegel am Abend, was dir ein einfacheres Einschlafen ermöglichen wird.

204 Waldbaden

In Japan gilt der Wald schon lange als eine Art frei zugängliche Apotheke mit messbaren Wirkungen auf Körper und Psyche. Im Land der Samurai ist »Shinrin Yoku« (frei übersetzt: das »Baden im Wald«) bereits eine etablierte und von Ärzten empfohlene Methode, um den Geist zu entspannen und das Stressniveau messbar zu senken. Waldmedizin ist an japanischen Universitäten schon seit Jahren ein staatlich unterstützter Forschungszweig.

Immer wieder zeigen Studien, dass ein intensiv und bewusst wahrgenommener Spaziergang im Wald den Blutdruck senken, den Puls beruhigen, effektiv Stress abbauen, das Immunsystem stärken und sogar Krebs vorbeugen kann. In einer japanischen Studie wurden z. B. zwei Gruppen von Spaziergängern untersucht. Die einen spazierten im Wald, die anderen waren in der Stadt unterwegs, bei gleicher Bewegungsintensität. Bei den Waldspaziergängern sank der Cortisolspiegel im Speichel deutlich, bei den Stadtläufern nicht.[232]

Weitere Untersuchen bestätigten, dass die Waldatmosphäre einen eindeutig beruhigenden und sogar blutdrucksenkenden Effekt auf den Körper hatte, egal ob die Personen sich bewegten oder nur ruhig dasaßen und beobachteten.

Mein Tipp: Mach diese Woche einen Waldspaziergang. Gehe langsam und bewusst und lass die Atmosphäre des Waldes auf dich wirken. Atme die Waldluft und spüre den Waldboden unter deinen Füßen. Spüre, wie der Wald dein Nervensystem beruhigt und dich mit wohltuenden Botenstoffen füllt.

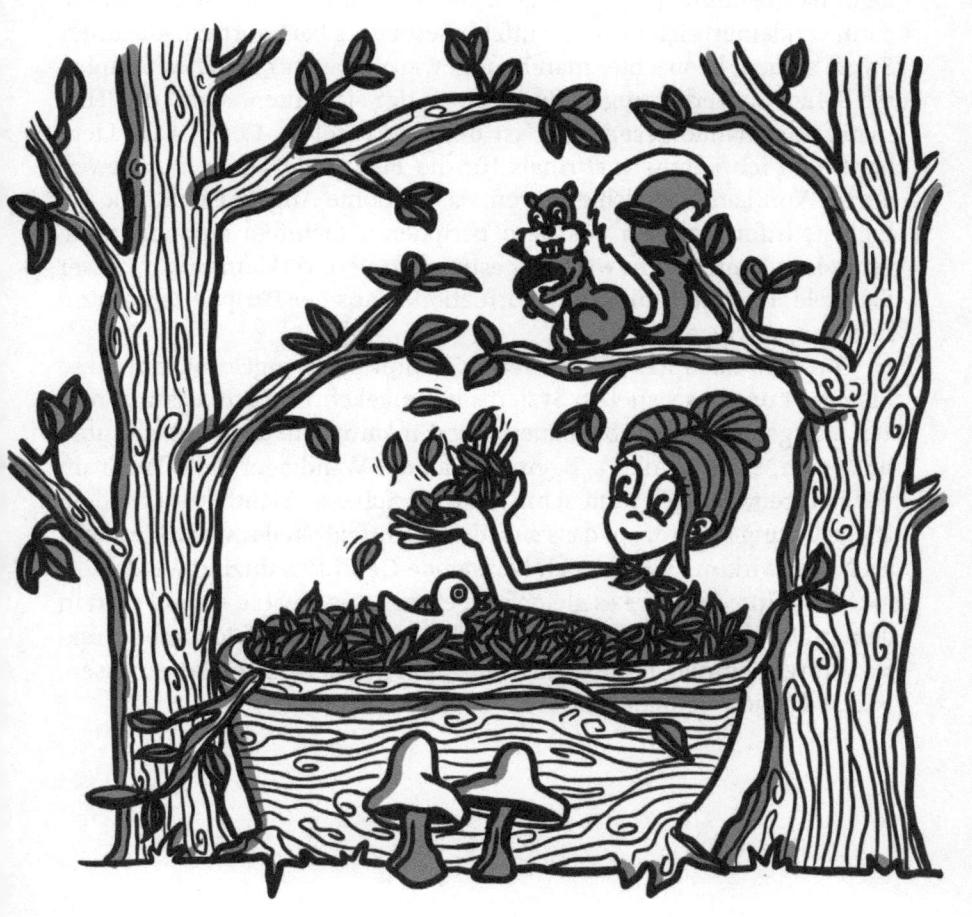

205 DAS PERIPHERE UMFELD WAHRNEHMEN

Vielleicht kennst du die Situation: Du fährst gestresst nach Hause, als plötzlich von rechts ein Auto aus der Einfahrt fährt, das du um ein Haar tangiert hättest. Das könnte tatsächlich an einer stressbedingten physiologischen Beeinträchtigung liegen. Denn wenn wir unter Stress stehen, dann verkleinert sich unser Sichtfeld. Besonders bei Sportlern, die unter Stress stehen, beobachtet man häufig, wie ein beeinträchtigtes peripheres Sehen zu Verletzungen führt. Einer, der sich intensiv mit der Thematik auseinandergesetzt hat, ist der Neuroathletik-Coach Lars Lienhard, den ich bereits mehrmals für die Flowgrade Show interviewen durfte. Von Lars habe ich erfahren, dass erhöhte Angstzustände die Fähigkeit, Informationen aus dem peripheren Sichtfeld aufzunehmen, verändern kann. Wenn wir uns gestresst fühlen, verkleinert sich unser Sichtfeld, und die Fähigkeit, Informationen aus der Peripherie wahrzunehmen, verringert sich.

Von Lars habe ich eine einfache Technik kennengelernt, um diese Eigenheit unseres visuellen Systems in umgekehrter Form dazu zu nutzen, um gezielt Stress abzubauen. Hierfür kannst du dich einfach ruhig hinsetzen, einen Punkt, z. B. ein Bild an der Wand oder die Pflanze am Fensterbrett, fixieren und dann dein peripheres Sichtfeld erkunden. Diese Übung führt dazu, dass sich dein Sichtfeld wieder vergrößert und als Nebenwirkung gleich noch belastende Gefühle reduziert werden.

Mein Tipp: Probiere es gleich jetzt einmal aus. Fixiere einen Punkt in deinem Umfeld und konzentriere dich darauf, das Umfeld dieses Punktes wahrzunehmen, ohne deinen Fixpunkt mit den Augen zu verlassen. Fühlst du dich weniger gestresst?

206 ADAPTOGENE NATURSTOFFE ZU DIR NEHMEN

Adaptogene beschreiben eine Kategorie von Gewächsen und Nährstoffen, die unserem Körper helfen, sich an stressige und/oder belastende Situationen anzupassen (also adaptieren). Adaptogene unterstützen die Regulation verschiedener Stoffwechselprozesse und helfen dabei, Stress abzubauen, besser zu schlafen, den Hormonhaushalt zu normalisieren und ein gesundes Energielevel zu halten. Adaptogene Pflanzen sind in der Regel in feindlicher Umgebung heimisch und müssen sich vor den stressigen Gegebenheiten ihres Lebensraums schützen. Um zu überleben, haben sie Strategien zur Anpassung an ihre Bedingungen (z. B. Kälte, Dürre, UV-Strahlen und/oder Mangel an Wasser, Licht oder Sauerstoff) entwickelt und produzieren Adaptogene. Ein Adaptogen wird dabei definiert als eine »pharmakologische Substanz, die in der Lage ist, in einem Organismus einen unspezifischen Zustand erhöhter Resistenz zu induzieren«, der ihm dabei hilft, »Stresssignalen entgegenzuwirken und sich an außergewöhnliche Anstrengungen anzupassen«.

Zu den bekanntesten adaptogenen Pflanzen gehören Edelweiß und Cannabis, Rodhiola, die in der chinesischen, tibetischen und ayurvedischen Medizin allgemein verwendeten Wurzeln wie He Shou Wu, sibirischer Ginseng, Lakritze und Ashwagandha sowie Safran und Hibiskus. Allerdings besitzen auch Heilpilze, darunter Shiitake, Chaga und die bereits beschriebene Löwenmähne, wertvolle adaptogene Eigenschaften. In einer chinesischen Studie konnte gezeigt werden, dass die Komponenten der Löwenmähne die Aktivität von natürlichen Killerzellen (NK-Zellen) erhöhen und dadurch das Immunsystem stärken können.[233] NK-Zellen sind unter anderem in der Lage, abnormale Zellen wie Tumorzellen und virusinfizierte Zellen zu erkennen und zu eliminieren.

Mein Tipp: Adaptogene sind ein wichtiger Teil meiner Nährstoffaufnahme. Besonders wenn ich mal ein leichtes Kratzen im Hals spüre, greife ich unmittelbar zu meinen kleinen Helfern. Morgen stelle ich dir einen der mächtigsten adaptogenen Heilpilze überhaupt ein wenig genauer vor.

207 MIT CHAGA FREIE RADIKALE FANGEN

Die menschliche Nutzung des hölzern aussehenden Chaga lässt sich bereits bis 3400 v. Chr. zurückverfolgen. Ötzi, die Gletschermumie, die aus dem Eis der Ötztaler Alpen entlang der österreichisch-italienischen Grenze ausgegraben wurde, trug einen chagaähnlichen Polyporenpilz mit sich. Dieser Polypore, der einer von zwei Pilzen war, die auf Otzi gefunden wurden, wurde »Tinder Conk« genannt. Warum hatte sich der Mann aus dem Eis die Mühe gemacht, ihn mit sich herumzutragen?

Chaga hatte wahrscheinlich einige Vorteile für den prähistorischen Bergwanderer. Zum einen kann der Pilz gut ausgehöhlt und dazu verwendet werden, ein kleines Feuer darin zu entfachen und dieses lange am Brennen zu halten. Zum anderen bringt der Verzehr des Pilzes wertvolle immunologische Vorteile mit sich. Ursprünglich hatte man Chaga dazu verwendet, um Magenprobleme zu behandeln. Mittlerweile gilt der König der medizinischen Pilze als einer der stärksten Unterstützer eines kräftigen Immunsystems. Chaga besitzt zudem mehr Antioxidantien als jedes andere Lebensmittel und normalisiert Cholesterin und Blutdruck. Der Pilz, der auf lebenden Bäumen wächst, verhindert wohl auch oxidativen Schaden an der DNS und gilt dadurch in einigen Kreisen als vielversprechendes Anti-Aging- und Anti-Krebsmittel.

Mein Tipp: Chaga gibt es hierzulande in Form von Pulverextrakten und Tinkturen. Ich bin ein großer Fan der beiden finnischen Firmen Four Sigmatic (Pulver) und Soma (Tinktur). Da ich beide gerne und oft verwende, habe ich mich dazu entschieden, beide Produkte in den Flowgrade Shop aufzunehmen.

208 Cannabidiol zur Beruhigung verwenden

Louis Armstrong gilt bis heute als einer der einflussreichsten Jazz Musiker, dessen Schaffenszeit von den 1920ern bis in die 1960er reichte. Armstrong war nicht nur bekannt für seine virtuosen Auftritte, sondern auch für seinen Cannabis-Konsum vor und nach seinen Auftritten, vor allem um Stress abzubauen. Sein Spitzname »Satchmo« entstand aufgrund der Taschen (auf Englisch »Satchels«) voller Cannabis, die er oft um den Hals trug.

Während THC-haltiges Cannabis hierzulande nur unter medizinischen Bedingungen verschrieben werden darf, ist der in Cannabis enthaltene Wirkstoff CBD, kurz für Cannabidiol, seit November 2019 in THC-freien Nahrungsergänzungsmitteln zugelassen.[234] CBD führt nachweislich zu einer Reduktion des Stresshormons Cortisol und könnte der Grund sein, warum der oft gestresste und schlafgestörte Louis Armstrong es beinahe täglich konsumierte.[235] Gleichzeitig gibt es Anzeichen dafür, dass die Einnahme von CBD nicht nur zu einer Erhöhung des Neurotransmitters Anandamid, sondern auch zu einer Verlängerung der Verweildauer des Stoffes im Hirn führt. Anandamid wird unter anderem mit einem verbesserten Arbeitsgedächtnis und einer erhöhten Fähigkeit, kreativ zu denken, in Verbindung gebracht.[236]

Mein Tipp: Natürliche Quellen für Anandamid und dessen Vorläufer sind Schokolade und Trüffel. Der Wirkstoff CBD ist mittlerweile auch in verschiedenen Nahrungsergänzungsmitteln erhältlich. Wenn du CBD einmal ausprobieren willst, empfehle ich dir ein Tropfenprodukt, welches du über eine Pipette einfach dosieren kannst.

209 KRYPTONIT MEIDEN

Kennst du das Gefühl, wenn du morgens nach einer erholsamen Nacht aufstehst, kurz nach draußen gehst und in ein paar tiefen Atemzügen die frische Morgenluft in dich hineinziehst? An so einem Morgen siehst du deine wichtigsten Anliegen klar vor dir. Dir ist bewusst, was du tun willst, und deine Mitochondrien produzieren Unmengen Energie, mit der du gleich ein paar »große Frösche« verspeisen kannst.

Kryptonit in der Superman-Saga ist ein grün strahlendes Gestein von Supermans Heimatplaneten Krypton und seine größte Schwachstelle. Die Strahlung des Gesteins macht Superman schwach und raubt ihm seine Superkräfte. In unserem modernen Alltag schleichen sich immer wieder Dinge ein, die dir Energie und Kraft rauben und deine Konzentration stören. Leider verflüchtigt sich diese Energie, sobald wir kräftezehrende Substanzen in unseren Körper lassen. Bereits das falsche Frühstück kann deinen Tatendrang signifikant mindern.

Wie du bereits im Laufe dieses Buches gemerkt hast, bin ich kein Fan von pauschalen Empfehlungen. Es gibt einfach immer jemanden, für den etwas funktioniert, und jemanden, für den dieselbe Sache sich überhaupt nicht auszahlt. Wenn du allerdings spürst, dass dir etwas Energie raubt und du dem auf den Grund gehen willst, dann habe ich hier eine Liste von einigen häufig konsumierten Lebensmitteln, die den Körper eher anstrengen, als ihm Energie zu liefern. Ich nenne sie »Kryptonit-Food« nach dem grünen Gestein aus den Superman-Comics, das Superman seine Lebenskraft raubt:

- Stark verarbeitete Lebensmittel
- Schwer verdauliche Lektine (Gluten)
- Histamin – besonders, wenn du es nicht gut verträgst
- Zusatzstoffe und Süßstoffe
- Zucker
- Alkohol

Mein Tipp: Wenn du unnötigen Stress vermeiden und dich wie Super(wo)man fühlen willst, dann meide oder reduziere zumindest das genannte Kryptonit.

210 EINFACH MAL ABSCHALTEN

Wenn du vor deinem Rechner sitzt, eine Deadline naht, du schon den siebten Espresso intus hast und dir dein Chef noch drei weitere Aufgaben auf den Schreibtisch knallt, dann wird dein Hirn aktiv, überaktiv! Deine Amygdala, die mandelförmige Struktur im Kopf, die unter anderem bei der Regelung des Aggressionsverhaltens und dem Umgang mit Furcht und Angst beteiligt ist, läuft aus dem Ruder.

Die Folgen sind irrationale Ängste, Impulskontrollstörungen, ein schwächeres Arbeitsgedächtnis, weniger Empathie und eine beeinträchtigte Risikoeinschätzung. Auf einmal delegierst du viel zu wichtige Aufgaben an einen Praktikanten, schreibst einem Kunden eine emotional geladene E-Mail und schließt einen viel zu teuren neuen Handyvertrag ab (alles Dinge, die mir schon passiert sind ...). Dazu schwächt Dauerstress auch noch deine Immunabwehr, und am Ende bist du krank, frustriert und ... noch mehr gestresst!

Mein Tipp: Genug ist genug. Wie wäre es, heute einfach mal früher Schluss zu machen und einen entspannten Abend zu verbringen.

BIOHACKER-SPICKZETTEL STRESS

1. Erkenne, welchen Stress du ab und zu in deinem Leben haben möchtest und welcher dich chronisch belastet.

2. Lerne Techniken, um akut und effektiv Stress abzubauen, wie deine Glückspunkte massieren, atmen und kalt duschen.

3. Eigne dir Verhaltensweisen an, die deinen Alltag entstressen. Packe deine Tasche für den nächsten Trip einmal am Abend vorher.

4. Nutze die Natur, um dein Nervensystem zu entspannen. Tanke Sonnenlicht, Waldluft und entlade dich barfuß.

5. Entspanne dich aktiv bei Aktivitäten, die dir Spaß machen und dich von deinen alltäglichen Verpflichtungen ablenken.

Podcastempfehlungen der Flowgrade Show mit Max Gotzler:

- #046: »Wie du wertvollen Schlaf auch auf Reisen bekommst« mit Kelly Starrett

- #066: »Wie Sonnenlicht dein Hirn verändert« mit Prof. Dr. Jörg Spitz

- #079: »Von Jetlag, Zeit und Schichtarbeit« mit Prof. Dr. Maximilian Moser

- #082: »Was EMF in unseren Zellen macht« mit Moritz von der Borch

- #101: »Wie Bewegung im Gehirn entsteht« mit Lars Lienhard und Dr. Eric Cobb

Du kannst dir alle Episoden der Flowgrade Show auf Apple Podcasts, Spotify und auf www.flowgrade.de/podcast ansehen und anhören. Weitere Informationen zu diesem Kapitel findest du auf www.dailybiohacker.de/stress.

TEST: WIE IST DEIN VERHÄLTNIS ZUM STRESS?

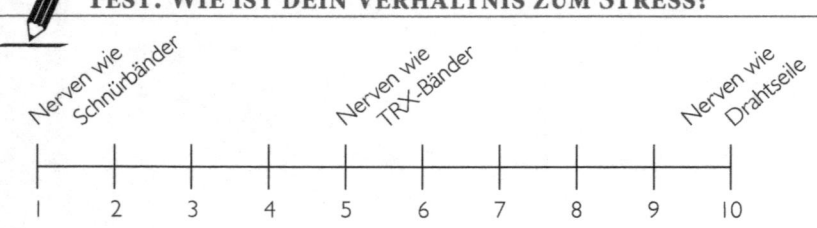

Nerven wie Schnürbänder   Nerven wie TRX-Bänder   Nerven wie Drahtseile

1   2   3   4   5   6   7   8   9   10

KAPITEL 8:
FLOW – AUF DER ALPHA-WELLE

I ch bin mir sicher, dass du bereits eine Vorstellung davon hast, wie es sich anfühlt, im Flow zu sein. Egal ob beim Yoga, beim Spielen mit deinen Kindern, auf der Arbeit oder während eines grandiosen Skitages, du hast bestimmt eine Erinnerung, die dir erscheint, wenn du an Flow denkst. Der Begriff ist bereits fester Bestandteil unserer Sprachkultur und findet sich wieder in Begriffen wie Vinyasa Flow, Workflow oder einfach in dem häufig gehörten Spruch »Go with the Flow« (ich persönlich finde ja »Go for Flow« passender, warum, erfährst du an Tag 366).

Aber auch, wenn der Flow-Begriff breite Anwendung findet, steckt dahinter ein mächtiger und seit einiger Zeit messbarer Bewusstseinszustand, der uns erlaubt, über uns selbst hinauszuwachsen. Flow-Zustände gehören zur Gruppe von ekstatischen Bewusstseinszuständen und gesellen sich damit zu anderen veränderten Zuständen wie kontemplative und mystische sowie psychedelische Erfahrungen. Im Flow treten gewisse anatomische, neurochemische und neuroelektrische Veränderungen ein, die es dir erlauben, tief in eine Aktivität einzutauchen, und dir massiv dabei helfen können, kreativ zu denken, schnell zu lernen und in deinem Tun völlig aufzugehen. Beispielsweise wechseln die Hirnwellen von einem erregten Beta- in einen entspannten Alpha-Zustand. Im Flow reiten wir sozusagen die Alpha-Welle.

In diesem Kapitel findest du meine wirkungsvollsten Methoden und Techniken, um dir zu helfen, in einen Flow-Zustand zu gelangen.

Frage dich: Nach eigenem Ermessen, wie viel deiner Zeit verbringst du aktuell in einem Flow-Zustand? Mach dazu den Vorher-Nachher-Test!

 ### TEST: WIE VIEL DEINER ZEIT VERBRINGST DU AKTUELL IN EINEM FLOW-ZUSTAND?

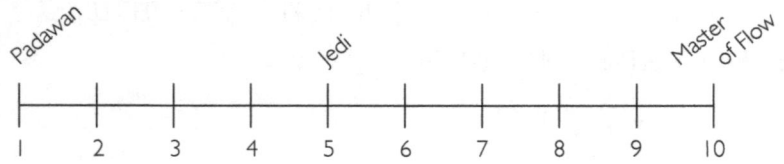

211 FLOW FÜHLEN

Ist es dir schon einmal widerfahren, dass du den ganzen Tag an einem dir wichtigen Blogbeitrag gearbeitet hast, ohne den Sonnenuntergang oder die Nachrichten auf deinem Smartphone zu bemerken? Oder wurdest du beim Snowboarden nach einer schwierigen Piste mit Glücksgefühlen dermaßen durchflutet, dass du laut aufjubeln musstest? In diesen Momenten ist es wahrscheinlich, dass dir vier bemerkenswerte Empfindungen widerfahren sind:

Zurücktreten der Selbstwahrnehmung: Du verlierst dich vollkommen in deiner Aktivität und hörst dabei auf, über dich, deinen Terminkalender und deine Sorgen nachzudenken.

Verlust des Zeitempfindens: Die Zeit spielt auf einmal keine Rolle mehr. Es kann vorkommen, dass sich Sekunden wie Minuten oder umgekehrt, Stunden wie Minuten anfühlen.

Gewinn an Leichtigkeit: Egal ob du schreibst, auf der Bühne eine Rede hältst oder Ski fährst, eine Aktion folgt mühelos auf die nächste, alles scheint wie von Zauberhand zu gelingen.

Aktivierung aller Sinne: Du besitzt eine erhöhte Präsenz, deine Sinne verarbeiten alle Eindrücke in Höchstgeschwindigkeit und alle Bewegungen scheinen aufeinander abgestimmt.

Die Flow-Forscher und Autoren des Buches *Stealing Fire* bezeichnen diese vier Empfindungen, die in einem Flow-Zustand eintreten, mit dem Akronym STER, was für die englischen Bezeichnungen Selflessness, Timelessness, Effortlessness und Richness steht. Ich halte es für unglaublich wertvoll, ein Gefühl dafür zu bekommen, welche Aktivitäten dein Hirn dazu bringen, in einen Zustand zu verfallen, in dem diese vier Empfindungen eintreten. Je mehr du registrierst, welche Aktivitäten dich in den Flow bringen, desto einfacher kannst du entscheiden, womit du deine Zeit verbringst.

Mein Tipp: Erinnere dich an das letzte Mal, als du in einem tiefen Flow-Zustand warst. Wann war es, wer war dabei, und was hast du unternommen? Schreibe es auf. Sei so detailliert wie möglich.

212 Flow messen

Eines der großen Highlights auf dem FlowFest war bereits mehrmals die Carrera-Bahn der Firma Brainboost. Die Autos werden bei dieser Bahn alleine durch die mithilfe von Elektroden gemessene Aktivität der Hirnwellen der Nutzer gesteuert. Wenn die Elektroden Alphawellen registrieren, fährt das Auto, wenn nicht, dann nicht. Sie erlaubt dem Nutzer durch Feedback (das Fahren des Autos), schneller in einen Flow-Zustand zu gelangen. Die Technologie kann ebenso dazu eingesetzt werden, Menschen beizubringen, sich besser zu konzentrieren, in einen meditativen oder eben in einen Flow-Zustand zu gelangen. Brainboost hat dazu bereits mehrere Spiele entwickelt, die das Hirn herausfordern und gleichzeitig unterhaltsam sind. Inwieweit hängen Hirnwellen mit dem Flow-Zustand zusammen? Die vier am Vortag beschriebenen Empfindungen entstehen durch ein Zusammenspiel von drei bemerkenswerten biochemischen Vorgängen.

Neuroanatomisch: Die normalerweise ausgedehnte Aktivität in der frontalen Hirnrinde reduziert sich auf wenige Teile. Dein Selbstbewusstsein tritt zurück, und Handlung und Achtsamkeit beginnen zu verschmelzen.

Neurochemisch: Die Stresshormone Cortisol und Noradrenalin weichen leistungsfördernden und glücksbereitenden Chemikalien wie Dopamin, Endorphinen, Anandamid, Serotonin und Oxytocin.

Neuroelektrisch: Deine Hirnströme verlangsamen sich und wechseln von einem schnellen Beta- in einen träumerischen Alpha- und manchmal sogar einen meditativen Theta-Zustand.

Dabei ist die Hirnwellenmessung, z. B. durch ein EEG, die einfachste und kostengünstigste Methode, um zu beobachten, ob dein Hirn in einen Alpha-Zustand schaltet.

Mein Tipp: Wenn du selbst einmal Einblick in deine Hirnwellenmuster erhalten willst, empfehle ich dir den Besuch einer Neurofeedback-Praxis. Mittlerweile gibt es auch einige Geräte für die Heimnutzung. Diese variieren allerdings noch stark in der Ermittlung der Hirnwellen. Daher empfehle ich erst einmal die Betreuung durch einen erfahrenen Therapeuten.

213 DEINE FLOW-AKTIVITÄTEN FINDEN

Je nachdem, was für ein Typ du bist, werden dich unterschiedliche Aktivitäten in den Flow bringen. Am Anfang des Buches habe ich dir sechs unterschiedliche Biohacker-Typen präsentiert. Auch wenn mehrere oder gar alle für dich infrage kommen, orientiere dich an deinen dominanten Typen, mit denen du dich am ehesten identifizierst. Hier sind ein paar typische Vorlieben, die für den jeweiligen Typ infrage kommen:

- Lifestyler – Bewegen, Kommunizieren, Tanzen
- Selbstvermesser – Lesen, Lernen, Messen
- Druide – Ausprobieren, Experimentieren, Erfinden
- Naturliebhaber – Wandern, Eisbaden, Meditieren
- Adrenalin-Enthusiast – sich herausfordern, an die Grenzen gehen, sich in Gefahr begeben
- Futurist – Forschen, Upgraden, Transzendieren

Mein Tipp: Finde heraus, welche Aktivitäten dich in den Flow bringen. Schreibe diese auf. In einem nächsten Schritt zeige ich dir, wie du mit diesen Notizen einen Flow-Kalender entwickeln kannst.

214 DIE MITOCHONDRIEN TANZEN LASSEN

Je besser deine Mitochondrien darin sind, Energie zu produzieren, desto mehr Flow wirst du erleben können. Die Mitochondrien befinden sich an der Schnittstelle zwischen der Psyche und dem Soma (dem Körperlichen). Die im Rahmen der Traditionellen Chinesischen Medizin oft erwähnte Qi-Energie (sprich Chi), bezeichnet genau diese von den Mitochondrien produzierte Energie. Genau diese Energie ist auch notwendig, wenn du in einen Flow-Zustand gelangen willst.

Eine einfache Methode, um die Mitochondrien dazu zu bringen, Energie in Form von ATP zu produzieren, ist, sie zu bewegen und ihnen Sauerstoff zur Verfügung zu stellen. Auf dem FlowFest 2018 hat unser Moderator, der Naturwissenschaflter und Buchautor Dr. Akuma Saningong, mit den Besuchern vor Beginn des Events einen Mitochondrientanz durchgeführt, um die anwesenden Mitochondrien zum Arbeiten zu bewegen. Der Tanz ist ein einfacher Hampelmann, den du über 30 bis 60 Sekunden lang ausführen kannst und dabei an eine Absicht denkst, wozu du die neue Energie verwenden willst.

Mein Tipp: Wenn du heute frische Energie für eine wichtige Aufgabe brauchst, dich gerade unwohl oder missmutig fühlst oder einfach nur in die Gänge kommen willst, dann mach einfach über eine Minute einen Hampelmann. Springe dabei aus dem Stand in einen breitbeinigen Stand wobei du die Arm nach oben über den Kopf hebst. Springe daraufhin wieder in die Ausgangsposition zurück.

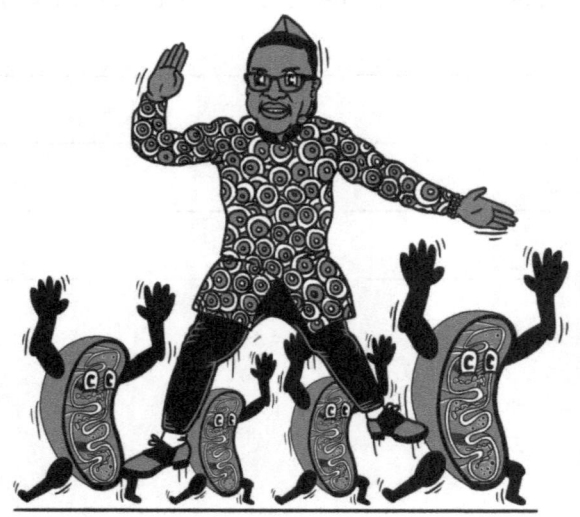

215 DEINE UMGEBUNG WAHRNEHMEN

Wenn wir uns in eine bisher unbekannte Umgebung begeben, verändert sich mit dem Umfeld voller unbekannter Details auch unsere Biochemie. Die Kombination aus Neuheit, Unvorhersehbarkeit und Komplexität ruft eine Ausschüttung an Dopamin und Norepinephrin hervor. Diese Neurochemikalien aktivieren uns und zwingen uns in den Moment. Ein Skifahrer, der kurz nach Sonnenaufgang auf dem Berg mit Neuschnee auf den unbefahrenen Hang vor sich hinunterblickt, wird durch diese Umgebung ins Jetzt gerufen.

Der Schnee, die Gelegenheiten und Risiken auf dem Hang, die Natur, der Wind, die Bäume – dieses facettenreiche Umfeld fordert Aufmerksamkeit und Präsenz, zwei wichtige Voraussetzungen für den Flow-Zustand. Um in eine reichhaltige Umgebung zu gelangen, musst du aber nicht zwangsweise auf einen Dreitausender. Bereits ein Spaziergang im Wald, ein Blick in den Sternenhimmel oder eine Radtour können einen ähnlichen Effekt haben. Gleichzeitig kannst du Neuheit und Komplexität in deinen Alltag kreieren, indem du einige deiner Gewohnheiten änderst und dich damit selbst herausforderst.

Mein Tipp: Das nächste Mal, wenn du die U-Bahn nimmst, steige eine Station früher aus und laufe den Rest.

216 In Unterwäsche Ski fahren

Zugegeben, dieser nicht ganz ungefährliche Biohack ist sicher nicht jedermanns Sache. Aber dieses eher ungewöhnliche Hobby hat mir über die Jahre doch einiges an Aufmerksamkeit beschert, die ich gerne dazu nutze, um auf die vielen Vorteile der Kombination aus Bewegung, Sonnenlicht und Kälte hinzuweisen. Das erste Mal herausgefordert zu dieser Aktion wurde ich von Dr. Jack Kruse, einem renommierten Neurochirurgen und Mitbegründer der modernen Quantum-Health-Bewegung, als dieser herausfand, dass ich mich zum Zeitpunkt einer gemeinsamen Podcastaufnahme in den Bergen auf einem Skitrip befand.

Die Idee war, die Effekte der starken Bergsonne, die gute Bergluft, die winterlichen Temperaturen und die Bewegung zu kombinieren, um die Mitochondrien in Ekstase zu versetzen. In der Tat fuhr ich den Berg wie in einer Art Trance herunter, erfüllt von Glückshormonen und Adrenalin. Bis heute ist das Skifahren in Unterhose eine der effektivsten Methoden für mich, um in einen tiefen Flow-Zustand zu gelangen.

Mein Tipp: Skifahren in Unterwäsche ist gefährlich, und ich empfehle diese Aktion nur, wenn du nicht nur gut Ski fahren kannst, sondern auch reichlich Erfahrung mit Kälteexposition hast. Wenn du ein bisschen risikobewusster beginnen willst, dann empfehle ich ein winterliches Bad in einem Waldsee oder auch eine leicht bekleidete Winterwanderung, z. B. unter Anleitung einer Kälteexpertin wie Dr. Josephine Worseck. Einen Link zu einigen Angeboten in dieser Richtung findest du auf: www.dailybiohacker.de/flow.

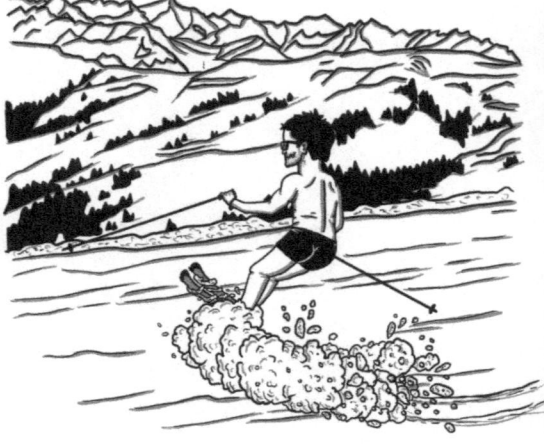

217 AUFMERKSAMKEIT BÜNDELN

Wenn du es schaffst, all deine Aufmerksamkeit in konzentrierter Form auf eine Aufgabe zu lenken, dann entsteht Fokus.

Fokus ist eine der Grundvoraussetzungen für einen intensiven Flow-Zustand. Denn per Definition ist Flow an eine Aktivität gebunden. Dadurch unterscheidet sich der Zustand z. B. von meditativen oder psychedelischen Zuständen, in denen es häufig darum geht, nichts zu tun. In riskanten Situationen passiert es, dass wir automatisch unsere Aufmerksamkeit bündeln und unwichtige Dinge ausblenden. Denke nur an den Abend vor einer wichtigen Hausarbeit oder einer mit Spannung erwarteten Präsentation auf einem internationalen Kongress. Auf einmal fällt es unglaublich leicht, die Aufmerksamkeit auf die jeweilige Aufgabe zu richten.

Schwieriger ist es, einen intensiven Fokus zu generieren, wenn er von außen nicht forciert wird. Hierzu stelle ich dir drei Schritte vor, die mir dabei helfen, in einen hochfokussierten Zustand zu kommen, was die Wahrscheinlichkeit für einen produktiven Flow drastisch erhöht:

1. Reduziere Ablenkungen auf ein Minimum. Schalte alles ab, was momentan keine Priorität und das Potenzial hat, dich abzulenken.

2. Definiere einen bestimmten Zeitrahmen. Hier eignen sich mindestens 20 und höchstens 90 Minuten am Stück. Nach dem Zeitraum kannst du natürlich gerne noch eine Session dranhängen. Falls du in einem umtriebigen Büro arbeitest, könntest du z. B. etwas früher kommen, wenn du dich auf ein bestimmtes Projekt fokussieren willst.

3. Bring die Dinge in Bewegung. Bewegung erfordert Aufmerksamkeit. Wenn du schreibst, beginne zu schreiben, wenn du recherchierst, mach nebenbei Notizen oder kritzle einfach nur. Wenn du nachdenken willst, gehe im Kreis oder spazieren. Die Bewegung hilft dir zusätzlich dabei, deine Mitochondrien anzufeuern, weitere Energie zu produzieren.

Mein Tipp: Wenn du ein Projekt hast, für das du in den Flow kommen willst, probiere es mit den oben beschriebenen drei Schritten.

218 YOGA AUF DEM WASSER MACHEN

Es muss ja nicht gleich lebensgefährlich sein. Ein Weg, sich schnell in einen Flow-Zustand zu versetzen, sind Übungen, die unsere Propriozeption und unseren Gleichgewichtssinn herausfordern. Eine einfache und unglaublich spaßige Sportart hierfür ist Stand Up Paddling oder SUP. Dieser Sport, dessen Ursprung wohl auf polynesische Fischer in Tahiti zurückgeht, die sich aufrecht in ihren Kanus stehend mit einem Paddel fortbewegten, besitzt im Gegensatz zum klassischen Surfen eine niedrige Einstiegshürde und ist daher in den letzten Jahren zu einer sehr beliebten Sportart geworden. Dabei stehst du aufrecht auf einem schwimmfähigen Board und bewegst dich mit einem Stechpaddel vorwärts. Besonders bei unruhigem Wasser und Wind sind alle deine Sinne gefordert, dich auf dem Bord zu halten. SUP ist eine schnelle und einfache Methode, deine Balance und dein Körpergefühl zu fordern, den Kopf abzuschalten und in einen erholsamen Flow zu kommen.

Mein Tipp: Nimm im Sommer einmal an einem SUP-Kurs teil. Bereits nach einigen Minuten wirst du in der Lage sein, dich auf dem Bord zu halten, und nach dem Kurs wirst du ziemlich sicher bereits alleine paddeln können. Heute gibt es an vielen Seen hierzulande SUP-Verleihe, die auch Kurse und Lehrstunden anbieten. Wenn du dich weiter herausfordern willst, probiere es einmal mit SUP-Yoga, und wenn das noch nicht genug ist, dann SUP-Acroyoga. Der Name ist Programm!

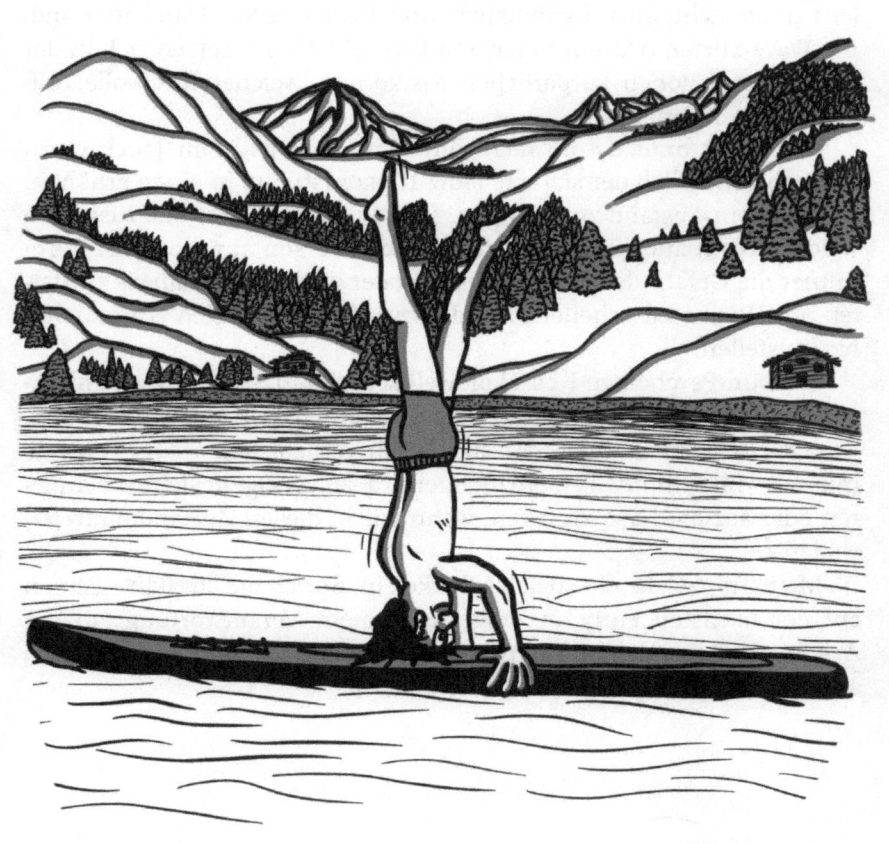

219 Risiken eingehen

Wenn wir Aktivitäten mit hohem Verlustrisiko nachgehen, passen wir automatisch besser auf. Wenn wir was zu verlieren haben, sind wir fokussierter und gelangen leichter in einen leistungsfördernden Flow-Zustand. Genau das ist der Grund, warum Flow vermehrt bei Extremsportlern untersucht wird. Extremsport und Risiko gehen Hand in Hand. Big-Wave-Surfer, BASE-Jumper und Formel-1-Fahrer setzen sich in der Regel einem hohen körperlichen Risiko aus, welches ihre volle Aufmerksamkeit verlangt.

Allerdings brauchst du nicht unbedingt Lebensgefahr (auch wenn das wahrscheinlich der stärkste Flow Trigger ist), um in einen erhöhten Bewusstseinszustand zu gelangen. Das Wichtige ist erst mal Risiko, in welcher Form auch immer. Eine attraktive Person anzusprechen birgt immer die Gefahr der Zurückweisung oder ein neues Business zu starten, das Risiko zu scheitern, Geld zu verlieren oder sich vor anderen bloßzustellen.

Harvard-Psychologe Ned Hallowell schreibt, dass man Risiken eingehen muss, um in den Flow zu gelangen, egal ob man nun Athlet, Künstler oder jemand ist, der sich frisch verliebt hat. »Jeder von uns muss gewillt sein, Risiken einzugehen [...], zu versagen, sich zu blamieren oder auf die Nase zu fallen, wenn wir in diesen Zustand eintreten wollen.«[237]

Mein Tipp: Gehe ein soziales Risiko ein: Sprich die attraktive Person auf der nächsten Party an, frage nach mehr Verantwortung auf der Arbeit oder poste deinen nächsten selbst geschriebenen Song öffentlich auf YouTube.

220 DEINE HIRNWELLEN KENNENLERNEN

Je nachdem, welchen Aufgaben und Aktivitäten wir nachgehen, benötigen wir mehr oder weniger Bewusstsein, Aufmerksamkeit und eben auch Flow. Je schneller unser Hirn allerdings auf einen neuen Reiz reagieren und in einen neuen Modus umschalten kann, desto produktiver und leistungsfähiger fühlen wir uns. Um Einfluss auf unser Hirn nehmen zu können, macht es Sinn, zu verstehen, wie unsere kleinen grauen Zellen miteinander kommunizieren. Unsere Gehirnzellen, auch Neuronen genannt, kommunizieren über elektrische Impulse miteinander. Je nachdem, in welchem Geisteszustand wir uns befinden, wechseln die beteiligten Gehirnzellen ihre elektrische Ladung. Die dadurch entstehenden Schwankungen werden als Gehirnwellen bezeichnet und können z. B. mit einem Elektroenzephalogramm (EEG) gemessen werden. Das sind die fünf dominanten Hirnwellen:

Gamma – über 30 Hz – Geistige Höchstleistung: Gammawellen treten in der Regel bei hochkonzentriertem Arbeiten, Lernprozessen oder auch beim Meditieren auf.

Beta – 13 bis 30 Hz – Konzentriertes, volles Bewusstsein: Betawellen treten während des Alltags auf, wenn wir verschiedenen Tätigkeiten konzentriert nachgehen.

Alpha – 8 bis 13 Hz – Entspannter, verträumter Zustand: Im Alphazustand befinden wir uns zwischen Bewusstsein und Unterbewusstsein. Hier entstehen Tagträume und kreatives Denken. Wir sind wach, aber entspannt.

Schumann – 7,83 Hz – Verbindung zum Erdmagnetfeld: Unser Gehirn schwingt im gesunden Wachzustand nachweislich auch im 7,83-Hertz-Bereich und hat damit Resonanz zur Frequenz der Erde.

Theta – 4 bis 8 Hz – Leichter Schlaf, tiefe Entspannung: – Thetawellen treten auf, wenn wir uns in einem Traumzustand oder tief in der Meditation befinden.

Delta – 0,1 bis 4 Hz – Tiefschlaf: Im Deltazustand befinden wir uns in einem tiefen, traumlosen Schlaf, in dem unser Bewusstsein komplett ausgeschaltet ist.

Mein Tipp: Unsere moderne Welt fordert viel Zeit im Beta-Zustand. Achte darauf, besonders viel von den langsameren Frequenzen zu bekommen.

221 DIE ALPHAWELLE SURFEN

»Du kannst dein Buch einfach in der Kammer im Alpha-Zustand schreiben!« Dr. James Hardt lächelte, als er mir noch ein paar Ratschläge für meine nächste Sitzung in der Neurofeedback-Kammer gab. Ich befand mich gerade im Biocybernaut Institut im baden-württembergischen Allgäu und absolvierte das berüchtigte siebentägige Alpha-Training des renommierten Neurowissenschaftlers. Das Training verspricht Entwicklungssprünge innerhalb einer Woche, die andere nach 40 Jahren Meditation erreichen. Ich hatte das große Glück, von Dr. Hardt selbst eingeladen zu werden, nachdem wir eine Partnerschaft beschlossen hatten, um mehr Menschen Zugang zu den transformativen Möglichkeiten eines Alpha-Trainings zu ermöglichen.

Das Training mit Dr. Hardt kombiniert tägliche Aufenthalte in einer abgeschotteten Neurofeedback-Kammer mit darauffolgenden stundenlangen Therapiesitzungen. Hierfür wurden mir jeden Tag zur Messung meiner Hirnwellenaktivität zwölf Elektroden angebracht, die mir in der Kammer über fünf Lautsprecher und einen Monitor Echtzeit-Feedback zu meiner Alpha-Aktivität lieferten. Ziel der Übung ist, mithilfe des Neurofeedback-Trainings die Bewusstseinszustände besser zu kontrollieren. Speziell im Alpha-Zustand ist unser Hirn in der Lage, erstaunliche Lösungen für alltägliche Probleme zu generieren. Im Laufe der Woche konnte ich somit mentalen Ballast abwerfen, komplexe Situationen besser einordnen und sogar die grobe Struktur dieses Buches entwerfen.

Mein Tipp: Das Alpha-Training von Dr. Hardt ist sicherlich eine Erfahrung, die niemand jemals mehr vergessen wird, der sie durchlaufen hat. Da das Training aber eine Stange Geld kostet, halte ich eine angeleitete Meditation mit Hirnwellen-Feedback für eine interessante und kostengünstigere Alternative. Systeme wie NeurOptimal oder das Muse-Headband, welches über einen am Kopf angebrachten Reif Hirnwellenaktivitäten misst und dir Feedback dazu gibt, bietet eine einfache Möglichkeit, sich mit dieser spannenden Technologie mehr vertraut zu machen.

222 KAKAO MIT ZIMT MISCHEN

Einer meiner bevorzugten Flow-Hacks ist die Kombination von Schokolade und Zimt. Denn im Kakao befindet sich das biogene Amin Phenethylamin, ein Stoff, der unter anderem auch in vielen psychedelisch wirksamen Halluzinogenen gefunden wird und mit den durch Schokolade hervorgerufenen Glücksgefühlen in Verbindung gebracht wird. Phenethylamin wird allerdings recht schnell durch bestimmte Enzyme, die Monoaminoxidasen, abgebaut. Diesen Abbau kann man allerdings mit der Einnahme eines Monoaminoxidasenhemmers verzögern. Ein Lebensmittel mit einer signifikanten Menge eines dieser Hemmer ist Zimt.

Mein Tipp: Zimt eignet sich ideal zur Verfeinerung einer Tasse Kakao und unterstützt dich dabei, in den Flow zu kommen. Für einen noch stärkeren Effekt tausche den Zucker mit Xylit oder Erythrit und gib noch einen Schuss MCT-Öl dazu.

223 REISKÖRNER FANGEN

Ein weiterer Grund, warum es Sinn macht, vor deinen Zielen dein zugrunde liegendes Anliegen zu definieren, ist die Tatsache, dass ein Anliegen zeitlich unbegrenzt verfolgt werden kann. Ein Ziel hingegen kann erreicht werden und wird dich daher auch nur bis zur Erfüllung dessen motivieren können. Wenn du z. B. täglich aufstehst mit dem Ziel, ein Jura-Staatsexamen zu bestehen, und du es dann bestehst, dann hast du für dieses Ziel keinen offensichtlichen Grund mehr, dich weiter anzustrengen. Für eine langfristige Weiterentwicklung ist es sinnvoll, dir zu deinen Zielen auch immer wieder dein inneres Anliegen vor Augen zu führen, in diesem Fall z. B., ein großartiger Anwalt zu sein und Menschen zu helfen, fair und gerecht behandelt zu werden.

Nicht nur ist ein Anliegen nachhaltig motivierend, es hilft dir auch dabei, innovative Möglichkeiten der Weiterentwicklung zu erdenken. Einer, der sich stets bemühte, seine eigenen Grenzen zu erweitern, war der weltbekannte Kampfsportler Bruce Lee. Zu seinen Hochzeiten sollen seine Bewegungen so schnell gewesen sein, dass ihn Regisseure bei Drehaufnahmen darum baten, diese langsamer auszuführen, damit die Kamera sie einfangen konnte. Um sich selbst weiter herauszufordern, erfand Lee neue Trainingsmethoden, die erst mal als unmöglich durchführbar galten. So machte er Liegestütze auf nur einem Finger und konnte nach Erzählungen blitzartig eine Münze in der Hand seines Gegenübers mit einer anderen Münze tauschen. Um seine Schnelligkeit weiter zu verbessern, warf Lee der Legende nach Reiskörner in die Luft, um diese dann in der Luft mit Essstäbchen zu fangen. Der Mann war getrieben davon, so schnell und kraftvoll zu werden wie möglich.

Mein Tipp: Behalte dein Anliegen im Auge und suche stets nach innovativen Möglichkeiten, dich weiterzuentwickeln. Wenn gängige Methoden für dich nicht mehr funktionieren, entwickle neue.

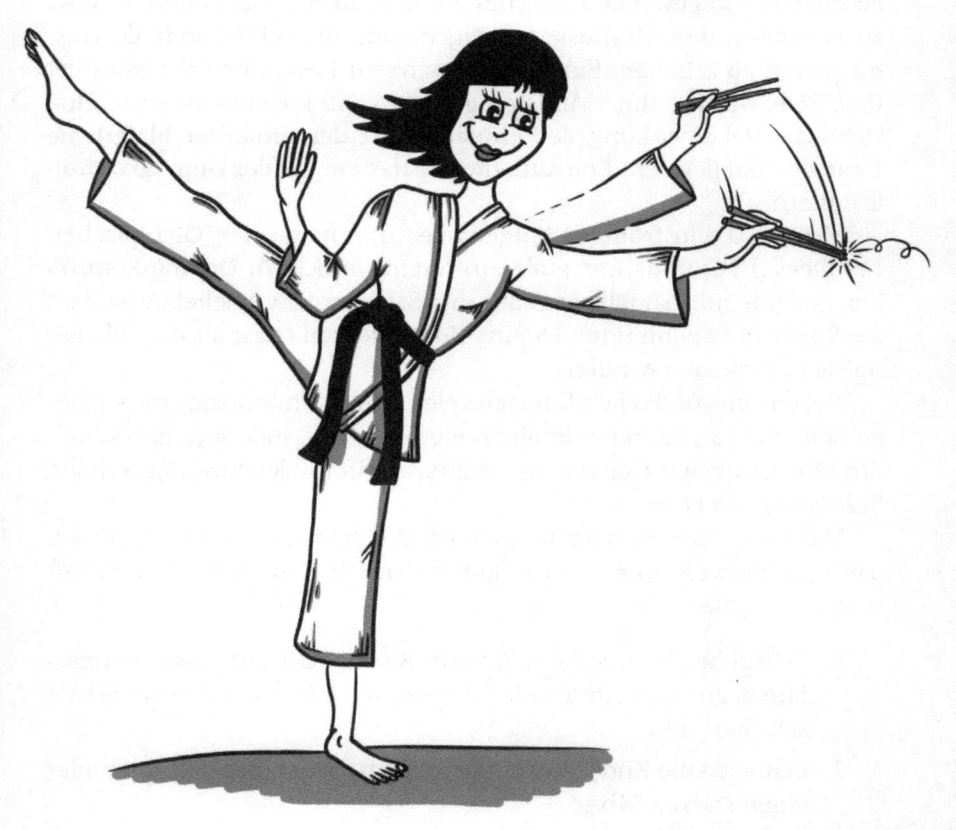

224 Stickstoffmonoxid tanken

Als sich vor der Olympiade 2012 in London die Hinweise darauf häuften, dass die Einnahme von nitrathaltigen Lebensmitteln die sportliche Leistungsfähigkeit steigern kann, wurden viele Athleten hellhörig. Nitrat wird im Körper in Stickstoffmonoxid (auch als NO oder Nitric Oxide bezeichnet) umgewandelt, welches als Vasodilatator dabei hilft, Gefäße zu erweitern, den Blutfluss zu steigern und die mitochondriale Leistungskraft zu erhöhen. Einer der effektivsten Lieferanten für Nitrat ist Rote Bete, welches unter Athleten gerne als Saft konsumiert wird. Eine sichtbare Nebenwirkung der Einnahme ist der hinterher lilafarbene Urin, der den (legalen) Konsumenten spätestens bei der Dopingkontrolle enttarnt.

Mein Opa, ein früheres Mitglied des Internationalen Olympischen Komitees (IOC) und unter anderem verantwortlich für Doping-Kontrollen, erzählte mir damals, dass der rote Saft dermaßen beliebt war, dass die Spiele in London unter Doping-Kontrolleuren sogar als die »lilanen Spiele« bezeichnet wurden.

Neben den sportlichen Effekten spielt Stickstoffmonoxid eine wichtige Rolle für das Eintreten in einen Flow-Zustand, indem es dabei hilft, Stresshormone wie Cortisol und Noradrenalin mit leistungsfördernden Substanzen zu ersetzen.

Mein Tipp: Wenn du deine Leistung und deinen Flow steigern willst, dann probiere es einmal mit Rote-Bete-Saft. So kannst du dir den Saft selbst zubereiten:

1. Schrubbe die rohe Rote Bete (in Bioqualität) mit einer Gemüsebürste gut ab, entferne die Enden und schäle sie, sollte die Schale sehr hart sein.

2. Schneide die Knolle in Stücke und gib sie in einen Entsafter oder einen starken Mixer.

3. Konsumiere für eine leistungssteigernde Wirkung 500 ml (der Saft sollte zwischen 300 und 500 mg Nitrat enthalten) täglich über einen Zeitraum von mindestens einer Woche und zwei bis drei Stunden vor einem Training, Wettkampf oder vor dem Sex.

225 EINE ABKÜRZUNG IN DEN FLOW NEHMEN

»Extremsportler nutzen bereits seit Jahren eine Kombination aus Sport, Kaffee und Cannabis, um ihre Leistung zu erhöhen.«[238] Die Passage stammt aus einem Interview mit einem der aktuell angesagtesten Flow-Forscher. Bevor Steven Kotler zum Erfolgsautor und Gründer des Flow Research Collective wurde, berichtete er als Journalist häufig über Freerider, Surfer, Kletterer und andere waghalsige Athleten. Später erkannte er während seiner Erforschung der neurochemischen Vorgänge im Flow-Zustand, warum diese Kombination den Sportlern tatsächlich helfen konnte.

Sport hilft dabei, in den Zustand einer transienten Hypofrontalität zu gelangen, in dem der präfrontale Kortex in den Hintergrund tritt und der Sportler in den Moment eintauchen kann. Koffein ist ein Dopaminbooster, und der Wirkstoff CBD in Cannabis führt zu einer Senkung von Cortisol und einem Anstieg von Andandamid, alles Wirkstoffe, die auch in einem Flow-Zustand zu finden sind.[239]

Mein Tipp: Hier ist also die vielleicht schnellste Formel in einen bemerkenswerten Flow-Zustand nach Steven Kotler:

1. Gehe 20 Minuten laufen, bis du merkst, dass dein innerer Kritiker zurücktritt und du im Moment bist.

2. Trinke eine Tasse koffeinhaltigen Kaffee.

3. Nimm ein paar Tropfen CBD-Öl nach der empfohlenen Dosierung auf der Verpackung ein.

226 AUS DEM GLEICHGEWICHT KOMMEN

Außer über die gängigen fünf Sinne Hören, Sehen, Fühlen, Schmecken und Riechen nehmen wir unsere Umgebung noch über Propriozeption und über unseren Gleichgewichtssinn wahr. Propriozeption bezeichnet die Wahrnehmung von Körperbewegung und -lage im Raum sowie die Stellung einzelner Körperteile zueinander. Wenn alle diese Sensoren aktiviert werden, verlangt das Gehirn weitere Ressourcen, um alle Reize ansprechend zu verarbeiten.

Das führt zu einer Ausschüttung von Adrenalin und einer erhöhten Sinneswahrnehmung. Auch hier sind Extremsportler oft am meisten gefordert, denn sie begeben sich nicht selten in eine dynamische Umgebung. Eine Kayakfahrerin, die sich in einen reißenden Fluss begibt, kann alle damit verbundenen Reize gar nicht mehr bewusst verarbeiten. Sie ist darauf angewiesen, dass ihre Sinneswahrnehmung sich an den Anspruch der Situation anpasst. Ein Weg, sich im Alltag diesen Trigger zunutze zu machen sind Übungen, die unsere Balance herausfordern.

Mein Tipp: Nimm an einem Yoga-Kurs teil oder folge einer einfachen Routine auf YouTube. Wenn du schon ein erfahrener Yogi bist, probiere dich an einer neuen Übung, die viel Balance und Körpergefühl erfordert.

227 WIE WICKI DENKEN

Als Kind war ich ein großer Fan der Zeichentrickserie *Wicki und die starken Männer*, in der der schlaue Häuptlingssohn aus dem Wikingerdorf Flake sich stets mit seinem Intellekt gegen die Grobschlächtigkeit der anderen durchsetzt. Meine Lieblingsfolge ist die mit dem Wettlauf zwischen Wicki und seinem Vater Halvar. Besonders wenn ich mich einmal wieder beim sinnlosen Bäumeausreißen erwische, versuche ich daran zu denken, was jetzt der kleine Wicki wohl tun würde.

Der kleine Zeichentrickheld hat für mich neue Bedeutung gewonnen, nachdem ich Dr. James Hardt, einen meiner Mentoren und wichtigsten Ansprechpartner zum Thema Flow, nach einem Tipp fragte, um tagsüber schnell in einen Alpha-Zustand zu kommen. Nachdem er meine Frage gehört hatte, schloss Dr. Hardt die Augen, rieb sich mit den Fingerspitzen den Bereich um seine Nase und seine Stirn und sagte: »Mach einfach das! Die Kombination aus geschlossenen Augen und der Berührung erzeugt fast umgehend Alphawellen.«

Auch wenn Wicki die Augen meist offen hat, wenn er sich grübelnd die Nase reibt, so erinnerte mich Dr. Hardts Vorführung sofort an den Wickingerjungen. Seitdem nenne ich diesen Biohack die »Wicki-Technik«.

Mein Tipp: Wenn dir das nächste Mal etwas entfallen ist, z. B. ein Name oder etwas auf deiner Einkaufsliste, dann probiere es einmal mit der Wicki-Technik. Schließe dazu die Augen und berühre dein Nasenbein mit den Fingerspitzen.

228 Untertauchen

Yoshiro Nakamatsu, auch bekannt als Dr. NakaMats, gilt als einer der produktivsten Erfinder unserer Zeit. Neben seinen Erfindungen ist Dr. NakaMats auch bekannt für seinen kreativen Prozess, der vor allem Musik und lange Tauchgänge unter Wasser beinhaltet. Da sein Gehirn unter Wasser mit angehaltener Luft mit Ideen nur so zu sprudeln beginnt, entwickelte er eine Schreibtafel aus Plexiglas, auf der er seine Gedanken auch unter Wasser festhalten kann.[240]

Der Hirnforscher und Neurofeedback-Experte Dr. James Hardt erklärte mir, warum die Technik biologisch tatsächlich Sinn macht. Beim Luftanhalten wird kurzfristig die Zufuhr von Sauerstoff unterbrochen. Dadurch erhöht sich der Gehalt an Kohlenstoffdioxid im Blut, und die Arterien weiten sich, was einen erhöhten Blutfluss zum Hirn ermöglicht. Mit einiger Übung weiten sich die Arterien dauerhaft und versorgen dadurch das Hirn mit mehr Blut und damit auch mehr Sauerstoff. Ein mit Sauerstoff angereichertes Hirn zeigt in der Regel mehr Alphawellen-Aktivität und erhöht dadurch die Fähigkeit, kreativ zu denken. Dieser Vorgang könnte übrigens auch die Effektivität der Atemtechnik à la Wim Hof (s. Tag 382) erklären, bei der ebenfalls erst der Kohlenstoffdioxidgehalt im Blut ansteigt.

Indem du dich also darin übst, die Luft anzuhalten, kannst du deinem Gehirn helfen, kreative Lösungen für deine Probleme zu entwickeln.

Mein Tipp: Gehe schwimmen! Beim Eintauchen können wir den uns angeborenen Tauchreflex nutzen, um unser Hirn mit mehr Sauerstoff zu versorgen. Beim Tauchen wird zudem der Parasympathikus stimuliert, und der Herzschlag verlangsamt sich, um den Sauerstoffverbrauch auf die überlebenswichtigen Organe zu reduzieren. Schwimmen ist also eine effektive Technik, um Stress zu bewältigen und gute Ideen zu generieren.

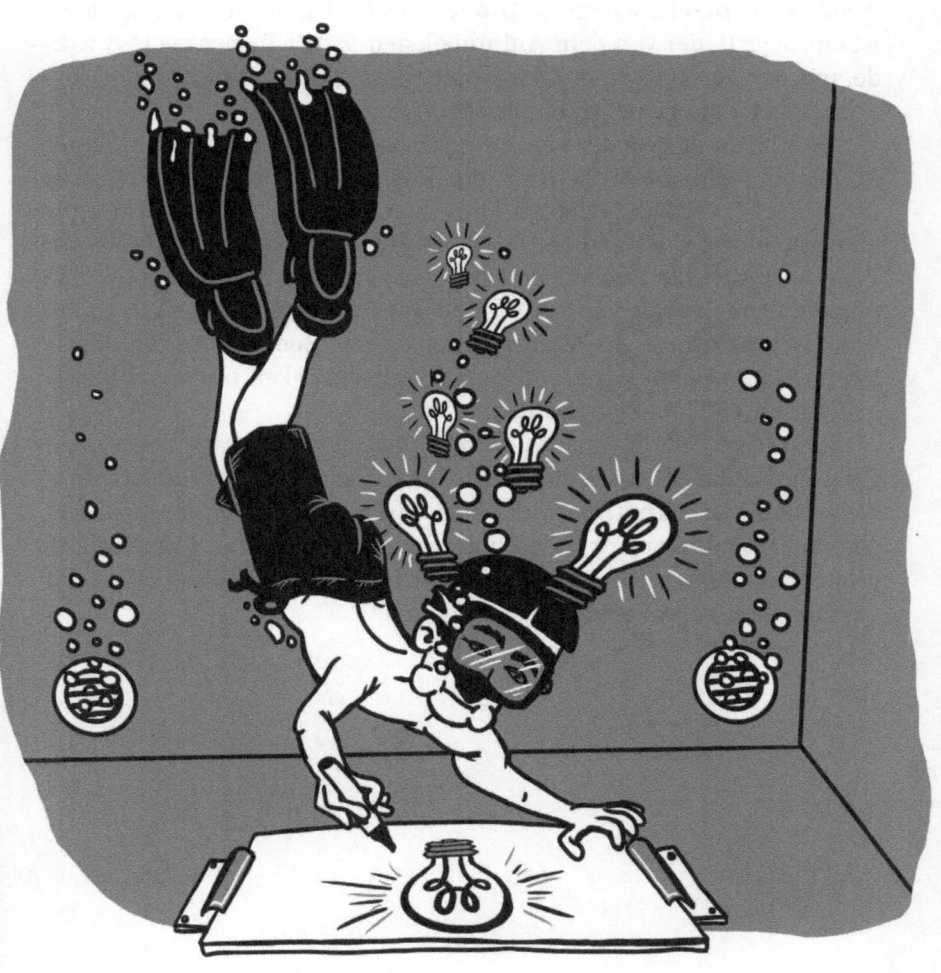

229 DAS BOOT LAUFEN LASSEN

Neben dem individuellen Flow gibt es auch das Phänomen der Flow-Erfahrung in der Gemeinschaft mit anderen. Flow-Wissenschaftler verwenden hierzu oft die Begriffe Group Flow oder Communitas. Letzterer ist ein Begriff, der von dem Anthropologen Victor Turner geprägt wurde, um den Zustand einer Gemeinschaft zu beschreiben, die die Möglichkeit hat, eine gemeinsame Erfahrung zu teilen.

Als ich von dem deutschen Ruder-Olympioniken Maximilian Planer für dessen Podcast interviewt wurde, fragte ich Max, ob es einen Begriff für einen gemeinsam erlebten Flow-Zustand unter Ruderern gibt. Er antwortete sofort: »Das Boot läuft!« Dieser Satz beschreibt dabei den Zustand, wenn alle Ruderer im Boot denselben Rhythmus spüren, eine unglaubliche Energie spürbar ist und das Boot in hoher Geschwindigkeit geschmeidig durchs Wasser gleitet. Alle im Boot spüren dann diese Energie, die Leichtigkeit, Zeitlosigkeit, Selbstlosigkeit und Reichhaltigkeit, die einen Flow-Zustand ausmachen.

Mein Tipp: Übung macht Communitas. Für einen gemeinsamen Flow-Zustand, sei es in einer Fußballmannschaft, einem Jazz-Ensemble, einem Marketing-Team oder eben einem Ruderboot lohnt es sich, gemeinsam zu üben, zu wiederholen, zu spielen und zu trainieren. Je größer der Anreiz, gemeinsam Wertvolles zu erschaffen, desto schneller werden diese Voraussetzungen geschaffen.

230 DEN RHYTHMUS VERLIEREN

Eines meiner bisherigen Podcasthighlights war die Chance, eines meiner großen Idole zu interviewen. Seit Jahren folge ich dem Unternehmer, Musiker, Podcaster, Schriftsteller und ehemaligen Zirkusclown Derek Sivers und seinen faszinierenden Projekten. Als ich Derek im Podcast nach seinem Rhythmus frage, um Momentum aufzubauen, antwortet er mir:

»Ganz spontan fühlen sich Rhythmus und Momentum für mich wie ein Konflikt an. Die Art und Weise, wie ich meinen Arbeitsablauf beschreibe, gleicht eher einem Dröhnen als einem Rhythmus. Ich mache nur eine Sache. Ich habe keine Vorstellung von Zeit. Mein Rat ist, zu versuchen, die Dinge zu Ende zu bringen, denn dann verlierst du den Schwung gar nicht erst. Es ist schwer, wenn du deine Aufmerksamkeit auf etwas anderes gelenkt hast und zu deinem ursprünglichen Projekt zurückgekehrt bist.«

Was Derek hier anspricht, ist die Fähigkeit, loszulassen, wenn man als Surfer einmal auf dem Brett steht ... und einfach so lange zu surfen, wie man es schafft.

Mein Tipp: Nutze den Rhythmus, um dich in Position zu bringen. Wenn du dann einmal im Flow bist, lass los und reite die Alpha-Welle, so lange du kannst.

231 DICH IN TRANCE TANZEN

Diese einfache und höchst effektive Methode, sich in einen Flow zu tanzen und den Alltag vorübergehend auszublenden, habe ich von Veit Lindau, dem Gründer der Selbstverwirklichungs-Plattform Homodea und Trance-Tanz-Trainer, kennengelernt. Der ekstatische Tanz war wohl schon in der griechischen Antike ein beliebter Weg, um die Alltagssorgen mal kurz vergessen zu machen. So hatte in den mythischen Erzählungen Dionysos, der Gott des Weines, der Freude und der Ekstase eine Gruppe von weiblichen Anhängerinnen, genannt Mänaden, die sich mit losgelassenen Tänzen in einen Zustand völliger Ekstase begaben. Darin konnten sie ihrer Menschlichkeit entfliehen und das Göttliche erfahren.[241]

In ihrer Erörterung der Wirkung von afrikanischen Tänzen auf die Bewältigung von Traumata kommen die Psychologinnen Dr. Nicole Monteiro und Dr. Diana Wall zu dem Schluss, dass Tanzen einen signifikanten Effekt auf die Minderung und Bewältigung von psychologischem Traumata hat.[242] Tanzen hilft dabei, Stress abzuschütteln und über die Bewegung die Aktivität im präfrontalen Cortex zu reduzieren, ideale Voraussetzungen, um in einen Flow-Zustand zu gelangen. Beim Trance-Tanz kannst du dir zusätzlich die Augen verbinden, um visuelle Reize auszuschalten. Dadurch kannst du dich vollkommen darauf konzentrieren, deine Emotionen und Empfindungen in deine Bewegungen zu legen. Aber Vorsicht! Achte auf eine Umgebung, in der du dich oder andere nicht verletzen kannst.

Mein Tipp: Heute gibt es schon einige Anlaufstellen für Ecstatic-Dance- und Trance-Tanz-Kurse. Du kannst einen Trance-Tanz aber auch einfach einmal alleine bei dir zu Hause ausprobieren. So funktionierts:

1. Suche dir einen Raum, in dem du dich frei bewegen kannst. Achte darauf, spitze oder kantige Gegenstände zu entfernen, damit du dich nicht daran stoßen kannst.

2. Wähle Musik mit einem rhythmischen Beat aus, die dir gefällt. Du kannst sie ruhig ein bisschen lauter drehen.

3. Wenn du willst, verbinde dir die Augen, damit du dich voll und ganz auf deine Bewegungen konzentrieren kannst.

4. Tanze, was das Zeug hält!

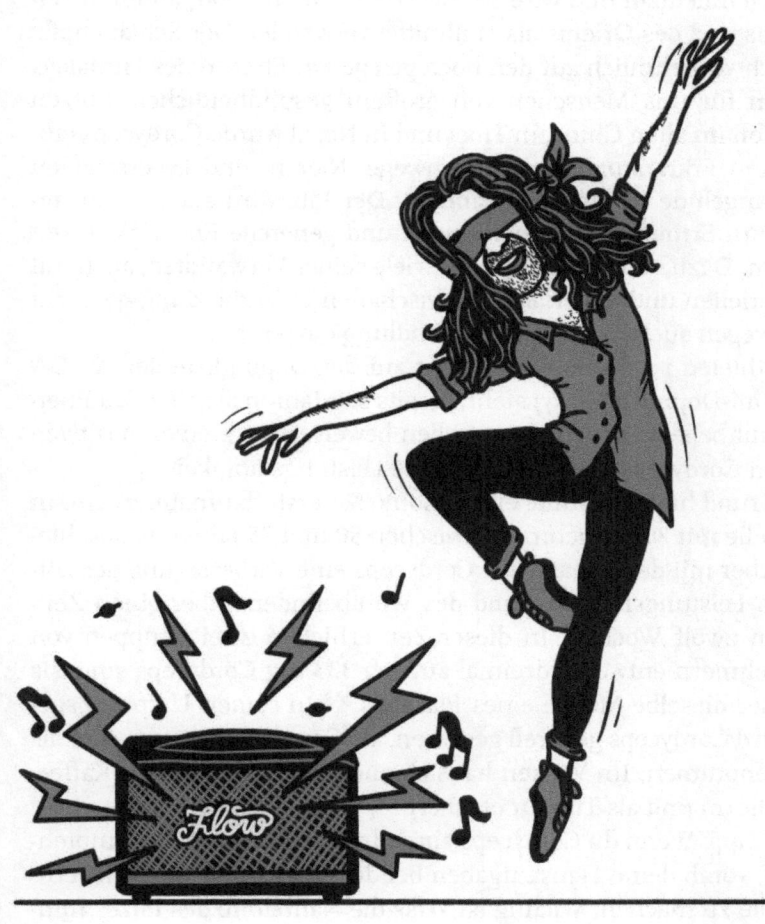

232 Mit Cordyceps mehr Sauerstoff aufnehmen

Cordyceps ist eine seltene exotische Pilzart aus der traditionellen chinesischen Heilmedizin und wird bereits seit mehr als 2000 Jahren in Teilen Asiens und des Orients als Heilmittel verwendet. Der Schlauchpilz findet sich vornehmlich auf den hoch gelegenen Ebenen des Himalaya und kann für uns Menschen von großem gesundheitlichen Nutzen sein. Schon im alten China, in Tibet und in Nepal wurde Cordyceps eingesetzt, um Erkrankungen der Atemwege, Nieren- und Leberschäden sowie mangelnde Libido zu behandeln. Der Pilz wird auch gerne verwendet, um Ermüdungserscheinungen und generelle Energielosigkeit zu lindern. Dazu wird Cordyceps, wie viele seiner Verwandten, auch mit antibakteriellen und antiviralen Eigenschaften in Verbindung gebracht und deswegen auch in der Krebsbehandlung eingesetzt.

Bei Athleten ist der Pilz, der nicht auf der Dopingliste der WADA (World Anti-Doping Agency) steht, bereits seit Jahren als ein extra Energielieferant beliebt. Und einige Studien beweisen auch einen positiven Effekt von Cordyceps auf die körperliche Leistungsfähigkeit.

Der Grund hierfür könnte eine erhöhte Sauerstoffaufnahme sein. In einer Studie mit 20 Teilnehmern zwischen 50 und 75 Jahren beobachteten Forscher mit der Zugabe von Cordyceps eine Verbesserung der körperlichen Leistungsfähigkeit und des Wohlbefindens über einen Zeitraum von zwölf Wochen. In dieser Zeit erhielten zwei Gruppen von Testteilnehmern entweder dreimal am Tag 333 mg Cordyceps sinensis (Cs-4) oder dieselbe Menge eines Placebos.[243] In seinen Ursprungsgebieten wird Cordyceps generell gegessen, als Gewürz verwendet oder als Tee eingenommen. Im Westen hat sich auch die Einnahme im Kaffee, in Kapselform und als Tinktur etabliert.

Mein Tipp: Wenn du Cordyceps einmal ausprobieren willst, empfehle ich dir, vorab deine Hausaufgaben bei der Auswahl einer hochwertigen Quelle zu machen. Wichtig ist, dass die Nährstoffe des Pilzes mindestens doppelt extrahiert wurden.

233 EINEN KOFFEINIERTEN MITTAGSSCHLAF MACHEN

Der sogenannte »Coffee Nap« ist ein exzellenter Weg, um dich schnell und effektiv aus einem Leistungstief zu holen und Flow für den Nachmittag zu generieren. Wenn du Kaffee trinkst, wird der Wirkstoff Koffein über den Dünndarm verstoffwechselt und gelangt über das Blut in den Kopf. Sobald die Stimulanz das Hirn erreicht, werden dort Rezeptoren geblockt, die normalerweise von einem anderen Stoff namens Adenosin belegt werden, der dafür verantwortlich ist, dass wir uns müde fühlen. Das organische Molekül verlangsamt die Aktivität von Nervenzellen im Gehirn, was uns schläfrig macht. Wenn nun Koffein anstelle des Adenosin an diese Rezeptoren bindet, passiert das Gegenteil: Wir werden wach.

Während eines Mittagsschlafs reinigt sich unser Gehirn auf natürliche Weise von Adenosin. Das bedeutet, dass nach dem Schlafen weniger Rezeptoren von diesem Molekül belegt werden. Nach dem Genuss eines Kaffees dauert es einige Minuten, bis das Koffein die Rezeptoren erreicht und seine volle Wirkung entfaltet.

Wenn wir nun Kaffee trinken und uns sofort hinlegen, geschehen zwei Dinge: Zuerst werden während des Schlafens Adenosin-Rezeptoren frei. Während nun das Koffein innerhalb des Mittagsschlafs seinen Weg in unser Gehirn antritt, sind bis zum Erreichen wesentlich mehr Rezeptoren frei als vorher. Das Koffein braucht in der Regel zwischen 20 und 45 Minuten, bevor es sich im Anschluss an diese Rezeptoren bindet. Wenn das Koffein dann mit dem Aufwachen zu wirken beginnt, spürst du einen starken Energieschub. Wie es einer meiner Biohacker-Kollegen treffend beschrieben hat, rollst du sozusagen mit dem Nickerchen dem Koffein den roten Teppich aus.

Mein Tipp: Trinke eine Tasse koffeinhaltigen Kaffee und mach gleich danach ein 20-minütiges Nickerchen. Das Timing ist hier besonders wichtig. Nach dem Kaffee solltest du dich nicht länger als 20 Minuten hinlegen, um danach einen starken Leistungs- und Energieschub zu erfahren.

234 Mit dem Flow gehen

Ein weiterer Trigger für den Flow-Zustand ist unmittelbares Feedback auf dein Tun. Ein Snowboarder merkt, wie sich der Schnee unter seinem Brett verhält, ein Fußballer passt seinen Schuss den Rasenverhältnissen an, und ein Stand-up-Comedian verändert sein Programm je nach Reaktion des Publikums. Je nuancierter das Feedback, desto stärker wird unsere Konzentration gefordert. Dieser Trigger funktioniert exzellent bei Spielen, Wettkämpfen und natürlich erst recht beim Jazzspielen.

Mein Tipp: Registriere, wie deine Umgebung auf dein Tun reagiert, und passe dich daran an. Spüre, wie das unmittelbare Feedback deiner Handlungen deine zukünftigen Handlungen bestimmt. Erinnere dich an Miles Davis. Der vorhergehende Ton bestimmt denjenigen, der jetzt gespielt werden sollte.

235 DICH HERAUSFORDERN

Jeder, der schon einmal ein Spiel der FIFA-Serie auf der Playstation gespielt hat, kennt die Situation. Kann der Gegner nicht mal den Ball über
die Mittellinie bringen, ist man schnell gelangweilt. Wird einem selbst
mit unbekannten Tastenkombinationen ständig der Ball abgeluchst, hat
man spätestens nach Runde 3 auch keine wirkliche Lust mehr. Der
Sweet Spot liegt irgendwo dazwischen. Wissenschaftler nennen den Bereich, in dem eine Tätigkeit herausfordernd und weder zu leicht noch zu
schwierig ist, den Flow Channel.

Der Flow-Wissenschaftler Mihaly Csikszentmihalyi hat das optimale
Verhältnis zwischen Schwierigkeitsgrad und Können bei etwa 4 Prozent
angesiedelt. Wenn also eine Aufgabe etwa 4 Prozent schwieriger ist als
deine Fähigkeit, diese zu bewältigen, dann ist das eine optimale Voraussetzung, um in den Flow zu kommen. Dieses Phänomen wird unter anderem auch vom Yerkes-Dodson-Gesetz beschrieben, welches die kognitive Leistungsfähigkeit in Abhängigkeit des Stresslevels beschreibt.

Mein Tipp: Natürlich ist es erst mal so gut wie unmöglich, Aufgaben
auszuwählen, die genau 4 Prozent schwieriger sind als dein Leistungs-
niveau. Wenn du dir allerdings die nächste Deadline setzt, Meilensteine
für dein nächstes Projekt oder dein Hantelgewicht beim Bankdrücken
festlegst, wähle ein Ziel, dass leicht über dem liegt, was du dir selbst zutraust. Diese Herausforderung wird dir leichter in den Flow verhelfen.

236 DEN BLICK STABILISIEREN

Die kognitive Psychologin Joan Vickers war bereits als junge Basketball-spielerin davon überzeugt, dass ihre Trefferquote nicht nur mit ihrer körperlichen Verfassung, sondern auch ihrem visuellen Verhalten zu-sammenhing. Um ihre Vermutung wissenschaftlich zu untermauern, entwickelte Vickers ein Experiment, bei dem sie mithilfe eines präzisen Apparates die Augenbewegungen von professionellen Golfern während des Puttens studierte. Die Ergebnisse zeigten eindeutig, dass bessere Golfer ihren Blick vor und während ihrem Putt länger und beständiger auf dem Ball ließen. Sie nannte ihre Erkenntnis daraufhin die »Quiet-Eye-Theory«, frei übersetzt »die Theorie des ruhigen Auges«.[244]

Wenn Athleten unter Druck stehen, wird oft eine innere Unruhe aus-gelöst, die die Erfolgswahrscheinlichkeit negativ beeinträchtigt. Im Eng-lischen spricht man hier vom »Choking under pressure«, dem »Ersti-cken unter Druck«. Durch die Arbeiten von Joan Vickers und ihren Kollegen ist nun klar, dass allein der visuelle Fokus auf ein relevantes Objekt Hirnregionen aktiviert, die zielgerichtete Aufmerksamkeit, Fein-motorik und sogar den Herzschlag beeinflussen. Der visuelle Fokus hilft dem Sportler, den Stress besser zu bewältigen und in einen Flow-Zustand zu gelangen.

Mittlerweile wurde das Quiet-Eye-Phänomen nicht nur beim Golf, sondern auch bei vielen weiteren Sportarten bestätigt. Das Schöne an der Technik ist, dass sie nicht nur sehr einfach ist, sondern auch trai-niert werden kann. Nicht nur bei Sportlern, auch bei operierenden Chi-rurgen und bei Kindern mit Koordinationsproblemen wurden deutliche Verbesserungen der Motorik nach einer Anwendung der Quiet Eye Technik nachgewiesen.[245]

Mein Tipp: Wenn du dich das nächste Mal in einer stressigen Situa-tion voller Leistungsdruck befindest, fokussiere dich voll und ganz auf einen für deine Aktivität relevanten Punkt. Für einen Basketballer kann das der Ring sein, für einen Eishockeyspieler der Puck und für einen Arzt das zu entfernende Gewebe. Halte den Fokus so lange, bis du dei-ne nächste Bewegung ausgeführt hast.

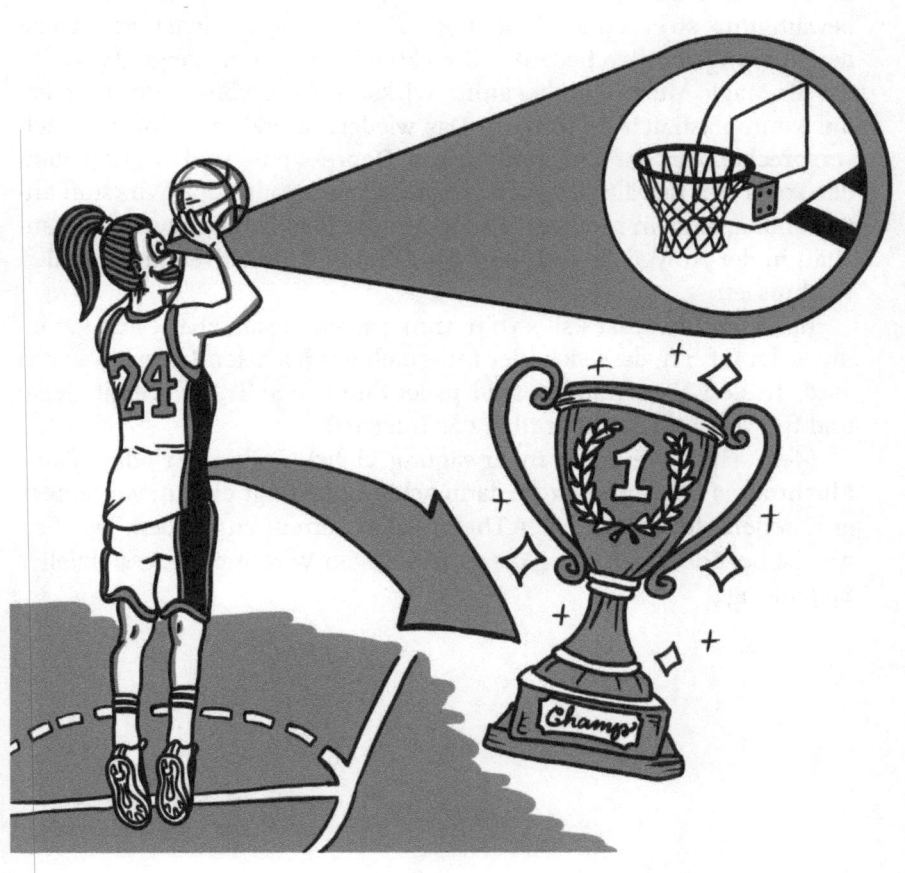

237 PSILOCYBIN MIKRODOSIEREN

Als Biohacker fühle ich mich beinahe verpflichtet, mich auch zum angesagten Trend des Mikrodosierens von psychedelischen Substanzen zu äußern. Auch wenn ich dem Trend eher skeptisch gegenüberstehe, da es vielen eher um Spaß und Abenteuer geht als um ernsthafte Traumabewältigung, so erkenne ich dennoch die wissenschaftlichen Potenziale der Nutzung von Psychedelika. Die aktuelle Forschung zeigt, dass z. B. der als Magic Mushroom bekannte Wirkstoff Psilocybin in der Lage ist, die Neuroplastizität zu fördern. Das wiederum erklärt, warum es vielversprechend in der Behandlung von Depressions- und Angstzuständen sowie der Bewältigung von erlebten Traumata ist, den Wirkstoff anzuwenden. Zudem reduziert Psilocybin die Reaktivität (negative Plastizität) in der Amygdala und führt des Öfteren zu positiven emotionalen Erlebnissen.

In Deutschland ist Psilocybin immer noch illegal, aber es deutet einiges darauf hin, dass sich hier innerhalb der nächsten Jahre etwas tun wird. In den Niederlanden sind psilocybinhaltige Trüffel bereits legal und frei verkäuflich (sogar über das Internet).

Mein Tipp: Wenn du in Erwägung ziehst, Psilocybin oder Magic Mushrooms auszuprobieren, dann achte unbedingt darauf, von einem erfahrenen Heiler, Arzt oder Therapeuten betreut zu werden. Das Setting ist bei der Anwendung dieser mächtigen Wirkung von essenzieller Bedeutung.

238 DICH SELBST BESCHRÄNKEN

Wir leben in einer Welt, die uns total reizüberflutet. Überall prasseln Informationen, Nachrichten, E-Mails, Anrufe, Notifications, Podcasts und andere Sachen auf uns ein, die wir lesen, kaufen oder konsumieren sollten. Firmen und neue Apps messen ihren Erfolg daran, wie viel Zeit wir am Bildschirm verbringen. Im Grunde messen sie sich daran, wie viel Zeit sie uns stehlen. Zeit wird immer wertvoller, und deshalb halte ich es für enorm wichtig, sich selbst zu beschränken, um lieber weniger zu machen, dafür aber mit maximalem Flow und leidenschaftlicher Hingabe. Parkinsons Gesetz beschreibt, dass sich Arbeit mit der dafür verfügbaren Zeit ausdehnt. Das Gesetz lässt sich neben Zeit auch auf andere Mittel, unter anderem Geld und Informationen, anwenden. Dich selbst zu beschränken kann dich dazu bringen, kreativer zu denken oder eine Arbeit in viel weniger Zeit zu Ende zu bringen.

Mein Tipp: Limitiere dich selbst. Als ich für dieses Buch recherchierte, bin ich auf so viele spannende Quellen gestoßen, dass es mich zu einem Zeitpunkt komplett überfordert hat. Erst mit der Beschränkung auf wenige Topwerke konnte ich mich wieder auf mein Anliegen, dieses Buch fertig zu schreiben, fokussieren. Genauso kannst du diesen Biohack auch auf alle anderen Ressourcen anwenden: auf deine Social-Media-Zeit, dein Online-Shopping-Budget oder die Anzahl von verfolgten Netflix-Serien. Mit der Beschränkung wirst du dich weiterhin bemühen, sorgfältiger auszuwählen und bessere Entscheidungen zu treffen. Denn auf einmal ist die Vielfalt an Optionen nicht mehr unbegrenzt.

239 FLOW PLANEN

Genauso wie wichtige Termine oder Geburtstage trage ich auch meine Flow-Aktivitäten in meinen Kalender ein. Egal ob es berufliche oder private Unternehmungen sind und diese wöchentlich oder einmal im Jahr stattfinden, mit dem Kalendereintrag schaffe ich Zeit, in der ich mich gezielt einer Aktivität hingeben kann. Z. B. habe ich wöchentliche »Fokustage« etabliert, an denen ich mich den ganzen Tag mit Schreiben oder Podcastaufnahmen beschäftige (beides Flow-Aktivitäten für mich) und keine anderen Aufgaben, außer sie sind enorm dringend, wahrnehme. An diesen Tagen kann ich mich voll und ganz darauf konzentrieren, in einen tiefen, kreativen Bewusstseinszustand zu gelangen und dabei Wertvolles für das Unternehmen zu schaffen.

Natürlich kannst du nicht jeden Flow-Moment planen. Aber indem du dir Zeit für den Flow nimmst, setzt du in deinem Kopf die Intention, dass du ihn erleben willst. Du kannst deine Erfolgswahrscheinlichkeit für die Etablierung von Flow-Momenten weiter erhöhen, indem du sie an bestimmte Tageszeiten oder Ereignisse knüpfst. Wissenschaftler an der Wharton School der Universität von Pennsylvania haben nachgewiesen, dass kalendarische Orientierungspunkte die Motivation für erstrebenswerte Zielen steigern. [246] Hierfür wurden Daten der Webseite stickK.com, auf der Menschen Verpflichtungen zur Durchführung von persönlichen Zielen eingehen, mit Kalenderdaten verknüpft. Die Webseitennutzer waren z. B. wesentlich motivierter am Monats- und Jahresanfang als am jeweiligen Ende, einer neuen Aktivität nachzugehen.

Mein Tipp: Unterteile deine Flow-Aktivitäten in fünf Kategorien: täglich, wöchentlich, monatlich, saisonal und jährlich. Dann verbinde diese mit bestimmten Uhrzeiten, Tagen und wiederkehrenden Ereignissen und trage sie in deinen Flow-Kalender ein.

240 WIEDER AUFTANKEN

Es ist spannend, was in der Flow-Wissenschaft passiert. Zahlreiche Wissenschaftler weltweit setzen sich gerade mit den Mechanismen der psychologischen und biochemischen Grundlagen dieses ominösen und so faszinierenden Zustandes auseinander.

Ein mittlerweile breit akzeptiertes Modell für den Flow-Zyklus basiert auf den Forschungen des Harvard-Kardiologen Herbert Benson. Dieser hatte in seinem Werk »The Breakout Principle« den Weg vom Überkommen eines Hindernisses hin zu diversen Spitzenerfahrungen beschrieben. Flow Wissenschaftler haben daraufhin vier Phasen definiert, die das Hineinkommen und Wiederherauskommen in den Flow-Zustand beschreiben. [247] Diese vier Phasen sind folgende:

Struggle (Kampf) – Diese Phase beschreibt den Widerstand, den es zu überkommen gilt. Der Kampf ist die erste Phase des Flow-Zyklus. Während dieser Phase werden Stresshormone wie Cortisol, Adrenalin und Noradrenalin in das System gepumpt, um Konzentration und Wachsamkeit zu steigern. Die Spannung steigt an. Auch die Frustration nimmt zu.

Release (Freisetzung) – Die zweite Stufe des Ablaufzyklus ist das »Loslassen« der Sache, um die es geht. In dieser Phase wird Stickstoffmonoxid ausgeschüttet. Dadurch werden wir von den Stresshormonen Cortisol und Noradrenalin befreit, die zuvor während der Kampfphase das System überflutet hatten.

Flow – Jetzt bist du drin im Flow. In diesem Zustand wird dein Gehirn mit einem Cocktail aus Neurotransmittern überflutet, und du befindest dich in dem schwer fassbaren Zustand. Jetzt gilt es, einfach drinzubleiben.

Recovery (Erholung) – Flow fordert einen immensen Tribut deines zentralen Nervensystems und generell des Körpers. Jetzt gilt es, dem Körper Zeit zu geben, die vielen Stoffe wiederherzustellen. Diese Phase fühlt sich oft nicht wirklich angenehm an und wird daher auch gerne als »Flow-Kater« bezeichnet.

Mein Tipp: Wenn du es regelmäßig in einen Flow-Zustand schaffst, dann wird die Erholungsphase nach und nach zur wichtigsten Phase überhaupt. Nimm dir die Zeit, tanke wertvolle Nährstoffe, trinke ausreichend Wasser und schlafe, so viel du kannst, um dich auf den nächsten Flow-Moment vorzubereiten.

BIOHACKER-SPICKZETTEL FLOW

1. Werde dir bewusst, wie sich Flow für dich anfühlt, und orientiere dich an den Aktivitäten, die dir häufige Flow-Momente verschaffen.

2. Gehe kalkulierbare Risiken ein. Flow ist ein Bewusstseinszustand, der sich zwischen Unter- und Überforderung zeigt.

3. Nutze die Wirkstoffe aus Kaffee, Kakao, Heilpilzen und Gemüse, um dich schneller in einen Flow-Zustand zu bringen.

4. Wenn du merkst, dass du in den Flow kommst, lass auch mal deinen Rhythmus los und verliere dich im Moment.

5. Fordere dich stets aufs Neue heraus, aber vergiss nicht, dir nach intensiven Flow-Zuständen auch mal eine Ruhepause zu gönnen.

Podcastempfehlungen der Flowgrade Show mit Max Gotzler:

- #006: »Der Flow und das Gefühl, Superkräfte zu besitzen« mit dem Gründer von Flow Research Collective Steven Kotler

- #019: »Über Ekstase, Flow und die Gefahr der Selbstzerstörung« mit dem Gründer von Flow Genome Project Jamie Wheal

- #043: »Welcher Stress dir guttut« mit Sascha Fast

- #098: »Wie du mit Neurofeedback dein Gehirn trainieren kannst« mit Brainboost-Gründer Philipp Heiler

- #099: »Mit Alpha-Training intelligenter, kreativer und zufriedener werden« mit Dr. James Hardt

Du kannst dir alle Episoden der Flowgrade Show auf Apple Podcasts, Spotify und auf www.flowgrade.de/podcast ansehen und anhören. Weitere Informationen zu diesem Kapitel findest du auf www.dailybiohacker.de/flow.

 ### TEST: WIE VIEL DEINER ZEIT VERBRINGST DU AKTUELL IN EINEM FLOW-ZUSTAND?

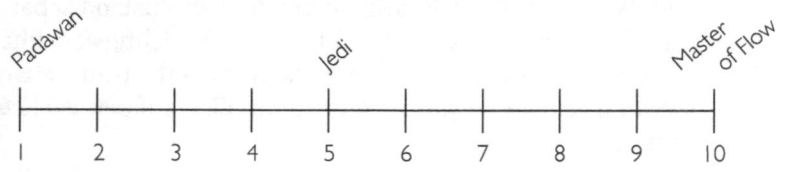

KAPITEL 9:
SEX – MIT LUST AUF LIEBE

S ex war immer ein heikles Thema für mich. So ziemlich über meine gesamte Studienzeit und meine ersten Beziehungen behandelte ich Sex wie einen 400-Meter-Lauf. Auf die Plätze, fertig, los – und dann so schnell wie möglich ins Ziel. Dabei ist Sex so ziemlich das Flowigste, was wir Menschen erleben können, besonders wenn wir es weniger wie einen Sprint und mehr wie ein langes Spiel sehen, das idealerweise niemals wirklich aufhört. Dazu ist es gesund und beinhaltet auch eine gewisse Sinnhaftigkeit. Denn wie mein Vater zu sagen pflegt: »Vielleicht ist der Sinn des Lebens einfach die Lust des Lebens auf sich selbst.«

In diesem Kapitel erfährst du meine liebsten Biohacks für ein erfülltes und aufregendes Sexleben.

Wie schätzt du dein eigenes Sexleben ein? Mach den Vorher-Nachher-Test!

✏ DEN BESTEN SEX MEINES LEBENS ...

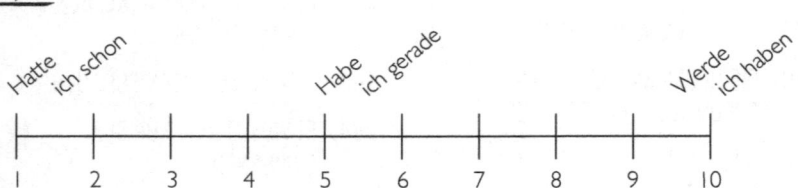

241 DIR ZEIT LASSEN

Obwohl Tantra oft mit Sex gleichgesetzt wird, geht es beim Tantra in Wirklichkeit um Verbindung, sei es mit dir selbst oder zwischen dir und deiner Partnerin/deinem Partner. Schließlich kann die ursprüngliche Bedeutung des Wortes im alten Sanskrit mit »Energie weben« übersetzt werden.

In der Praxis geht es im Tantra darum, die sexuelle als auch die spirituelle Ebene zu transzendieren, indem du dich auf tief meditativen, spontanen und intimen Sex einlässt. Ein wichtiges Element der tantrischen Herangehensweise ist die Langsamkeit. Lass dir möglichst viel Zeit, um dich auf allen Ebenen mit deiner Partnerin/deinem Partner zu verbinden.

Das Paradoxe dabei ist, dass die Zeit eine immer geringere Rolle spielt, je mehr Zeit du darauf verwendest, dich in deinem Gegenüber zu verlieren. Der indische Philosoph Osho, für den die sexuelle Ekstase ein essentieller Aspekt der menschlichen Erfahrung war, hat es einmal so beschrieben: »In der totalen orgastischen Freude des Sex löst sich die Zeit auf, löst sich das Ego auf. [...] Du hast kein Zeitbewusstsein, du gehst in die Ewigkeit hinein, und dir ist nicht bewusst, abgetrennt zu sein, das Ego funktioniert nicht mehr – das ist die Freude.«[248]

Mein Tipp: Tauche voll und ganz in die Erfahrung ein. Verbringe Zeit mit deiner Partnerin/deinem Partner, beobachte, wie sich die Spannung aufbaut, während eure Körper sich näher kennenlernen.

242 UMARMEN

Als ich vor ein paar Jahren durch den Golden-Gate-Park in San Francisco schlenderte, begegnete ich einem Mann mit einem umgehängten Pappkartonschild, auf dem in dicken schwarzen Buchstaben geschrieben stand: FREE HUGS – zu Deutsch »kostenlose Umarmungen«. Belustigt holte ich mir gleich eine lange Umarmung ab und fühlte mich gleich ein Stück wohler in meiner Haut. Damals machte ich mir noch nicht so viele Gedanken über die biologischen Vorgänge, heute sehe ich Umarmungen als einen idealen Biohack, um das Bindungshormon Oxytocin auszuschütten.

Oxytocin, oft auch als Kuschelhormon bezeichnet, übt eine Reihe von Wirkungen aus, die alle direkt oder indirekt die soziale Bindungsfähigkeit beeinflussen. Das Hormon stärkt die Fähigkeit, anderen Menschen zu vertrauen und die Beziehung zu Mitmenschen zu stärken. Es wird vor allem bei Körperkontakt mit Mitmenschen und sogar anderen Lebewesen wie Haustieren ausgeschüttet. Außerdem reduziert das Hormon Angstzustände. Besonders nach einer Trennung fehlt uns dieses wichtige Hormon.

Mittlerweile ist auch die Kosmetikindustrie auf den Trichter gekommen und hat mehrere Oxytocin-Produkte auf den Markt geworfen, die allerdings in ihrer Wirkungsweise und Zielsetzung für mich noch ziemlich fragwürdig sind. Nach jüngsten Informationen versprühen bereits sogenannte Pick-up-Artists, also professionelle Frauen- (oder Männer-) Aufreißer das Hormon, um ihre Chancen beim anderen (oder gleichen) Geschlecht zu erhöhen. Dann lieber eine klassische beidarmige Umarmung.

Mein Tipp: Wenn du dich das nächste Mal mit Freunden und Familienmitgliedern triffst, dann nimm sie einmal richtig lange in den Arm, fast so lange, bis es anfängt, sich unangenehm anzufühlen. Frauen schütten Oxytocin bereits nach drei Sekunden Umarmung aus. Männer brauchen dafür länger, etwa sechs Sekunden. Eine andere Möglichkeit ist, dir wie der Mann aus meiner Geschichte ein Schild umzuhängen und auf Umarmungsjagd zu gehen.

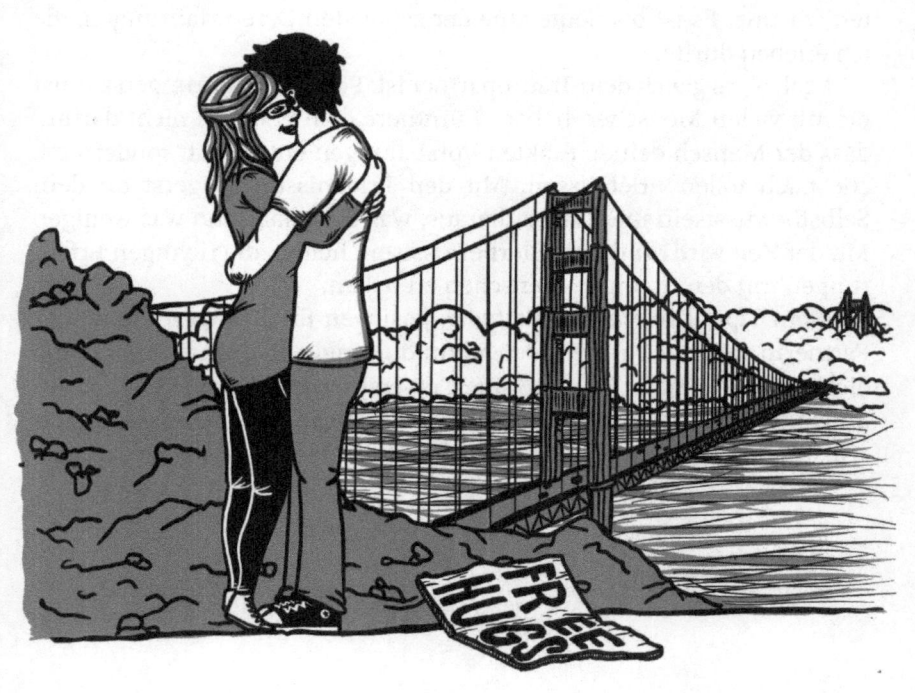

243 Positive Erfahrungen machen

Eines lauen Sommerabends war ich einmal in Berlin mit einer Frau unterwegs, die ich unglaublich toll fand. Als wir an zwei großen Schaukeln auf einem Spielplatz in der Nähe meiner damaligen Wohnung vorbeikamen, fragte ich sie, ob sie denn richtig hoch schaukeln kann. »Natürlich!« erwiderte sie und schwang sich sogleich auf die Schaukel. Wir lachten, schaukelten und hatten unglaublich viel Spaß. Am Ende küssten wir uns. Es ist bis heute eine der schönsten Date-Erfahrungen, die ich erleben durfte.

Egal, ob es gleich dein Traumpartner ist. Positive Erfahrungen kannst du mit vielen Menschen haben. Kümmere dich erst mal nicht darum, dass der Mensch deinen exakten Vorstellungen entspricht, sondern suche nach tollen Erlebnissen. Mit den Erlebnissen steigerst du dein Selbstbewusstsein und findest heraus, was dir gefällt und was weniger. Mit der Zeit wird dir dein Unterbewusstsein helfen, die richtigen Erfahrungen mit den richtigen Menschen zu haben.

Mein Tipp: Kreiere eine Reihe an positiven Erfahrungen mit deiner Partnerin/deinem Partner oder, wenn du Single bist, einer Person, die dich sexuell anzieht. Hierfür spielt es erst einmal keine Rolle, ob du Single bist oder in einer Partnerschaft. Überlege dir Erlebnisse, die du selbst schon länger machen wolltest, und mach ein tolles Date daraus!

244 FÜR DIE LIBIDO ENTSPANNEN

Chronischer Stress ist ein echter Sexkiller, denn mit zu viel konstantem Stress steigt der Cortisolspiegel übermäßig an. Ab einem gewissen Level beeinträchtigt Cortisol die Fähigkeit von Frauen, Orgasmen zu bekommen. Bei Männern kann zu hoher Stress zu erektiler Dysfunktion führen. Beides kann sehr frustrierend sein.

Ein oft genannter Grund und ein absolutes Klischee (aber auch Klischees haben Daseinsberechtigung) ist die Migräne. Kopfschmerzen und Migränen sind oft das Resultat von zu viel Stress im Alltag. Hier kann eine regelmäßige Meditation helfen, Kopf und Geist zu entspannen. Nach meinem Podcastgast mit Ziva-Meditation-Gründerin Emily Fletcher sind 80 Prozent bis 90 Prozent aller Fälle von Migränen durch Meditation heilbar. Ein entspannter, schmerzfreier Kopf ist eine super Voraussetzung für eine wilde Nacht!

Einige Übungen, die dir dabei helfen können, Stress abzubauen:

- Entwickle eine entspannende Abendroutine.
- Meditiere regelmäßig, am besten mit deiner Partnerin/deinem Partner.
- Halte dich abends von Bildschirmen fern.
- Massiere deine Partnerin/deinen Partner und lass dich massieren.
- Verwende wohlduftende Kerzen und ätherische Öle.

Mein Tipp: Plane gemeinsame Zeit mit deiner Partnerin/deinem Partner, um zu entspannen, sich zu unterhalten, zu streicheln und zu meditieren. Wenn das Umfeld stimmt und beide entspannt sind, sind das hervorragende Voraussetzungen für einen romantischen Abend.

245 MIT LITHIUMOROTAT IN STIMMUNG KOMMEN

Diesen Tipp habe ich von dem Sexualtherapeuten und weltberühmten Buchautor von *Männer sind anders. Frauen auch* Dr. John Gray erhalten. Je besser wir in der Lage sind, Stress zu bewältigen, desto besser wird der Sex. Sein Mittel der Wahl gegen zu viel Stress ist Lithiumorotat (auf keinen Fall Carbonat, da diese Form zu viele Nebenwirkungen mit sich bringt). Lithiumorotat ist eine Substanz, die aus Lithium (ein Alkalimetall) und Orotsäure (eine Verbindung, die natürlich im Körper produziert wird) besteht. Lithiumorotat ist als Nahrungsergänzungsmittel erhältlich und wird als natürliche Behandlung für ein breites Spektrum von psychischen Gesundheitsproblemen angepriesen.

In der Alternativmedizin wird Lithiumorotat manchmal als Alternative zu Lithium empfohlen, einem Medikament, das zur Behandlung und Vorbeugung von manischen Episoden bei Menschen mit bipolarer Störung verschrieben wird. Lithium soll manische Episoden behandeln und verhindern, indem es die anormale Hirnaktivität reduziert.

Aufgrund der noch dürftigen Studienlage zur Anwendung von Lithiumorotat als Nahrungsergänzung ist wenig über eventuelle Nebenwirkungen bekannt. Es gibt jedoch einige Hinweise darauf, dass Lithiumorotat einige toxische Wirkungen haben kann. Z. B. warnt ein 2007 im *Journal of Medical Toxicology* veröffentlichter Bericht davor, dass die chronische Einnahme von Lithiumorotat Übelkeit und Zittern verursachen kann.[249] Dr. Gray setzt Lithiumorotat primär dazu ein, um Stress abzubauen und das sexuelle Wohlbefinden zu steigern.

Mein Tipp: Während stressiger Arbeitsphasen nehme ich hin und wieder eine kleine Tagesdosis von 5 g Lithiumorotat. Dabei achte ich in halbjährlichen Laboranalysen darauf, dass sich mein Lithiumspiegel im Normalbereich befindet. Interessanterweise hat sich die Einnahme der doch eher geringen Dosis tatsächlich auf den gemessenen Spiegel ausgewirkt. Bevor du mit der Einnahme beginnst, informiere dich bei deinem Hausarzt oder Therapeuten, ob Lithiumorotat für dich infrage kommt.

246 DIE GEFÄSSE ÖFFNEN

Wir alle besitzen Schwellkörper, die sich mit Blut füllen, wenn wir erregt werden. Funktioniert dieser Prozess nicht richtig, sinkt die Empfindsamkeit, und es wird umso schwerer, zum Orgasmus zu kommen. Ein wichtiger Stoff, der dabei hilft, die Gefäße zu weiten, ist Stickstoffmonoxid. Genau, der Stoff, den du über nitrathaltige Lebensmittel wie Rote Bete bekommst. Mit zunehmendem Alter produzieren Menschen naturgemäß immer weniger Stickstoffmonoxid.

Mein Tipp: Bringe viel dunklen Blattsalat und Rote Bete auf den Teller, um eine ordentliche Versorgung an Stickstoffmonoxid zu gewährleisten.

247 ORDENTLICH SALZEN

Als ich vor einiger Zeit mit einem Freund in meinem Lieblingsbistro in München saß, tönte eine ältere Dame neben mir, die gerade den ersten Bissen ihres Mittagessens zu sich genommen hatte: »Ach, versalzen. Das ist wohl jemand verliebt!« Diese Redewendung vom Salz und der Liebe hält sich heute wie eh und je. Schon in der Antike galt Salz als ein Aphrodisiakum, und der Ursprung reicht bis in die griechische Mythologie zurück. Nach dem griechischen Dichter Hesiod wurde Aphrodite, die Göttin der Liebe, im Salzwasser geboren und begründete somit die erste Verbindung zwischen Salz und der Liebe. Die Griechen glaubten, dass Salz die männliche Potenz und die sexuelle Lust beeinflusse.

Als Biohacker hat es mich natürlich interessiert, ob für diese Verbindung eine wissenschaftliche Grundlage besteht. In der Tat gibt es handfeste wissenschaftliche Hinweise dafür, dass ein niedriger Salzgehalt die Libido und die sexuelle Leistungsfähigkeit von Säugetieren senkt. Dazu zeigte eine Studie des Technologie-Transfer-Zentrums Bremerhaven aus dem Jahr 2013 mit 46 Testpersonen, dass nach eigenen Angaben frisch Verliebte eine höhere Salzschwelle besitzen als Singles und Personen, die schon länger in einer Beziehung leben.[250] Es könnte also sein, dass im Falle des Verliebtseins unser Körper dir das Signal gibt, mehr Salz aufzunehmen, um deine sexuelle Leistungskraft zu steigern.

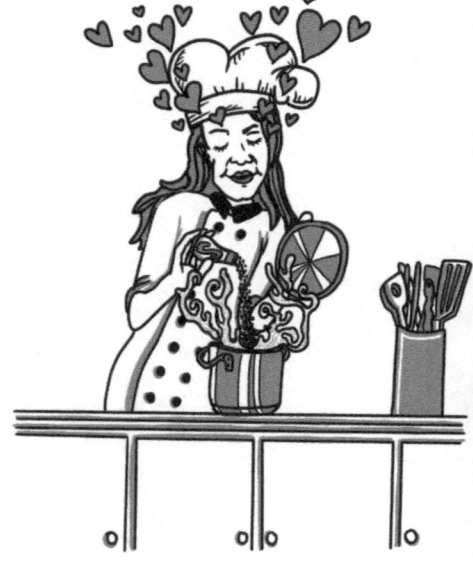

Mein Tipp: Achte auf deinen Appetit nach Salzigem. Im Grunde kannst du so viel Salz essen, wie dein Körper von dir verlangt, vorausgesetzt, du nimmst ausreichend Kalium zu dir. Ein gesundes Natrium-Kalium-Gleichgewicht gewährleistet einen gesunden Blutdruck, auch bei einem höheren Salzkonsum. Und wenn die Köchin das nächste Mal deine Mahlzeit versalzt, übe dich in Nachsicht. Vielleicht ist sie verliebt!

248 DIE HORMONE OPTIMIEREN

Eine optimale Hormonbalance gewährleistet eine gute »strukturelle Integrität« des Penis und der Vagina. Die natürliche Produktion der Geschlechtshormone ist für beide Geschlechter enorm wichtig für das sexuelle Wohlbefinden.

Endokrinschädliche Stoffe sind synthetische Chemikalien oder natürliche Substanzen, die unser endokrines System schädigen können und oft in Kunststoffen, Lebensmitteln und Wasser vorkommen. Viele davon wirken sich direkt negativ auf die Testostoronproduktion aus oder verhalten sich wie Xenoestrogene. Sie kommen in Kunststoffen, Metalldosen, Waschmitteln, Spielzeugen, Pestiziden, Konservierungsmitteln, Kosmetika und Pharmazeutika vor und können bei Dauerverwendung eine Ursache für einen Testosteronmangel darstellen.

Also, diese Stoffe vermeiden:

- BPA (Bisphenol A)
- BPS (Bisphenol S)
- Phtalate
- Parabene
- Triclosan & Triclocarban
- Benzophenone (BP-1, BP-2 & BP-3)

Mein Tipp: Hier ein paar Möglichkeiten, diese Stoffe zu vermeiden:

- Glas- oder Edelstahlbecher und Flaschen statt Kunststoffbecher verwenden
- Essensreste lieber in Gläsern statt Plastikbehältern aufbewahren
- Einen guten Wasserfilter installieren, der alle Verunreinigungen und endokrinen Schadstoffe herausfiltert (z. B. Umkehrosmose- und Aktivkohlefilter)
- Nur Bio- und Naturkosmetika verwenden
- Biolebensmittel essen und kein Junkfood
- Einkaufsquittungen so wenig wie möglich oder mit Handschuhen anfassen
- Verwende die Code-Check App von Tag 123 für die Auswahl deiner Kosmetika und Waschprodukte

249 DIE HODEN MIT GESUNDEN FREQUENZEN BESTRAHLEN

Rotlicht, nahes Infrarot-Licht (NIR) oder Low-Level-Laser-Therapie wird bereits weitläufig eingesetzt, um verschiedene Schmerzzustände, Muskelschmerzen, Wundheilung, Hauterkrankungen, Osteoarthritis und sogar Depression zu behandeln. Der Effekt regt auch den örtlichen Blutkreislauf an und kann die Testosteronproduktion stimulieren.

Das Ausmaß der Stimulierung der Testosteronproduktion durch Rotlicht und Nahinfrarotlicht beruht darauf, wie Rot- und Infrarot-Wellenlängen innerhalb der Zelle wirken. Der Schlüssel ist, dass die Wellen die ATP-Produktion in den Leydig-Zellen stimulieren, wodurch die für die Zellen verfügbare Energie erhöht wird. Dadurch wird die Testosteronproduktion angekurbelt. Eine weitere potenzielle Wirkung kommt von einer separaten Klasse von photorezeptiven Proteinen, sogenannten Opsin-Proteinen. Menschliche Hoden beinhalten viele verschiedene Arten dieser hochspezifischen Photorezeptoren, die ähnlich wie Cytochrom durch Lichtwellenlängen aktiviert werden. Die Stimulation dieser Hodenproteine durch Rotlicht induziert zelluläre Reaktionen, die letztlich zu einer erhöhten Testosteronproduktion führen können.

Wie wichtig die richtige Wellenlänge ist, zeigt eine koreanische Studie an Ratten, die herausfand, dass eine täglich 30-minütige Low-Level-Lasertherapie (LLLT) mit einer Wellenlänge von 670 nm einen signifikanten Anstieg des Serumtestosterons ohne schädliche Gewebepenetration am vierten Tag zeigte. Eine Wellenlänge von 808 nm hatte dagegen keine Auswirkung auf die Testosteronproduktion. Diese Erkenntnis wird von einer weiteren Studie mit Schafböcken, die ebenfalls mit einer Wellenlänge von 808 nm bestrahlt wurden, bestätigt.[251]

Wichtig: Hodenerwärmung sollte auf jeden Fall vermieden werden, da die Hitze die Spermien zerstören kann.

Mein Tipp: Besorge dir eine LLT-Lampe mit der Wellenlänge von 660 oder 670 nm und bestrahle deine Geschlechtsteile mehrmals wöchentlich. Beginne mit 10 Minuten pro Sitzung und steigere dich auf maximal 30 Minuten.

250 DAS HANDY AUS DER HOSENTASCHE NEHMEN

Viele Männer tragen Handys und Smartphones in den Hosentaschen, ganz in der Nähe ihrer Fortpflanzungsorgane. Es ist tatsächlich so, dass Mobiltelefone Mikrowellen emittieren, die schädlich für normales Gewebe sind, wenn sie sehr nahe an die Haut gehalten werden. Es gibt mehrere Studien, die Beziehungen zwischen Handynutzung und reduzierter Spermienzahl und Spermienqualität aufgezeigt haben. Die Verringerung des Testosteronspiegels bei Männern ist sehr wahrscheinlich auch auf diese negativen Auswirkungen zurückzuführen.

Mein Tipp: Nimm dein Smartphone möglichst oft aus deiner Hosentasche und lege es vor dich hin oder stecke es in eine Tasche, die du nicht direkt am Körper trägst.

251 DIE VAGINA BELEUCHTEN

In meinem Interview mit der Expertin für sexuelle Medizin, Dr. Amy Killen, für die Flowgrade Show empfiehlt die Ärztin eine Behandlung mit Wärme und Infrarotlicht für die Vagina. Dies fördert die Durchblutung und die Produktion von Kollagen. Ein Gerät, welches in den USA bereits etabliert ist, nennt sich vFit PLUS und ist eine nicht-hormonale Intim-Wellness-Lösung, die eine patentierte Kombination aus schwachem Licht, sanfter Wärme und Schalltechnologie verwendet, um das sexuelle Empfinden zu verbessern. Das Gerät emittiert ein UV-freies Rotlicht (in der Wellenlänge von 662 nm), welches das vaginale Gewebe erwärmen und die Durchblutung fördern soll.

Mein Tipp: Das vFIT Plus ist aktuell nur in den USA erhältlich. Eine alternative Lösung wäre eine einfache Rotlichtbestrahlung des Schambereichs mit einer Wellenlänge von 660 nm. Die Hersteller des vFIT-Gerätes empfehlen eine Behandlung jeden zweiten Tag über zehn bis zwölf Minuten. Dieser Vorgabe würde ich auch mit einer Rotlichtlampe folgen. Den Link zu meinem Gespräch mit Dr. Amy Killen findest du übrigens in kompletter Länge auf www.dailybiohacker.de/sex.

252 ABNEHMEN

Je höher dein Körperfettanteil, desto niedriger dein Testosteron. Je schlanker du wirst, desto schneller wird sich dein Testosteron erhöhen. Interessant ist, dass, entgegen der herkömmlichen Meinung, Schlanksein dir mehr hohes Testosteron bringt, als dass hohes Testosteron dich schlank macht. Auch wenn Testosteron größtenteils mit dem männlichen Körper in Verbindung gebracht wird, spielt es auch bei Frauen eine essenzielle Rolle. Bei Frauen wird es zu 90 Prozent in den Eierstöcken und zu 10 Prozent in der Nebennierenrinde gebildet. Auch wenn der weibliche Körper im Schnitt weniger als ein Zehntel (oft nur 1/30) des männlichen Haushalts produziert, ist die Wirkung des Hormons bei Frauen sehr ähnlich. Das Hormon sorgt bei beiden Geschlechtern für die Zunahme von Lust, Muskelmasse und Muskelkraft und beeinflusst den Fett- und Zuckerstoffwechsel.

Aber dazu musst du natürlich kein abgemagerter Marathonläufer sein. Wenn dein Körperfettanteil in einem optimalen Bereich liegt, ist das für die Testosteronproduktion optimal. Eine höhere Fettmasse erhöht gewöhnlich die Aromatase-Enzymaktivität, die mehr Testosteron in Östrogen umwandelt. Im Gegensatz dazu kann ein zu geringer Körperfettgehalt für die Testosteronproduktion nachteilig sein.

Mein Tipp: Verbrenne mehr Fett! Im Stoffwechsel- und Fitnesskapitel findest du wirksame Methoden, um mehr Körperfett zu verbrennen und deinen Hormonhaushalt zu optimieren.

253 Untenrum abkühlen

Unter einigen Bodybuildern und Powerliftern scheint es verbreitet zu sein, die Hoden regelmäßig herunterzukühlen, um die Testosteronproduktion und damit das Muskelwachstum zu steigern. Es gibt sogar eine amerikanische Firma, die sich auf die Vermarktung von speziellen Kühlpads für den Hodensack spezialisiert hat. Auch wenn dieser Zusammenhang noch nicht wirklich eindeutig zu sein scheint, gibt es doch einige Hinweise darauf, dass kühle Hoden zumindest die Qualität und Mobilität der Spermien erhöhen können.

Es ist wohl kein Zufall, dass sich die Hoden eines Mannes mit dem Hodensack außerhalb des Körpers befinden und damit im natürlichen, frei hängenden Fall stets ein bisschen kühler als die Körpertemperatur sind. Wenn wir dazu unter der warmen Dusche stehen, entfernt sich der Hodensack weiter vom Körper, während er sich bei Kälte zusammenzieht. Die optimale Temperatur für eine möglichst hohe Qualität und Mobilität der Spermien liegt dabei bei etwa 34 °C, also etwa 3 °C kühler als die normale Temperatur.[252] Hier hat eine groß angelegte Studie mit über 6000 Spermienproben gezeigt, dass Männer in kälteren Monaten fruchtbarer sind als in wärmeren Monaten. Gleichzeitig konnte gezeigt werden, dass ein Erwärmen der Hoden die Testosteronproduktion sowie die Fruchtbarkeit beeinträchtigt.[253]

Mein Tipp: Auch ohne einen Eisbeutel auf deinen werten Teilen kannst du bereits einiges unternehmen, um deine Hoden in der optimalen Temperatur für maximale Spermienqualität zu halten:

- Regelmäßig kalt baden und duschen
- Lose Boxershorts für eine optimale Hodentemperatur (und zur Vermeidung von Quetschungen) tragen
- Die Beine nicht ständig überschlagen
- Nackt schlafen oder nur lose Schlafanzughosen tragen, die dich nicht einengen
- Die Raumtemperatur deines Schlafzimmers auf etwa 18 °C bringen

Vorsicht! Wenn du mit Eisbeuteln experimentieren willst, pass unbedingt auf, dir keinen Gefrierbrand zu holen, und limitiere die Kälteexposition auf fünf bis zehn Minuten.

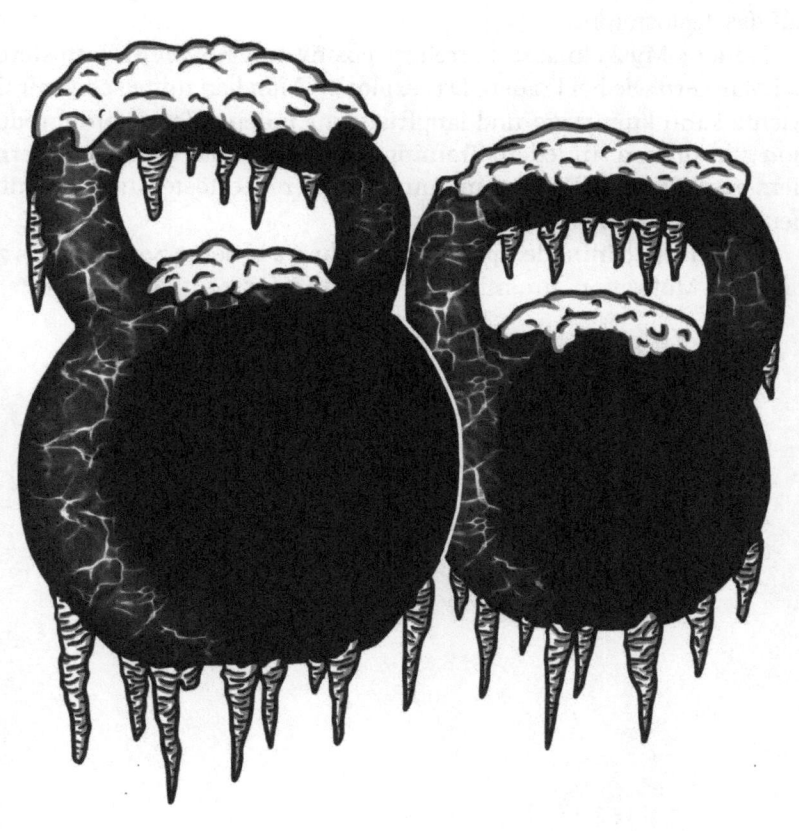

254 Muskeln aufbauen

Muskeln sehen nicht nur gut aus, sie können dir auch dabei helfen, sexuell leistungsfähiger zu werden! Während Krafttraining und Muskelzuwachs oft den Körperfettanteil reduzieren (was wiederum zu höheren Testosteronwerten führt), haben sie auch eine unabhängige Wirkung auf das Testosteron.

Höhere Muskelmasse korreliert positiv mit höherem Testosteron, bei Männern wie bei Frauen. Das explosive Anheben mittelschwerer Gewichte kann kurzfristig und langfristig auch deine Testosteronproduktion stimulieren. In jedem Training schrittweise das Gewicht zu erhöhen passt deinen Körper an immer höhere Testosteronspiegel über neuromuskuläre Anpassungen an.

Mein Tipp: Nimm den positiven Einfluss auf deine Sexualität als zusätzliche Motivation, um mit einer neuen Fitnessroutine zu beginnen.

255 Bauch an Bauch atmen

Als ich 2017 zum ersten Mal das Burning-Man-Event in der Wüste Nevadas besuchte, forderte ich mich selbst heraus, eine neue Erfahrung zu machen, die mir unangenehm war. Also besuchte ich einen »Belly-to-Belly Breathing Workshop« (Bauch-zu-Bauch-Atmungsworkshop). Ich war nervös, da ich nicht im Geringsten wusste, was ich zu erwarten hatte. Am Ende sollte es eine der bereicherndsten Erfahrungen der vergangenen Jahre für mich werden.

Der dreistündige Workshop drehte sich darum, (nicht-sexuelle) Intimität zu einer komplett fremden Person zu entwickeln. Dabei wurden weder Worte noch Gesten verwendet. Das Kennenlernen fand einzig über Körperkontakt und verschiedene Atemtechniken statt. Während des Workshops wurde ich per Losverfahren mit einer jungen Frau zusammengebracht, die, genau wie ich, halb nackt war (was auf dem Burning Man keine Seltenheit ist). Der erfahrene Workshop-Leiter zeigte uns nach und nach, wie wir über das Synchronisieren unserer Atmung, Augenkontakt und das gegenseitige Berühren unserer Bauchregionen Nähe aufbauen konnten. Nach drei Stunden hatten meine Partnerin und ich beide das Gefühl, einander schon viele Jahre zu kennen. Unsere Körper hatten sich kennengelernt, ohne nur ein Wort miteinander gesprochen zu haben. Dieses Erlebnis führte mir vor Augen, wie einfach es sein kann, Nähe sogar zu einer anfangs fremden Person aufzubauen. Körperliche Annäherung fördert dabei nicht nur die Beziehung zueinander, sondern auch die individuelle Gesundheit. In einer Studie von 2013 an 102 Paaren führte wohlwollender Körperkontakt zwischen Partnern zu einer signifikanten Steigerung des emotionalen und psychologischen Wohlbefindens.[254] Intimität lohnt sich!

Mein Tipp: Vereinbare mit deiner Partnerin/deinem Partner gewisse Zeiten, an denen ihr über Berührungen, Augenkontakt und Atmung Nähe zueinander aufbaut. Nehmt euch möglichst viel Zeit. Das Ziel hier ist in erster Linie, Intimität und Vertrauen zu entwickeln. Wenn die Übung am Ende zu Sex führt, umso besser.

256 DEN RÜCKEN BEIM SEX SCHONEN

»Es gab einfach keine Richtlinien für eine rückenschonende Mechanik beim Sex.« Dr. Stuart McGill ist bekannt dafür, dass er sich außergewöhnliche Probleme sucht, die er lösen kann. Während unseres Treffens beim Functional Training Summit in München berichtete mir der Rückenexperte von seinem gewagten Experiment, die Biomechanik beim Geschlechtsverkehr zu untersuchen. Die Universität von Waterloo in Kanada erlaubte ihm die Durchführung der Studie erst, als Stuart versicherte, seine Teilnehmer außerhalb des Campus zu rekrutieren. Kurz darauf begann der sympathische Professor mit seinem Team, Salsa-Tanzschulen zu besuchen, um nach körperbewussten Teilnehmern für seine Studie zu suchen. Eine gute Körperhaltung beugt nicht nur Verspannungen und Schmerzen vor, sondern fördert auch die körperliche, mentale und damit eben auch die sexuelle Leistungsfähigkeit.

Mein Tipp: Mit den Erkenntnissen der Studie empfiehlt Dr. McGill Männern, die sich schlecht nach vorne beugen können und deren Rückenschmerzen durch Berühren der Zehen oder langes Sitzen verschlimmert werden, den Löffelchen- durch Doggy-Style-Sex zu ersetzen. Der Rückenexperte empfiehlt auch, dass diese Männer eine Hüftschwungbewegung ausführen, anstatt mit der Wirbelsäule zu stoßen. Männern, die sich im Gegensatz dazu schlecht nach hinten beugen können, empfiehlt Dr. McGill die Missionars- oder Löffelchenstellung.

257 IM SCHLAF TESTOSTERON PRODUZIEREN

Das meiste Testosteron wird bei Männern während des Schlafens ausgestoßen. Unterbrochener Schlaf und Schlafapnoe reduzieren den Testosteronspiegel. Eine Studie ergab, dass eine Woche mit ungenügendem Schlaf von nur fünf Stunden pro Nacht die Testosteronproduktion um 10–15 Prozent verringerte.[255]

Veränderungen des Testosteronspiegels treten auf natürliche Weise während des Schlafs auf, sowohl bei Männern als auch bei Frauen. Der Testosteronspiegel steigt während des Schlafs an und sinkt während der wachen Stunden. Die Forschung hat gezeigt, dass die höchsten Testosteronspiegel während des REM-Schlafs auftreten, dem tiefen, erholsamen Schlaf, der meist spät im nächtlichen Schlafzyklus auftritt. Schlafstörungen, darunter unterbrochener Schlaf und Schlafmangel, der die Menge des REM-Schlafs reduziert, führen häufig zu niedrigen Testosteronspiegeln. Dies gilt für Männer und Frauen.

Mein Tipp: Wenn du dich mit einem Wecker aus dem Schlaf reißt, dann oft in den wichtigen REM-Schlafphasen, in denen die Testosteronproduktion am höchsten ist. Denn die REM-Schlafphasen werden länger im Laufe der Nacht und sind am längsten kurz vor dem Aufwachen. Wenn du zu einer frühen Uhrzeit aufstehen musst, dann achte darauf, früh genug ins Bett zu gehen, um keinen REM-Schlaf zu opfern.

258 DIE DURCHBLUTUNG MIT STOSSWELLEN FÖRDERN

Den Penis zu schocken klingt erst mal wie überhaupt keine gute Idee. Allerdings sind die pulsierenden Schocks einer Stoßwellentherapie eine nachgewiesen sehr effektive Behandlungsmöglichkeit für Männer mit einer erektilen Dysfunktion. Erektionen beruhen auf einer gesunden Durchblutung des Penisgewebes. Die Stoßwellentherapie gilt dabei als eine Möglichkeit zur Reparatur und Stärkung der Blutgefäße im Penis und zur Verbesserung des Blutflusses. Diesen eher außergewöhnlichen Biohack habe ich von Dr. Amy Killen, einer Expertin für sexuelle Medizin, während einer gemeinsamen Podcastaufnahme erfahren.

Mein Tipp: Nach Dr. Killen wiesen ihre männlichen Patienten bereits nach sechs Einheiten einer Stoßwellentherapie Verbesserungen in Durchblutung, Muskelformation und der Produktion von Stickstoffmonoxid auf. Erkundige dich bei Interesse bei deinem Arzt oder deinem Sexualtherapeuten nach dieser Form der Therapie.

259 NACKT SCHLAFEN

Nackt schlafen ist vielleicht nicht das Erste, woran du denkst, wenn es um die Verbesserung deines Sexlebens geht, aber es gibt einige Vorteile, für die es sich lohnt. Dazu ist es ziemlich einfach, es einfach mal auszuprobieren. Ohne Schlafwäsche kühlst du schneller ab, wodurch dein Körper das Signal erhält, dass es Zeit zum Schlafen ist. Ein Absinken der Körpertemperatur kann nachweislich dazu beitragen, schneller einzuschlafen. Mehr Schlaf bedeutet weniger Stress, was deiner sexuellen Leistungsfähigkeit zugutekommt, wie du bereits erfahren hast.

Des Weiteren bringt das Nacktschlafen positive Auswirkungen für die Geschlechtsteile von Frauen wie auch Männern. Bei Frauen kann eng anliegende oder verschwitzte Unterwäsche das Risiko einer vaginalen Hefepilzinfektion erhöhen, da Hefepilze gerne an warmen, feuchten Orten wachsen. Ohne Unterwäsche gelangt viel Luft an alle wichtigen Körperteile, was der Gesundheit zuträglich ist. Bei Männern hat eine kürzlich durchgeführte Studie an 656 Teilnehmer einen deutlichen Zusammenhang zwischen dem Tragen eng anliegender Unterwäsche und einer geringeren Spermienzahl aufgezeigt. Männer, die angaben, Boxershorts zu tragen, hatten eine höhere Spermienkonzentration und eine höhere Gesamtspermienzahl als Männer, die eng anliegende Unterwäsche trugen.[256]

Ein weiterer positiver Aspekt des partnerschaftlichen Nacktschlafens ist die erhöhte Wahrscheinlichkeit, durch unabsichtliche Berührungen nachts erregt zu werden. Nackt schlafen kann also ebenfalls die Chance auf spontanen nächtlichen Sex erhöhen.

Mein Tipp: Auch wenn es anfangs ungewohnt sein mag, verzichte in nächster Zeit einmal auf den Stoff um deinen Schambereich.

260 DIE »LIEBESMUSKELN« TRAINIEREN

Vielleicht hast du schon einmal von Kegel-Übungen gehört. Diese werden besonders Frauen nach einer Schwangerschaft nahegelegt, um die Beckenbodenmuskulatur zu stärken. Diese nach ihrem Erfinder, dem US-amerikanischen Urologen Arnold Kegel, benannten Übungen wurden anfänglich dazu entwickelt, um Patientinnen mit Harninkontinenz zu behandeln. Als die Anwenderinnen vermehrt auch von anderen positiven Effekten wie einer höheren Empfindsamkeit und intensiveren Orgasmen berichteten, wurden die Übungen bald auch im Sexualbereich angewandt.

Bei Frauen wie Männern kann die Stärkung des sogenannten PC-Muskels (kurz für Musculus pubococcygeus, auch »Schambein-Steißbein-Muskel« genannt) die sexuelle Leistungsfähigkeit erhöhen. Männer berichten dazu von stärkeren Erektionen und mehr Kontrolle über den Zeitpunkt der Ejakulation. Wohingegen Kegel-Übungen komplett ohne Gewichte auskommen, sind unter Biohackern aktuell zwei Arten des Widerstandstrainings angesagt:

Die Handtuchtechnik (für Männer): Lege ein kleines Handtuch über deinen erigierten Penis und hebe das Handtuch an, indem du deinen PC-Muskel aktivierst. Halte diese Position einige Sekunden und wiederhole die Bewegung 30-mal. Mit zwei bis drei Einheiten pro Woche wirst du nach ein bis zwei Monaten ein größeres Handtuch verwenden können.

Die Yoni-Ei-Technik (für Frauen): Diese Technik ist durch das medial verbreitete Gerichtsverfahren rund um Goop, der Wellness-Firma von Hollywood Sternchen Gwyneth Paltrow, wegen unverifizierter Heilsversprechen ein wenig in Verruf geraten, gilt in Tantra-Kreisen aber bereits seit Jahrzehnten als effektive Übung zur Stärkung der Beckenbodenmuskulatur. Hier wird ein Ei aus glattem Stein, meist Jade, in die Vagina (in Sanskrit: Yoni) eingeführt und dort für bis zu 20 Minuten gehalten.

Mein Tipp: Wähle eine Übung, die für dich infrage kommt, trainiere deinen Liebesmuskel und damit deine sexuelle Leistungskraft.

Weitere Quellen und detaillierte seriöse Anleitungen findest du unter www.dailybiohacker.de/sex.

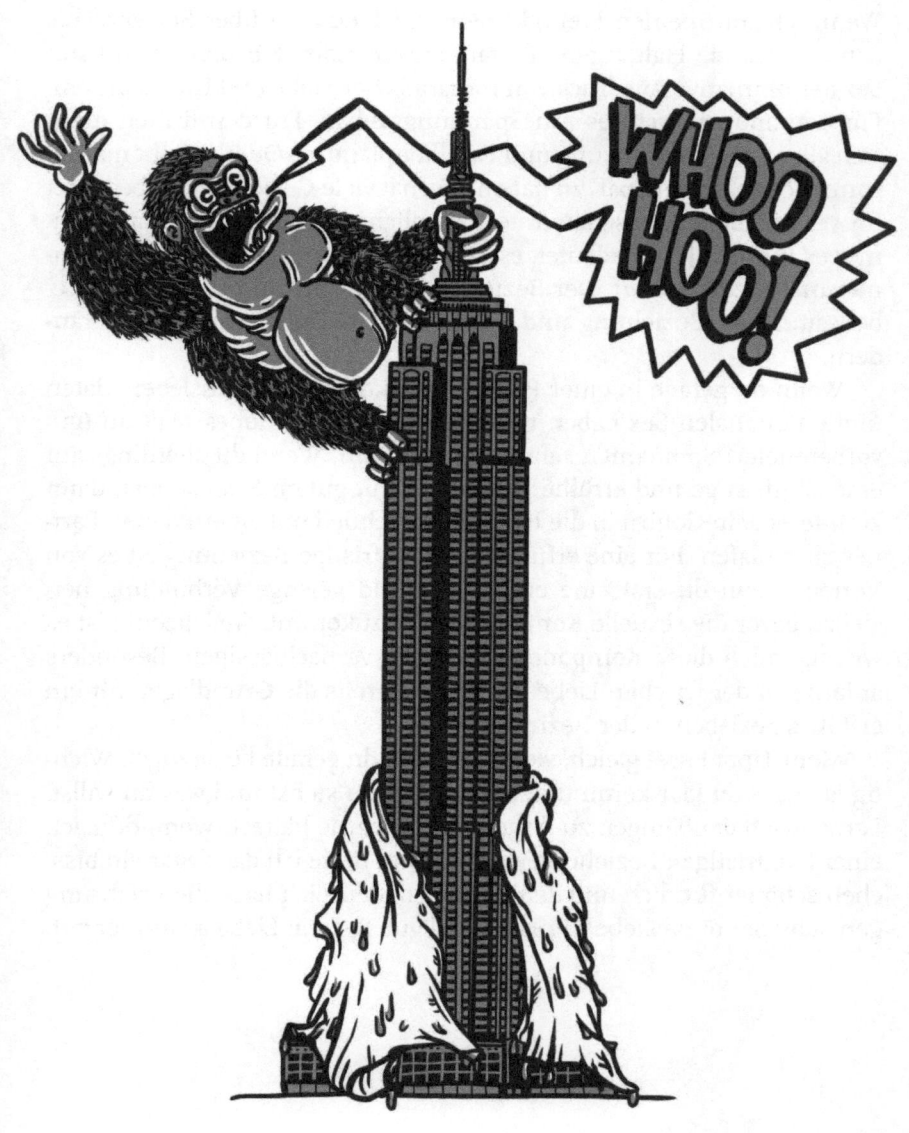

261 EINE EMOTIONALE VERBINDUNG HERSTELLEN

Wenn ich mit meinen Freundinnen und Freunden über Sex spreche, dann gehen die Haltungen oft stark auseinander. Für den einen kann Sex der ultimative Ausdruck von romantischer Liebe und Intimität sein. Für den anderen geht es um Spannungsabbau. Für den dritten dreht sich alles um Fortpflanzung und Familienplanung. Oder es geht nur darum, möglichst viel Spaß zu haben. Sex hat viele Gesichter. Sex bedeutet für verschiedene Menschen unterschiedliche Dinge. Und was auch immer es für dich jetzt bedeutet, es kann durchaus sein, dass sich das immer mal wieder ändert. Der Bezug zur Sexualität kann sich je nach Lebenssituation, Beziehung und auch der Stadt, in der du lebst, verändern.

Wenn du gerade in einer Phase bist, in der du dich ausleben, daten und emotionalen Sex haben willst, dann kann ein hohes Maß an (gut vorbereiteter) Spontanität sehr aufregend sein. Wenn du allerdings auf eine langfristige und erfüllte Beziehung mit gutem Sex aus bist, dann könnte es dein Gehirn in die Irre führen, schnell mit einem neuen Partner zu schlafen. Für eine erfüllte und langfristige Beziehung ist es von Vorteil, wenn du erst eine emotionale und geistige Verbindung herstellst, bevor die sexuelle Komponente hinzukommt. Gleichzeitig ist es wichtig, auch diese Komponente nicht zu vernachlässigen. Besonders anfangs in der frischen Liebe kannst du bereits die Grundlagen für ein erfülltes Sexleben in der Beziehung legen.

Mein Tipp: Es ist gleich, welche Art Sex du gerade bevorzugst. Wichtig ist, dass du klar kommunizierst, wofür du stehst und was du willst. Lerne, nach den Dingen zu fragen, die du gerne hättest. Wenn du nach einer langfristigen Beziehung suchst, dann finde ich das sogar ein bisschen schöner für dich und dein Sexleben, denn ich habe die Erfahrung gemacht: Sex ohne Liebe ist manchmal gut. Sex mit Liebe ist immer gut.

262 DEIN OPTIMALES SEXLEBEN VISUALISIEREN

Visualisierung ist eine mächtige Technik, die auch von Sexualtherapeuten empfohlen wird, um die sexuelle Lust bei dir zu erhöhen. Du könntest dir z. B. vorstellen, wie das Liebesspiel für dich am begehrenswertesten ist, und dir überlegen, wie, wann, wie lange und wie intensiv der Sex sein soll. Dabei ist es ebenso wichtig, dir die Partnerin/den Partner vorzustellen. Es muss erst mal keine reale Person sein, sondern jemand, den du wirklich begehrst.

Die Visualisierung hilft dir dabei, dich psychologisch zu verändern, dein Unterbewusstsein umzuprogrammieren und dich auf kommende sexuelle Situationen vorzubereiten.

Mein Tipp: Wie stellst du dir dein perfektes Sexleben vor? Was macht dich an? Mal es dir aus, träum davon, sei detailliert und lass dein Unterbewusstsein an Lösungsansätzen arbeiten. Nutze die Eigenart deines Hirns, Probleme lösen zu wollen, und stelle es vor die Herausforderung, erst mal ein paar erotische Szenarien (ohne digitale Inspiration) zu kreieren.

263 Tief in die Augen schauen

Ein längerer Blick in die Augen einer Partnerin/eines Partners oder auch eines Freundes ist für viele Menschen erst mal unangenehm. Das liegt daran, dass ein Blick in die Augen sehr intim und intensiv sein kann. Man schaut ja sozusagen in den anderen Menschen hinein und dieser in einen selbst.

Ein Hinweis: In die Augen schauen ist nicht starren. Anstarren ist eine durchdringende und eindringliche, oft nicht gewollte Handlung, ähnlich wie ein Blick, aber nicht gleich. Ein Blick ist viel sanfter, einvernehmlicher und liebevoller. Ein Blick mit den Augen ist ein Zusammentreffen von Augenpaaren, das nicht erzwungen wird, weil der andere nur mit seinen Augen in sie eindringt.

Mein Tipp: Probiere es aus! Du kannst es auch gerne mit einer guten Freundin oder einem Freund probieren. Anfangs kann es sein, dass du nur wenige Sekunden durchhältst. Das ist vollkommen in Ordnung. Wiederhole die Übung regelmäßig. Mit deiner Partnerin/deinem Partner kannst du die Übung auch vor und nach dem Sex machen. Du wirst erstaunt sein, wie viel Intimität in einem Blick stecken kann. Mir haben Paare bereits berichtet, dass der gegenseitige Blick in die Augen auch nach Jahren Beziehung noch Neues über den Anderen verraten hat.

264 Bewusst Zeit für Sex einplanen

Die meisten Menschen priorisieren ihre Arbeit vor ihrem Sex- und Liebesleben. Der erste Schritt ist, dir Zeit für Sex zu nehmen. Halte dir dafür in deinem Terminplaner Zeitfenster frei. Trage dir z. B. jede Woche bewusst einen Abend ein, den du mit deiner Partnerin/deinem Partner verbringen wirst. Nimm diese Zeit ernst. Falls du dich nicht gut dabei fühlst, bedenke dies: Regelmäßiger Sex und Zweisamkeit wird dich gesünder, leistungsstärker und vor allem glücklicher machen.

Mein Tipp: Plane jede Woche Zeit mit deiner Partnerin/deinem Partner ein. Vermeide den Zwang, unbedingt Sex haben zu müssen, sondern lege den Wert auf Intimität, Zärtlichkeit, Kommunikation und Verbindung. Der Sex kommt dann von ganz alleine. Natürlich gehören zum Sich-Zeit-nehmen immer zwei. Sprich mit deiner Partnerin/deinem Partner auch über ihre/seine Wünsche und Bedürfnisse.

265 VOR UND NACH DEM SEX ATMEN

Wim Hof ist wahrlich ein spannender Typ. Bereits drei Mal durfte ich den mittlerweile weltberühmten »Iceman« für die Flowgrade Show interviewen, und jedes Mal habe ich etwas Neues gelernt. In der dritten Episode sprachen wir unter anderem über seine berüchtigte Atemtechnik in Bezug auf Sexualität. Wim empfiehlt, vor und nach dem Sex gemeinsam mit der Partnerin/dem Partner eine Art der kontrollierten Hyperventilation durchzuführen.

Für mich habe ich herausgefunden, dass eine Runde tiefes, intensives Atmen dazu führen kann, mein sexuelles Erlebnis (und natürlich auch das meiner Partnerin) zu steigern. Die Atmung hilft dabei, die Hirnwellenaktivität zu verlangsamen und von einem dominanten Beta-Zustand in einen Alpha-Zustand zu gelangen. Gleichzeitig wird Energie in den Zellen freigesetzt, die, wenn richtig eingesetzt, ein zusätzliches Feuerwerk auslösen kann. Den größten Effekt habe ich erzielt, wenn ich die Atmung gemeinsam mit meiner Partnerin durchgeführt habe. Diese Methode ist eine intime und zärtliche Art, mich meiner Partnerin weiter anzunähern und eine noch tiefere Verbindung aufzubauen.

Auf YouTube findest du einige angenehme Anleitungen für die Wim-Hof-Atemtechnik von Wim selbst. Meine favorisierte ist die Einsteigerübung, die etwa elf Minuten dauert und drei Atemrunden beinhaltet.

Mein Tipp: Schlage deiner Partnerin/deinem Partner vor, eine Atemrunde gemeinsam im Bett zu machen. Wie fühlt es sich an? Probiere es vorher und nachher, dazwischen empfehle ich dann doch eher einen tiefen Blick in die Augen. Dennoch könnt ihr auch dann mit dem Atem spielen.

266 EIN PLASMA-UPGRADE MACHEN

Stammzellen in den Penis oder die Vagina zu injizieren klingt zwar extrem unangenehm, ist aber vielversprechend. Wohingegen Behandlungen mit Stammzellen noch recht kontrovers und auch nicht überall erlaubt sind, gibt es auch hierzulande bereits die Möglichkeit, sich mit PRP injizieren zu lassen. PRP steht für »Platelet Rich Plasma« und bezeichnet konzentriertes Blutplasma, welches aus dem Eigenblut der Patientin oder des Patienten gewonnen wird.

Die Therapie mit plättchenreichem Eigenplasma bezieht sich auf Injektionen, die zur Verringerung von Entzündungen und zur Förderung der Gewebeheilung eingesetzt werden. Bei Sportlern sind PRP-Injektionen bereits gang und gäbe, um die Heilung von Sportverletzungen zu beschleunigen. PRP wird auch bei Haarausfall, kosmetischer Chirurgie und Osteoarthritis eingesetzt. Unter Biohackern werden PRP-Injektionen in den Penis oder in die Vagina dazu eingesetzt, um die sexuelle Funktion und Zufriedenheit zu verbessern. Diese Anwendung gilt allerdings noch als experimentell und ist noch nicht umfassend untersucht worden.

Bei Männern wird die Injektion als »Priapus-Spritze« oder »P-Spritze« (im Englischen »P-Shot«) bezeichnet und soll Erektionen verbessern und den Penis vergrößern. Bei Frauen wird die PRP-Therapie als »Orgasmusspritze« oder »O-Spritze« (»O-Shot«) bezeichnet. Praktiker wie Dr. Amy Killen, die ich hierzu für die Flowgrade Show interviewen durfte, behaupten, dass der Schuss zu erhöhter Libido, besserer vaginaler Lubrikation und intensiveren Orgasmen führt. Auch diese Behauptungen sind noch nicht beweiskräftig. Bei beiden Verfahren werden Eigenblutproben der Patientin oder des Patienten direkt in die Genitalien injiziert.

Mein Tipp: Informiere dich bei deinem Arzt, ob eine derartige Behandlung für dich vielversprechend sein kann.

267 Kommunizieren

Kommunikation ist die Grundlage für eine glückliche Beziehung und vor allem für ein erfülltes Sexualleben. Wenn du deiner Partnerin/deinem Partner nicht sagst, was du willst oder wie du dich in gewissen Situationen fühlst, dann kann er nicht wissen, was er anders machen soll. Großartiger Sex kommt zustande, wenn sich beide Partner der Gefühle und Wünsche des anderen bewusst sind und sie verstehen. Verbale Kommunikation ist ein super Mittel dazu.

Mein Tipp: Wenn du mit deiner Partnerin/deinem Partner über Sex sprichst, achte darauf, es stets positiv und wohlwollend zu formulieren. Übernimm die Verantwortung, deiner Partnerin/deinem Partner so gut wie möglich zu erklären, wie sie/er dich im Bett glücklicher machen kann.

Vielleicht hilft dir hierzu noch folgendes Beispiel, das ich gerne in meinen Coachings verwende. Sieh dich selbst als den Coach, der die Spielzüge kennt, um das Match zu gewinnen. Bringe sie deiner Partnerin/deinem Partner bei. Umgekehrt bist du natürlich auch der Spieler, der die Spielzüge lernen will, um auch für sie/ihn das Spiel zu gewinnen. Der Schlüssel zu beidem ist effektive Kommunikation.

268 POSITIVES HERVORHEBEN

Sich nackt und verletzlich auch einem vertrauenswürdigen Gegenüber zu zeigen bedarf Mut. In diesen Momenten sind wir angreifbar, und ein eigenartiger Blick oder Kommentar wird oft enorm auf die Waagschale gelegt. Hier hilft es, jeglichen Zweifeln zuvorzukommen und die besonderen und schönen Eigenschaften deiner Partnerin/deines Partners hervorzuheben.

Sich gegenseitig zu bestätigen ist eine wunderbare Grundlage, um Vorschläge zu machen, wovon du mehr haben willst, und zu erörtern, wie ihr eure sexuellen Wünsche gemeinsam umsetzen könnt.

Mein Tipp: Erinnere deine Partnerin oder deinen Partner daran, dass das, was sie bzw. er tut, dich anmacht. Das funktioniert natürlich auch super in Form von Dirty Talk, aber in erster Linie ermutigt es den Anderen, sich wohlzufühlen und die richtigen Knöpfe weiter zu drücken. Sei großzügig mit Komplimenten und dabei so konkret wie möglich.

269 FRAGEN STELLEN

Es ist ziemlich wahrscheinlich, dass deine Partnerin oder dein Partner genauso nervös ist wie du, wenn es um das heikle Thema Sex geht. Frage deine Partnerin regelmäßig, was ihr gefällt und wovon sie gerne mehr hätte. Denke an ihre Wünsche. Sex ist eine gemeinschaftliche Erfahrung, und daher ist es wichtig, zusammenzuarbeiten, um die Interessen des anderen zu beherzigen und wo möglich umzusetzen.

Mein Tipp: Einige Paare in meinem Freundeskreis machen regelmäßige Fragerunden, in denen beide Partner abwechselnd Fragen stellen dürfen, die daraufhin ohne Unterbrechung beantwortet werden können. Probiere es aus!

Für einen Leitfaden zum Fragenstellen, orientiere dich gerne noch einmal an den Eigenschaften effektiver Fragen von Tag 97.

270 EXPERIMENTIERFREUDIG BLEIBEN

Auch wenn sie noch so gerne mit neuen Ernährungstrends und innovativen Geräten experimentieren, trauen sich viele Menschen einfach nicht, auch im Schlafzimmer innovativ zu sein. Darauf deuten zumindest die Ergebnisse einer Online-Umfrage einer Arztpraxis hin, für die 1000 Frauen und Männer aus Europa und Amerika zu ihren Unsicherheiten bei der schönsten Nebensache der Welt befragt wurden. Demnach vermeiden es über 40 Prozent der Frauen und 25 Prozent der Männer, eine neue Stellung auszuprobieren, weil sie sich unsicher fühlen.[257]

Zugegeben, auch den Abenteuerlustigsten unter uns gehen hin und wieder die Ideen für neue »Projekte« aus. Indem du dich mit deiner Partnerin/deinem Partner zusammen auf die Suche nach neuen Praktiken und Ideen begibst, aktivierst du die rechte Gehirnhälfte. Diese wiederum fördert weiteres kreatives Denken. Mehr Aktivität in dieser Hirnregion lässt dich spontaner werden und fördert situationsbedingtes Handeln. Wenn du dich also im Gefecht auf einmal in einer nicht vorhergesehenen Position wiederfindest, kann dir deine rechte Hirnhälfte durchaus dabei helfen, aus einem Missgeschick ein erotisches Abenteuer zu gestalten.

Mein Tipp: Bleibe neugierig, suche aktiv nach neuen Ideen und besprich diese mit deiner Partnerin/deinem Partner. Gibt es vielleicht etwas, dass ihr beide schon immer einmal ausprobieren wolltet, aber dass sich noch keiner auszusprechen getraut hat? Findet es heraus!

BIOHACKER-SPICKZETTEL SEX

1. Lass dir möglichst viel Zeit. Sex ist kein Wettrennen, wer als Erster im Ziel ist!
2. Unterstütze deinen hormonellen Haushalt mit den richtigen Nährstoffen.
3. Nutze Lichttherapie, um die lokale Durchblutung der Geschlechtsorgane zu erhöhen.
4. Minimiere Stressquellen in deinem Umfeld und nutze Partnerübungen wie eine gemeinsame Atmung oder eine entspannte Kuschelsession, um in Stimmung zu kommen.
5. Werde zum Kommunikations-Champ mit deinem Partner/deiner Partnerin. Bringt euch gegenseitig eure tiefsten Wünsche und Bedürfnisse bei und probiert ab und zu etwas Neues aus.

Podcastempfehlungen der Flowgrade Show mit Max Gotzler:

- #036: »Wie Liebe dein Gehirn verändert« mit dem Gründer von Smart Drug Smarts Jesse Lawler
- #100: »Über Love Hacking, Monogamie und wie du dich wieder so richtig verlieben kannst« mit Veit Lindau
- #113: »Über den modernen Mann« mit Paleo360-Gründer Nico Richter
- #116: »Der weibliche Orgasmus« mit Dr. Simone Koch
- #117: »Jenseits vom Mars und der Venus« mit Dr. John Gray

Du kannst dir alle Episoden der Flowgrade Show auf Apple Podcasts, Spotify und auf www.flowgrade.de/podcast ansehen und anhören. Weitere Informationen zu diesem Kapitel findest du auf www.dailybiohacker.de/sex.

DEN BESTEN SEX MEINES LEBENS ...

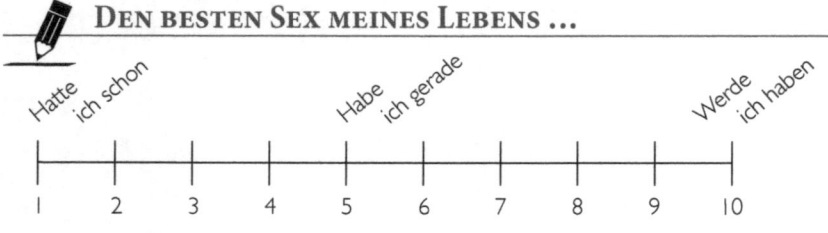

Hatte ich schon   Habe ich gerade   Werde ich haben

1   2   3   4   5   6   7   8   9   10

KAPITEL 10:
REGENERATION – WIE WOLVERINE WERDEN

Gebrochene Knochen, die in Rekordgeschwindigkeit wieder zusammenwachsen, Fleischwunden, die nach wenigen Sekunden nicht mehr sichtbar sind, und eine extrem erhöhte Widerstandsfähigkeit gegenüber Giften, Krankheiten und Alterungsprozessen, so präsentiert sich Wolverine, der stark behaarte Superheld aus dem X-Men-Universum. Wohingegen Wolverine seine unglaubliche Regenerationsfähigkeit gegen seinen Willen als Teilnehmer eines Forschungsprogramms erhalten hat, kannst du dich freiwillig dazu entscheiden, deine Heilungskräfte zu stärken.

Wenn du Sport treibst, für eine Prüfung büffelst oder eine lange Reise im Flugzeug antrittst, dann setzt du deinen Körper – notgedrungen und gewollt – unter Stress. Die darauffolgende Erholungsphase hilft dir dabei nicht nur, deine Ressourcen wieder aufzufüllen, sondern auch, kräftiger zu werden, dich besser zu erinnern, emotionalen Stress zu bewältigen und neue Bewegungen und Verhaltensweisen zu verinnerlichen.

In diesem Kapitel findest du meine besten Biohacks, um deine Regenerationsfähigkeit zu erhöhen. Als wichtigster Faktor für diese Fähigkeit nimmt der Schlaf hierbei eine übergeordnete Rolle ein. Denn wenn ich dir nur einen einzigen Tipp zur Optimierung deiner körperlichen und geistigen Fähigkeiten mitgeben könnte, dann wäre es, deinen Schlaf zu optimieren. Im Schlaf kannst du deine Energiereserven wieder aufladen, dich von angesammeltem Zellmüll entledigen, Erinnerungen festigen, deinen Muskelapparat stärken und emotionale Traumata verarbeiten. Auch die Methoden, mit denen du tagsüber arbeiten kannst, haben den netten Nebeneffekt, dass sie auch deiner Schlafqualität zugutekommen werden. Gut zu schlafen ist einfach eine Superkraft, die alle Bereiche deines Lebens bereichern kann.

Frage dich: Wie viel Wolverine steckt in diesem Moment in dir? Mach den Vorher-Nachher-Test!

✎ TEST: WIE VIEL WOLVERINE STECKT IN DIR?

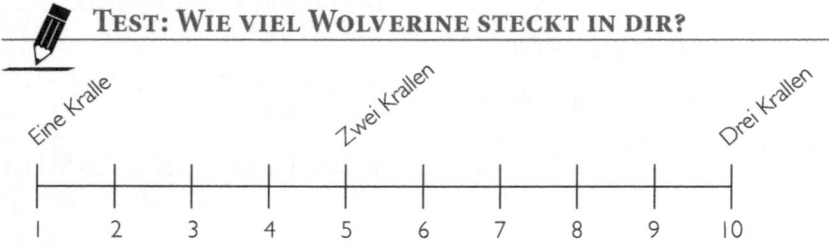

Eine Kralle   Zwei Krallen   Drei Krallen

| 2   3   4   5   6   7   8   9   10 |

271 REGENERATION MESSBAR MACHEN

Eine der Nummern, die ich wähle, wenn ich eine Frage zur effektiven Regeneration habe, ist die von meinem Kumpel und Profifußballer Andi Beck, der mit einer Vielzahl an Maßnahmen für eine höhere Regeneration seinen Körper seit Jahren in Topform hält. Auf meine Frage, welche Methode sich für ihn als besonders hilfreich herausgestellt hat, meinte Andi: »Die Fähigkeit, mit einem Schlafmesser meine Schlafqualität zu beobachten, hat mir enorm geholfen, herauszufinden, was für mich funktioniert und was nicht.«

Die Messung hat dabei gleich zwei Vorteile. Zum einen erhältst du wertvolle Einsichten in die Wirkungsweisen deiner erprobten Methoden. Zum anderen liefert dir das Feedback zusätzliche Motivation, um gesunde Verhaltensweisen beizubehalten.

Die beliebtesten Geräte der Biohacker zur Messung der Schlafqualität sind die folgenden:

- Oura Ring – Das finnische Produkt wird am Finger getragen und misst unter anderem deinen Puls, deine Herzratenvariabilität, deine Atemfrequenz und deine Temperatur.

- Smart Watches – Ähnlich wie der Oura Ring erlauben Smart Watches bereits die Analyse von vielen verschiedenen Parametern.

- Fitnesstracker – Messen Bewegungen über einen Accelerometer.

- Matratzentracker – Diese Tracker werden unter die Matratze gelegt und können durch feine Sensorik ziemlich genaue Schlafprotokolle erstellen.

- Apps – Anwendungen wie die Sleep-Cycle-App sammeln Geräuschdaten über das Mikrofon und knüpfen diese an deine Schlafzyklen.

Mein Tipp: Wenn du noch keinen Tracker besitzt, dann starte ganz einfach mit einem Schlaftagebuch. Nimm dir hierzu einfach ein Büchlein mit leeren Seiten und notiere neben dem Datum mit ein paar kurzen Zeilen, wie lange und wie gut du nach eigenem Empfinden geschlafen hast. Hebe die Tage hervor, an denen du besonders erholt aufgewacht bist, und beobachte, was du am Vortag anders gemacht hast.

272 DEINEN SCHLAFTYP ERKENNEN

Wann du morgens gerne aufstehst, hängt unter anderem von deinen Genen ab. Genauer gesagt bestimmt die Länge deines Gens PER3, zu welchem Chronotypen du tendierst. Dein Chronotyp bestimmt maßgeblich, wann, wie viel und wie tief du schläfst. Die meisten werden von den klassischen Typen Lerche, Kolibri und Eule gehört haben. Diese Chronotypen werden hin und wieder von Schlafexperten kritisiert, da sie nicht alle Menschen miteinbeziehen. Der amerikanische Psychologe und Schlafmediziner Dr. Michael Breus hat einen anderen Test, den Biozeit-Typ-Test (oder BTQ) entwickelt, der vier Typen beinhaltet:

- Delfin – Intelligente, neurotische Leichtschläfer mit geringem Schlaftrieb
- Löwe – Morgenbetonte, antriebsstarke Optimisten mit mittlerem Schlaftrieb
- Bär – Offene, tagaktive Menschen mit starkem Schlaftrieb
- Wolf – Extrovertierte, nachtaktive Kreative mit mittlerem Schlaftrieb

Dein Typ kann dir Aufschluss geben, welche Schlafroutinen und welches Umfeld zu deinen genetisch bedingen Vorlieben passen.

Ein Delfin sollte z. B. darauf achten, eine möglichst ruhige Schlafumgebung zu haben, ein Löwe sollte sich die Abende für soziale Ereignisse freihalten und die Arbeit auf den Morgen verlegen. Und die Wölfe brauchen tagsüber Zeit und Ruhe, um ihre Kräfte aufzutanken.

Mein Tipp: Den Link zum vollständigen Online-Fragebogen von Dr. Michael Breus zur Bestimmung deines Biozeit-Typen findest du im Online-Teil zum Buch auf www.dailybiohacker.de/regeneration.

Für den Anfang kannst du dir einfach die obigen Beschreibungen der verschiedenen Typen durchlesen und schon jetzt den Schnelltest machen. Mit welchem Typ identifizierst du dich am meisten?

Mein Biozeit-Typ ist: _____

273 DEINE OPTIMALE SCHLAFDAUER BESTIMMEN

Vor einigen Jahren absolvierte ich als Teil meines Studiums ein Praktikum in einer kleinen Investmentbank. Ich werde nie vergessen, wie eines Tages ein damaliger Kollege zu mir meinte: »Ich schlafe nur vier Stunden die Nacht!« Dabei blickte er mich mit geschwellter Brust von seinem Schreibtisch aus an. »Work hard. Party hard. Schlafen kann ich, wenn ich tot bin.« Als schlafbedürftiger Leistungssportler schüttelte ich innerlich nur den Kopf. Was für ein Unsinn. Heute überlege ich allerdings, ob der Kollege dank einer Genmutation tatsächlich weniger Schlaf brauchte (mehr dazu weiter unten).

Laut dem DAK-Gesundheitsreport von 2017 sind Schlafstörungen bei Berufstätigen im Alter von 35 bis 65 Jahren von 2010 bis heute um 66 Prozent gestiegen. Demnach fühlen sich derzeit 80 Prozent der Arbeitnehmer betroffen.[258] Der Schlafpsychologe und mein früherer Podcastgast Professor Dr. Günther Amann-Jennson schätzt, dass sogar bis zu 90 Prozent der Menschen hierzulande unter gelegentlichen Schlafproblemen leiden.

Wie lange solltest du also schlafen? Nach wie vor gilt ein Nachtschlaf von sieben bis acht Stunden als optimal für den durchschnittlichen erwachsenen Menschen. Die größten Beeinträchtigungen finden bei weniger als sechs und mehr als neun Stunden Schlaf statt, außer du gehörst zu folgenden Gruppen:

- Kinder – Je nach Alter brauchen Babys, Kleinkinder und Jugendliche zwischen acht und 17 Stunden Schlaf.

- Leistungssportler – Besonders erfahrene Sportler wie Roger Federer, Lebron James und Serena Williams berichten davon, eher zehn bis elf Stunden zu benötigen.

- Menschen mit einer DEC2 oder ADRB1 Genmutation – Erst seit Kurzem ist bekannt, dass eine Genmutation dafür verantwortlich ist, dass einige wenige Menschen tatsächlich nur 4 bis 6 Stunden Schlaf benötigen, um sich vollständig zu erholen.[259]

Mein Tipp: Beobachte, mit wie vielen Stunden Schlaf du dich morgens erholt und energiegeladen fühlst.

Deine optimale Schlafdauer innerhalb 24 Stunden inklusive Mittagsschlaf: _____

274 NACHTS DURCH DIE NASE ATMEN

»Was soll ich? Mir nachts den Mund zukleben?« Dieser komische Bio-hack klingt erst einmal sehr eigenartig. Aber wenn du jemand bist, der nachts mit offenem Mund schläft, dann könnte dir »Mouth Taping« tat-sächlich helfen.

Denn wenn du im Schlaf durch die Nase atmest, wird in den Neben-höhlen bis zu 25 Prozent mehr Stickstoffmonoxid (NO) produziert. NO wird mit einer verbesserten Schlafqualität, Erholung und Immunfunk-tion in Zusammenhang gebracht. Dazu fördert ein geschlossener Mund das orale Mikrobiom und damit deine natürlichen Abwehrkräfte.

Mein Tipp: Wenn du Mouth Taping einmal ausprobieren willst, dann verwende ein Tape, das nicht zu fest auf der Haut klebt, und mach ein Loch in die Mitte des Tapes, damit du im Notfall im Schlaf auch durch den Mund Luft bekommen kannst, wenn dein Körper es unbedingt will. Achte auf eine ungestörte Atmung durch die Nase. Ich persönlich ver-wende die speziell zum Mouth Taping entwickelten Tape-Streifen von Somnifix.

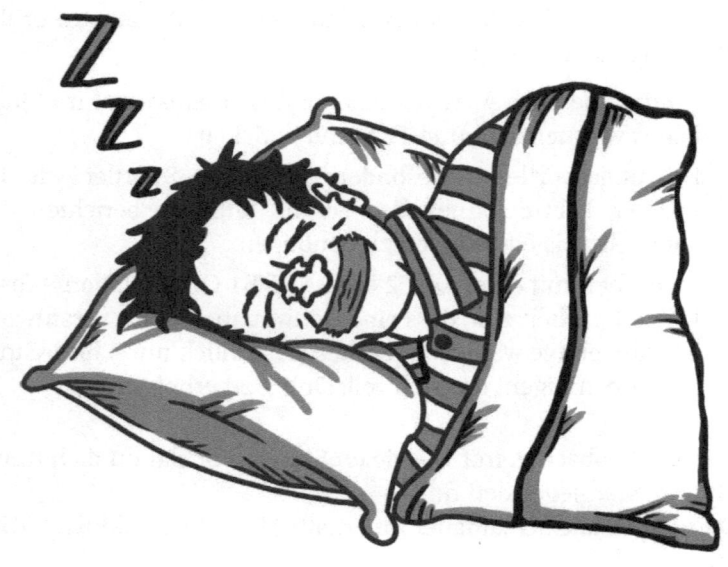

275 IN 90-MINUTEN-ZYKLEN SCHLAFEN

Ein voller Schlafzyklus dauert nach den Erkenntnissen der Schlaf- und Traumforschung in etwa 90 Minuten. Dieser besteht aus vier unterschiedlichen Schlafphasen:

- Phase 1: Einschlafen – 10 Minuten (Anteil in einem Schlafzyklus)
- Phase 2: Leichter Schlaf – 20 bis 30 Minuten
- Phase 3: Tiefschlaf – 30 bis 40 Minuten
- Phase 4: REM-Schlaf – 10 bis 30 Minuten

Die eigentliche körperliche und geistige Erholung findet dabei in den letzten beiden Tiefschlafphasen statt. Schlaf-Coach Nick Littlehales verfolgt den Ansatz, nicht die Stunden (wir erinnern uns: Acht Stunden Schlaf gelten als optimal) zu zählen, sondern die Zyklen. In einer Woche wären das dann 35 90-minütige Schlafeinheiten, von denen einige auch durchaus hintereinander stattfinden können.[260] Littlehales schlägt vor, die Schlafenszeit so zu wählen, dass man am Ende eines Zyklus aufwacht, statt mittendrin. So vermeidet der Schläfer, in einer ungünstigen Tiefschlafphase aufzuwachen, was einen benommen und müde sein lässt, da noch zu viel Adenosin im Kopf ist.

Nach dieser Philosophie ist eine kurze Nacht also nicht so wild, denn du kannst die Zyklen ja auch tagsüber nachholen. Ich selbst mache beinahe jeden Tag einen etwa 90-minütigen Mittagsschlaf, und schlafe dafür nachts nur etwa sechs Stunden. Allerdings bin ich selbstständig und niemandem Rechenschaft schuldig, wo ich über die Zeit gewesen bin. Zudem sei auch noch gesagt, dass Littlehales vornehmlich mit Profisportlern arbeiten, die oft unregelmäßige Trainingsanforderungen und Wettkampfsituationen haben, viel unterwegs sind und die empfohlenen acht Stunden Schlaf pro Nacht somit nicht erreichen können.

Mein Tipp: Schlaf tagsüber aufzuholen hat sich für mich bewährt. Ich halte die Sichtweise insofern für wertvoll, da sie den Stress nimmt, jede Nacht auf die 7,5 bis 8 Stunden zu kommen. Wenn es dir also möglich ist, dich auch nur für einen 20-minütigen Power Nap wegzustehlen, dann ergreife die Chance, besonders nach schwierigen Nächten!

276 Rhythmische Signalgeber etablieren

Rhythmus ist ein mächtiges Werkzeug, um den Körper bei der Regeneration massiv zu unterstützen. Rhythmus spielt eine derart wichtige Rolle für unsere biologischen Prozesse, dass es fatale Folgen haben kann, wenn wir aus dem Takt kommen.

In einer Studie der isländischen Luftfahrtgesellschaft Iceland Air aus dem Jahr 2000[261] wurde beobachtet, dass Piloten, die vorwiegend Ost-West-Flüge durchgeführt hatten, ein fünfmal so hohes Krebsrisiko aufwiesen wie Piloten, die hauptsächlich Nord-Süd-Flüge geflogen waren. Diese Ergebnisse ließen vermuten, dass der Jetlag, der durch das Durchkreuzen mehrerer Zeitzonen entsteht, gravierende Folgen auf die Gesundheit hat. Darauffolgende Untersuchungen an Nacht- und Schichtarbeitern bestätigten dies. In einer Analyse von 14 Studien zeigten Schichtarbeiterinnen, die mindestens sieben Jahre lang im Wechselschichtbetrieb gearbeitet hatten, ein um 50 Prozent erhöhtes Brustkrebsrisiko.

Wir Menschen sind rhythmische Wesen. Über die Evolution haben sich unsere biologischen Prozesse stark an die natürlichen Rhythmen der Natur gekoppelt.

Mein Tipp: Etabliere rhythmische Signalgeber in deinem Alltag. Gehe jeden Tag so lange wie möglich nach draußen, um deine innere Uhr zu synchronisieren. Kopple Routinen und Rituale an bestimmte Uhrzeiten. Nimm dir über die nächste Woche vor, deine Nahrungsaufnahme, Trainings- und Arbeitseinheiten auf bestimmte Uhrzeiten zu legen.

Schlaftipps für Nacht- und Schichtarbeiter nach dem Chronobiologen Prof. Dr. Maximilian Moser:[262]

- Etabliere Schichten, die nicht so oft wechseln. Verhandle dazu mit deinem Arbeitgeber und verweise gerne auf die oben erwähnten Studien.

- Eine Möglichkeit, die Schichtarbeit biologisch sinnvoller zu gestalten, ist die Methode, jeden Tag eine Stunde später mit der Arbeit zu beginnen. Hierbei rotiert die Belegschaft jeden Tag um genau eine Stunde.

- Wenn du deine Schicht wechselst, unterstütze deinen Körper, schneller in den neuen Rhythmus zu bekommen. Etabliere hierzu feste Mahlzeiten, eine Aufsteh- und eine Zu-Bett-geh-Routine.

277 BLAUES KUNSTLICHT MEIDEN

Blaues Licht hat wichtige Aufgaben für unseren Organismus, wir bekommen in unserer modernen Welt nur zu viel davon. Wissenschaftler sind sich weitgehend einig, dass die blauen Lichtanteile das stärkste Signal für die Einstellung der inneren Uhr sind. Helles Blaulicht ruft in unserem Körper eine hormonell-vegetative Stressreaktion hervor, die unseren Körper dabei unterstützt, körperlich aktiv zu sein. Andere Aspekte des natürlichen Tageslichts wie z. B. die Anteile an UV-, Rot- und Infrarotlicht helfen dabei, die ausgeschütteten Stresshormone wieder zu normalisieren.

Was passiert aber, wenn du bis zu später Stunde vor einem Computerbildschirm oder vor dem Smartphone hängst? In diesem Fall werden die Stresshormone nicht mehr abgebaut, die Produktion des Einschlafhormons Melatonin wird verhindert, was deine nächtliche Regenerationsfähigkeit massiv beeinträchtigt. Zusätzlich führt das häufige Flimmern dieser Lichtquellen zu weiteren Problemen wie Kopfschmerzen und Sehstörungen. Glücklicherweise gibt es bereits einige Methoden, um den Blaulichtanteil künstlichen Lichts in deinem Umfeld zu reduzieren.[263]

Mein Tipp: Achte darauf, den Anteil von flimmerndem blauen Kunstlicht besonders abends auf ein Minimum zu reduzieren. Hier sind ein paar praktische Methoden:

• Beschaffe dir eine Blaulicht-Schutzbrille.

• Achte beim Kauf neuer Geräte auf flimmerfreie Bildschirme mit Dimmfunktion.

• Verwende den Dark Mode auf deinem Smartphone.

• Verwende den Nachtmodus auf deinen Geräten, bei dem die Blaulichtanteile reduziert werden. Falls dein Gerät keinen Nachtmodus anbietet, installiere dir die Anwendung f.lux.

• Tausche flimmerndes LED-Licht mit hochwertigeren Alternativen aus. Lichtexperte Dr. Alexander Wunsch empfiehlt gleichstrombetriebene Niedervolt-Halogenlampen mit einem geerdeten Netzteil, Hochvolt-Halogenlampen oder Allgebrauchsglühlampen.[264] Wenn du auf LEDs zurückgreifst, dann auf jeden Fall flimmerfrei mit warmer Lichtfarbe.

278 DIE NÄCHTLICHE ENTGIFTUNG ANKURBELN

Obwohl unser Gehirn nur etwa 2 Prozent unseres Körpergewichts ausmacht, verbrauchen unsere Hirnzellen bis zu 25 Prozent unserer benötigten Energie. Täglich sammeln sich dadurch etwa 7 g an giftigen Proteinabfällen und anderem zellulären Müll an. Doch wie wird das Gehirn diese biologischen Abfälle los? Bis vor einigen Jahren waren sich Wissenschaftler in dieser Sache nicht sicher, bis 2013 schließlich das glymphatische System nachgewiesen wurde.

Das neu entdeckte System ist eine Art neuronale Entsorgungswirtschaft, die einen Flüssigkeitsstrom durch unser Gehirn leitet und darüber überflüssiges Material abtransportiert. Es ist also für unser Gehirn, was das Lymphsystem, welches durch eine wässrige hellgelbe Flüssigkeit Nähr- und Abfallstoffe transportiert und essenziell für ein gesundes Abwehrsystem ist, für unseren Körper ist. Im Schlaf entsorgt diese sogenannte Zerebrospinalflüssigkeit über ein Kanalnetz doppelt so effektiv wie im Wachzustand. Funktioniert dieses System nicht richtig oder schlafen wir zu wenig, bleiben Giftstoffe zurück, die zu Konzentrationsschwäche, Gedächtnisstörungen, Erschöpfung, Reizbarkeit, Verwirrtheit und Stimmungsschwankungen führen können. Es wird sogar vermutet, dass Schädigungen des glymphatischen Systems die Ursache für Parkinson, Alzheimer und andere Demenzformen sein könnten.

Wenn deine Mitochondrien anständig arbeiten, ist das eine hervorragende Grundlage, um nachts dein Gehirn von neurotoxischem Schrott zu reinigen. Achte darauf, dass du tagsüber genügend Wasser, Fett, Proteine und sekundäre Pflanzenstoffe aufnimmst, um deine nächtliche Regeneration zu unterstützen.

Mein Tipp: Bewege dich noch einmal vor dem Schlafengehen. Indem du deinen Stoffwechsel noch mal kurz in Gang bringst, wird Zerebrospinalflüssigkeit für das glymphatische System bereitgestellt. Geh eine Runde um den Block oder mach ein paar Hampelmänner.

279 REGENERATIVE NÄHRSTOFFE ZUFÜHREN

Das Angebot an schlaffördernden Nahrungsergänzungsmitteln, Schlaf-tees und Relax Drinks hat in den letzten Jahren deutlich zugenommen. Persönlich habe ich positive Erfahrungen mit folgenden Nährstoffen ge-macht:

- Vitamin D: Das Prohormon übernimmt viele wichtige Rollen im Körper und wird unter anderem mit Schlaf in Verbindung ge-bracht. In mehreren Studien wurde gezeigt, dass ein Defizit an dem Sonnenstoff in Zusammenhang mit Schlafstörungen und kürzerer Schlafdauer steht.

- Magnesium: Ist an über 300 enzymatischen Reaktionen im Kör-per beteiligt, unterstützt die Weiterleitung von Nervenimpulsen, hilft bei der Bewältigung von oxidativem Stress und kann die Schlafqualität verbessern.

- Aminosäuren: Aminosäuren, darunter Glycin, L-Theanin, Taurin und Glutamin, spielen essenzielle Rollen bei der Produktion des Neurotransmitters GABA, der Regeneration von Muskelmasse und der Funktion des zentralen Nervensystems.

- Pflanzenextrakte: Zitronenmelisse, Lavendel und Passionsblume helfen dabei, Körper und Geist zu entspannen und dadurch die Einschlafphase zu verkürzen.

- B-Vitamine: Die B-Vitamine übernehmen wichtige Rollen beim Stoffwechsel im Körper und gewährleisten, dass wir nach einer durchgeschlafenen Nacht am nächsten Morgen erholt und voller Energie aufwachen können.

- Kreatin: Diesen Tipp habe ich von dem Regenerationsexperten und Betreuer der deutschen Eishockey-Nationalmannschaft Dr. Lutz Graumann. Kreatin wird unter anderem mit erhöhten Trai-ningseffekten und einer Steigerung der mentalen Leistung in Verbindung gebracht. Bei einigen Menschen kann Kreatin aller-dings auch den Schlaf stören.

Mein Tipp: Achte darauf, tagsüber genügend der beschriebenen Näh-stoffe aufzunehmen, um deine nächtliche Regeneration zu unterstüt-zen. Nicht vergessen: Ein Biohacker misst seine Werte und ergänzt ziel-orientiert.

280 DICH MIT REISHI BERUHIGEN

Es ist für mich jedes Mal faszinierend, wenn ich auf ein mir noch unbekanntes Gewächs treffe, das schon seit Jahrtausenden in anderen Ländern nicht nur bekannt ist, sondern täglich angewendet wird. Der Vitalpilz und gleichzeitig Adaptogen Reishi (Ganoderma lucidum) wird mindestens seit der Han-Dynastie im alten China für gesundheitliche Zwecke angewandt. Das war vor 2000 Jahren. Andere vermuten sogar, dass der Pilz seit über 4000 Jahren in Gebrauch ist, und in Japan ist Reishi auch als der »10.000 Jahre alte Pilz« bekannt. Der mächtige Baumpilz wird auch als der »göttliche Pilz«, der »unsterbliche Pilz« oder auch die »Königin der Pilze« bezeichnet. Im deutschsprachigen Raum ist er als »Glänzender Lackporling« oder unter seinem chinesischen Namen Ling Zhi bekannt.

Reishi gehört neben Tabak, Cannabis und Ginseng zu den meist studierten Naturheilmitteln der Welt und wird mit einer Reihe von gesundheitlichen Anwendungsmöglichkeiten in Verbindung gebracht. Diese Vielfalt wird vor allem zwei Wirkstoffen zugeschrieben: Polysacchariden und Triterpenen.

Erstere helfen bei der Stabilisierung des Immunsystems, indem sie Viren bekämpfen und abwehren. Triterpene schützen den Reishi-Pilz selbst vor dem Befall von Bakterien und wirken dadurch auch im menschlichen Körper stark entzündungshemmend und antibakteriell. Die Medizin hat Reishi auch schon in die moderne Krebstherapie mit aufgenommen, um den Heilungsprozess zu beschleunigen und Nebenwirkungen zu beseitigen.

Mein Tipp: Ich verwende abends gerne das Reishi-Elixier von Four Sigmatic, um mich zu entspannen. Egal für welche Quelle du dich entscheidest, achte darauf, dass das Extrakt mindestens zweimal extrahiert wurde.

281 EZ-WASSER GEGEN OXIDATIVEN STRESS EINSETZEN

Wie du bereits im Stoffwechsel-Kapitel gesehen hast, bedeutet eine ordentliche Hydratation weit mehr als nur Wasser trinken. Gut hydrierte Zellen sind essenziell für eine hohe Regenerationsfähigkeit.

In seinem Buch *Wasser – viel mehr als H_2O* beschreibt Gerald Pollack den bis dahin unerforschten vierten Aggregatzustand des Wassers. Dieses »Exclusion-Zone-Wasser« (EZ-Wasser) ist weder flüssig noch fest oder gasförmig, sondern gelartig. Es spielt vor allem bei der Proteinfaltung, der Bewältigung von oxidativem Stress und der Funktion der Mitochondrien eine wichtige Rolle.

Tatsächlich ist die vierte Phase des Wassers ein ganz natürliches Phänomen. Wir führen unserem Körper EZ-Wasser zu, wenn wir rohe Gemüsesäfte, Quellwasser oder Gletscherwasser trinken. EZ-Wasser bildet sich ebenfalls in unseren Zellen, wenn wir unsere Haut und Augen ein paar Minuten dem natürlichen Sonnenlicht aussetzen. Das EZ-Wasser in den Zellen ist negativ geladen. Ist nicht ausreichend EZ-Wasser vorhanden, können sich die Zellen nicht richtig negativ aufladen. Das beeinträchtigt ihre Fähigkeit, miteinander zu kommunizieren, denn Nervenzellen senden erst ein Signal, wenn sie entsprechend negativ aufgeladen sind. Wenn wir nicht ausreichend EZ-Wasser in unseren Zellen haben, dehydrieren sie, arbeiten ineffizienter und kommunizieren nicht richtig. Sie können auch wesentlich schlechter mit freien Radikalen und dem damit verbundenen oxidativen Stress umgehen. Das kann zu chronischen Entzündungen und kognitiven Problemen führen.

Mein Tipp: Wenn du nach Möglichkeiten suchst, deine Regenerationsfähigkeit weiter zu erhöhen, könnte EZ-Wasser spannend für dich sein. Der deutsche Wissenschaftler Hans Eng hat mit den Erkenntnissen von Pollack den NanoVi entwickelt, mit dem es möglich ist, EZ-Wasser auf Knopfdruck zu produzieren, welches vom Körper aufgenommen werden kann. Das hochpreisige Gerät ist sicherlich keine Option für jeden, aber besonders für Hochleistungszentren, Praxen und Leistungssportler eine sehr interessante Option.

282 Mit der Atmung ATP produzieren

Der Niederländer Wim Hof hat mit seiner Atemtechnik eine weltweite Faszination ausgelöst. Beim Atmen wird eine kontrollierte Stressreaktion ausgelöst, allerdings ohne ernsten Stressor und in einer sicheren Umgebung. Nach aktuellen Forschungsergebnissen erhalten unsere Mitochondrien durch die Atmung mehr Sauerstoff, mit dem sie mehr ATP produzieren können. Mehr ATP bedeutet mehr Energie, auch für unsere regenerativen Prozesse. Du kannst also allein durch diese Atemübung deine zelluläre Energieproduktion steigern und dich damit aus dem nächsten Mittagstief holen.

Mein Tipp: Probiere heute einmal eine Runde klassisches Atmen à la Wim Hof aus.

So funktioniert's:

1. Nimm eine bequeme Liege- oder Sitzposition ein, damit sich deine Lunge bequem mit Luft füllen kann.

2. Im Anschluss 30 tiefe Atemzüge durchführen: Dazu so tief wie möglich durch die Nase einatmen und dann die Luft durch den Mund entweichen lassen, allerdings ohne komplett auszuatmen. Das Tempo ist schnell, aber nicht gehetzt. Bei jedem Einatmen hebt sich der Bauch, bei jedem Ausatmen senkt er sich.

3. Zum Abschluss der Atemzüge ein letztes Mal tief, aber nicht gewaltsam inhalieren und im Anschluss die gesamte Luft ungezwungen aus der Lunge herausströmen lassen. Jetzt den Atem halten und erst wieder einatmen, wenn der Atemreflex einsetzt.

4. Zur Erholung tief und ohne Anspannung einatmen. Das Kinn auf die Brust senken und die inhalierte Luft ungefähr 15 Sekunden anhalten. In dieser Zeit darfst du noch einmal in dich gehen.

Ein Wort der Warnung: Führe die Atemübung immer in einer sicheren Umgebung durch und nie beim Autofahren, Tauchen, Schwimmen oder einer anderen Aktivität, bei der es gefährlich wäre, das Bewusstsein zu verlieren. Die Atemübung hat einen bemerkenswerten Effekt auf deinen Körper und Geist und sollte nur nach der beschriebenen Anleitung durchgeführt werden. Weitere Informationen und Anleitungen zur Wim-Hof-Methode findest du auf www.dailybiohacker.de/regeneration.

283 DIE TEMPERATUR SENKEN

Ist dir schon einmal aufgefallen, dass du nach einer warmen Dusche abends müde wirst? Der Grund hierfür ist die Kopplung deiner internen Temperaturregelung mit deinem Schlafdruck, so nennen Schlafwissenschaftler den akuten Drang zu schlafen. Es gibt wissenschaftliche Gründe, warum eine relativ niedrige Raumtemperatur zwischen 18 und 19 °C liegt. Während eines Zeitraums von 24 Stunden verschiebt sich die Innentemperatur des Körpers. Mit dem Schlafengehen beginnt der Körper mit der Wärmeabgabe und kühlt sich ab, bis er bei Tagesanbruch gegen 5 Uhr morgens seinen Tiefpunkt erreicht und beginnt, sich wieder aufzuwärmen. Der Körper kühlt herunter, indem sich die Blutgefäße in der Haut ausdehnen und damit Wärme abgeben. Wenn deine Temperatur nachts zu sinken beginnt, kennst du vielleicht das Gefühl, dass deine Hände und Füße anfangs wärmer werden. Das liegt daran, dass der Körper Wärme entweichen lässt, um die Kerntemperatur zu senken.

Mein Tipp: Für die meisten Menschen liegt eine optimale Schlaftemperatur zwischen 18 und 19 °C. Passe die Temperatur auf dein individuelles Wohlgefühl an, sodass du weder schwitzt noch frierst.

284 Wie ein Fakir entspannen

Die Akupressur ist bereits viele Jahr alt und nicht nur unter Biohackern sehr beliebt. Sie kommt, genau wie die Akupunktur, aus der Traditionellen Chinesischen Medizin. Die Grundannahme dabei ist, dass verschiedene Meridiane deinen Körper durchlaufen. Sind diese Energiebahnen blockiert, kommt es häufiger zu Krankheiten oder Schmerzen.

Fakirmatten oder Nagelbretter wurden dem Namen nach von Fakiren oder Yogis in Indien genutzt, um Blockaden zu lösen. Die heutige textile Version der Akupressurmatte geht auf den schwedischen Unternehmensgründer Om Mokshananda zurück, ein in der vedischen Kunst ausgebildeter Massagetherapeut. Er entwickelte die ShaktiMat, die heutige Form der Akupressurmatte. Diese Stoffmatte wird mit Schaumstoff gefüllt und besitzt auf der oberen Seite zahlreiche Kunststoffspitzen, die rautenförmig angebracht werden.

Die Matte eignet sich hervorragend, um eine Ausschüttung an Endorphinen hervorzurufen, den Körper zu entspannen und Schmerzen entgegenzuwirken. Dies passiert durch den sogenannten Gate-Control-Effekt, im Deutschen auch hin und wieder als »Kontrollschrankeneffekt« bezeichnet. Dabei wird ein Schmerzimpuls im Körperinneren durch einen von außen ausgeübten Druckschmerz auf eine nahegelegene Hautoberfläche sensorisch überdeckt. Einige meiner Freundinnen verwenden kleinere Versionen der Matte zur besseren Bewältigung von starken Monatsschmerzen.

Mein Tipp: Lege dich mit nacktem Rücken auf die ausgebreitete Fakirmatte. Nach etwa 30 Sekunden verändert sich der anfängliche Schmerz in eine Art Wohlweh. Das sind die Endorphine, die ausgeschüttet werden. Bleibe für zehn Minuten auf der Matte und nutze den Entspannungseffekt, um kurz danach einzuschlafen.

Du findest die Matten bereits in zahlreichen Geschäften und im Online-Handel. Hier findest du eine Übersicht von Matten, die ich getestet habe und guten Gewissens empfehle: www.dailybiohacker.de/regeneration.

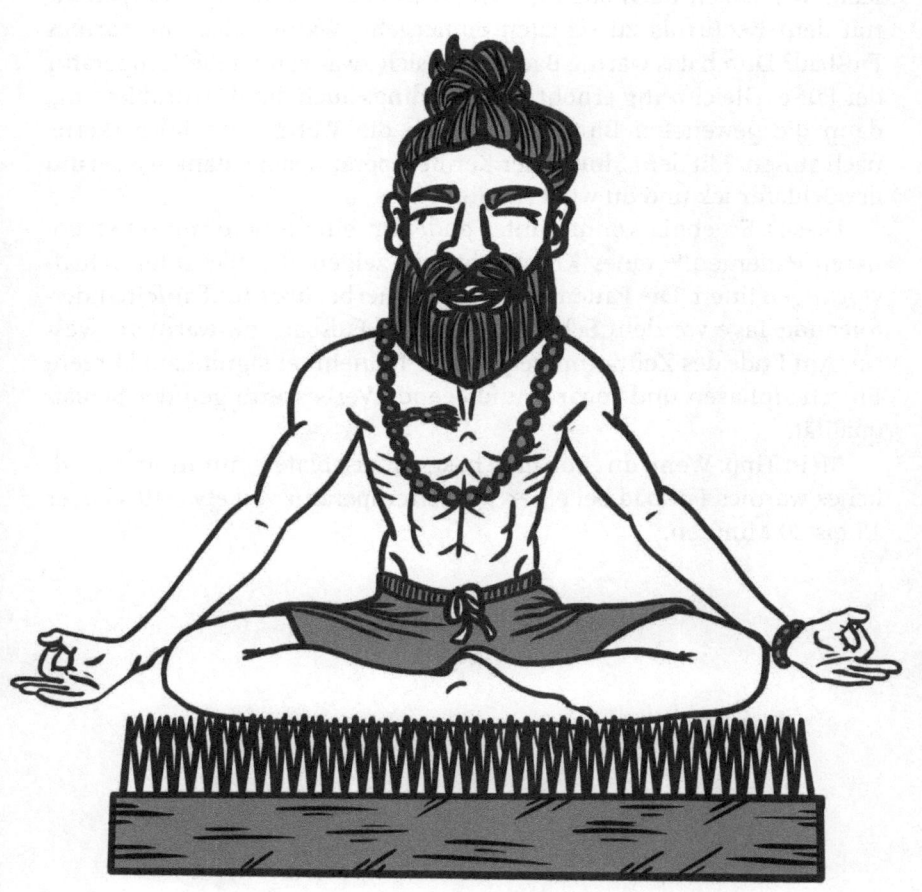

285 EIN WARMES FUSSBAD NEHMEN

Wenn du abends Probleme damit hast, herunterzukommen und müde zu werden, dann könnte eine Idee sein, ein warmes Fußbad zu nehmen. Halt! Wir haben doch eben gelernt, dass ein Abfallen der Temperatur mit dem Bedürfnis zu schlafen einhergeht. Warum also ein warmes Fußbad? Durch das warme Bad erhöht sich zwar vorerst die Temperatur der Füße. Gleichzeitig erhöht sich allerdings auch die Wärmeableitung, denn die geweiteten Blutgefäße tragen die Wärme des Körperkerns nach außen. Mit dem Sinken der Kerntemperatur steigt dann wiederum der Schlafdruck und du wirst müde.

Dieses Ergebnis konnte unter anderem eine Studie mit 60 stationären Patienten[265] eines Krankenhauses zeigen, die alle unter Schlafstörungen litten. Die Patienten erhielten hierbei über fünf aufeinanderfolgende Tage vor dem Schlafengehen ein Fußbad mit warmem Wasser. Am Ende des Zeitraums zeigten die Teilnehmer signifikant kürzere Einschlafphasen und sogar grundlegende Verbesserungen der Schlafqualität.

Mein Tipp: Wenn du Probleme hast, einzuschlafen, nimm ein abendliches warmes Fußbad bei einer Wassertemperatur von etwa 40 °C über 15 bis 20 Minuten.

286 DIE MUSKULATUR AUFLOCKERN

Besonders wenn du nach einem langen Arbeitstag verspannt nach Hause kommst, kann dir eine kurze Foam Rolling Session dabei helfen, die Muskeln zu lockern, Verspannungen zu lösen, und den ausgeübten Druck auf das Gewebe beruhigen. Der Hauptvorteil des Rollens besteht darin, dass du damit deine Faszien, das Bindegewebe zwischen den Gelenken und Muskeln, glätten und dehnen kannst. Dazu fördert das Schaumstoffrollen die Durchblutung des gesamten Körpers und unterstützt dadurch die Sauerstoffversorgung des Blutes, was deinem Körper dabei hilft, Giftstoffe aus dem Körper abzutransportieren und Entzündungen zu reduzieren.

Indem du über deine Muskeln rollst, löst du Spannungsknoten, was dich vor dem Schlafengehen entspannter fühlen lässt. Dazu regt das Drücken auf deine Muskulatur zusätzlich die Ausschüttung der Neurotransmitter Serotonin und Dopamin an, was die Laune hebt und es dir leichter gestaltet, unbesorgt einzuschlafen.

Mein Tipp: Wenn du keine Schaumstoffrolle zu Hause hast, kannst du auch einfach eine harte Plastikflasche zum Rollen verwenden. Rolle für fünf bis zehn Minuten auf den größeren Muskeln der Beine und des Rückens und spüre, wie du dich mit jedem Rollen ein wenig entspannter fühlst.

287 Wie ein Pharao schräg schlafen

Warum schlafen wir eigentlich in flachen Betten? Wahrscheinlich hat irgendwann einmal ein Schreiner ein ebenes Bett hergestellt, und von da an schliefen wir eben auf flachen Unterlagen. Eine logischere Erklärung habe ich bisher nicht finden können.

Die meisten Säugetiere schlafen mit dem Kopf erhöht, und sogar unsere Vorfahren aus dem Bronze-Zeitalter hatten bereits schräge Schlafunterlagen. Die Betten, die Archäologen in den Gräbern von Pharaonen aus dem Bronze-Zeitalter gefunden haben, weisen fast immer eine Neigung von 5 Grad auf. Ob die Ägypter damals schon wussten, welche positiven Vorteile die leichte Neigung der Schlafstelle hat, können wir nicht mit Sicherheit sagen. Heute wird aber zunehmend klarer, dass ein leicht erhöhtes Kopfende von 3,5 bis 5 Grad viele positive Effekte mit sich bringt.

Untersuchungen an Astronauten nach längeren Weltraummissionen[266] haben gezeigt, dass der Zustand von Schwerelosigkeit körperliche Degenerationen in der Wirbelsäule und den darum befindlichen Muskeln verursachen kann. Wie ich von dem Schlafforscher Prof. Dr. Günther Amann-Jennson gelernt habe, gelangen wir auch auf der Erde in einen ähnlichen Zustand der Mikrogravitation, wenn wir lange sitzen oder flach liegen.

Wenn du in einem schrägen Bett schläfst, wird das glymphatische System durch die Schwerkraft bei der Abtragung von Schadstoffen unterstützt. Dies kann bei der Entgiftung von Schwermetallen, Pathogenen und anderen schädlichen Substanzen aus dem Gehirn nützlich sein. Dazu hilft eine leichte Schrägstellung, die Wirbelsäule aufzurichten und Muskeln, Faszien, Bänder und Sehnen zu stärken. Außerdem kann ein schräger Schlaf die Atemwege öffnen und dadurch die Symptome einer Schlafapnoe und chronischen Schnarchens lindern.

Mein Tipp: Versetze dein Bett in eine Schräglage von 5 bis 10 Grad.

1. Besorge dir zwei längere Holzklötze, einer 10 x 10 cm, einer 5 x 5 cm.

2. Lege dir den größeren Holzklotz unter das Kopfende deines Bettes, sodass es 10 cm erhöht ist.

3. Lege den zweiten Holzklotz etwa in die Mitte unter das Bett, damit das Bett sich in einer stabilen Schräglage befindet.

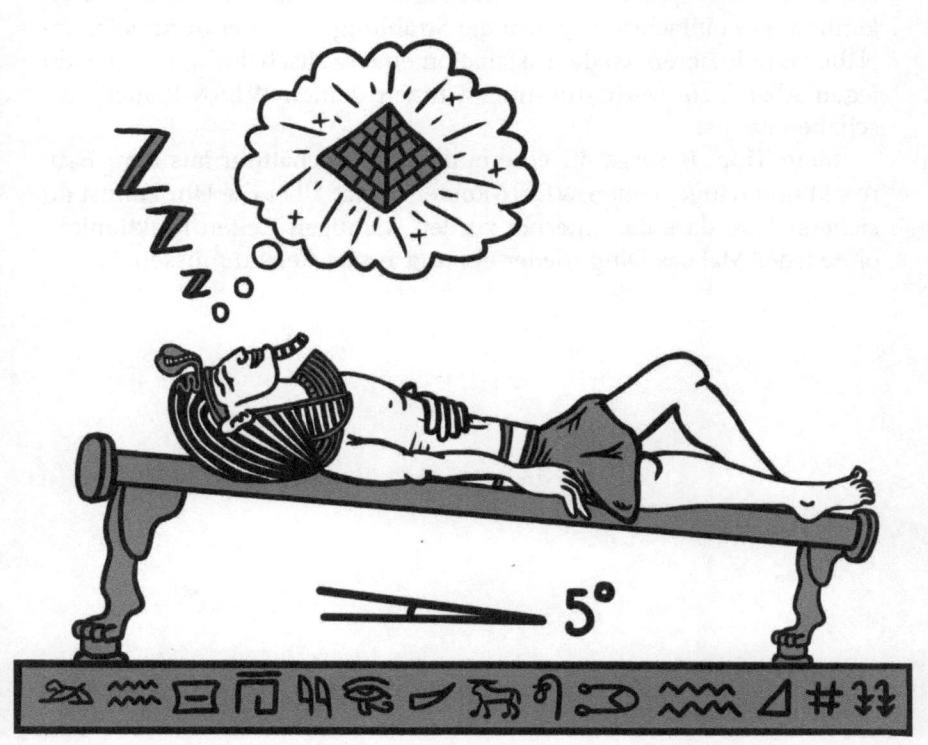

288 EINE ZEITSCHALTUHR VERWENDEN

Die Menge an Strahlung, die auf unseren Körper trifft, nimmt von Jahr zu Jahr zu. Wir nutzen Smartphones, Laptops, WLAN-Router, Fernseher und weitere Apparate, die elektromagnetische Felder erzeugen, die auf unseren Körper treffen. Die Vermutung ist, dass viele dieser Strahlen Stoffwechselprozesse beeinträchtigen und unseren Schlaf stören können. Ein einfacher Weg, um die Strahlung in deiner unmittelbaren Nähe zu reduzieren, ist die Installation einer Zeitschaltuhr, über die du jeden Abend zur vorbestimmten Uhrzeit deinen WLAN-Router ausschalten kannst.

Mein Tipp: Besorge dir eine einfache Zeitschaltuhr aus dem Baumarkt und hänge deinen WLAN-Router daran. Über die Uhr kannst du sicherstellen, dass das Internet zu den wichtigen Zeiten funktioniert, ohne jedes Mal das Ding wieder ein und ausstecken zu müssen.

289 DICH RHYTHMISCH IN DEN SCHLAF ATMEN

Zu diesem Zeitpunkt hast du schon einige effektive Atemübungen kennengelernt, um dich zu aktivieren oder zu entspannen. Die Atmung ist einfach ein simpler und richtig wirksamer Biohack, um Einfluss auf dein Nervensystem zu nehmen. Du kannst sie natürlich auch verwenden, um nachts zur Ruhe zu kommen und schneller einzuschlafen. Von dem österreichischen Chronobiologen Prof. Dr. Maximilian Moser habe ich eine einfache Technik kennengelernt, mit der du dich rhythmisch in den Schlaf atmen kannst. In seinem Buch *Vom richtigen Umgang mit der Zeit* schreibt er, dass es beim Einschlafen hilfreich ist, »tief und gleichmäßig zu atmen und sich ganz auf den Atem zu konzentrieren.«[267] Dabei sollst du dich ganz dem Rhythmus deines Atems hingeben und dich nicht von Geräuschen und Gefühlen ablenken lassen.

Um den Fokus auf dem Atem zu lassen, kannst du auch die Box Breathing Technik anwenden und beim Ein- und Ausatmen jeweils bis vier zählen und den Atem vor und nach jedem Atemzug über dieselbe Zeit halten (für die detaillierte Anleitung s. Tag 282). Am Anfang der Übung kannst du beim Ausatmen einen Ton, z. B. ein Mantra wie »Om«, produzieren und dich auf den Klang konzentrieren. Mit der Zeit wird es dir immer schwerer fallen, den Ton zu treffen. Das ist ein Zeichen, dass sich der Körper nun langsam in den Schlaf begibt.

Mein Tipp: Mir hilft es, den Atem als eine Art Welle zu visualisieren, auf der ich mit meiner Aufmerksamkeit surfe. Somit fällt es mir leichter, meinen Fokus auf dem Atem zu lassen. Probiere es aus!

290 Schafschurwolle verwenden

Ein weiterer toller Tipp, den ich von dem Schlafpsychologen Prof. Dr. Amann-Jennson erhalten habe, ist das Schlafen unter einer Decke aus Schafschurwolle. Die Wollfaser dieser Wolle ist spiralförmig gelockt, wodurch sie viel Luft umschließen kann. Stehende Luft ist der perfekte Isolator und hält somit die Temperatur über Nacht stabil. Eine weitere tolle Eigenschaft der Wolle ist die Aufnahmefähigkeit. Durch die Struktur der Wollfaser kann eine Wollbettdecke bis zu 35 Prozent Feuchtigkeit ihres eigenen Gewichts aufnehmen, ohne feucht zu werden.[268]

Mein Tipp: Nach Prof. Amann-Jennson lieben vor allem Kinder die Wollbettdecken, da sie durch ihre verschiedenen Eigenschaften beruhigend wirken.

291 MIT ZIRBELHOLZ DAS HERZ BERUHIGEN

Im Alpenland ist man schon seit Jahrhunderten der Meinung, dass man in einem Zirbelholzbett besonders gut schläft. In der Tat hat das Holz der Zirbelkiefer nachweisliche Effekte auf den Herzschlag. Die Zirbe ist eine sehr widerstandsfähige Kiefernart mit einem weichen Holz, das ätherische Öle enthält, die adaptogene Bestandteile besitzen. Diese beruhigen den Herzschlag und aktivieren den Parasympathikus. Der Parasympathikus ist der Teil des Nervensystems, der besonders nachts aktiv ist.

Der österreichische Chronobiologe Maximilian Moser untersuchte die Wirkung von Zirbelholz auf den Schlaf, indem er gesunde Versuchspersonen jeweils 72 Nächte in verschiedenen Bettmaterialien schlafen ließ. Neben einer verringerten Herzfrequenz war bei den Teilnehmern in einem Bett aus massivem Zirbelholz auch der Wechsel zwischen Tief- und Traumschlafphase rhythmischer, und sie fühlten sich am Morgen erholter. Dazu zeigten sie einen höheren Vagustonus.[269]

Ein höherer Vagustonus bedeutet, dass sich das Gleichgewicht zwischen Sympathikus und Parasympathikus in Richtung des Parasympathikus verschiebt. Der Parasympathikus ist vor allem in Ruhe und Erholung aktiv, wirkt aktivierend auf die Organe des Verdauungssystems und entlastet das Herz. Bei gesunden Menschen gilt ein hoher Vagustonus als antientzündlich und gesundheitserhaltend. Wenn das Herz dazu nachts nicht so oft schlagen muss, kommt dir das ebenso zugute. Bei einer Vielzahl von Säugetieren wurden langsamere Herzfrequenzen bereits mit einer höheren Lebenserwartung aufgezeigt.[270]

Mein Tipp: Ein Bett aus Zirbelholz wäre meine erste Wahl. Du kannst dir aber erst mal auch nur ein Möbelstück aus Zirbelholz oder ein paar Bretter ins Schlafzimmer stellen. Wie Max Moser mir in unserer gemeinsamen Podcastfolge verrät, sind einzelne Bretter vielversprechender in der Wirkung als herkömmliche Zirbelöle.[271] Diese bringen oft nicht die gewünschte Wirkung, was daran liegen könnte, dass diese meist nicht aus dem Holz sondern den Zapfen der Zirbelkiefer hergestellt werden.

292 Auf der rechten Seite schlafen

Je nachdem, auf welcher Seite du einschläfst, verändert sich der Luftstrom durch die Nasenlöcher. Wenn du auf der linken Seite liegst, wird nach einiger Zeit das rechte Nasenloch frei. Dadurch wird dann umgekehrt die linke Gehirnhälfte stärker durchblutet. Dr. Moser beschreibt dazu in seinem Buch *Vom richtigen Umgang mit der Zeit* den Zusammenhang zwischen der Seite des atmenden Nasenlochs und der Gehirndurchblutung. »Die Seite des Gehirns, auf der gerade keine Atemströmung stattfindet, ist stärker durchblutet und arbeitet daher auch intensiver.«[272]

Mein Tipp: Im Tiefschlaf wird die rechte Gehirnhälfte stärker beansprucht. Wenn du dich also beim Einschlafen auf die rechte Seite legst, kannst du somit den Luftstrom durch dein linkes Nasenloch erhöhen, damit die Durchblutung der rechten Gehirnhälfte fördern und schneller in den Tiefschlaf eintreten. Dazu soll in der Rechtslage auch der Vagusnerv stärker aktiviert werden, was neben schlaffördernden auch entzündungshemmende Prozesse in Gang setzen soll.

293 Mit PEMF die zelluläre Regeneration ankurbeln

»Ich habe es auf 10 Hz eingestellt, das stabilisert deinen zirkadianen Rhythmus. Damit ist dein Jetlag schon so gut wie vergessen.« Ich lag gerade auf einer Liege im VIP-Raum des Health Optimisation Summits 2019, dem größten Biohacking-Event in London, während der Betreuer das Gerät für mich einstellte. Damit wurde den Sprechern und VIP-Gästen der Veranstaltung die Möglichkeit gegeben, sich mittels PEMF-Therapie schneller von den Reisestrapazen zu erholen. PEMF steht für gepulste elektromagnetische Feldtherapie und wird bereits für verschiedenste Krankheitsbilder eingesetzt, von der Knochenheilung und Schmerzlinderung bis zur Ausbalancierung des Hormonhaushalts.[273] Aber auch bei Jetlag und zur generellen Anregung des Stoffwechsels soll eine PEMF-Behandlung helfen.[274]

Bei der PEMF-Therapie werden pulsierende Stöße schwacher elektrischer Strahlung eingesetzt, um beschädigtes Gewebe und Knochen zu heilen, verletzungsbedingte Schmerzen zu lindern und sogar Organe zu stimulieren. Die therapeutische Frequenz von PEMFs ähnelt sehr den Frequenzen, die in der Natur angetroffen werden, sodass der Körper exzellent damit umgehen kann.

In einer Studie mit männlichen Wistar-Ratten[275] wurde gezeigt, dass die PEMF-Therapie den Ratten geholfen hat, sich von den Folgen der Mikrowellenstrahlung in Bezug auf die Testosteronproduktion zu erholen und auch oxidativen Stress zu bekämpfen. Tatsächlich erhöhte sich der Testosteronspiegel der Ratten im Vergleich zu vor der Mikrowellenbestrahlung, nachdem sie 60 Tage lang mit PEMF behandelt wurden.

Mein Tipp: Es gibt zwei Möglichkeiten, eine PEMF-Therapie zu bekommen. Du kannst dich entweder an einen Therapeuten mit einem Gerät wenden oder dir ein PEMF-Gerät für den Gebrauch zu Hause besorgen.

294 MIT ÜBERDRUCK DEN STOFFWECHSEL ANKURBELN

»Guten Tag! Sie werden bereits erwartet. Darf ich Ihren Mantel abnehmen?« Soeben hatte sich die große schwarze Eisentür, auf der ein futuristischer Sicherheitsscanner befestigt war, geöffnet und ein vornehmer Mann mit steifer Körperhaltung nahm mich in Empfang. Ich kam mir vor wie in einem James Bond Film. An diesem Tag durfte ich LMS Wellness, das selbst ernannte »Best Kept Secret« von London, besuchen, eine Art unterirdisches Biohacking-Labor mit eigenen Rotlichtkabinen, Cryokammern, Neurofeedback-Kapseln, einem Kräuterlabor und einer raumschiffähnlichen Überdruck-Kammer. »Hallo Max! Bist du bereit für deine Rotlicht-Infusion?« Dr. Mo Enayat reichte mir seine Hand, die aus einem schwarzen Designer-Anzug hervorragte. Jetzt fehlte wirklich nur noch James Bond. An diesem Tag genoss ich die Vorzüge des Biohacker-Lebens.

Eines der Highlights meines Besuches bei LMS war der Besuch der grün leuchtenden Überdruckkammer. Überdruckkammern, besser bekannt unter ihrem englischen Namen Hyperbaric Oxygen Chambers, bieten eine weitere Möglichkeit, die Regenerationsprozesse des Körpers zu stimulieren. Die darin stattfindende hyperbare Sauerstofftherapie kann die Durchblutung und Sauerstoffversorgung erhöhen, geschädigte Blutgefäße reparieren sowie die Kollagensynthese auslösen. Auch für Verletzungen beim Sport zeigt sie ihr Können, denn durch den erhöhten Druck lassen sich Schwellungen erfolgreich behandeln.[276] Für die Therapie wird der Druck in der Kammer langsam erhöht, wodurch der oxidative Stress im Körper zunimmt und die Stressmodulation trainiert wird. Es ist also wie beim Eisbaden. Du setzt dich einem Stressor aus, um in die Vorzüge deiner natürlichen Stressbewältigungsmethoden zu kommen.

Mein Tipp: Da ich hier in München niemanden mit einer Druckkammer kenne, suche ich aktuell recht selten eine auf. Wenn dich diese Methode interessiert, dann halte Ausschau nach einer Kammer in deiner Nähe und wenn du einmal in London sein solltest, dann lüfte das Geheimnis und statte LMS einen Besuch ab.

295 IN EINER INFRAROTKABINE SCHWITZEN

Sonnenlicht besteht aus sichtbaren Lichtwellen und unsichtbaren. Rotes Licht ist Teil des sichtbaren Spektrums. Infrarot- genauso wie ultraviolette Strahlen gehören zum unsichtbaren Licht. Infrarotstrahlen sind sehr vorteilhaft für den Körper. Sie können tief in die Haut eindringen und dort Schadstoffe lösen.

Das volle Infrarot-Spektrum umfasst Nah-, Mittel- und Ferninfrarot (die auch oft mit Typ A, B und C betitelt werden).

- Nahinfrarot (A) besitzt die kürzeste Wellenlänge. Dieses Licht gelangt direkt unter die Hautoberfläche und wird dort absorbiert. Durch die Erhöhung der Körpertemperatur beginnst du zu schwitzen, wodurch Gifte aus dem Körper befördert werden.

- Mittelinfrarot (B) hat eine längere Wellenlänge. Diese kann etwas tiefer in das Gewebe des Körpers vordringen und dort die Blutzirkulation anregen.

- Ferninfrarot (C) besitzt die längste Wellenlänge. Diese kann Fettzellen penetrieren und zur Weitung von Gefäßen führen. Die durch die Wellen vibrierenden Fette können dann unter anderem gespeicherte Giftstoffe freilassen.

In einer Infrarotkabine sorgen spezielle Infrarotstrahler mit den genannten Wellenlängen für die Wärme. Die Temperaturen mit bis zu 60 °C um einiges geringer als bei einer herkömmlichen finnischen Sauna. Dies ist vor allem für Menschen mit bestehenden Herz-Kreislauf-Problemen von Vorteil. Dennoch kann die tief eindringende Wärme des Infrarots die Stoffwechselaktivität stimulieren und damit im Körper gespeicherte Giftstoffe über den Schweiß sowie die Leber und Nieren ausscheiden.[277]

Ein weiterer spannender Effekt der Erhöhung der Körperkerntemperatur ist die Erzeugung eines fieberähnlichen Zustandes, der weitere Entgiftungs- und Heilungsprozesse in Gang setzen soll.[278]

Mein Tipp: Es gibt bereits einige Wellness-Anlagen mit Infrarotkabinen. Erkundige dich in deiner Gegend, und wenn du die Chance hast, probiere es aus! Denjenigen mit viel Platz kann ich ebenso raten, über eine Kabine für zu Hause nachzudenken.

296 EISBADEN

Wer sich einmal in einer Depression befand, der weiß, dass es sich dabei nicht nur um eine Stimmungsschwankung handelt, sondern dass es eine ernstzunehmende Krankheit ist, aus der man nur schwer wieder herauskommt. Wenn klinisch diagnostiziert, werden meist schnell Medikamente verschrieben. Was aber, wenn es eine natürlichere Behandlungsmethode gäbe, die sich gänzlich positiv auf deinen Körper und Geist auswirken würde? Und die dazu von Ärzten anerkannt ist und anstelle von Medikamenten verschrieben werden könnte?

Diese Hypothese hat ein Doktor aus England an einer 24-jährigen Patientin getestet, deren Geschichte es daraufhin in die BBC Doku-Serie *The Doctor Who Gave Up Drugs* geschafft hat. In diesem Experiment[279] bekam Sarah, die seit ihrem 17. Lebensjahr unter schweren Depressionen litt, die Aufgabe, jede Woche eine Runde in kaltem Wasser (unter 15 Grad Celsius) zu schwimmen. Bereits nach vier Monaten war Sarah so gut wie beschwerdefrei, ohne auch nur ein einziges Medikament zu nehmen. Nach Aussage des Doktors braucht es zwar noch weitere Versuche, die Ergebnisse sind dennoch höchst vielversprechend.

Mein Tipp: Auch wenn du nicht unter einer Depression leidest, kannst du Kaltbäder oder kalte Duschen für deine Zwecke nutzen. Die Kälte ruft eine starke Reaktion unseres Nervensystems hervor, trainiert die Stressreaktion und führt zu einer Ausschüttung an diversen Hormonen, darunter Irisin, Adiponektin und Gonadotropin.

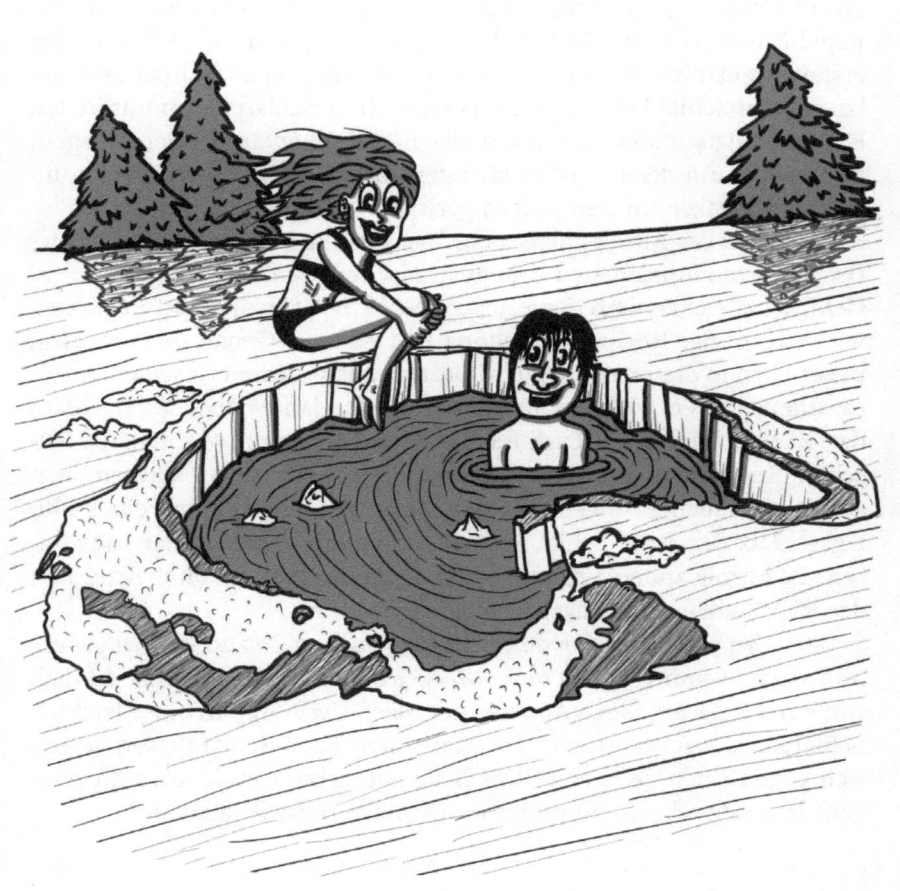

297 DIE TRAUMPHASE ERHÖHEN

Wir träumen zwar auch in anderen Schlafphasen, aber die Schlafphase, die auch als Traumschlafphase bezeichnet wird, ist die Zeit, in der unser Körper zwar wie gelähmt ist, sich aber unsere Augen bewegen. Aufgrund dieser Eigenart trägt die Phase auch den Namen REM, kurz für Rapid-Eye-Movement. REM-Schlafstadien neigen dazu, während der ersten zwei Drittel der Nacht relativ kurz zu sein, da der Körper tieferen, langsamen Schlaf bevorzugt. Da längere REM-Schlafphasen nur in den letzten Schlafstunden (bei den meisten Menschen am frühen Morgen) auftreten, kann der REM-Schlaf unterbrochen werden, wenn man unsanft per Wecker aus den Federn gerissen wird.

Während des REM-Schlafs steigt die Aktivität in den visuellen, motorischen, emotionalen und autobiografischen Gedächtnisregionen des Gehirns. Gleichzeitig reduziert sich die Aktivität in anderen Regionen, wie z. B. in der Region des rationalen Denkens. Genau deshalb kann unser Hirn in dieser Phase die wildesten, unsinnigsten Geschichten zusammenspinnen. Mehrere Studien der letzten Jahre haben gezeigt, dass der REM-Schlaf einen Einfluss darauf haben kann, wie genau Menschen Emotionen lesen und äußere Reize verarbeiten können. Forschungen haben z. B. gezeigt, dass Menschen, die während eines Mittagsschlafs den REM-Schlaf erreichten, danach besser in der Lage waren, die Mimik anderer zu beurteilen, als Menschen, die ohne Erreichen des REM-Schlafs ein Nickerchen gemacht hatten.

Mein Tipp: Versuche, jede Nacht zur gleichen Zeit zu Bett zu gehen, und wache wenn möglich ohne Wecker auf. Alternativ kannst du dich von einer smarten Sleep App wie der Sleep Cycle App in einer leichten Schlafphase wecken lassen. Die wertvollen REM-Schlafphasen zeigen sich gegen Ende der Nacht. Das bedeutet, achte darauf, dass du morgens besonders lange ungestört im Dunkeln schlafen kannst.

298 EIN TRAUMKISSEN BASTELN

Das Ritual, Kräuter unter das Kopfkissen zu legen, reicht Jahrhunderte zurück und sollte ursprünglich vor Bösem schützen, gute Träume bringen, schlechte Träume beruhigen, die Zukunft voraussehen oder sogar einen Liebhaber in das Leben zaubern können. Kräuterkissen mit ihren betörenden Aromen sind eine einfache Möglichkeit, den Schlaf zu fördern und zum Träumen anzuregen. Diese Kissen sind einfach vorzubereiten und können zu einem wunderbaren »Bastelnachmittag« mit der Familie werden. Der erste Schritt besteht darin, die richtigen Kräuter auszuwählen.

Kräuter, die sich für ein Traumkissen eignen sind:

- Minze
- Kamille
- Lavendel
- Zitronenmelisse
- Rosenblütenblätter oder ganze Knospen
- Rosmarin
- Nelken (nicht mein Favorit, aber einigen gefällt es wohl)
- Beifuß

Mein Tipp: Mach dir dein eigenes Traumkissen mit einer einzigartigen Kräutermischung, die dir persönlich gefällt. Hierzu brauchst du einen Beutel oder einen kleinen Kissenbezug. Mische nun die ausgewählten Kräuter in einer großen Schüssel zusammen. Du kannst auch noch ätherische Öle verwenden, um dem Ganzen noch ein stärkeres Aroma zu verleihen. Nun schaufle die Mischung in das Kissen und verschließe es. Lege es nun vor dem Schlafengehen unter oder neben deinen Kopf. Süße Träume!

299 Mit Mikrostrom die Zellen aktivieren

Jeder Zelle des menschlichen Körpers hat die Fähigkeit, elektrische Signale zu registrieren. Die Zellen nutzen diese elektrischen Signale, um diverse Prozesse im Körper zu regeln, darunter auch Bewegung, Kreislauf, Verdauung und Gehirnfunktion. Demnach macht es erst mal Sinn, den Körper mit externem Strom zu unterstützen. Genau das ist der Ansatz der unter Biohackern sehr beliebten Mikrostromtherapie. Wenn der Körper z. B. an einer Stelle verletzt oder krank ist, dann sind dort die elektrischen Frequenzen gestört, was es für den Körper schwierig macht, sich selbst zu heilen. Mithilfe der Frequenzen eines Mikrostromgerätes können diese Frequenzen und damit die lokalen Stoffwechselprozesse wieder auf ein normales Niveau gebracht werden.

Mikrostrom ähnelt in gewisser Weise der Funktionsweise einer Maschine zur transkutanen elektrischen Nervenstimulation – genannt TENS. Beide verwenden zwar Strom zur Anregung des Gewebestoffwechsels. Der Hauptunterschied zwischen den beiden besteht allerdings darin, dass bei TENS spürbare Stromstöße zur kurzfristigen Schmerzlinderung eingesetzt werden, während bei der Mikrostromtherapie nicht spürbare Frequenzen zur langfristigen Heilung und Schmerzlinderung verwendet werden. Dazu kann die Mikrostromtherapie zur Behandlung eines breiten Spektrums von Krankheiten und Verletzungen eingesetzt werden, darunter Sportverletzungen, Wunden und sogar Hauterschlaffung. Die Schwingungen sollen auch dabei helfen, die Fähigkeit des Körpers zur Aufnahme von Aminosäuren und anderen Formen von Proteinen zu steigern, wodurch die Kollagenproduktion angeregt wird.

Mein Tipp: Es gibt in Deutschland schon eine ganze Reihe an ausgebildeten Mikrostromtherapeuten. Der einfachste Weg ist, online nach einem Therapeuten mit einem eigenen Gerät in deiner Nähe zu suchen.

300 DEN KÖRPER MÜDE WERDEN LASSEN

Wir Menschen sind rhythmische Wesen. Über die Evolution haben sich unsere biologischen Prozesse stark an die natürlichen Rhythmen der Natur gekoppelt. Wir werden wach, wenn die Sonne aufgeht, sind voller Energie am Vormittag und späteren Nachmittag und werden müde, wenn das Tageslicht und die Temperatur wieder abnehmen. Eigentlich holt sich unser Körper den Schlaf, den er braucht, von ganz alleine. Wir müssen es nur zulassen.

Mein Tipp: Erlaube deinem Körper, abends runterzukommen und von ganz alleine müde zu werden und einzuschlafen. Die Tipps in diesem Kapitel (und Buch) helfen dir dabei, störende Stressoren zu entfernen, damit das passiert. Dein Schlaf ist kein Korsett, in das du dich hineinzwängen musst!

BIOHACKER-SPICKZETTEL REGENERATION

1. Lerne deine Bedürfnisse kennen und mach deine Regeneration messbar, um dich motiviert zu halten.

2. Schütze dich abends vor blauem Kunstlicht, um deinen Melatoninspiegel hochzuhalten.

3. Etabliere einen gesunden Schlaf-Wach-Rhythmus, der gut mit deinem Lebensstil einhergeht.

4. Unterstütze deinen Körper mit Nährstoffen wie molekularem Wasserstoff, Reishi und CBD bei der Regeneration.

5. Schaffe dir einen Erholungsraum, der dir erlaubt, nach einem fordernden Tag abzuschalten, herunterzufahren und erholsam zu schlafen.

Podcastempfehlungen der Flowgrade Show mit Max Gotzler:

- #078: »Wie Spitzensportler ihren Schlaf optimieren« mit Fabian Foelsch
- #085: »Das richtige Bett für Superschläfer« mit Prof. Dr. Günther Amann-Jennson
- #097: »Wie du mit Infrarot deine Regeneration ankurbelst« mit Johannes Kettelhodt
- #102: »Wie du eine Grippe wegatmest« mit Iceman Wim Hof
- #109: »Die Heilkraft der Kälte« mit Dr. Josephine Worseck

Du kannst dir alle Episoden der Flowgrade Show auf Apple Podcasts, Spotify und auf www.flowgrade.de/podcast ansehen und anhören. Weitere Informationen zu diesem Kapitel findest du auf www.dailybiohacker.de/regeneration.

TEST: WIE VIEL WOLVERINE STECKT IN DIR?

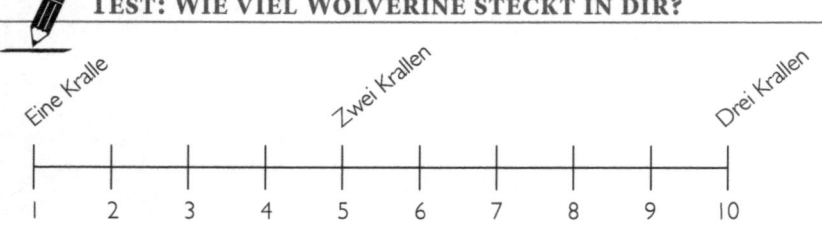

Eine Kralle   Zwei Krallen   Drei Krallen

1 2 3 4 5 6 7 8 9 10

KAPITEL 11:
BALANCE – IM ZEN-MODUS

Auch wenn unser Hirn ein höchst leistungsfähiges Instrument darstellt, mit dem wir so allerhand anstellen können, so verselbstständigt es sich nur allzu gern. Ein Blick in die Tageszeitung, ins E-Mail-Postfach oder auf den Twitter-Account eines lauten Politikers kann einem schnell die Laune verderben. In Momenten der Unachtsamkeit kann es schnell passieren, dass unsere Gedanken einem Funken hinterherlaufen, ähnlich wie einer Zündschnur, die dann eine emotionale Bombe zündet.

Die gute Nachricht ist, dass wir uns mit ein bisschen Achtsamkeit gegenüber der Empfindlichkeit unseres Wesens auf die Herausforderungen der digitalen Reizüberflutung anpassen können. Heute ist es zunehmend wichtiger, sein Hirn vor zu vielen Reizen zu schützen und ihm Pausen zu gönnen, um wieder zu mentaler Ausgeglichenheit und innerer Zufriedenheit zu gelangen.

In diesem Kapitel zeige ich dir wirksame Techniken, um deinen Geist zu beruhigen, dein emotionales Wesen zu pflegen und dir selbst mit Sanftheit und Selbstliebe zu begegnen.

In welcher Situation wärst du gern gelassener? Mach dazu den Vorher-Nachher-Test!

TEST: IN WELCHEN SITUATIONEN WÄRST DU GERN GELASSENER?

301 DICH AUF DEIN ANLIEGEN BESINNEN

Vor einiger Zeit erreichte mich folgende Nachricht einer meiner Leserinnen:»Max, ich habe so viel Energie, ich weiß nicht, wohin damit! Jeden Morgen zerbreche ich mir darüber den Kopf, was ich mit meiner Zeit machen soll. Es fällt mir schwer, mich zu fokussieren.«

Ein Dilemma, das ich sehr gut verstehen kann. Es gibt ja auch so viele spannende Dinge in dieser Welt: Kaffeesorten, die du verkosten, Länder die du bereisen, Themen, die du erforschen, Jobs, mit denen du Geld verdienen, Partner, mit denen du ausgehen, Sportarten, die du ausprobieren, Bücher, die du lesen, und Serien, die du schauen könntest. Da kann man schon einmal überfordert sein.

Je mehr Möglichkeiten wir haben, desto schwieriger wird es, sich auf etwas einzulassen. Wie auch? Sobald du dich dann FÜR einen Job, Partner oder eine neue Serie entscheidest, entscheidest du dich damit auch GEGEN alle anderen, zumindest für den Moment. Im schlimmsten Fall triff erst mal KEINE Entscheidung und schaue zum zwölften Mal die Serie *How I met your Mother*.

Der weltbekannte Motivationstrainer Tony Robbins hat es einmal so ausgedrückt:»Es sind unsere Entscheidungen, nicht unsere Voraussetzungen, die letztlich die Qualität unseres Lebens bestimmen.«[280] Meine Empfehlung an dich ist, diese Fähigkeit jeden Tag zu trainieren.

Mein Tipp: Besinne dich auf dein Anliegen. Was ist es, was du unbedingt erreichen willst, und warum ist es wichtig für dich? Je klarer du dir über dein Warum wirst, desto einfacher wird das Was und desto besser kannst du dich auf das fokussieren, was dich weiterbringt.

302 OPTIMISTISCH DENKEN

Warum denken manche Menschen optimistischer als andere? In einem Review des *Institute of Cognitive Neuroscience* in London erklärt der Autor David Hecht, dass bei Rechtshändern die linke Gehirnhälfte optimistische Denkmuster koordiniert. Bei Linkshändern ist es vermutlich umgekehrt. Der angegebene Grund ist, dass wir als Kinder mit unserer starken Hand die ersten erfolgreichen Errungenschaften erleben. Das bildet Selbstvertrauen und Zuversicht, es in der Zukunft wieder erleben zu dürfen. Dagegen bildet die andere Hirnhälfte das Gegengewicht mit einer eher skeptischen und pessimistischen Sichtweise.[281]

Nun gibt es Menschen, bei denen durch ihr Umfeld und ihre Erfahrungen die neuronalen Strukturen einer der beiden Hirnhälften mehr oder weniger ausgebildet wurden. Diese Menschen beschreiben wir dann entweder als Optimisten oder Pessimisten. Sind die beiden Systeme etwa gleichmäßig ausgebildet, sprechen wir von Realisten. Unter Psychologen gilt auch hier wieder die goldene Mitte als ein erstrebenswertes Maß, allerdings mit einer leichten optimistischen Tendenz.

Studien haben immer wieder gezeigt, dass eine leicht optimistische Denkweise durchaus vorteilhaft sein kann, auch wenn diese die Realität hin und wieder verzerrt. Demnach sind Optimisten generell gesünder[282], schlafen besser[283] und führen glücklichere Beziehungen[284]. Ein Grund hierfür könnte sein, dass Optimisten eher bereit sind, etwas auszuprobieren. Gleichzeitig wissen wir dank der Errungenschaften der Epigenetik, dass auch Emotionen und Gedanken elektrische Signale an unsere Zellen senden und sogar die Aktivität bestimmter Gene beeinflussen können.

Mein Tipp: Es ist in der Tat möglich, optimistische Denkmuster zu trainieren. Eine einfache und wissenschaftlich fundierte Methode hierzu ist, deine Gedanken absichtlich immer wieder auf Positives in deinem Leben zu lenken, seien es persönliche Erfolge oder Dinge, für die du dankbar bist.

303 DIE GEDANKEN AUF FORTSCHRITTE LENKEN

Ein guter Freund von mir ist Fotograf, der tolle Bilder macht, diese bisher aber nie zur Schau gestellt hat. Einmal fragte ich ihn, warum er nicht mal an einer Ausstellung teilnimmt. Seine Antwort spiegelte ein Gefühl wider, dass du sicherlich auch kennst:»Wenn jemand meine Bilder kritisiert, dann werde ich depressiv und fotografiere nicht mehr. Also stelle ich lieber gar nicht erst aus.« Nach einer kurzen Überlegung meinte ich daraufhin zu ihm:»Was aber, wenn eines deiner Bilder jemanden dazu inspiriert, sein Leben zu ändern?«

Unser Gehirn ist sehr gut darin, Gründe dafür zu finden, etwas NICHT zu versuchen, denn unser Denken unterliegt evolutionär bedingt einer Negativitätstendenz. Es hat ja auch lange Sinn gemacht, hinter jedem Buschrascheln einen Säbelzahntiger zu vermuten. Heute ist diese Art Denken allerdings mehr als hinderlich für uns. Natürlich kann unser Projekt in die Hose gehen oder jemand anderem missfallen. Genauso kann es aber auch ein riesiger Erfolg werden und andere inspirieren, es dir gleichzutun!

Jeder, der es geschafft hat, viel Gewicht zu verlieren, einen Marathon zu laufen, ein erfolgreiches Unternehmen aufzubauen oder seinen Traumjob zu landen, wird dir von gelegentlichen Ausrutschern und vielen Kritikern berichten. Wenn ich mich einem Rückschlag zum Trotz motivieren will, an einer Sache weiterzuarbeiten, frage ich mich daher, welche Fortschritte ich bisher erzielt habe, und schreibe diese auf.

Mein Tipp: Konzentriere dich nicht auf den einen »Hater«, sondern auf die fünf »Lover«, denen deine Kreationen gefallen. Lenke deine Gedanken absichtlich auf deine Errungenschaften, Erfolge und Fortschritte, so klein sie erst mal auch sein mögen. Indem du dein Hirn regelmäßig trainierst, positiv zu denken, entkommst du nach und nach der uns allen inne liegenden Negativitätstendenz.

304 DIR EINE ZEITSTEUER BERECHNEN

Mir ist es schon immer sehr schwergefallen, ein realistisches Zeitgefühl zu entwickeln. Mein Hirn versteht es manchmal einfach nicht, warum ich zu Stoßzeiten nicht in fünf Minuten quer durch ganz München komme, wenn ich ein paar Abkürzungen nehme. Dann lernte ich das Netto-Zeit-Modell von dem Chronobiologen Prof. Dr. Maximilian Moser kennen, dem es ähnlich ging wie mir. Genauso wie Produkte einen Nettopreis ohne Steuer und einen höheren Bruttopreis mit Steuer haben, können wir auch mit der Zeit umgehen. Das bedeutet, du vergibst eine Art »Zeitsteuer«, um dich von Stress durch Zeitdruck zu befreien.

Ich selbst rechne mittlerweile mindestens 50 Prozent mehr Zeit zu meiner ersten Einschätzung hinzu, wie lange eine Aktivität für mich dauert. Wenn ich z. B. damit rechne, dass es mich eine Stunde kostet (die Netto-Zeit), abends zu kochen, dann füge ich 50 Prozent dieser Schätzung noch hinzu. Am Ende gebe ich mir dann anderthalb Stunden (die Brutto-Zeit). Dieser kleine mentale Trick erlaubt es mir, pünktlich zu sein, auch wenn mein Zeitgefühl mich im Stich lässt. Wenn ich die Zeitsteuer hinzufüge, nehme ich mir automatisch weniger vor und fühle mich am Ende des Tages ein ganzes Stück produktiver!

Mein Tipp: Gib dir heute einmal 50 oder gar 100 Prozent mehr Zeit für alle Erledigungen. Wenn du jemand bist, der in der Regel pünktlich ist, dann kannst du dich am Ende des Tages über extra Zeit freuen, die du mit Freizeit füllen kannst.

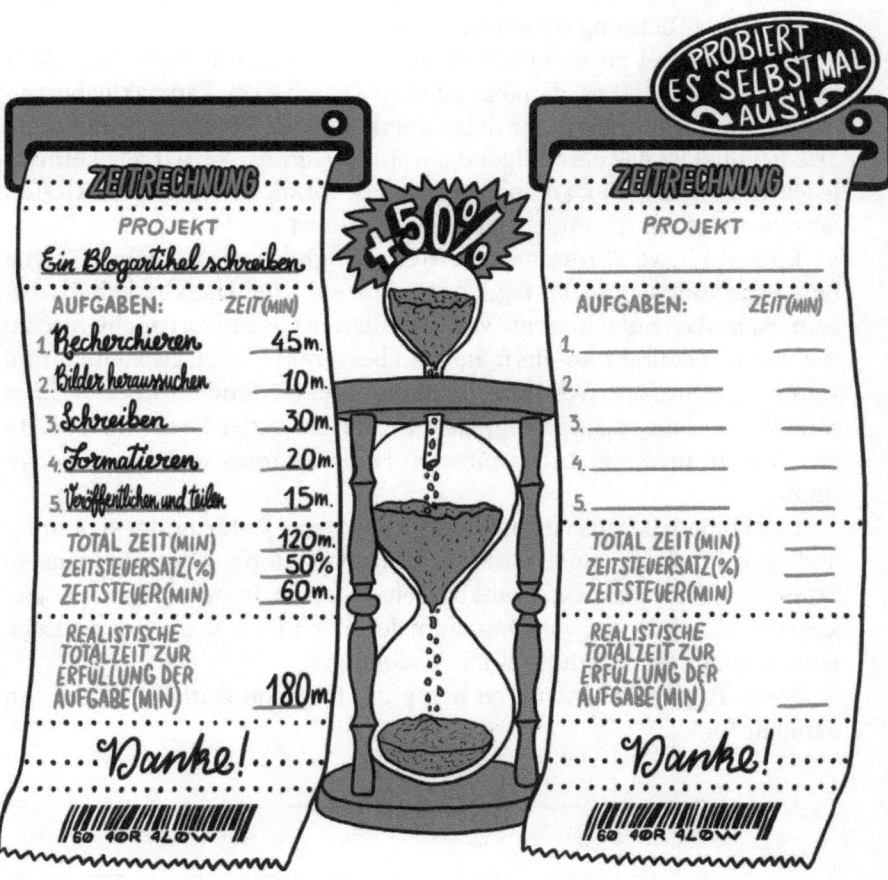

305 DANKBARKEIT PRAKTIZIEREN

Eine unserer größten Gaben als Menschen ist die Fähigkeit, unsere Gedanken aktiv zu lenken. Wir können etwas oder jemandem Aufmerksamkeit schenken oder entziehen. Mithilfe dieser Fähigkeit können wir uns auch glücklicher machen. Wir müssen unsere Gedanken nur in eine positive Richtung bewegen.

Der Schlüssel zu mehr Glück im Leben ist also Dankbarkeit. Aber was genau bedeutet es, dankbar zu sein? Dankbarkeit kann aktiv hervorgerufen werden, indem wir diese anerkennende Haltung einnehmen. Das Resultat ist das befriedigende, wohlige Gefühl, das wir alle kennen, jedes Mal wenn wir »Danke« sagen und es wirklich meinen. Das Gefühl könnte also auch folgendermaßen beschrieben werden:

Eine Studie von Emmons und McCullough[285] aus dem Jahr 2003 hat herausgefunden, dass das tägliche Praktizieren von Dankbarkeit (in diesem Falle das Aufschreiben von dankbaren Gedanken) nicht nur zu mehr Zufriedenheit, sondern auch zu besserem Schlaf, Flexibilität und weniger physischem Schmerz führt. Eine weitere Studie von 2008[286] hat mit Gehirnscans sogar gezeigt, dass bereits das aktive Denken an positive Dinge in unserem Leben unseren Hypothalamus in Echtzeit beeinflusst.

Der Hypothalamus ist der kleine Teil unseres Gehirns, der sich unter anderem direkt auf unseren Schlaf, unseren Stoffwechsel und unsere Stressresistenz auswirkt. Dankbarkeit führt auch jedes Mal zu einer kleinen Ausschüttung von Dopamin, des mächtigen Neurotransmitters, der für unser Belohnungsgefühl zuständig ist.

Mein Tipp: Vervollständige heute die folgende Auflistung. Ich bin dankbar für:

1. _____

2. _____

3. _____

4. _____

5. _____

306 Den inneren Hochstapler ausschalten

»Vishen, ich glaube, ich leide am Hochstapler-Syndrom.«

Während ich mit Vishen Lakhiani, dem Gründer der Online-Akademie Mindvalley und Autor von *Lebe nach deinen eigenen Regeln* beim Abendessen sitze, überkommen mich schon wieder Selbstzweifel. Seitdem ich mich mit meinem Verlag auf ein Buch einigte, habe ich kaum etwas geschrieben.

»Warum glaubst du denn, du wärst ein Hochstapler?« Vishen grinste mich nur an.

»Wie soll ich denn anderen Leuten helfen, ihr Leben zu verbessern, wenn ich mein eigenes nicht mal auf die Reihe bekomme? Ich bin nicht der tolle Hecht, wie es manchmal scheint.«

Zu diesem Zeitpunkt grinste Vishen über beide Ohren. »Nein, das bist du nicht. Du bist noch viel besser. Jetzt lass mich dir mal was sagen. Dieser Hochstapler in dir, das ist dein Ego, dein größter innerer Kritiker, der nie zufrieden ist und immer mehr von allem will. Dein Ego beansprucht das Buch und alles, was darin stehen wird, für sich.«

Ich sah Vishen jetzt mit größter Aufmerksamkeit an.

»Jetzt lass mich dir noch was sagen. Du bist nicht der Erfinder der Dinge, die du schreiben wirst. Du bist lediglich das Gefäß, in dem deine persönlichen Erfahrungen zusammenfinden. Das Schicksal gibt dir jetzt die Chance, deine Erkenntnisse mit der Welt zu teilen. Bist du bereit, die Verantwortung dafür zu übernehmen?«

Diese Worte sollten noch die ganze Nacht in meinem Kopf nachhallen.

Das »Hochstapler-Syndrom« ist übrigens ein weit verbreitetes Phänomen. Erhebungen zufolge glauben bis zu 70 Prozent aller Menschen zu einem Zeitpunkt in ihrem Leben, dass sie ihre Erfolgserlebnisse nicht verdient hätten.[287] Wenn du also selbst einmal wieder an dir zweifelst, dann wünsche ich dir, dass du dich an meine Unterredung mit Vishen erinnerst.

Mein Tipp: Wenn dir dein innerer Hochstapler mal wieder sagt, dass du nicht so toll wärst, wie du es gerne hättest, dann sag dir selbst: »Er hat recht. Ich bin noch viel toller!« Dann gib dein Bestes, und wenn es mal nicht so klappt, wie du es dir vorstellst, dann hab Nachsicht mit dir selbst und nimm es mit Humor.

307 Eine Krise als Wendepunkt betrachten

Missgeschicke, Krisen und Rückschläge gehören zum Leben genauso wie die Glücksmomente, Höhenflüge und Erfolge. Ich wage zu behaupten, dass du in den allermeisten Fällen diese unerwarteten Herausforderungen in etwas Positives verwandeln kannst.

Vor einigen Jahren, als ich in Berlin lebte, verließ mich plötzlich meine damalige Freundin für ihren Ex-Freund, den sie kurze Zeit darauf heiratete. Mein Selbstwertgefühl erlitt durch die Trennung einen herben Schlag, und ich konnte der Situation erst mal überhaupt nichts Positives abgewinnen. Herzschmerz ist eine der schlimmsten Erfahrungen, die ich bisher machen durfte. Meine damaligen Nachbarn merkten, dass es ihrem Biohacker im Haus nicht gut ging, und überraschten mich mit allerlei Aufmerksamkeiten. Sie luden mich zum Essen ein, stellten eine Flasche Wein vor die Tür und besuchten mich spontan auf einen Kaffee. Kurze Zeit später traf ich eine Frau, die mich noch viel mehr verzaubern sollte.

Aus dieser Erfahrung lernte ich, dass eine Krise immer auch Chancen beinhaltet, wenn du die Augen dafür offen hältst. So schmerzhaft die Trennung auch war, sie führte zu tieferen Freundschaften, exquisiten Weinverkostungen und sogar einer neuen, erfüllenden Beziehung. Die Krise wurde für mich zur ursprünglichen Bedeutung des Wortes. Denn im Griechischen kann das Herkunftswort »Krisis« auch mit »Wendepunkt« übersetzt werden.

Mein Tipp: Wenn dich das Leben mit einer Krise überrascht, suche nach den positiven Nebeneffekten. Lenke deine Gedanken immer wieder aktiv auf die schönen Dinge in deinem Leben und auf die neuen, bereichernden Erfahrungen, die du aufgrund der Krise machst. Auch wenn es dir anfangs nicht gelingt, mit der Zeit wirst du immer besser darin (ich spreche aus Erfahrung)!

Meine letzte Krise:

Drei positive Dinge, die daraus entstanden sind:

1. _____

2. _____

3. _____

308 DIR DIE CHANCE AUF EIN COMEBACK
OFFENLASSEN

Es kommen immer wieder mal Momente, in denen es eigentlich nur noch Sinn macht, aufzugeben. Die Betonung liegt hier auf »eigentlich«, denn manchmal entwickeln sich die Dinge eben auch unerwartet. Ein solches Ereignis ereilte mich im Spiel um Platz drei der Weilheimer Junioren-Tennis-Meisterschaft gegen meinen bis heute engen Kumpel Matthias. Er ist schon immer der bessere Tennisspieler von uns beiden gewesen und hatte mich bereits mehrmals vor diesem Spiel geschlagen.

Als er im entscheidenden Satz sicher mit 5 zu 1 führte (ein Satz geht bis 6, für alle Nicht-Tennis-Fans), hatte ich das Spiel eigentlich schon abgeschrieben. Aber da ich ja nichts mehr zu verlieren hatte, änderte ich meine Taktik und spielte alle Bälle einfach nur hoch und weit zurück. Unser Spiel war das letzte noch laufende Match vor der Siegerehrung, und es trafen immer mehr Zuschauer ein, die unserem Match folgten. Ich gewann ein paar Spiele, und Matthias begann, ungeduldig zu werden. Er erhöhte das Risiko und versuchte, das Spiel zu beschleunigen. Ich dagegen blieb bei meiner Taktik und spielte einfach nur jeden Ball hoch und sicher zurück. Ehe ich mich versah, hatte ich Matchball ... und gewann den dritten Platz der Weilheimer Tennismeisterschaft! Ich konnte es kaum fassen. Bis heute ist der Gewinn dieses dritten Platzes eine der schönsten Erinnerungen meiner Kindheit. Matthias und ich spielen übrigens noch heute, und er schlägt mich immer noch regelmäßig. Diesen einen Sieg durfte er mir aber gerne lassen.

Mein Tipp: Auch wenn die Lage aussichtslos erscheint, halte dir stets ein Türchen offen, um ein Comeback zu starten. Fokussiere dich auf das, was du kontrollieren kannst. Die schönsten Geschichten sind die, die keiner auf dem Schirm hatte.

309 ACHTSAMKEIT ÜBEN

In ihrem Buch *Mit einem Schlag* beschreibt die Neurowissenschaftlerin Jill Bolte Taylor, wie sie nach einem schweren, plötzlichen Schlaganfall in einem achtjährigen Genesungsprozess mehr über sich, ihre Bedürfnisse und vor allem ihre neuronalen Vorgänge herausgefunden hatte. Unter anderem fand sie heraus, dass es ihr möglich war, eine gefühlte Emotion innerhalb von 90 Sekunden gegen eine andere auszutauschen. Genauso lange dauert es, bis die biochemische Reaktion der gefühlten Emotion abgearbeitet ist. Wenn die Emotion danach andauert, ist es, laut Taylor, die Person selbst, die sie durch Gedanken wieder anfeuert. Alles, was du brauchst, um eine negative Emotion mit einer positiven zu verknüpfen, ist die Achtsamkeit dazu. Im Buch beschreibt Taylor, dass, wenn ihr Gehirn negative Schleifen läuft, sie 90 Sekunden warte, bis sich die emotionale/physiologische Reaktion aufgelöst habe. Dann spreche sie mit ihrem Gehirn und bitte es bewusst darum, sich nicht mehr in bestimmte Denkmuster einzuklinken.[288]

Wenn man es neurobiologisch herunterbricht, ist eine Emotion ein Zusammenwirken von Gedanken und diversen chemischen Prozessen. Von dem Moment an, in dem man glaubt, dass es eine Bedrohung gibt und eine Angst ausgelöst wird, wird der damit verbundene Gefühlskreislauf stimuliert, nämlich die Kampf- oder Fluchtreaktion. Diese Reaktion wird nach Taylor allerdings in weniger als 90 Sekunden aus dem Körper herausgespült.

Mein Tipp: Wenn du bemerkst, dass du dich unwohl fühlst, analysiere das Gefühl. Sobald du dir der gefühlten Emotion bewusst bist, schaue auf den Sekundenzeiger einer Uhr. Nun beobachte mit deinem inneren Auge die physiologische Reaktion, die gerade abläuft, während du die Zeit auf der Uhr beobachtest. Nach 90 Sekunden ist die Reaktion zu Ende, und du kannst eine neue etablieren. Natürlich ist es möglich, die Schleife durch deine Gedanken wieder anzufeuern. Hier gilt, zu üben, bis es dir mehr und mehr gelingt, eine Angst oder einen negativen Gedanken mit positiven Gefühlen zu ersetzen.

310 DAS EGO LOSLASSEN

In seinem Buch *Dein Ego ist dein Feind* beschreibt der Schriftsteller und leidenschaftliche Stoiker Ryan Holiday, wie uns unser Ego, dieses kleine, nach Aufmerksamkeit und Anerkennung strebende Äffchen in unserem Hirn, immer unglücklicher macht. Gleichzeitig brauchen wir das Ego, um uns in einer Leistungsgesellschaft zu behaupten und unseren Verantwortlichkeiten gerecht zu werden. Jeder, der nach einer anstrengenden Yoga-Session die Savasana-Haltung (was so viel bedeutet, wie tot dazuliegen) gemacht hat, weiß, wie gut es sich anfühlen kann, das Ego einfach mal loszulassen.

Diese Erkenntnis ist natürlich nichts Neues. In Asien trainieren Menschen schon seit Jahrtausenden ihre Fähigkeit, die Kontrolle über dieses kleine, wild gewordene Äffchen im Kopf zu erlangen. Nur ganz drauf einlassen können wir uns bisher nicht. Zu groß ist die kognitive Dissonanz zwischen einem einfachen Sein und dem steten »Performen« unserer Gesellschaft.

Mein Tipp: Überlege dir das nächste Mal, wenn du unausgeglichen bist, ob es vielleicht nur dein Ego ist, das dich zu sabotieren versucht.

311 Den inneren Kritiker leise drehen

Früher war es mir manchmal fast unheimlich, wie schnell mich ein negativer Kommentar, eine Kritik oder nur ein schiefer Blick aus der Fassung bringen konnte. Es war, als ob jemand ein Radio in meinem Kopf laut gedreht hätte, das mir dann ununterbrochen die Sendung meines inneren Kritikers vorspielte. Es ist schon erstaunlich, dass wir mit uns meist viel schärfer ins Gericht gehen als mit den Leuten, denen wir stundenlang auf YouTube zuschauen. Dieser Kritiker steckt in allen von uns, und er hat auch eine Daseinsberechtigung. Er will dich davor schützen, Fehler zu machen und dich zu blamieren. Das Problem dabei ist, dass dieser Kritiker enorm risikoavers ist, er liebt die Komfortzone und hat keinen Bock, irgendetwas aufs Spiel zu setzen.

Glücklicherweise habe ich eine einfache Technik für mich gefunden, um die Radiosendung meines inneren Kritikers leise zu stellen. Wenn ich merke, dass das Radio lauter wird, singe ich leise (oder laut, je nach der Umgebung) die Worte »Here I go again ...« nach dem Song der Band *Whitesnake*. Das ist für mich das Signal, dass ich den Kritiker jetzt nicht brauche. Ich schaffe Distanz zwischen mir und den negativen Gedanken. Ziel dieser einfachen Übung ist, deine Gedanken von deiner Identität zu trennen. Das bedeutet, wenn dir dein innerer Kritiker sagen will, dass du nicht begabt, wertvoll oder intelligent wärst, dann sind das nur Gedanken, die du leise drehen kannst. Dreh stattdessen mal den inneren Fan von dir auf volle Lautstärke.

Mein Tipp: Suche dir einen Satz, eine Phrase, einen Songtext aus und nutze diesen als Trigger, um deinen inneren Kritiker leise zu drehen. Immer wenn du merkst, wie deine Gedanken sich in die dunklen Täler begeben, sprichst oder singst du die Worte. Verdrehe dabei ruhig ein bisschen die Augen, um dem Ganzen noch die nötige Dramatik zu verleihen. Du wirst sehen, es funktioniert!

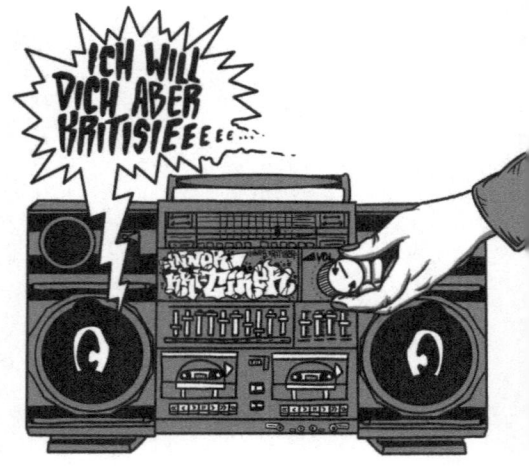

312 EIN MANTRA WIEDERHOLEN

Das yogische Mantra »Hamsa« ist nicht nur ein Spiegelbild der Geräusche eines kompletten Atemzugs, sondern trägt auch eine Bedeutung in sich: »Ich bin das« (ham = »Ich bin« und sa = »das«). »Das« bezieht sich hier nicht nur auf den Einzelnen, sondern auf die gesamte Schöpfung. Ich bin nicht nur ich, ich bin alles. Das Mantra hilft dabei, deinen denkenden Geist zu beruhigen und die alltäglichen Sorgen für ein paar Augenblicke zu vergessen.

Diese Meditation habe ich durch die Molekularbiologin und Yogalehrerin Dr. Josephine Worseck kennengelernt.

Mein Tipp: Führe heute diese Meditation durch:

1. Finde eine bequeme Haltung für die Meditation. Lege deine Hände mit den Handflächen nach oben auf deine Oberschenkel, um dein Bewusstsein zu öffnen, oder nach unten, um den Geist zu beruhigen. Konzentriere dich nun nach und nach vom Scheitel bis zur Sohle auf deine einzelnen Körperteile. Lasse deine Wirbelsäule aus dem Boden des Beckens nach oben wachsen. Ziehe dein Kinn leicht nach unten und strecke die Hinterseite deines Halses in die Länge.

2. Bringe nun deine Aufmerksamkeit auf den Rhythmus deines Atems, das Gefühl des Ein- und Ausatmens. Wenn du deinen Fokus auf den Atem gelegt hast, beginne das einfache Mantra »Hamsa« im Stillen für dich zu denken. Denke beim Einatmen »Ham« und beim Ausatmen »Sa«. Sobald sich der »Hamsa«-Rhythmus etabliert hat, beginnst du dir die Bedeutung dieser Silben vor Augen zu führen. Wenn du mit dem Mantra »Ham« einatmest, kannst du es für dich auch übersetzen und »Ich bin« zu dir sagen.

3. Beim Ausatmen mit »Sa« sagst du innerlich »das« oder »alles, das ist«. Visualisiere, wie dein Atem deinen Körper durch die Nasenlöcher verlässt, und konzentriere dich voll und ganz auf deinen Atem. Wenn dich ein Gedanke ablenkt, dann komme einfach zurück zum deinem Mantra »Hamsa«.

4. Wenn du fertig bist, bringe deine Hände vor dem Herzen zusammen, sodass die Daumen das Brustbein berühren, und schließe mit einem Moment der Dankbarkeit, um die Meditation mit positiver Energie enden zu lassen.

313 Tagebuch schreiben

Mit der Aufklärung entstand um das Jahr 1700 in Europa und Nordamerika eine Vorstellung des Menschen als ein Geschöpf, das zwar fähig zu vorbildlichem Verhalten ist, dieses aber kontinuierlich trainieren muss. Ein erster Schritt, sein eigenes Verhalten zu optimieren, war damals schon die Selbstbeobachtung, die durch chronologische Aufzeichnungen mit Stift und Papier einfacher war als je zuvor. Auch der deutsche Alleskönner Johann Wolfgang von Goethe war bekannt für seine detaillierten Einträge in seine Tagebücher. Goethe notierte beinahe zwanghaft den Fortschritt seiner Werke und bemerkte dabei, wie seine Produktivität mit dem Alter abnahm. So schrieb er im Jahre 1828:

»Als mich (...) die Gedichte des Divan in ihrer Gewalt hatten, war ich produktiv genug, um oft an einem Tage zwei bis drei zu machen. (...) Jetzt (...) kann ich nur in den frühen Stunden des Tags arbeiten, wo ich mich vom Schlaf erquickt und gestärkt fühle und die Fratzen des täglichen Lebens mich noch nicht verwirrt haben.«[289]

Heute weisen Psychologen immer wieder auf die vielen Vorteile des Tagebuchführens hin. Geschehenes schriftlich zu reflektieren fördert nachweislich die Fähigkeit, lateral zu denken, Sachverhalte schneller zu erfassen, die Verhaltensweisen anderer besser einzuordnen und seine eigenen Emotionen besser zu verstehen.

Mein Tipp: Nimm dir heute Abend einmal ein Blatt Papier zur Hand und reflektiere deinen Tag. Sei detailliert und beschreibe, wie du dich in verschiedenen Situationen gefühlt hast. Wenn dir die Übung gefällt, dann denke über die Anschaffung eines Tagebuches nach.

314 KOMPLIMENTE GEBEN

Es klingt so einfach und ist doch so effektiv! Wir freuen uns darüber, wenn wir anderen eine Freude machen können. Wenn wir sehen, wie sich jemand freut, denn wir lieb gewonnen haben, produziert unser Hirn Dopamin, Oxytocin und Endorphine. Dazu haben Emotionen wie Bewunderung und Dankbarkeit nachgewiesen positive Auswirkungen auf unser Verhalten. In einer Studie von Sara Algoe und Jonathan Haidt[290] wurden Teilnehmer angehalten, positive Erlebnisse in Tagebücher und Briefe zu schreiben. Die Ergebnisse zeigten, dass das Gefühl der Dankbarkeit zur Stärkung von zwischenmenschlichen Beziehungen motivierte und Bewunderung den Drang nach persönlicher Weiterentwicklung förderte. Komplimente zu geben kann dich glücklicher, sozialer und mutiger machen! Natürlich solltest du es nicht übertreiben oder gar etwas erfinden, sondern eine Eigenheit an der Person finden, die du wirklich cool findest.

Mein Tipp: Die kleinen Komplimente sind oft die wertvollsten. Ist der Barista in deinem Lieblingscafé heute erstaunlich gut gelaunt, fallen die Haare deiner Freundin schön, war dein Mann schon mit dem Hund spazieren oder führte die Empfehlung des Kellners zu einem absoluten Gaumenschmaus? Lass es die Menschen in deinem Umfeld wissen, wenn sie dir positiv auffallen. Wenn du es jeden Tag machst, wird es auch noch zu einer Gewohnheit. Dein Hirn wird dich ewig dafür belohnen.

315 DICH NICHT VERGLEICHEN

Eines der bekanntesten und unterhaltsamsten Experimente zum Thema Fairness wurde mit Kapuzineräffchen durchgeführt.[291] Darin bekam jedes Äffchen erst einmal ein Stück Gurke, sobald es dem Ver-
suchsleiter einen kleinen Stein aushändigte. Im Verlaufe des Versuchs
änderte sich die Verfahrensweise. Das eine Äffchen bekam weiterhin
ein Stück Gurke, während das andere eine leckere, saftige Traube erhielt. Da die süße Frucht unter den Primaten als wesentlich wertvoller
gilt als die langweilige Gurke, gab es sofort Aufruhr bei dem unfair be-
handelten Prüfling. Wütend warf er die unbeliebte Gurke dem Wissenschaftler entgegen. Auch wenn es wirklich belustigend ist, so ist es genauso verständlich. Wer würde sich hier nicht erst mal ungerecht behandelt fühlen?

Den meisten von uns geht es wie dem Äffchen. Wir wollen das, was
die anderen auch haben, oder mehr davon. Wenn wir das nicht bekommen, werden wir in der Regel erst mal missmutig. Dabei befinden sich
überall um uns herum wertvolle Dinge und Erfahrungen, die es nur zu
entdecken gilt! Warum sehen wir diese bloß so selten? Das passiert aufgrund der sogenannten Negativity Bias, der Tendenz unseres Hirns,
sich emotional auf Negatives zu fokussieren. Wir Menschen haben die
Eigenart, uns auf die Dinge zu konzentrieren, die uns augenscheinlich
noch zum großen Glück fehlen. Ein großes Problem der modernen Zeit
ist, dass wir uns in digitalen Welten bewegen, in der wir immer Dinge
finden, die jemand anderes zu haben scheint, die uns aber fehlen.

Mein Tipp: Wenn du dich wieder einmal ungerecht behandelt fühlst,
dann halte kurz inne und mach dir bewusst, dass dein Gehirn die Tendenz hat, dir stets zu zeigen, wo du zu kurz kommst. Widersetze dich
diesem Muster, indem du dich auf die wertvollen Dinge und Erfahrungen in deinem Leben konzentrierst. Wenn du deine Gedanken aktiv auf
die positiven Dinge lenkst und dich in Achtsamkeit übst, dann wirst du
schon bald eine Welt voller Gelegenheiten und Abenteuer vorfinden.

316 WIEDER ANALOGER WERDEN

Vor ein paar Jahren machte eine junge Australierin Schlagzeilen, als sie trotz großem finanziellen Erfolg ihren Instagram-Account verließ. Essena O'Neill war da gerade einmal 19 Jahre jung, hatte eine Million Instagram-Follower und merkte, dass ihr mehr und mehr die Realität abhandenkam. Heute erzählt sie, dass sich der Verzicht auf die digitale Welt sehr positiv auf ihr Leben ausgewirkt hat. Anstatt Instagram-Posts schreibt sie heute Bücher über ihre Erfahrungen.

Als Online-Unternehmer kenne ich die Vorteile der digitalen Welt genauso wie die Nachteile. Es ist wirklich nicht einfach, Meister über seine Zeit vor dem Bildschirm zu werden, zu gut sind die Entwickler auf der anderen Seite. Digital und analog. Online und Offline. Maschine und Mensch. Elon Musk spricht davon, dass wir bereits zu Cyborgs geworden sind, mit Erweiterungen auf den Festplatten unserer Smartphones und Social-Media-Kanälen.[292]

Meine Vorstellung einer Zukunft, in der ich persönlich gerne leben würde, ist eine digitalisierte Welt, die uns dabei unterstützt, im Alltag wieder mehr zu unserem analogen Menschsein zu finden. Abschalten ist in einer digitalen Welt, die immer ON ist, wirklich nicht einfach. Umso mehr macht es Sinn, sich gezielt Zeiten für ein rein analoges Menschsein zu reservieren.

Mein Tipp: Verwende deine digitalen Netzwerke, um analoge Erlebnisse zu kreieren und zu unterstützen, nicht andersherum.

317 Den Tag Revue passieren lassen

Erlebnisse zu reflektieren ist ein genialer Biohack, der dir dabei helfen kann, die Weichen für zukünftige Erfolge zu legen. Es dazu schriftlich festzuhalten fördert nachweislich die Fähigkeit, lateral zu denken, Zusammenhänge zu erkennen und deine persönlichen Vorlieben und Abneigungen besser zu verstehen. Schon Goethe nutzte die regelmäßige Reflektion, um sein Verhalten zu beobachten und seine Fortschritte zu dokumentieren.

Ich habe diese Übung von dem Rapper Curse (aka Mike Kurth) kennengelernt, mit dem ich letztes Jahr einen Flow Workshop für Adidas in Berlin anleitete. Mike verfolgt neben seiner erfolgreichen Musikerlaufbahn auch eine Leidenschaft für buddhistische Philosophie und Meditation. Die Übung dauert nur etwa zehn Minuten, du kannst sie sofort heute Abend machen, und sie ist einfach super effektiv! Ein Burn-out-Diagnostiker meinte einmal zu mir, diese Übung wird von seinen Patienten als eine der wirksamsten Techniken gegen Schwierigkeiten beim Einschlafen genannt.

So funktioniert die Übung (mach sie am besten gleich heute Abend):

1. Setz oder leg dich hin und mach es dir bequem. Hol dir gerne noch eine Decke und ein Kissen dazu.

2. Atme ein paar Mal tief ein und aus und schließe die Augen. Ein ruhiger, gleichmäßiger Atem wird dir helfen, Distanz zu unangenehmen Gefühlen zu schaffen.

3. Nun lasse die Ereignisse des Tages noch mal rückwärts vor deinem geistigen Auge ablaufen. Versuche dabei, dich wie einen unbeteiligten Beobachter zu sehen.

4. Gehe durch alle deine Erinnerungen vom Abend bis zum Morgen, ohne dich lange bei einem Ereignis aufzuhalten.

5. Wenn dir während der Übung ein paar Gedanken kommen, die du festhalten möchtest, dann schreibe sie gerne danach auf.

Mein Tipp: Die Übung sollte alles in allem etwa 10 bis 15 Minuten dauern und eine emotionale Distanz zu den Tagesgeschehnissen schaffen. Probiere sie am besten ein paar Tage in Folge aus und beobachte, was passiert.

318 Gleichgültig sein

Besonders wenn du jemand bist, der sich viele Sorgen macht, sich selbst beurteilt und Angst vor der Zukunft verspürt, könntest du dich von der Einstellung des kontroversen Modeschöpfers Karl Lagerfeld inspirieren lassen. Der Kostümbildner wurde zu seinen Lebzeiten zwar von vielen geliebt und bewundert, rief mit seinen oft provokanten Ansichten allerdings auch stets scharfe Kritik hervor. Mit Stress konnte er allerdings exzellent umgehen, und geschlafen hat er nach eigenen Angaben stets sieben gute Stunden. Der berühmte Satz »Stress? Das kenne ich nicht, ich kenne nur Strass« stammt ebenfalls von ihm. Den wertvollsten Tipp erhielt er schon als Kind von seiner Mutter: »Die ganze Welt muss einem egal sein. Dann schläft man sehr gut.«[293]

Nun klingt Gleichgültigkeit erst mal nicht erstrebenswert, wird sie in der Regel doch mit depressiven und apathischen Zuständen in Verbindung gebracht. Im Hirn ist Gleichgültigkeit allerdings verwandt mit dem Gefühl der Vergebung. Beide entlasten die Amygdala, die kleine, mandelförmige Struktur, die bei Stress aktiviert wird und Gefühle von Angst und sogar Hass hervorrufen kann. Ein bisschen selektive Gleichgültigkeit kann dir also helfen, dein Hirn zu entspannen und Stress zu bewältigen.

Mein Tipp: Erlaube deinem Hirn heute einmal, abzuschalten. Sorge dich nicht um die Dinge, die du heute sowieso nicht mehr ändern kannst. Wenn du dich an etwas erinnern willst, schreibe es auf, sodass du dich morgen darum kümmern kannst. Besser, als gleichgültig zu sein, ist, vorübergehend gleichgültig zu sein. Für einen extra Stimmungsheber, höre dir das Lied »Der perfekte Moment« von Max Raabe an.

319 BALLAST ABWERFEN

Als sensible und verletzliche Wesen sind wir Menschen ab unserer Geburt (und vielleicht auch schon davor) anfällig für psychologische Verletzungen. Psychologen nennen eine derartige, von außen nicht sichtbare Verletzung ein Trauma.

Nun sind es nicht die Erfahrungen selbst, sondern die neurobiologischen Folgen, die ein Trauma ausmachen. Wie es der Neurowissenschaftler Dr. Robert Sapolsky beschreibt,[294] kann ein Trauma bemerkenswerte Veränderungen im Gehirn hervorrufen, wie z. B. eine Verkleinerung des Hippocampus, welcher deine Erinnerungen steuert, und eine Vergrößerung deiner Amygdala, des emotionalen Kontrollzentrums. In diesen schweren Fällen spricht man dann von einer posttraumatischen Belastungsstörung, die unbedingt behandelt werden sollte.

Wichtig ist, wie wir mit der traumatischen Erfahrung umgehen. Auch von außen betrachtet weniger ernste Verletzungen wie das plötzliche Ende einer Beziehung oder ein Vertrauensbruch können Spuren hinterlassen.

Eine tolle Erkenntnis der Neurowissenschaft ist, dass eine Traumafolge behandelbar ist. Der erste Schritt hierzu ist, die traumatische Erfahrung als solche wahrzunehmen. Da wir diese oft und gerne verdrängen, ist dieser Schritt meist gar nicht so simpel. Ich denke hier immer an einen Heißluftballon, der meine Zufriedenheit und mein Lebensglück symbolisiert. Doch um höher steigen zu können, sollte ich erst einmal Ballast abwerfen.

Mein Tipp: Es gibt mehrere Wege, um dir deine traumatischen Erfahrungen bewusst zu machen. Einige habe ich dir im Laufe dieses Buches bereits präsentiert. Dazu zählen eine Achtsamkeitsmeditation, Tagebuch schreiben, eine Therapie oder eben Neurofeedback. Ich weiß, es ist nicht einfach, aber stelle dir einmal vor, wie du ohne das Trauma leben würdest. Mit meinen eigenen Erfahrungen bin ich fest davon überzeugt, dass du dein Hirn maßgeblich dabei unterstützen kannst, sich von den Folgen einer schmerzlichen Erfahrung zu erholen. Fällt dir ein Trauma ein, welches du gerne gehen lassen möchtest? Schreibe es auf den Ballast unter dem Ballon.

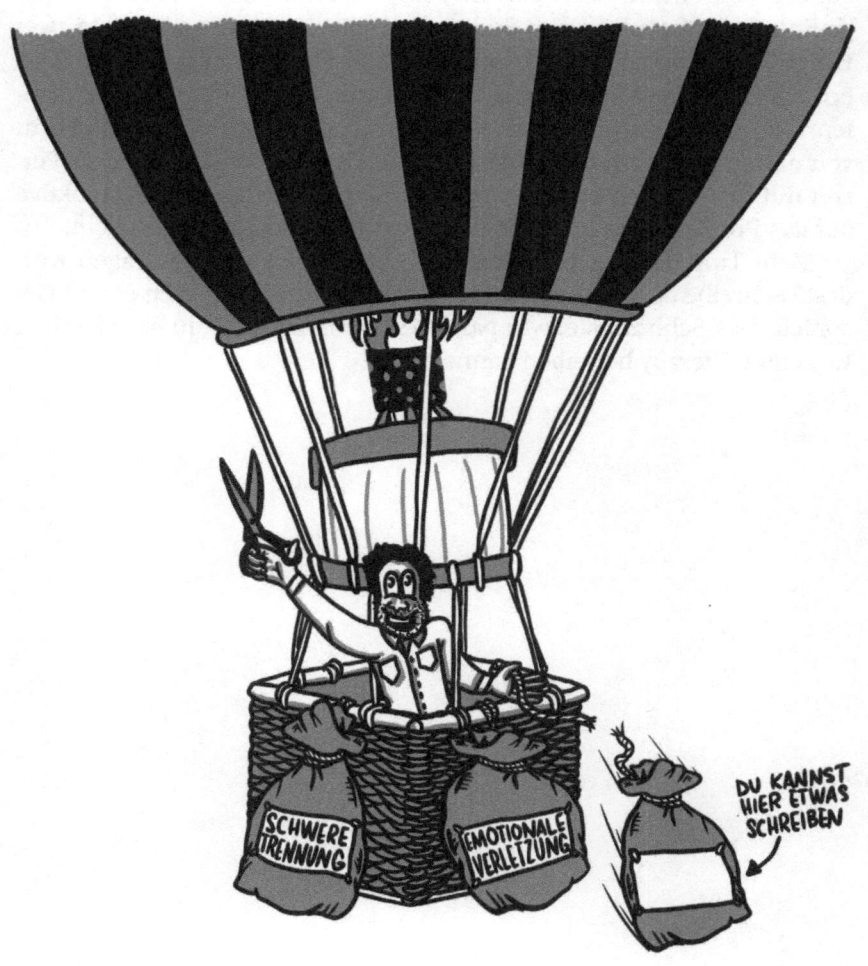

320 Dir einen Mentor suchen

Es kann unglaublich hilfreich sein, mit einem anderen Menschen über ein subjektiv erfahrenes Problem zu sprechen. Denn wenn uns jemand zuhört, wenn wir über ein als ernst empfundenes Problem, eine wichtige Entscheidung oder einen Sachverhalt sprechen, dann passieren zwei Dinge. Zum einen hören wir uns selbst das Problem aussprechen. Das ermöglicht, unsere Sache kurz aus der Lage eines Zuhörers zu betrachten. Gleichzeitig bietet uns die Person, mit der wir sprechen, eine Form von narrativem Mentoring. Das bedeutet, dadurch, dass die andere Person mit uns darüber spricht, erschafft sie schon eine neue Perspektive auf das Problem, was uns eine neue Perspektive darauf ermöglicht.

Mein Tipp: Gibt es jemanden, den du gerne einmal befragen würdest? Schreibe der Person, teile etwas von dir und frage nach einem Gespräch. Das Schlimmste, was passieren kann, ist, dass du ein bisschen Rejection Therapy betreiben kannst.

321 TANZEN UND ARBEITEN

Mein Vater erzählte mir und meinen Brüdern früher immer die Geschichte von der Ameise und der Grille des altgriechischen Fabeldichters Äsop. Sie geht in etwa so: Die Ameise arbeitet und bereitet sich auf einen harten Winter vor, während die Grille musiziert, tanzt und sich des Lebens erfreut. Als es dann tatsächlich Winter wird, beginnt die Grille zu frieren und bittet die Ameise um Hilfe, die wiederum erwidert: »Hast du im Sommer singen und pfeifen können, so kannst du jetzt im Winter tanzen und Hunger leiden, denn das Faulenzen bringt kein Brot ins Haus.«

Das klingt jetzt vielleicht ein wenig harsch von der Ameise, aber ich kann der Geschichte dennoch etwas abgewinnen. Würde die Ameise ein bisschen mehr im Moment leben und die Grille ein bisschen mehr vorplanen, hätten sie beide rund um das Jahr ein angenehmeres Leben.

Mein Tipp: Plane heute einmal die kommende Woche und fülle sie mit kleinen Aufgaben, die dich deinem größeren Ziel Stück für Stück näher bringen. Dann erledige eine davon und vergnüge dich ein bisschen.

322 Einsamkeit zulassen

Niemand will dauerhaft einsam sein. Als soziale Wesen macht uns der Gedanke Angst, ständig allein zu sein. Vielleicht gibt es ein paar Einsiedler, die glücklich und zufrieden in ihren Waldhütten wohnen, meditieren und sich der umgebenden Natur erfreuen. Allerdings spricht keiner mit ihnen, um herauszufinden, wie sie sich wirklich fühlen.

Der Gedanke, der Einsamkeit zu entkommen, ist dem Menschen inbegriffen. Als der Schriftsteller Daniel Defoe Anfang des 18. Jahrhunderts die Geschichte des Abenteurers Alexander Selkirk hörte, der nach einem Streit mit seinem Schiffskapitän auf einer einsamen Insel ausgesetzt wurde, verarbeitete Defoe Selkirks Erlebnisse in seinem weltbekannten Klassiker *Robinson Crusoe*. Defoe hat es geschafft, den Leser die erdrückende Einsamkeit seines Protagonisten spüren zu lassen und sich mit ihm zu freuen, als er in Freitag nach Jahren endlich einen Freund gewonnen hat.

Aufgrund dieser tiefliegenden Angst und dem Bedürfnis nach Verbundenheit wurden in den vergangenen Jahrzehnten zahlreiche Technologien entwickelt, um uns in allen Lebenslagen digital miteinander zu verbinden und uns das Gefühl der Einsamkeit zu nehmen. So sehr wir die Einsamkeit aber fürchten, so wichtig ist sie für uns. In seinem Buch *Digitaler Minimalismus* beschreibt der Autor Cal Newport, warum der Verlust der Einsamkeit ein ernstzunehmendes Problem darstellt. Wenn wir es nicht mehr schaffen, für einige Zeit einsam zu sein, entgehen uns die positiven Aspekte der Einsamkeit, wie z. B. »die Fähigkeit, schwierige Probleme zu klären, unsere Gefühlswelt auszugleichen, moralischen Mut aufzubringen und Beziehungen zu stärken«. [295] Gelegentliches Alleinsein ist essenziell für eine hohe Lebensqualität.

Mein Tipp: Wenn du heute Abend ins Bett gehst, lasse dein Smartphone im Wohnzimmer. Widerstehe dem Drang, abends noch einmal deine sozialen Profile zu checken, und genieße ein bisschen Zeit mit dir und deinen Gedanken. Schreibe stattdessen in dein Tagebuch oder lies etwas, das nichts mit deiner Arbeit zu tun hat und dich inspiriert.

323 ERWARTUNG MIT WERTSCHÄTZUNG TAUSCHEN

Als junger, ambitionierter Sportler war ich ein ziemlicher Hitzkopf. Damals war mein Temperament meine erste Methode, um mit meinen eigenen Erwartungen umzugehen. Natürlich halfen mir meine Tobsuchtsanfälle in den meisten Fällen gar nicht. Einmal geriet ich während eines Trainings für meine Mannschaft an der Boston University aus Frustration in eine Rangelei mit einem Mitspieler, wofür ich von unserem Trainer vom Training suspendiert und zu einer Sportpsychologin geschickt wurde.

Heute erkenne ich, dass ich mir mit meinen Erwartungen mein Leben ziemlich schwer gemacht habe. Der Neurowissenschaftler Gerald Hüther beschreibt den Prozess so, dass beim Menschen, nachdem er die Diskrepanz zwischen seinen Erwartungen und der Realität erkannt hat, Erregung im Frontalhirn entsteht und der Körper in Alarmbereitschaft versetzt wird. Das führt zu schnellerem Herzschlag und steigendem Blutdruck. Auf diese Weise wird die Energie aufgebracht, die notwendig ist, um die Situation zu meistern. Nach erfolgreicher Überwindung werden, so Hüther, »die Belohnungszentren im Hirn aktiviert und Botenstoffe ausgeschüttet – als ob man Heroin und Kokain gleichzeitig genommen hätte.« Wenn man die schwierige Situation aber nicht bewältigt, »breitet sich die Erregung im Gehirn immer stärker aus und erfasst auch tiefer liegende Bereiche im Zwischenhirn.«[296] Dabei wird vermehrt Cortisol ausgeschüttet, das dem Körper zwar mehr Energie liefert, aber auch das Immunsystem schwächt. Das führt zu einer Übererregung der oberen Gehirnbereiche, und der Mensch ist nicht mehr in der Lage, eine gute Lösung zu finden.

Mein Tipp: Rege dich nicht auf, wenn etwas einmal nicht so läuft, wie du es dir vorgestellt hast. Das gehört zum Leben dazu, und meist ist es gar nicht so schlimm, wie du vielleicht im ersten Augenblick denkst.

324 Bloss nicht Flügellaufen

Auch wenn es mir in der Regel leichtfällt, mit Menschen ins Gespräch zu kommen, habe auch ich meine Momente, in denen ich Angst vor Zurückweisung verspüre. Einen solchen Moment gab es auf einem exklusiven Wellness und Health Retreat in Kaplankaya, auf dem sich einige namhafte Experten der Technologie- und Gesundheitswelt tummelten, unter anderem auch der Serienunternehmer und Investor Kimbal Musk, der Bruder des bekannten Multimilliardärs, Tesla- und SpaceX-Gründers Elon Musk.

Bei einem abendlichen Umtrunk auf einem Plateau vor einem beeindruckenden Sonnenuntergang stand Kimbal nur ein paar Meter von mir entfernt und nippte an seinem Getränk. Gerade hatten sich seine beiden Gesprächspartner entfernt, um ihre Gläser aufzufüllen, als ich meine Chance spürte. »Mister Musk, ich heiße Max Gotzler, bin Unternehmer und würde ihnen gerne ein paar Fragen stellen«. Kimbal begrüßte mich freundlich, und als er von meiner Herkunft erfuhr, zeigte er mir sogleich ein paar Fotos einer bayerischen Shrimpfarm auf seinem Smartphone. Wie er berichtete, arbeitete er gerade an einem *Urban Farming* Projekt.

Kurz darauf fragte ich Kimbal: »Wenn Sie mir einen Tipp als aufstrebenden Unternehmer geben könnten, welcher wäre das?« Er überlegte kurz und antwortete: »Mein Rat an dich ist: Versuche bloß kein Wingwalking.« Ich stutzte. Wingwalking bezeichnet die Stunteinlage, bei der Akrobaten auf den Tragflächen von Flugzeugen laufen und manchmal sogar in hochgefährlichen Manövern von einem Flugzeug auf ein anderes springen. Als ich nachhakte, fügte Kimbal hinzu: »Manche Dinge sind es einfach nicht wert, sein Leben aufs Spiel zu setzen.« Wie ich später herausfand, spielte Kimbal damit wohl auch auf ein außergewöhnlich riskantes Wochenende an, an dem sich Elon, Kimbal und weitere Familienmitglieder tatsächlich auf die Tragflächen eines fliegenden Doppeldeckers begaben.[297] Das Risiko schien es für ihn am Ende dann doch nicht wert gewesen zu sein.

Mein Tipp: Versuche bloß kein Flügellaufen! Die Welt braucht dich noch.

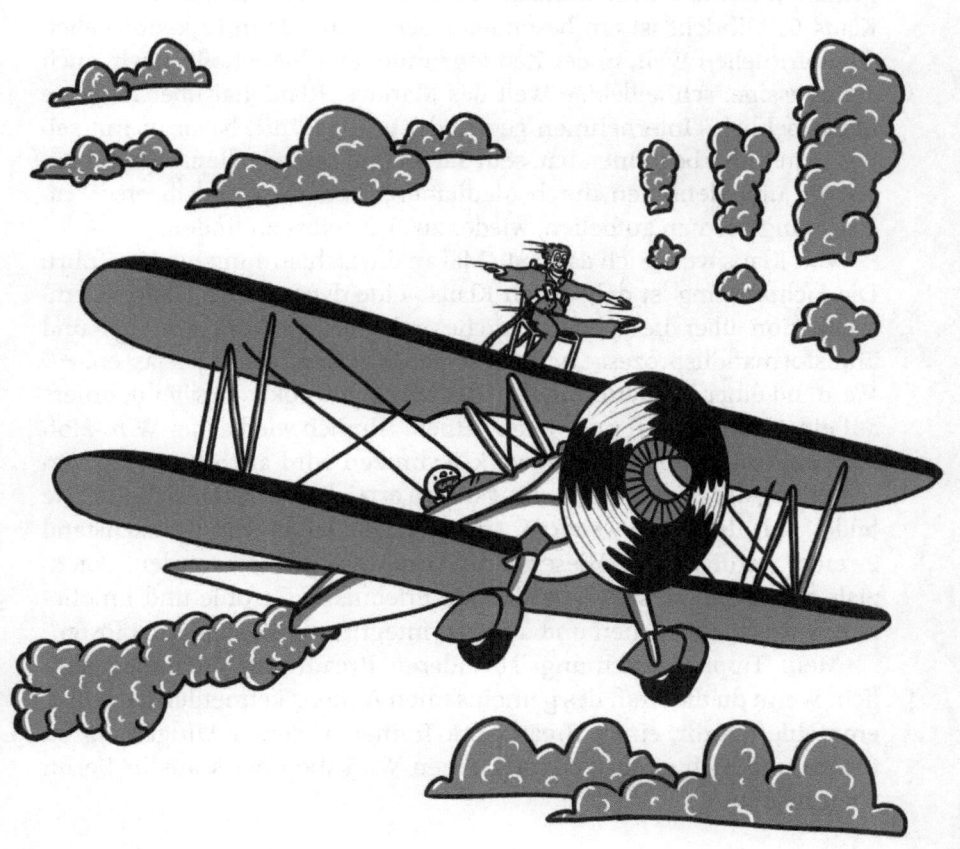

325 LICHT ATMEN

Für mich war der Begriff eines Schamanen schon immer ein eher schwammiges Konzept, und ich verstand darunter alles vom Geisterbeschwörer über den Wunderheiler bis hin zu einem in Rauchschwaden gehüllten trommelnden Medizinmann. Dann traf ich Klaus C. Ulbricht. Klaus C. Ulbricht ist ein besonderer *Schamane*, denn er kennt neben der spirituellen Welt, in der Zeit eine untergeordnete Rolle spielt, auch die stressige, schnelllebige Welt des Marktes. Klaus hat über 20 Jahre hauptsächlich Unternehmen gegründet und geführt, bevor er mit seiner Frau Vidya begonnen hat, sein Talent und seine Leidenschaft einzusetzen, um Menschen durch Meditation, Heilarbeit und diverse Entspannungsformen zu helfen, wieder zu sich selbst zu finden.

Von Klaus wurde ich das erste Mal an die Lichtatmung herangeführt. Die Lichtatmung ist dabei nach Klaus »eine dynamische Trance-Atemmeditation, über die sich persönliche und kollektive Veränderungs- und Transformationsprozesse in Gang setzen oder beschleunigen lassen.«[298] Während einer Lichtatmung liegt der komplette Fokus des Teilnehmers auf einem bewussten und vollen Atmen. Ähnlich wie bei der Wim-Hof-Atmung und anderen Breathwork-Techniken wird auch hier eine Verschiebung der Sauerstoffbindungskurve erreicht, wodurch sich Energie bildet, mit der ein erweiterter, transzendentaler Bewusstseinszustand erreicht werden kann. Dieser kann dann dazu genutzt werden, Potenziale zu erkennen, sich unterdrückte Erlebnisse, Gefühle und Emotionen bewusst zu machen und diese zu integrieren oder gar aufzulösen.

Mein Tipp: Lichtatmung ist anderen Breathwork-Techniken ähnlich. Wenn du die Kraft des gemeinsamen Atmens kennenlernen willst, empfehle ich dir, einen Breathwork-Trainer in deiner Umgebung zu finden und dich einfach mal für einen Workshop bei Klaus in Berlin anzumelden.

326 BEI EINEM FREUND MELDEN

Dem Schriftsteller, Bildungsreformer und Staatsmann Wilhelm von Humboldt wird der Spruch nachgesagt: »Im Grunde sind es doch die Verbindungen mit Menschen, die dem Leben seinen Wert geben.« Als soziale Wesen brauchen wir Verbindungen zu anderen, und auch wenn es hilfreich ist, hin und wieder allein sein zu können (s. Tag 95), dann macht das Leben erst so richtig Spaß, wenn man seine Erfahrungen mit anderen teilen kann.

Die Angst, allein zu sein, wird in unserer Gesellschaft immer wieder thematisiert. Im Film *Cast Away – Verschollen* treibt es die von Tom Hanks verkörperte Hauptfigur aus Einsamkeit beinahe in den Wahnsinn, nachdem diese mit einem Flugzeug auf einer kleinen Südseeinsel abgestürzt ist. Erst als er sich selbst einen Ersatzfreund in Form des Volleyballs Wilson erschafft, findet er die Energie, um am Leben zu bleiben und am Ende auf einem selbst gebauten Floß zu entkommen. Ähnlich ergeht es der Hauptfigur, gespielt von Chris Pratt, in dem Hollywood Blockbuster *Passengers*, der als einzig Wacher in einem Raumschiff voller schlafender Passagiere eine weitere Passagierin, gespielt von Jennifer Lawrence, gegen ihren Willen aufweckt, weil er das als einzige Möglichkeit zum Überleben sieht. Fazit: Wir alle brauchen Menschen, mit denen wir dieses aufregende Leben teilen können.

Mein Tipp: Melde dich heute bei einem Freund, den du schon länger nicht gesprochen hast. Du kannst dich kurz fassen und ihm nur schnell mitteilen, dass du heute an ihn gedacht hast und hoffst, dass es ihm gut geht.

327 SELBSTLIEBE ZEIGEN

In meinem Gespräch mit Gerald Hüther, dem vielleicht bekanntesten Hirnforscher Deutschlands, teilte der Bestsellerautor zwei Fragen mit mir, die wir uns jeden Tag stellen sollten:

1. Bin ich gerade die Person, die ich sein will?
2. Was will ich mit Zeit auf diesem Planeten heute bewegen?

Um diese Fragen adäquat zu beantworten, ist es von Vorteil, ein Verständnis von seiner Würde zu haben und sich selbst zu mögen. Selbstliebe ist ausschlaggebend dafür, positive Entscheidungen für einen selbst zu treffen. Wenn, wie es die Neurowissenschaft aktuell darstellt, tatsächlich 95 Prozent unserer Handlungen von unseren unbewussten Glaubenssätzen geleitet werden, dann macht es durchaus Sinn, mit den verbleibenden 5 Prozent die unbewussten Gedanken so zu verändern, dass sie zu einem angenehmeren, glücklicheren und erfüllteren Leben für uns führen.[299]

Mein Tipp: Stelle dich heute vor einen Spiegel und stelle dir diese beiden Fragen. Nimm dir bewusst Zeit, um dich anzusehen und die positiven Merkmale in dir zu entdecken. Sag dir selbst, wofür du dich magst und was du toll und wertvoll an dir findest. Programmiere dein Unterbewusstsein so, dass es nur noch das Beste für dich will. Wenn möglich, schreibe die Fragen und deine Antworten auf.

328 DEINEN ÄNGSTEN BEGEGNEN

Früher habe ich mir den kreativen Prozess eines Künstlers ziemlich einfach vorgestellt. Ein Maler spaziert durch die Natur, woraufhin ihn die Muse küsst, sodass er mit Elan und Freude ein Meisterwerk produziert. Dabei blenden wir den inneren Widerstand aus, den jeder Künstler kennt.

Viele Oscar-Gewinner antworten, wenn sie gefragt werden, warum sie sich für die prämierte Rolle entschieden haben, mit: »Weil ich Angst davor hatte.« Es ist genau diese Angst, dieser innere Widerstand, der uns ein Zeichen gibt, dass wir auf dem richtigen Weg sind. Natürlich kann es auch in die Hose gehen. Aber wo es etwas zu verlieren gibt, gibt es meist auch etwas zu gewinnen. Egal, welcher Tätigkeit du letztendlich nachgehst (sei es Schriftsteller, Konditor, Zahnarzt, Snowboarder, Banker oder Mechaniker), der innere Widerstand zeigt sich in den Momenten, in denen du dein Handwerk weiterentwickeln kannst, in denen du wachsen kannst.

Daher ist für mich der richtige Weg nicht, diesen Widerstand zu meiden. Ganz im Gegenteil, suche ihn und fordere ihn heraus. Ein Schriftsteller hat es einmal treffend so formuliert: »Das Harte am Schreiben ist nicht das Schreiben an sich. Es ist das Hinsetzen, um zu Schreiben.«

Den Widerstand zu akzeptieren und ihn zu überwinden ist ein elementarer Teil des Flow-Zyklus. Deine Hindernisse sind sozusagen die Rohstoffe für deine persönliche Erfolgsstory.

Mein Tipp: Habe den Mut, deiner Angst zu begegnen. Wie der Philosoph, Poet und Maler Khalil Gibran so treffend beschrieb: »Beherzt ist nicht, wer keine Angst kennt, beherzt ist, wer die Angst kennt und sie überwindet.«

329 Verantwortung übernehmen

Auch wenn wir uns perfekt vorbereiten, alle gut gemeinten Ratschläge befolgen, hart arbeiten und uns zwingen, positiv zu bleiben, kann uns das Leben hin und wieder in die Knie zwingen. Eine schwere Verletzung, eine Absage, eine Krankheit, eine Krise, ein Schicksalsschlag kommen oft genau dann, wenn wir sie am wenigsten auf dem Schirm haben. In diesen Momenten möchten wir uns einfach nur noch eingraben und verschwinden.

Ich hatte so einen Tiefpunkt, als ich mich nach meiner Universitätszeit dazu entschloss, meine Basketballkarriere erst einmal an den Nagel zu hängen und vorübergehend für die Firma meines Vaters zu arbeiten, bis ich herausgefunden hatte, was ich jetzt machen wollte. Dann kam es Schlag auf Schlag. Meine langjährige Freundin machte mit mir Schluss, ich erhielt zahlreiche Absagen von Universitäten und Firmen, und auch mein Versuch, meine Sportlerlaufbahn wieder zu beleben, ging in die Hose. Da war ich nun und hatte keine Idee, was ich von nun an mit meinem Leben anstellen sollte. Innerlich schäumte ich vor Wut über die ungerechte Welt. Ich konnte mich selbst nicht mehr ausstehen.

Mein großes Glück war ein Praktikum in Indien, das ich den folgenden Sommer machte. Eines Abends wurde ich von einem Mitarbeiter Ashish zum Essen eingeladen. Wir saßen in seiner kleinen Einzimmerwohnung mit seiner Frau und drei kleinen Kindern. Die Kinder kicherten ununterbrochen, die Eltern waren überaus freundlich zu mir, interessierten sich für mich und meine Geschichte, und ich spürte, wie sehr sie sich freuten, dass ich ihrer Einladung gefolgt war.

Dieser eine Abend erlaubte es mir, mein Leben von da an aus einer anderen Perspektive zu betrachten. Ich schämte mich richtig für meine Kurzsichtigkeit und begann, eine große Verantwortung zu spüren, mein Leben wieder in meine Hände zu nehmen und aus dem, was mir in der Geburtslotterie zugespielt wurde, etwas Wertvolles zu machen.

Mein Tipp: Egal was dir passiert, aufgeben ist keine Option! Übernimm Verantwortung für dein Lebensglück. Das bist du dir selbst schuldig.

330 Selbstwirksam werden

Wenn du mehr Kontrolle über dein Leben willst, denke darüber nach, deine eigene Autobiografie zu schreiben. Mit dem Erzählen deiner Geschichte teilst du dir selbst deine Gedanken mit. Du zeichnest sozusagen deine Persönlichkeit auf. Das erlaubt dir, dich regelmäßig von außen zu betrachten und deine persönliche Geschichte in deinem Kopf weiterzuspinnen. Das schafft Selbstwirksamkeit. Diesen Tipp habe ich von dem Schriftsteller Derek Sivers aus unserer gemeinsamen Podcastfolge. Darin beschreibt Derek, wie er vorgegangen ist. Seine Empfehlung an alle Hörer:

»Wie cool wäre es, wenn du dein ganzes Leben lang an deiner Autobiografie schreiben würdest? [...] Du könntest mit dem Jetzt beginnen und die Vergangenheit ausfüllen oder, wenn du genügend Zeit hast, von vorne anfangen zu schreiben.«[300]

Mit dem Aufschreiben deiner Erfahrungen, Erlebnisse, Wünsche und Träume bringst du diese in eine materielle Form. Du gibst ihnen mit deiner Autobiographie eine Art Zuhause, und da das Projekt bis zu deinem Tod nie ein Ende finden wird, kannst du die Geschichte immer weiterspinnen und dir neue, aufregende Kapitel für deine persönliche Erfolgsgeschichte überlegen.

Mein Tipp: Diese Übung ist eine tolle Möglichkeit, selbstwirksamer zu werden. Probiere es aus!

BIOHACKER-SPICKZETTEL BALANCE

1. Besinne dich immer wieder auf dein Anliegen und übe dich im optimistischen Denken.

2. Lenke deine Gedanken auf die Fortschritte und die positiven Ereignisse in deinem Leben.

3. Überlege dir, ein Tagebuch anzuschaffen, um dich selbst besser kennenzulernen, und übe dich in täglicher Achtsamkeit.

4. Entledige dich so oft wie möglich deiner digitalen Welt und konzentriere dich auf die echten Menschen in deinem Umfeld.

5. Gehe mit dir so um wie mit jemandem, der dir wichtig ist. Bringe deinem Unterbewusstsein wieder bei, dass es deinem Bewusstsein vertrauen kann.

Podcastempfehlungen der Flowgrade Show mit Max Gotzler:

- #026: »Schamanismus, Lichtatmung und die Kraft der Farben« mit Klaus C. Ulbricht

- #088: »Gelassen durch den Alltag« mit Glückscoach Sabina Pilguj

- #089: »Was dir Farben über deine Psyche verraten« mit Dr. Alexander Wunsch

- #068: »Was Klänge mit der Psyche machen« mit Anja Leitz

- #106: »Transformiere dich kreativ« mit Traumatherapeutin Verena König

Du kannst dir alle Episoden der Flowgrade Show auf Apple Podcasts, Spotify und auf www.flowgrade.de/podcast ansehen und anhören. Weitere Informationen zu diesem Kapitel findest du auf www.dailybiohacker.de/balance.

 TEST: IN WELCHEN SITUATIONEN WÄRST DU GERN GELASSENER?

KAPITEL 12:
LANGLEBIGKEIT – FÜR IMMER GESUND

S eit Menschen philosophieren, beschäftigen sie sich mit der Frage, wie ein ideales Leben aussehen könnte. Denn wer über den Sinn und die Gestaltung seines Lebens nachdenkt, der kommt nicht drum herum, auch über seinen Tod nachzudenken. Lange bevor es hochwirksame, lebenserhaltende Technologien in top ausgestatteten Krankenhäusern gab, haben unsere Vorfahren erkannt, dass ein langes Leben erst wirklich erstrebenswert ist, wenn es mit einem hohen Grad an Gesundheit und Vitalität einhergeht.

Das veranschaulicht uns z. B. die mythologische Geschichte von Eos, der Göttin der Morgenröte, die jeden Morgen das Tor für den Sonnengott Helios öffnete, damit dieser mit seinem feurigen Wagen den Tag beginnen konnte. Als Eos eines Tages an einem Strand den sterblichen Tithonos erblickte, verliebte sie sich unsterblich in ihn. Tithonos erwiderte die Liebe, und die beiden zogen in ihren Sonnenpalast, wo sie eine erfüllende Beziehung führten. Aus Angst, dass ihr sterblicher Geliebter irgendwann von Thanathos, dem Totengott, geholt werden würde, bat die unsterbliche Göttin den Göttervater Zeus, Tithonos die Unsterblichkeit zu schenken. Der listige Zeus willigte ein, wohlwissend, dass Eos einen wichtigen Teil vergessen hatte. Sie hatte nicht um ewige Jugend gebeten. Als die Jahre verstrichen, wurde Tithonos immer gebrechlicher, bis er eines Tages kaum noch gehen und sprechen konnte. Eos erkannte, dass Tithonos in diesem Zustand nicht mehr am Leben bleiben wollte, und erlöste ihn, indem sie ihn in eine zirpende Heuschrecke verwandelte. Sie hatte gelernt, dass Unsterblichkeit ohne Jugendlichkeit unerträglich wird.[301]

In diesem Kapitel erhältst du Einblick in verschiedene Biohacking-Methoden, die dir nicht nur dabei helfen sollen, lange am Leben zu bleiben, sondern dabei auch so fit und vital wie möglich zu bleiben.

Wie alt willst du werden? Mach dazu den Vorher-Nachher-Test!

✏ TEST: WIE VERHÄLT SICH DEIN TATSÄCHLICHES ZU DEINEM GEFÜHLTEN ALTER?

Tatsächliches Alter: _____

Gefühltes Alter: _____

Unterschied: _____

331 Nie in Ruhestand gehen

Im Herbst 2018 wurde ich von Freunden zum Harvest Kaplankaya nahe Bodrum in die Türkei eingeladen. Über drei Tage wurde uns dort eine breite Fülle an inspirierenden Vorträgen, Yoga-Sessions und Kochkursen vor einer traumhaften Kulisse am Ägäischen Meer geboten.

Unter den Anwesenden befand sich auch der amerikanische Entdecker Dan Buettner, der vor allem für seine Arbeit mit den »Blue Zones« bekannt ist. Die Blue Zones sind Regionen, in denen die dort lebenden Menschen überdurchschnittlich alt werden. Während seiner Reisen identifizierte Dan fünf solcher Regionen, die sich in Italien, Japan, Kalifornien, Costa Rica und Griechenland befinden.

Gespannt hörte ich zu, als Dan in einem Vortrag von den bemerkenswerten Gemeinsamkeiten berichtete, die er in den Lebensweisen der Menschen in den Blue Zones ausmachte. Eine Gruppe, die er als Beispiel für einen Lebensstil mit einer extrem hohen Lebenserwartung hervorhob, waren die Schäfer, denen er in Sardinien begegnet war. Diese wandern täglich viele Kilometer an der frischen Luft, hüten ihre Schafe, und nach getaner Arbeit essen sie eine Mahlzeit mit wenigen Kohlenhydraten und viel Gemüse, verbringen Zeit mit der Familie, trinken ein bisschen Wein und gehen früh schlafen. Bis ins hohe Alter gehen sie jeden Tag auf die Weide und kümmern sich um ihre Tiere. Ein Konzept des Ruhestandes wie hierzulande gibt es in den Blue Zones nicht.

Bereits das Wort »Ruhestand« suggeriert eine Abnahme an Vitalität. Ruhestand klingt für mich wie Stillstand, wie eine Vereinbarung, dass das Leben sich jetzt bald seinem Ende neigt. Der Fuß wird vom Gas genommen, und wir fahren den Wagen jetzt noch, so lange er rollt.

Mein Tipp: Wenn die Blue Zones einen Anhaltspunkt bieten und du möglichst alt werden und dabei physisch und mental fit bleiben willst, dann sag dem Ruhestand Goodbye und freue dich darüber, dass es unzählige Möglichkeiten gibt, dich bis zum Lebensende weiterzubilden, zu schaffen, zu wachsen und aktiv zu bleiben.

332 Stets in Bewegung bleiben

Dan Buettner bemerkte in allen fünf Blue Zones, dass die Menschen auch im hohen Alter noch auffallend aktiv sind. Allerdings gehen diese nicht in ein Fitnessstudio oder trainieren für einen Marathon. Die Bewegung ist in die Natur ihres Alltags eingewoben. Sei es auf der Weide beim Schafehüten, beim Gartenumgraben oder auch beim Kochen, die Hundertjährigen in diesen besonderen Zonen sind täglich mehrere Stunden auf den Beinen.

Aber auch hierzulande gibt es Menschen, die trotz alter Knochen noch höchst aktiv sind. Die mittlerweile 94-jährige Johanna Quaas aus Halle an der Saale wurde 2012 durch einige YouTube-Videos, die sie beim Turnen zeigen, weltbekannt. Seitdem gilt sie als fitteste Oma der Welt und wurde kurz darauf als »älteste Turnerin der Welt« ins Guinness-Buch der Rekorde aufgenommen. Ihren stolzesten Moment hatte sie nach eigener Aussage, als sie als 84-Jährige aufgrund von mangelnder Konkurrenz in ihrer Altersklasse die deutsche Meisterschaft im Turnen der 70- bis 75-Jährigen gewann. Auch heute geht sie noch einmal die Woche zum Turnen und fährt mehrfach die Woche 40 Kilometer Rad.[302]

Regelmäßige Bewegung fördert nachweislich die muskuläre Fitness, heizt die Mitochondrien zur Produktion von ATP an, fördert den Stoffwechsel und hebt die Stimmung. Für eine möglichst lang anhaltende Fitness eignet sich vor allem eine Kombination aus aerobischen Aktivitäten, Balance-Übungen und Krafttraining niedriger Intensität.

Mein Tipp: Ein guter Maßstab für egal welches Alter sind mindestens fünf Einheiten pro Woche von jeweils 30 bis 60 Minuten Bewegung. Es müssen ja nicht gleich extravagante Turnübungen sein. Gehe spazieren, arbeite im Garten, spiele eine Runde Golf oder geh zum Yoga. Wichtig ist, dass es dir Spaß macht, denn dann bleibst du wie Johanna Quaas ein Leben lang dabei.

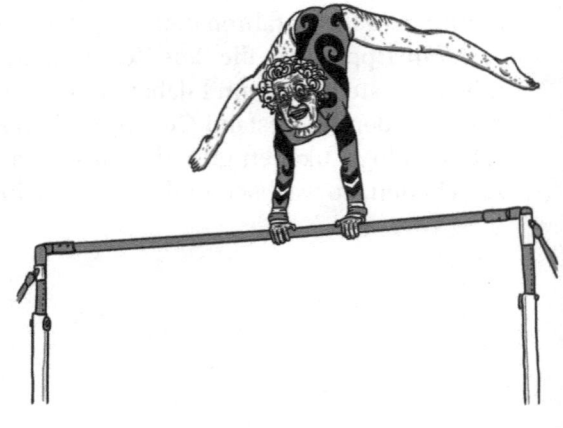

333 Von alleine aufstehen

Auch wenn du keine Turnrekorde brechen willst, kannst du deine Lebenserwartung bereits erhöhen, wenn du dich alleine hinsetzen und wieder aufstehen kannst. In einer Studie von 2012 mit 2002 Erwachsenen im Alter von 51 bis 80 Jahren wurde ein signifikanter Zusammenhang zwischen der Fähigkeit, sich alleine hinzusetzen und wieder aufzustehen, und der Sterblichkeit festgestellt.

Für die Durchführung des Sitting-Rise-Tests (SRT-Test) wurden die Teilnehmer angewiesen, sich möglichst ohne Unterstützung der Hände hinzusetzen und dann wieder aufzustehen. Im Falle, dass die Hände oder die Knie zu Hilfe genommen wurden, wurden Punkte abgezogen. Die Ergebnisse zeigten, dass die Lebenserwartung der Personen, die eine besonders hohe Fitness des Bewegungsapparates zeigten, merklich länger lebten.

Mein Tipp: Führe heute einmal den Sitting-Rise-Test durch. Wenn du die Sorge hast, nicht mehr alleine aufstehen zu können, hole dir jemanden zur Unterstützung. Stelle dich auf eine Matte oder einen weichen Untergrund. Versuche dich nun vorsichtig auf den Boden zu setzen, ohne dich abzustützen oder die Hände und Knie zu verwenden. Versuche nun im Anschluss, aus dem sitzenden Zustand wieder aufzustehen.

Für eine perfekte Durchführung gibt es zehn Punkte. Jedes Mal, wenn du eine Hand oder ein Knie zu Hilfe nimmst, gibt es einen Punkt Abzug. Wiederhole den Test nun eine Woche lang jeden Tag und ziele darauf ab, auf mindestens acht Punkte zu kommen (das bedeutet, dass du z. B. eine Hand beim Hinsetzen und ein Knie beim Aufstehen verwendest).

Dein heutiger Sitting-Rise-Test Score: _____ von 10 Punkten

334 DICH MÖGLICHST LANGE GESUND HALTEN

»Ich glaube, dass wir in den nächsten drei bis fünf Jahren was präsentieren können, was die Menschen wirklich verjüngen kann.« Wenn Michael Greve spricht, dann hört man zu. Er zählt zu den erfolgreichsten Gründern der deutschsprachigen Internet-Welt. Mit seinem Bruder Matthias hat Michael zahlreiche namhafte Internet-Firmen aufgebaut, darunter auch Web.de, welches die beiden nach einem erfolgreichen Börsengang zu einem der größten deutschen Internet-Portale entwickelten. Nachdem die beiden Brüder Web.de verkauften, begann Michael, mehr und mehr in seine neue Leidenschaft, die gesunde Langlebigkeit, zu investieren. Mit der von ihm gegründeten Forever Healthy Foundation verfolgt Michael das Ziel, Menschen in die Lage zu versetzen, ihre gesunde Lebensspanne maßgeblich zu verlängern und zur ersten Generation zu gehören, in der Altern umkehrbar wird. Die Forever Healthy Foundation befasst sich konkret mit der Bewertung von neuen Rejuvenation-Therapien, evidenzbasierter Recherche von weltweit führendem medizinischen Wissen, der Finanzierung von Forschung zu den Grundursachen des Alterns und der Unterstützung von Start-ups, die Forschung in Rejuvenation-Therapien für den Menschen umsetzen.

Ich habe Michael vor fünf Jahren in Berlin kennengelernt, und mit unseren gemeinsamen Interessen hat sich daraufhin eine tiefe Freundschaft entwickelt. Er ist einer der Menschen in meinem Leben, mit denen ich am meisten spreche. Im Winter gehen wir gemeinsam Ski fahren und im Sommer wandern in den Bergen.

Schon öfter habe ich Michael gefragt, ob er schon das Geheimnis für ewige Jugend gelüftet hat. Seine Antwort bleibt die gleiche: »Max, halte dich möglichst lange gesund. Es wäre blöd, kurz vor einem Mega-Durchbruch ins Handtuch zu beißen.«

Mein Tipp: In den Worten von Michael: Triff Vorkehrungen, um möglichst lange gesund zu bleiben. Vielleicht war dein Griff zu diesem Buch bereits ein erster Schritt dazu.

335 WIE EIN SCHÄFER LEBEN

Wie gerne wäre ich manchmal ein Schäfer. Allein die Vorstellung der landschaftlichen Idylle, der Stille, der entschleunigten Art zu leben, ja sogar der Langeweile erzeugen in mir ein Gefühl der tiefen, ungetrübten Entspannung. Der Amerikaner Dan Buettner, der Entdecker der »Blue Zones«, den Orten auf der Erde, an denen Menschen besonders alt werden, erzählte mir einst, dass der Schäfer wahrscheinlich der Jungbrunnen der Tätigkeiten ist.

Warum ist schnell erklärt: Viel Zeit an der frischen Luft, viel Bewegung, nach der Arbeit ein nahrhaftes Abendessen, dazu ein bis zwei Gläser Wein mit Freunden im Ort, Zweisamkeit mit der Partnerin, viel Schlaf und vor allem kaum Stress (und wenn, dann kurz und heftig, z. B. wenn der Wolf kommt).

Mein Tipp: Nimm dir ein Beispiel am Schäfer, und suche dir eine oder mehrere Aufgaben, die dich täglich an die frische Luft bringen.

336 HAUFENWEISE ERDBEEREN ESSEN

»Fisetin kommt aus Erdbeeren. Man könnte vermutlich auch 200 kg Erdbeeren essen.« Michael Greve, der Gründer der Forever Healthy Foundation, schmunzelt. Gerade nehmen wir unseren lange geplanten Podcast zum Thema Langlebigkeit auf. Die Antwort kam auf meine Frage, ob der lebensverlängernde Stoff Fisetin denn auch mit Lebensmitteln aufzunehmen sei.

Anti-Aging-Wissenschaftler forschen schon länger an den außergewöhnlichen Eigenschaften von Fisetin, das nicht nur Entzündungen reduzieren und die Effizienz von Zellen steigern, sondern auch noch einen wichtigen Prozess des Alterns verlangsamen soll. Einer der Hauptgründe für das Altern ist die Seneszenz – ein Phänomen, bei dem Zellen aufhören, sich zu teilen, wenn sie älter werden. Wenn sich die Zellen nicht mehr teilen, werden sie meist nutzlos, beginnen sich im Körper anzusammeln und lösen Entzündungen aus, die nach und nach die Zellfunktion beeinträchtigen und das Risiko für altersbedingte Krankheiten erhöhen. Seneszenz ist eines der ungelösten Probleme des Älterwerdens, weshalb Anti-Aging-Forscher auf der Jagd nach sogenannten Senolytika sind. Das sind Verbindungen, die den Alterungsprozess verzögern oder umkehren, indem sie alte, geschädigte Zellen zerstören.

Die neuesten Forschungen haben nun ergeben, dass Fisetin ein besonders starkes Senolytikum ist. Hierzu fütterten Wissenschaftler alternde Mäuse entweder mit normaler Nahrung oder mit fisetinreicher Nahrung und achteten auf Anzeichen des Alterns. Die Mäuse, die täglich Fisetin gefressen haben, lebten nicht nur länger, sondern waren auch gesünder![303] Das würde bedeuten, dass du nicht älter, sondern gesünder älter werden kannst!

Mein Tipp: Wenn du mit einem ungefährlichen Pflanzenstoff die Chance auf ein noch längeres Leben erlangen willst, dann könnte es von Vorteil sein, fisetinreiche Nahrungsmittel wie Erdbeeren zu essen oder ein Fisetin-Supplement einzunehmen.

Gegenwärtig ist die einzige Form und Dosis, die in klinischen Studien der Phase 1 getestet wurde, das sogenannte »Mayo-Protokoll«.

Das Mayo-Protokoll besteht darin, 20 mg/kg Körpergewicht orales Fisetin an zwei aufeinanderfolgenden Tagen einzunehmen und die gleiche Dosis einen Monat später zu wiederholen.[304]

337 ROT- UND INFRAROTLICHT KOMBINIEREN

Wenn du dich das nächste Mal in einer schönen Sommernacht an einem Lagerfeuer wärmst, dann kannst du dich jetzt darüber freuen, dass du über das Feuer nicht nur schöne Flammenspiele, sondern auch wertvolle regenerierende Lichtfrequenzen aufnimmst. Feuer beinhaltet Wellenlängen im Rot- wie auch im Infrarotbereich.

In einer umfassenden Betrachtung von zahlreichen Studien hat die Forever Healthy Foundation eine Risiko-Nutzen-Analyse erstellt, die eindeutige Nachweise für die positiven Anti-Aging-Effekte einer sogenannten LLLT-Therapie liefert. LLLT steht für Low-Level-Laser-Therapie und beinhaltet die Kombination von roten und infraroten Lichtfrequenzen, genau wie im Lagerfeuer. Diese Art der Bestrahlung wird auch als Photobiomodulation (PBM) bezeichnet. Die LLLT oder PBM ist eine Therapieform, bei der bestimmte Lichtwellenlängen eingesetzt werden, um regenerative zelluläre Prozesse anzuregen und die Zellen mit Energie zu beliefern. Die unterschiedlichen Wellenlängen des roten und des infraroten Lichts können den Körper auf verschiedene Weise beeinflussen. Die effektivsten roten Wellenlängen scheinen in den Bereichen 630 bis 670 nm und 810 bis 880 nm zu liegen.

Bei der Photobiomodulation oder LLLT werden bestimmte Lichtfrequenzen eingesetzt, um die ATP-Produktion der Mitochondrien anzuregen. Durch mehr ATP in der Zelle können dadurch die verschiedenen Zellfunktionen unterstützt werden. Infrarotbehandlungen und Photobiomodulation sind, wenn auch verwandt, zwei unterschiedliche Paar Schuhe. Sie können kombiniert werden, indem eine LLLT-Lampe in einer Infrarotsauna installiert wird.

Mittlerweile gibt es bereits Panäle, die Wellenlängen von 630 nm und 830 nm kombinieren, um eine größtmögliche Wirkung zu erzielen. Mit derartigen Lampen kannst du dir diese reparierenden Lichtfrequenzen nach Hause holen.

Mein Tipp: Wenn du Photobiomodulation einmal ausprobieren willst, dann besorge dir eine LED-Rotlichtlampe, am besten mit beiden Wellenlängen, 630 und 830 nm. Die *Forever Healthy Foundation* empfiehlt hier auf Basis einer umfassenden Risiken-Nutzen-Analyse ein spezielles Protokoll,[305] welches ich dir auf www.dailybiohacker.de/langlebigkeit hinterlegt habe.

338 IM ROTLICHT BADEN

Meine Mentorin und enge Freundin Anja Leitz ist die Autorin eines meiner Lieblingsbücher *Better Body Better Brain*, in dem sie unter anderem von den positiven Effekten von Licht und Kälte berichtet. Außerdem ist sie ausgebildete Neurofeedbacktherapeutin, sie hat Kochbücher über die ketogene Ernährung und ein Fachbuch speziell zur Funktionsweise von Fettsäuren geschrieben. Dazu hat Anja mit dem Haus Steinfels das erste Biohacking Bed & Breakfast in Europa entworfen. Gäste können hier auch die neuesten Biohacking-Methoden kennenlernen, darunter Kälteexposition, Klang- und Lichttherapie, Neurofeedback und Energiemassagen.

Eine meiner persönlichen Lieblingsfolgen der Flowgrade Show war meine Aufnahme mit Anja in je einer im Freien platzierten Salzwasserwanne mit einem Rotlichtpanel, das hinter uns an der Wand angebracht war. Vor traumhafter Bergkulisse sprachen wir in dieser Episode über das optimale Umfeld für zelluläre Freudensprünge. Ein wichtiger Aspekt eines optimalen Umfelds ist ein optimales Verhältnis an den richtigen Lichtfrequenzen, die unser Körper braucht, um zu funktionieren.

In einem modernen Alltag können hier durchaus Ungleichgewichte entstehen. Wenn du z. B. noch vor Sonnenaufgang in die Arbeit (oder in die Schule) gehst, dich dann den ganzen Tag unter gleißendem Kunstlicht und vor Bildschirmen aufhältst und dann nach Sonnenuntergang zu Hause wieder unter Kunstlicht begibst, dann fehlen dir mit ziemlicher Sicherheit die regenerierenden roten Lichtfrequenzen. Rotes Licht mit einer Wellenlänge zwischen 630 und 670 nm dringt wesentlich tiefer in dein Gewebe ein als andere Wellenlängen und fördert dort die Produktion von hautstraffendem Kollagen, regt den Stoffwechsel der Mitochondrien an und repariert die Haut.

Mein Tipp: Wenn du deine Badewanne erst mal nicht mit einem Rotlichtpanel verkleiden willst, dann lass in einem ersten Schritt natürliche Rotlichtquellen wie die Morgen- und Abendsonne in deinen Alltag, zünde dir abends ein paar Kerzen an oder genieße die wertvollen Lichtfrequenzen eines Lagerfeuers.

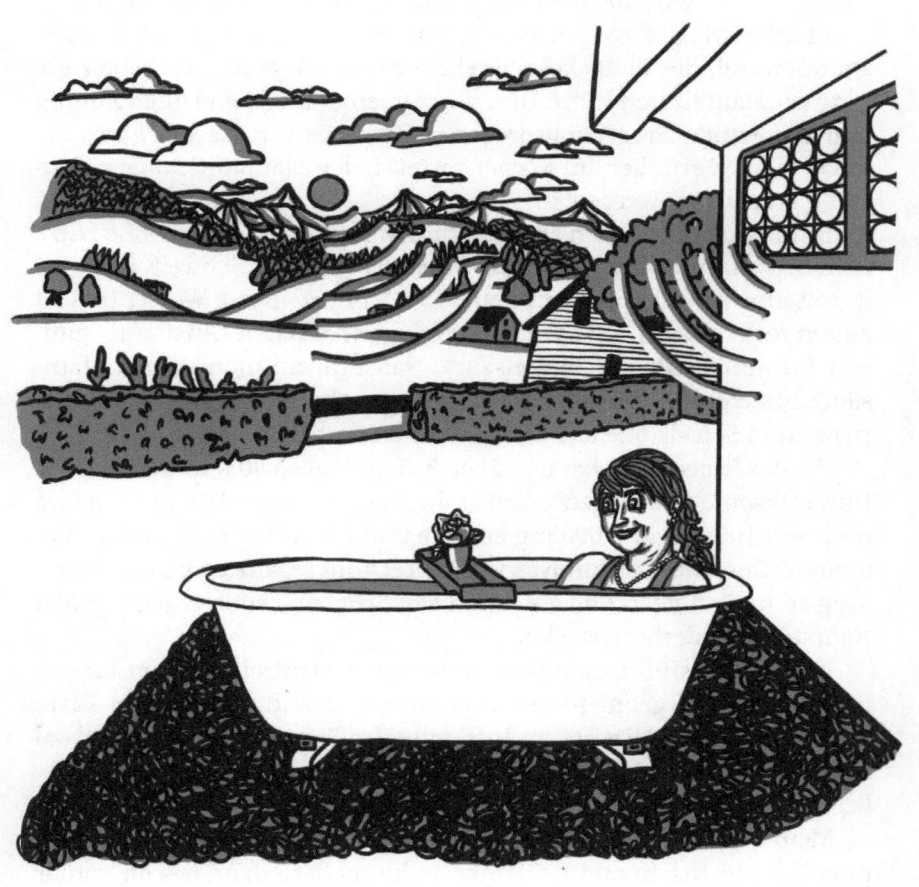

339 Mit Niacin die Entgiftung fördern

Einen weiteren außergewöhnlichen Biohack zur Entgiftung habe ich von meinem Kumpel Bob Troia erfahren. Bob nutzt ein Protokoll, welches die Wirkung der Einnahme von Niacin, auch als Vitamin B3 bekannt, mit der Wirkungsweise einer Infrarotbehandlung kombiniert.

Niacin wirkt auf zwei Arten. Erstens erweitert es, ähnlich wie Stickstoffmonoxid, die Blutgefäße, weshalb Niacin zu einer deutlichen Rötung der Haut führen kann. Dies führt zu einer besseren Durchblutung und unterstützt Entgiftungsprozesse. Zweitens verursacht Niacin die Lipolyse, die Fettzellen im Körper zerreißt, den Hauptort, an dem Giftstoffe gespeichert werden.

Infrarotkabinen bieten eine effektive Methode, um ohne große Hitze zum Schwitzen zu kommen. Das Besondere an dem Schweiß einer Infrarotsauna ist, dass dieser nur zu 80 bis 85 Prozent aus Wasser und zu einem recht großen Teil aus Cholesterin, fettlöslichen Giftstoffen, giftigen Schwermetallen, Schwefelsäure, Natrium, Ammoniak und Harnsäure besteht. Daher sind Infrarotkabinen sehr beliebt, um zu regenerieren und Schadstoffe aus dem Körper zu treiben.

Für das Experiment hat Bob über 30 Tage täglich 90 Minuten in einer Infrarotkabine geschwitzt, wobei er die Dosierung von Niacin nach und nach von 100 mg auf 5000 mg erhöhte und zusätzlich noch andere Vitamine, Mineralien, Elektrolyte, Öl und Lecithin ergänzte, um die Entgiftung zu unterstützen und die durch den Schweiß verloren gegangenen Nährstoffe wiederherzustellen.

In einem ausführlichen Bericht, den du kostenfrei einsehen kannst, hat Bob seine Ergebnisse des Experiments dokumentiert. Sein Fazit: Das Protokoll aus Niacin und Infrarotbehandlung hat tatsächlich dazu beigetragen, seine Schwermetallwerte, darunter Quecksilber, maßgeblich zu reduzieren.

Mein Tipp: Wenn du Interesse an diesem spannenden Entgiftungsprotokoll mit Niacin und Infrarotbestrahlung hast, dann lies dir vorher unbedingt den Bericht von Bob Troia durch. Eine Verlinkung zum Artikel findest du auf www.dailybiohacker.de/langlebigkeit.

340 LEBENSVERLÄNGERNDE NÄHRSTOFFE ERGÄNZEN

Ray Kurzweil, der Begründer der Singularity-Bewegung und Leiter der technischen Abteilung bei Google, gilt als einer der intelligentesten Menschen überhaupt und möchte ewig leben. Der bereits über 70-Jährige will noch bis 2045 durchhalten, denn dann wird nach seiner Berechnung der Zeitpunkt erreicht sein, an dem ewiges Leben für uns Sterbliche möglich ist. Um dorthin zu kommen, versucht Kurzweil den Alterungsprozess mithilfe von Nahrungsergänzungsmitteln aufzuhalten. Die Nährstoffe sollen helfen, seine Zellalterung zu verlangsamen und seine körperlichen und mentalen Fähigkeiten weitestgehend zu erhalten. Drei Nährstoffe sind für ihn besonders wichtig.[306]

Resveratrol: Diese Gruppe von Verbindungen kommt auf natürliche Weise in Erdnüssen, Beeren und der Schale von Weintrauben vor. Dieses viel diskutierte Ergänzungsmittel wirkt als Antioxidans und beugt altersbedingten Krankheiten wie Krebs und Herzkrankheiten vor.[307]

Phosphatidylcholin (PC): Dieser Nährstoff nimmt mit zunehmendem Alter stark ab und ist einer der wichtigsten Nährstoffe zur Bekämpfung des Alterns auf zellulärer Ebene. Er wird generell empfohlen, um die Zellmembranen flexibel zu halten. [308]

Ubiquinol: Dieser Stoff ist bekannter in seiner aktivierten Form des Coenzyms Q10, das für die Energieversorgung der Zellen unerlässlich ist. Forschungsergebnisse weisen darauf hin, dass Ubiquinol wirksam den Alterungsprozess bei Mäusen verlangsamt und die durch körperliche Anstrengung verursachte Müdigkeit verringert.[309]

Darüberhinaus nimmt Kurzweil – unter strenger ärztlicher Aufsicht – zusätzlich noch mehr als 100 Pillen pro Tag ein und lässt sich dazu wöchentliche IV-Injektionen verabreichen. Wenn dich das komplette Protokoll von Ray Kurzweil interessiert, dann findest du dieses in der Quelle.[310]

Mein Tipp: Ich halte es in erster Linie für sinnvoll, gezielt und nach Analysen deiner Biomarker zu ergänzen. Wenn du Stoffe zur Vorbeugung oder Verlangsamung des Alters in Betracht ziehst, beachte die aktuelle Studienlage und folge in jedem Fall der Forever Healthy Foundation von Michael Greve.

341 EINE RISIKO-NUTZEN-ANALYSE MACHEN

Der Biohacking-Bereich ist anfällig für überzeugende Geschichten, die wunderbar klingen, zu denen allerdings die wissenschaftlichen Grundlagen und vor allem eine plausible Gegenüberstellung der Nachteile und Vorteile fehlen. Eine solche Geschichte ist die des Deuterium-abgereicherten Wassers.

Wenn wir genauer hinschauen, besteht das geläufige Trinkwasser nicht nur aus dem wohlbekannten Molekül H_2O, sondern eigentlich aus insgesamt drei unterschiedlichen Wassermolekülen, die der Einfachheit halber unter H_2O zusammengefasst werden. Das bekannte Wasserstoffatom besteht in der Regel aus einem Proton und einem Elektron. Hin und wieder gesellt sich im Kern allerdings noch ein Neutron dazu. Diese Konstellation ist schwerer als das ursprüngliche Atom und wird als Deuterium oder kurz D bezeichnet. Wasser besteht also aus H_2O, D_2O und einer dritten Mischform, genannt HDO. Aufgrund des unterschiedlichen Gewichts wird H_2O auch als leichtes Wasser und D_2O als schweres Wasser bezeichnet.

Unser Körper entfernt das Deuterium mit der Hilfe von Darmbakterien von sich aus. Warum ihm also nicht gleich das »richtige« Wasser geben? In einigen Tierstudien konnte in der Tat gezeigt werden, dass das Trinken von leichtem Wasser die Energieproduktion anregt, die Immunfunktion stärkt und die gesunde Zellteilung befeuert.[311] Allerdings gibt es auch Anzeichen dafür, dass schweres Wasser die Teilung von entarteten Tumorzellen verhindern könnte.[312] Dazu wissen wir einfach noch nicht, ob diese natürliche Mischung aus leichtem und schwerem Wasser nicht noch andere Vorteile hat.[313]

Auch wenn es sich für einen Biohacker spannend anhört, die aktuelle wissenschaftliche Datenlage ist für mich einfach noch zu dünn, um klar sagen zu können, ob Deuterium abgereichertes Wasser ein echter Biohack ist. Außerdem ist mir das derzeit erhältliche Wasser auch einfach zu teuer.

Mein Tipp: Auch wenn sich eine Geschichte plausibel anhört, bedeutet das nicht, dass die Risiko-Nutzen-Rechnung auch aufgeht. Bleibe informiert und beobachte die Entwicklung. In der Zwischenzeit könntest du dir ja überlegen, ob es nicht sinnvoller ist, in einen hochwertigen Wasserfilter zu investieren, mit dem du dein Leitungswasser dauerhaft in Quellwasserqualität erhältst.

342 ÜBER DEN TOD PHILOSOPHIEREN

Viele Menschen haben Angst vor dem Tod. Auch ich habe mich jahrelang davor gefürchtet, jung zu sterben. Hier hat mir ein Bericht über die Sichtweise des Dalai Lama geholfen, mich meiner Angst zu stellen. Nach dem Oberhaupt der Buddhisten ist es entscheidend, sich des Todes bewusst zu sein und zu bedenken, dass wir nicht lange in diesem Leben bleiben werden.

Wie es der Dalai Lama selbst ausdrückt, geht es bei der Analyse des Todes nicht darum, ängstlich zu werden, sondern darum, diese kostbare Lebenszeit zu schätzen, in der man die Gelegenheit hat, wichtige Übungen durchzuführen. Auf diese Weise würde die Kontemplation des Todes keine Ängste schüren, sondern sogar mehr Energie hervorrufen.

Mein Tipp: Wenn du dir des Todes bewusst bist, wirst du in der Lage sein, noch mehr aus dieser kostbaren Zeit auf dem Planeten zu machen. Nutze die Meditation, um über den Tod nachzudenken, und freue dich dabei, am Leben zu sein und Zeit zu haben, noch viele wertvolle Dinge tun zu können.

343 Evolutionär nützlich bleiben

Einen interessanten Gedanken, den ich aus einem Gespräch mit einem befreundeten Biohacker aus den USA mitnahm, ist, dass dein Körper alles tun wird, dich am Leben zu erhalten, solange du einen Lebenssinn verspürst und evolutionär nützlich bleibst. Irgendwie hat dieser Gedanke Sinn für mich gemacht. Wenn unsere Zellen spüren, dass sie gebraucht werden, dann werden sie sich mehr bemühen, die Prozesse so gut wie möglich am Laufen zu halten.

Diese Sichtweise geht auch Hand in Hand mit den Erkenntnissen der Epigenetik, die mehr und mehr aufzeigt, dass wir in der Lage sind, allein mit unseren Gedanken und Emotionen die Expression gewisser Gene zu aktivieren oder zu hemmen.

Mein Tipp: Denke immer wieder über die wichtigen Dinge in deinem Leben nach. Schaffe Gründe, um möglichst lange mit all deiner Kraft auf diesem Planeten zu bleiben. Die Welt braucht dich!

344 GESELLIG BLEIBEN

Eine weitere Erkenntnis der Beobachtung der Menschen in den »Blue Zones« ist die Bedeutung von Gemeinschaft. Soziale Verbundenheit ist in den ältesten Gemeinschaften dieser Welt tief verwurzelt. Die am längsten lebenden Menschen der Welt verbringen in der Regel viel Zeit in starken sozialen Kreisen, sei es in der Freizeit oder bei der Arbeit. In Sardinien wird z. B. eine Kultur gelebt, die die Bewohner dazu ermutigt, den Tag in der örtlichen Bar zu beenden, wo sie sich mit Freunden treffen. Dazu gibt es Bräuche, nach denen die gesamte Ortsgemeinschaft bei Veranstaltungen und Festen wie der jährlichen Weinlese einspringt. In Okinawan gibt es Moais, Gruppen von Menschen, die ihr ganzes Leben lang zusammenhalten, die ursprünglich aus finanzieller Notwendigkeit entstanden sind, aber überdauert und sich zu Netzwerken gegenseitiger Unterstützung entwickelt haben.

Laut der 32 Jahre dauernden Framingham-Herzstudie, die im *New England Journal of Medicine* veröffentlicht wurde, spielt das soziale Netzwerk eine massive Rolle für die Gesundheit. Die Forscher fanden heraus, dass Probanden mit größerer Wahrscheinlichkeit fettleibig werden, wenn ihre Freunde fettleibig werden, und dasselbe gilt für Rauchen, Trinken und Einsamkeit.

Mein Tipp: Halte dich an die Menschen in deinem Umfeld, die ähnliche Prinzipien und Lebensvorstellungen verfolgen wie du selbst. Plane Ausflüge, Events und Dinnerabende und umgib dich so viel du kannst mit Freunden und Familie.

345 WIE DIE SPHINX IN DIE MORGENSONNE SCHAUEN

Für den amerikanischen Neurochirurgen und »selbst ernannten Mitochondriac« Dr. Jack ist Sonnenlicht der wichtigste Biohack überhaupt. Als ich ihn 2019 zu unserem FlowFest einlud und fragte, welchen einen Tipp er jedem mitgeben würde, um die Leistungsfähigkeit der Mitochondrien zu steigern, antwortete er mir genauso kurz wie aussagekräftig: »Mach es wie die Sphinx, Max.« In der Tat meinte Jack damit das weltberühmte Bauwerk in Ägypten, das einen liegenden Löwen mit einem Menschenkopf darstellt.

Die Sphinx betrachtet mit ihrer Ausrichtung gen Osten jeden Morgen mit erhobenem Haupt, geschwellter Brust, nackten Tatzen und offenen Augen den Sonnenaufgang. Nach Jack sollten wir es dieser altehrwürdigen Statue gleichtun und uns möglichst unbedeckt jeden Morgen den wohltuenden Strahlen der aufgehenden Sonne aussetzen. Sonnenlicht ist mit der wichtigste Signalgeber für unsere innere Uhr und bringt unsere biologischen Prozesse in einen gesunden Rhythmus. Außerdem eignen sich besonders die roten Wellenlängen des Morgenlichts dazu, um die Haut auf die spätere, stärkere UV-Belastung vorzubereiten und bereits entstandene Schäden zu reparieren. Wenn du dich dazu auch noch barfuß ins feuchte Gras deines Gartens begibst, stellst du eine direkte Verbindung zwischen den elektrischen Energien und Frequenzen der Erdoberfläche und des Körpers her.

Auch wenn die bioelektrischen Vorgänge der Erdung heute immer noch eifrig diskutiert werden, so scheint es gegeben zu sein, dass die negativen Ladungen der Erde Elektronen bereitstellen, die freie Radikale neutralisieren, Entzündungen mindern, Stresshormone senken und biologische Rhythmen in Einklang bringen können.[314]

Mein Tipp: Mach es morgen früh einmal wie die Sphinx und begib dich für einige Minuten barfuß und möglichst unbedeckt ins Freie. Verbinde dich mit dem Erdboden, richte dich auf, öffne die Augen und nimm das rötliche Morgenlicht zusammen mit den verschiedenen Farben um dich herum auf.

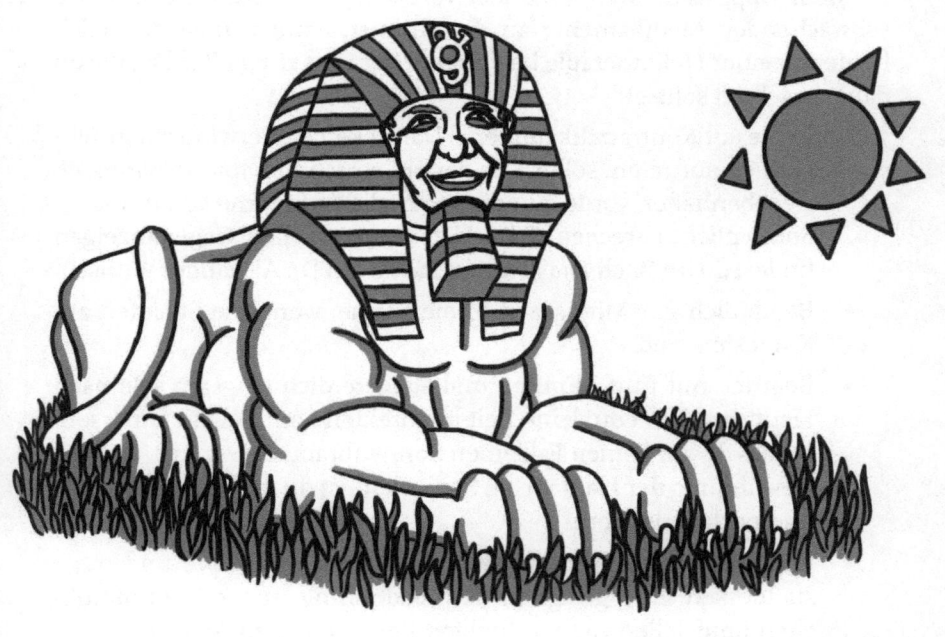

346 UV-LICHT TANKEN

Es ist bereits gut erforscht, dass die UV-Strahlung des Sonnenlichts, unter anderem über die Produktion von Vitamin D in der Haut, zahlreiche Stoffwechselprozesse beeinflusst und ein Mangel davon auch zum Knochenabbau (Osteoporose) beitragen kann.[315] Eine effektive Methode, um deinen Stoffwechsel in dieser Hinsicht zu optimieren, ist eine Heliotherapie, also eine bewusste Aussetzung deiner Haut dem direkten Sonnenlicht über einen angemessenen Zeitraum.

Mein Tipp: Wenn du in gesunder Verfassung bist und keine immunschwächenden Medikamente zu dir nimmst, dann kannst du gleich heute mit einer Heliotherapie beginnen. Hier sind einige Punkte, die du dabei beachten solltest:

- Achte auf Kontraindikationen – Damit keine unerwünschten Wirkungen auftreten, solltest du vor einer Lichttherapie abklären, ob Gegebenheiten vorliegen, die gegen die Aufnahme von direktem Sonnenlicht sprechen. Eine Liste an möglichen Gegenanzeigen findest du im Buch *Die Kraft des Lichts* von Dr. Alexander Wunsch.

- Begib dich zur Mittagszeit in die Sonne, wenn die Schatten am Kürzesten sind.

- Beginne mit fünf Minuten und steigere dich langsam – Je nach Hauttyp solltest du deine Zeit im direkten Sonnenlicht anpassen, sodass du auf keinen Fall einen Sonnenbrand bekommst. Mit der Gewöhnung der Haut an die Sonne kannst du den Zeitraum nach und nach verlängern.

- Vermeide Sonnenschutz während der Heliotherapie und trage stattdessen eine geeignete Kopfbedeckung, um die empfindlichen Kopfstellen vor der direkten Bestrahlung zu schützen.

- Achte darauf, genug zu trinken – In der Sonne verliert dein Körper unter Umständen einiges an Flüssigkeit, denn du gleich im Anschluss wieder ausgleichen solltest.

Zur Vertiefung in die vielfältigen Wirkungsweisen des Sonnenlichts und eine umfangreiche Anleitung zur effektiven Heliotherapie und Lichthygiene kann ich dir hier das Buch *Die Kraft des Lichts* des Lichtbiologen Dr. Alexander Wunsch wärmstens ans Herz legen.

347 DICH STETS WEITERENTWICKELN

Es ist nie zu spät, eine neue Leidenschaft zu entwickeln. Die vielfach preisgekrönte Schriftstellerin Ingrid Noll war bereits Mitte 50, als sie ihr erstes Buch *Der Hahn ist tot* veröffentlichte. Davor kümmerte sie sich vornehmlich als Hausfrau um ihre Familie.

Das Alter spielt keine Rolle. Dein Hirn hat ein Leben lang die Fähigkeit, sich zu entwickeln, genauso wie die Aktivität deiner Gene. Gehe davon aus, dass noch richtig spannende Zeiten vor dir liegen, egal, wie alt du bist.

Mein Tipp: Diese Welt ist voller spannender Themen, und das Angebot an Kursen wächst stetig. Behalte dir deine Neugierde und probiere regelmäßig etwas komplett Neues aus.

Was sind Träume und Ziele, die du in deinem Leben unbedingt noch verwirklichen willst? Beginne schon jetzt, sie zu manifestieren.

348 Deinen Griff stärken

Eine bestimmte Statistik fasziniert mich schon seit Längerem. Die Griffstärke einer Person ist ein ziemlich aussagekräftiger Prädiktor für den zukünftigen Gesundheitszustand. Wie es scheint, sogar bedeutender als einige andere oft angewandte Parameter.

Hierzu haben Forscher in England mehr als eine halbe Million Teilnehmer des britischen Biobankprojekts untersucht, die zum Zeitpunkt ihrer Rekrutierung im Zeitraum 2007–2010 zwischen 40 und 69 Jahre alt waren. Im Laufe der Jahre unterzogen sich die Teilnehmer in regelmäßigen Abständen medizinischen Untersuchungen, stellten Proben zur Verfügung und beantworteten umfangreiche Fragebögen zu Gesundheit und Lebensstilen.

Nach Berücksichtigung des Alters und einer Vielzahl anderer Faktoren wie Ernährung, sitzende Tätigkeit und sozioökonomischer Status stellten die Forscher fest, dass Muskelschwäche, definiert als eine Messung der Griffstärke von weniger als 26 kg bei Männern und weniger als 16 kg bei Frauen, mit einem höheren allgemeinen Sterberisiko und einem höheren Risiko für bestimmte Krankheiten verbunden war.[316]

Mein Tipp: Regelmäßiges Training mit Gewichten kann dir dabei helfen, kräftiger zu werden und dadurch auch deine Griffstärke zu optimieren. Aber hier geht es nicht in erster Linie um Griffstärke. Das ist nur ein Indikator für das generelle Fitnesslevel. Denn wer sich mehr betätigt, der hat automatisch einen stärkeren Griff. Also bewege dich und bleib lange gesund!

349 IMMER EIN BISSCHEN PLATZ LASSEN

Die Bewohner der Insel Okinawa in Japan haben mit die längste Lebenserwartung der Welt. Sie werden bis zu 100 Jahre alt. Im Laufe der Jahre wurden verschiedene Studien durchgeführt, um das Geheimnis ihres langen, gesunden Lebens zu entschlüsseln. Ein wichtiges Konzept, welches wohl zur erstaunlichen Lebenserwartung der japanischen Inselbewohner führt, ist ein Prinzip namens »Hara Hachi Bu«. Die Bewohner dort folgen diesem Prinzip bereits seit Jahrhunderten. Auf Deutsch bedeutet es so viel wie »den Bauch nur zu 80 Prozent zu füllen«.

Dieser Zusammenhang wird inzwischen auch von der Wissenschaft unterstützt. Eine Studie hat hier zeigen können, dass eine kalorische Einschränkung zu einer Verlängerung der durchschnittlichen und maximalen Lebensspanne in einer menschlichen Population beitragen und das Risiko für altersbedingte chronische Krankheiten senken kann.[317]

Mein Tipp: Praktiziere »Hara Hachi Bu« indem du einfach dann zu essen aufhörst, wenn du etwa zu 80 Prozent gesättigt bist.

350 Deine Küche optimieren

Wenn du langfristig gesunde Ernährungsentscheidungen treffen willst, macht es Sinn, deine Küche so zu gestalten, dass sie dir gar nicht erlaubt, dich ungesund zu ernähren. Willenskraft ist eine schwindende Ressource, und ist sie einmal weg, steht die Wahrscheinlichkeit hoch, gegen seine morgens noch unumstößlich geglaubten Vorsätze zu verstoßen. Ein einfacher Trick, deine Willenskraft für die wichtigen Dinge aufzusparen, ist, dein Umfeld nach deinen Zielsetzungen zu gestalten. Wenn du z. B. die Finger vom Zucker lassen willst, dich aber jedes Mal disziplinieren musst, nicht in die Cookie-Dose zu greifen, wenn du in die Küche gehst, dann entferne einfach die Dose. Frei nach dem Spruch: »Wenn du nicht ausrutschen willst, dann geh nicht aufs Eis.«

Gleichzeitig kannst du deine Küche so gestalten, dass du dich dort auch betätigst. Investiere in klassische Handgeräte, die dich zum Drehen, Reiben und Stampfen herausfordern. Eines meiner morgendlichen Lieblingsrituale ist das Mahlen meiner Kaffeebohnen in meiner Handmühle. Währenddessen drehe ich eine Runde auf meinem Balkon und schnappe gleich schon einmal frische Luft, während das Wasser aufkocht.

Mein Tipp: Nimm dir einmal einen ganzen Tag Zeit und entledige dich der Lebensmittel, die dir sowieso nur ein schlechtes Gewissen einbringen. Gehe deine Regale und deinen Kühlschrank einmal durch und wirf Müsli, Toast, Nudeln, Süßigkeiten, Zucker, industriell erzeugte Fleischprodukte und minderwertige Speiseöle weg. Bestelle dir Utensilien wie einen hochwertigen Mixer, eine Küchenmaschine, ein paar gute Messer und einen Gemüseschäler.

351 VERZICHTEN

Während wir hungern, bauen unsere Zellen Proteine und andere Zellbestandteile ab und nutzen sie zur Energiegewinnung. Dieser Prozess wird Autophagie genannt, und er ist entscheidend dafür, um Viren und Bakterien zu zerstören und geschädigte Strukturen zu beseitigen.

Einer der besten Wege, um die Autophagie zu fördern, ist regelmäßiges Fasten. Mit den jüngsten Erkenntnissen der Autophagie-Forschung ist klar geworden, dass die Autophagie zu einer Reihe physiologischer Funktionen wie der Hemmung von Krebszellen und des Alterns, der Beseitigung von Krankheitserregern und der Reinigung des Zellinneren beiträgt. Gleichzeitig können sogar Gene aktiviert und ausgeschaltet werden.

Mein Tipp: Eine regelmäßige Fastenperiode, sei sie intermittierend oder auch mal über einen längeren Zeitraum von mehreren Wochen, kann sich lohnen, um die Entgiftungsprozesse deines Körpers zu optimieren.

352 Saunieren

Der regelmäßige Besuch einer Sauna birgt viele vorteilhafte Auswirkungen auf die körperliche und geistige Gesundheit, die bereits gut studiert sind. Eine bahnbrechende Erkenntnis der letzten Jahre ist, dass ein regelmäßiger Saunagang im Zusammenhang mit einer signifikant höheren Lebenserwartung steht. Eine Hitzebelastung führt dabei zu einer starken Hitzeschockantwort. Dabei werden vom Körper sogenannte Hitzeschockproteine gebildet. Diese Proteine helfen bei der Faltung und Stabilisierung von zellulären Proteinen, reparieren beschädigte Proteine und beschleunigen den Abbau nicht mehr funktionsfähiger Proteine. Diese Hitzeschockantwort scheint maßgeblich dafür verantwortlich für eine generell geringere Sterblichkeit von Saunagängern zu sein.

Ausschlaggebend hierfür sind die Erkenntnisse der Untersuchungen von Teilnehmern der finnischen Kuopio-Ischemic-Heart-Disease-Risk-Factor-Studie (KIHD),[318] die fortlaufend die Gesundheit von über 2300 Männern beobachtet. Generell zeigen Männer, die mindestens zweimal die Woche in die Sauna gehen, eine signifikant geringere Wahrscheinlichkeit, an kardiovaskulären Krankheiten zu sterben und an Demenz oder Alzheimer zu erkranken. Dazu zeigen Männer, die zwischen vier- und siebenmal pro Woche in die Sauna gehen, eine 40 Prozent geringere allgemeine Sterblichkeit als Männer, die nur einmal die Woche saunieren. Für die Studie wurden in der Regel Saunagänge mit einer Temperatur von mindestens 78,9 °C für mindestens 20 Minuten in Betracht gezogen. Bei Frauen sind aufgrund einer vergleichbaren Hitzeschockantwort ähnliche Ergebnisse zu erwarten.

Mein Tipp: Um in den Genuss der lebensverlängernden Effekte der Hitze zu kommen, besuche zwei- bis dreimal die Woche eine Sauna mit Saunagängen von mindestens 20 Minuten bei mindestens 80 °C.

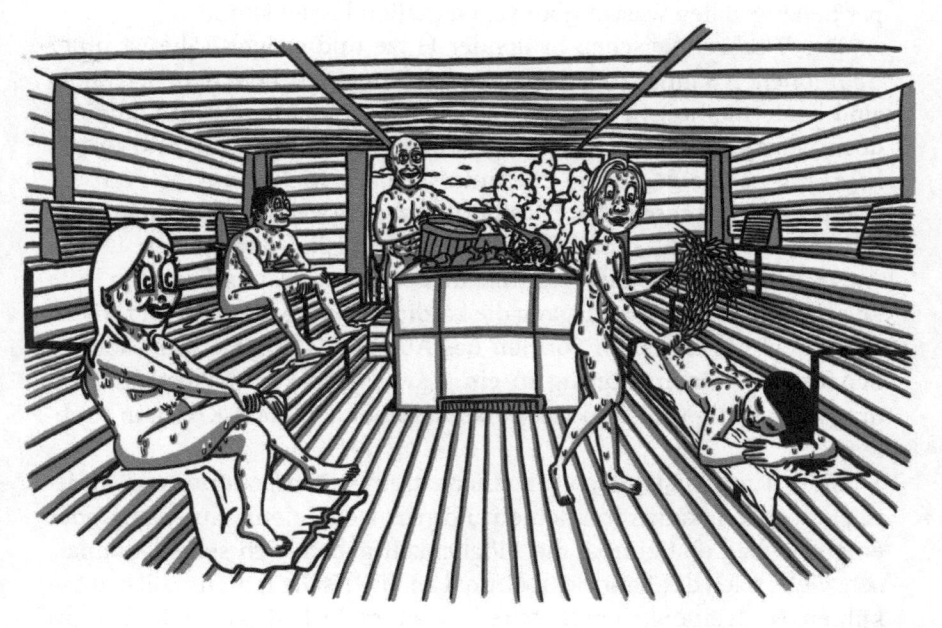

353 AUFHEIZEN UND ABKÜHLEN

Mit gleichgesinnten Biohackern unterwegs zu sein endet nicht selten in außergewöhnlichen Erfahrungen. Ich war gerade in London zu Besuch, als mein Kumpel Tim Gray, der Organisator des Health Optimisation Summits, mich einlud, mit ihm, dem Ernährungswissenschaftler und Food-Instagrammer Ryan Carter und dem biohackenden Bodybuilder Roger Snipes ins »Banya No. 1« zu gehen, ein traditionelles russisches Badehaus in der englischen Hauptstadt mit einer Dampfsauna, einem Eiswasserbecken und an der Wand hängenden Kübeln, über die man per Seilzug kaltes Wasser über sich ergießen lassen kann.

Der Wechsel zwischen brütender Hitze und eisiger Kälte ist unter traditionellen Saunagängern bereits seit Langem beliebt. Für sich allein sind beide Methoden, Sauna und Kälteexposition, bereits gut studiert, doch beim unmittelbaren Wechsel vom Heißen ins Kalte und umgekehrt lassen überzeugende Erkenntnisse nach wie vor auf sich warten. Wie bei vielem scheint der extreme Temperaturwechsel für einige Menschen von Vorteil zu sein und für andere ein Risiko darzustellen. Es gibt Anzeichen dafür, dass für gesunde und sportliche Menschen eine kalte Dusche nach einem Saunagang die kardiovaskuläre Gesundheit fördert. Besonders bei extremen Formen des Abkühlens wie Herumrollen im Schnee oder einem Sprung in ein Eiswasserbecken solltest du allerdings vorsichtig sein, besonders bei bestehenden Herz-Kreislauf-Problemen.

Mein Tipp: Anstatt dich von einer extremen Temperatur in die andere zu begeben, kannst du deinem Körper nach einem Saunagang oder einem Eisbad erst einmal die Möglichkeit geben, sich selbst anzupassen. Gehe nach der Sauna erst einmal an die frische Luft, um dich abzukühlen. Nach einer kalten Dusche oder einem Eisbad kannst du dich am besten in einem angenehm temperierten Raum wieder aufwärmen. Nach den aktuellen Erkenntnissen birgt diese langsamere Temperaturanpassung weniger Risiken mit einer unter Umständen sogar größeren positiven Wirkung.

354 HOCHWERTIGES OLIVENÖL VERWENDEN

In ihrem Buch *Fett* beschreibt die Biohackerin und Buchautorin Anja Leitz, dass nicht nur die viel gepriesene Ölsäure für die gesundheitlichen Vorteile des Olivenöls verantwortlich ist, sondern vor allem die phenolischen Stoffe und Squalen, ein Triterpen und Zwischenprodukt der Cholesterinsynthese: »Diese phenolischen Stoffe und Squalen verhindern oder verlangsamen als Antioxidantien krank machende Prozesse durch oxidativen Stress.« Deswegen, so Leitz, sei anzunehmen, »dass sie in Form von Olivenöl an der Prävention von Krebs und Herz-Kreislauf-Krankheiten beteiligt sind.«[319]

Olivenöl scheint somit tatsächlich ein gesundheitsförderliches Speiseöl zu sein. Allerdings ist auch hier nicht jedes Öl gleich. Die Verarbeitungsmethode von Öl hat eine entscheidende Wirkung auf unsere Gesundheit. Z. B. werden Qualität und die positiven Eigenschaften von kalt gepresstem Öl erheblich beeinträchtigt, wenn es auf bis zu 260 °C erhitzt wird. Diese Hitzebehandlung entfernt dann die phenolischen Stoffe und Squalen.

Mein Tipp: Erkundige dich im Fachhandel nach der Herkunft des Olivenöls und ob es in einem Lebensmittellabor überprüft wurde. Für gutes Olivenöl werden die Oliven handverlesen und innerhalb von 18 Stunden nach der Ernte auf unter 27 °C gepresst. Bei diesen Temperaturen bleiben die natürlichen, entzündungshemmenden Antioxidantien der Oliven bestehen.

355 ÖLZIEHEN

Wer will nicht schon jetzt dafür sorgen, im Alter ein kräftiges Gebiss mit gesunden Beißerchen zu haben? Hierfür eignet sich eine 4000 Jahre alte, ayurvedische Reinigungsmethode: Das Ölziehen. Dabei wird ein Esslöffel eines pflanzlichen Öls in den Mund genommen, hin- und herbewegt und zwischen den Zähnen durchgezogen, bevor es dann wieder ausgespuckt wird.

Während des »Ziehens« mischt sich das Öl mit Speichel in einen dünnen, fettigen Film, der sich über die Zähne und das Zahnfleisch legt. Das Ziehen hilft dabei, auch schwer zu erreichende Stellen zwischen den Zähnen zu belegen. Da die Mikroorganismen selbst mit Fettmolekülen umgeben sind, werden diese vom Öl angezogen und aufgenommen. Am Ende werden die gebundenen Organismen durch das Ausspucken aus dem Körper entfernt.

Mein Tipp: Mit dieser Anleitung kannst du noch heute mit dem Ölziehen beginnen.

1. Besorge dir ein hochwertiges Kokosöl. Die mittelkettigen Triglyzeride binden sich effektiv an Bakterien und wirken entzündungshemmend.

2. Reinige deine Zunge vor dem Ölziehen mit deiner Zahnbürste oder einem Zungenschaber. Auf der Zunge befinden sich, ähnlich wie auf den Fußsohlen, Reflexzonen, die deine Entgiftungsprozesse zusätzlich aktivieren können.

3. Jetzt kommen wir zum eigentlichen Ölziehen. Nimm hierfür einen Esslöffel Öl in den Mund und »ziehe« es für 15 bis 20 Minuten durch deinen Mund und deine Zahnzwischenräume. Diese Zeit ist notwendig, um die Bakterien im Öl zu binden.

4. Ganz wichtig, ausspucken! Wir wollen keine unerwünschten Organismen in unserem Körper, weder in der Mundhöhle noch im Darmtrakt. Nach dem Ausspucken kräftig ausspülen und im Anschluss die Zähne putzen.

Mach das Ölziehen zum Teil deiner Morgenroutine (zusätzlich zum Zähneputzen) und bleibe einmal über eine bis zwei Wochen dabei.

356 GENUSSMITTEL SINNVOLL DOSIEREN

Nach den Richtlinien der Deutschen Hauptstelle für Suchtfragen e.V. beginnt ein riskanter Alkoholkonsum bei Frauen ab 12 g pro Tag und bei Männern ab 24 g je nach Körpergewicht. Zum Verständnis, ein kleines Bier (0,33 l) enthält etwa 13 g Alkohol und ein Glas Wein (0,2 l) etwa 16 g. Bei riskantem Alkoholkonsum reduziert sich die Fähigkeit des Immunsystems, Krankheitserreger abzuwehren. Genauso ist es mit dem Rauchen. Daher solltest du besonders bei erhöhtem Stress auf der Arbeit oder Schlafmangel auf übermäßigen Alkohol- und Zigarettenkonsum verzichten.

Mein Tipp: Qualität vor Quantität. Wähle deinen Alkohol sorgfältig aus und unterstütze deinen Körper mit einer Zufuhr von 1 g Vitamin C pro Glas. Unterstütze die Entgiftung nach dem Alkoholkonsum mit 50 mg Aktivkohle. Ich persönlich bevorzuge biodynamischen Wein mit wenig Zucker und einer größeren Menge an Polyphenolen.

357 DIE ZEIT ALS RELATIV BETRACHTEN

Mit der Zeit ist das so eine Sache. Eigentlich wollen wir viel davon, aber wenn wir Dingen nachgehen, die uns am Herzen liegen, dann vergeht sie wie im Flug. Einstein hat die Relativität so erklärt, dass zwei Stunden mit dem Mädchen, das man liebt, sich wie eine Minute anfühlen können, während nur eine Minute auf einem heißen Ofen gefühlt zwei Stunden dauert.

Nach dieser Logik könnte man meinen, ein als recht kurz empfundenes Leben ist also erstrebenswert, denn es würde bedeuten, dass wir die Zeit mit wertvollen Menschen, Erfahrungen und Momenten verbracht haben. Wie dem auch sei, wichtig ist, eine gesunde Balance zu finden zwischen schuften, arbeiten und sich Sorgen machen, und lieben, leben, genießen und fließen.

Mein Tipp: Fülle dein Leben mit Momenten, die so wunderschön sind, dass sie viel zu schnell wieder vorübergehen. Vermeide dazu heiße Herdplatten.

358 IM EINKLANG MIT DER NATUR LEBEN

»Wenn ich im Winter eine Kiwi esse, ist mein Körper verwirrt.« Neurofeedback-Therapeutin und Buchautorin Anja Leitz spricht mit Leidenschaft, wenn es um den Einfluss der Umwelt auf unseren Körper geht. Für Anja zählen vor allem die Zusammenhänge zwischen Körper, Geist und der Umwelt. Von Anja habe ich viel über die Bedeutung der äußeren Einflüsse auf unser Wohlbefinden gelernt. In einer Welt, in der wir in künstlich geschaffenen Umgebungen mit viel Elektrosmog wohnen, in temperierten Räumen arbeiten, uns von Kunstlicht bestrahlen lassen und aus dem Ausland einführte Lebensmittel verspeisen, die unter stark unterschiedlichen Licht- und Temperaturverhältnissen wachsen, fordern wir unsere Zellen auf noch nie dagewesene Art und Weise heraus.

Wenn die äußeren Umstände uns stören, dann können uns diese maßgeblich schaden, indem sie unsere Hormone durcheinanderbringen, den Schlaf stören, zu Autoimmunerkrankungen führen oder auch einen Burn-out hervorrufen. Wenn die Verhältnisse allerdings mit unserem System harmonieren, dann fühlen wir uns energiegeladen, haben gute Laune und verspüren Tatendrang. Eine Gemeinsamkeit der verschiedenen »Blue Zones« ist die Nähe zur Natur und den natürlichen Rhythmen der Umwelt. Die Menschen dort ernähren sich vor allem regional und saisonal und richten ihre Tagesabläufe nach der auf- und untergehenden Sonne.

Mein Tipp: Ich halte einen Hybridansatz für ein geeignetes Model. Ernähre dich vornehmlich hochqualitativ, regional und saisonal. Setze dich mit den Lebensmitteln, die du verwendest, auseinander. Suche die Nähe zur Natur, wo es dir möglich ist, und gleiche unnatürliche Einflüsse (wie das LED-Licht deines Laptops) mit modernen Korrekturmaßnahmen des Biohackings (wie eine Blueblocker-Brille) aus. Wir sind biologisch eng mit dem Planeten verbunden. Achte darauf, den Bezug zu deiner Umwelt so gut wie möglich zu erhalten.

359 Deine Erfahrungen teilen

Einer meiner großen Träume zu einem späteren Zeitpunkt in meinem Leben ist, einmal einen Universitätskurs zu lehren, in dem ich meine Erfahrungsschätze (hoffentlich) neugierigen und wissbegierigen Studenten weitergeben darf. Schon jetzt finde ich großen Gefallen daran, jungen Menschen, die sich bei mir melden, mit meinen Erfahrungen zur Seite zu stehen. Das Tolle ist, dass ich meist genauso viel von ihnen lerne, wie sie von mir! Genauso erging es mir mit Marc Richter, den du bereits an Tag 27 kennengelernt hast. Natürlich ist es immer besonders schön, von den Erfolgen zu erzählen.

Aber auch Rückschläge, schmerzhafte Trennungen und Misserfolge können einen weiteren Zweck erfüllen, indem wir sie für andere Menschen recyceln. Mir ist es schon öfter passiert, dass ich jemand anderem mehr Mitgefühl, einen wertvollen Rat oder die richtigen Worte habe mitgeben können aufgrund der Erfahrungen, die ich machen durfte. Gleichzeitig ist der Gedanke ansprechend, dass meine Erfahrungen dadurch ein neues Leben erhalten, indem ich sie teile.

Mein Tipp: Egal, was du erlebst, verpacke es in Geschichten, in Blogartikel, Bücher, Podcasts und Filme und teile sie mit der Welt. Die Welt kann nie genug Geschichten haben.

360 POSITIV BLEIBEN

Wenn es dir geht wie mir, dann kennst du das Gefühl, skeptisch zu werden, wenn das Leben auf einmal zu gut scheint, um wahr zu sein. Das Bild, das ich dazu im Kopf habe, ist eine frisch gewaschene, leuchtend weiße Bettwäsche, die auf einer Wäscheschnur hängt. Mein Verstand traut diesem Bild jedoch nicht und scannt wie mit einer Taschenlampe das gesamte Tuch ab in der Erwartung, einen kleinen Schmutzfleck zu finden. Natürlich findet mein Verstand so gut wie immer etwas. Hier hilft es, mir immer wieder bewusst zu machen, dass ich diesen Prozess unterbinden und meine Gedanken aktiv lenken kann.

Wie du am Anfang des Buches gelernt hast, wird unsere DNA von Signalen gesteuert, die von außerhalb der Zelle kommen. Diese Signale können unter anderem energetische Botschaften in Form von Gedanken oder Emotionen sein. Unsere biologische Grundstruktur kann demnach beeinflusst und verändert werden durch die Gedanken, die uns durch den Kopf schwirren, sowohl positive als auch negative.

Studien zeigen immer wieder, dass sich die Art und Weise, wie Menschen das Altern und ihr Leben als Ganzes wahrnehmen, auf die Langlebigkeit auswirkt. Eine Studie aus dem Jahr 2019 ergab, dass positives Denken zu einer um 11 bis 15 Prozent längeren Lebensdauer und einer höheren Wahrscheinlichkeit führen kann, 85 Jahre oder älter zu werden. Dieser Effekt blieb bestehen, nachdem andere Faktoren wie Alter, Geschlecht, Einkommen, Depressionen und Gesundheitszustand herausgerechnet wurden.[320]

Mein Tipp: Positives Denken funktioniert. Es ist die Grundlage für den wissenschaftlich anerkannten Placebo-Effekt. Denke positiv!

BIOHACKER-SPICKZETTEL LANGLEBIGKEIT

1. Denke nie an den Ruhestand, sondern überlege dir spannende Projekte, denen du nach deinem jetzigen Job nachgehen willst.
2. Arbeite an einem gesunden Umfeld, welches deine biologischen Prozesse dabei unterstützt, lange jung und gesund zu bleiben.
3. Behalte dir deine Neugierde, probiere neue Dinge aus und teile deine Erfahrungen mit deinem Umfeld.
4. Achte auf deinen Körper, bleibe informiert und experimentiere hin und wieder mit neuen Errungenschaften der Ernährungsmedizin.
5. Gehe möglichst oft in die Sauna, tanke morgendliches Sonnenlicht wie die Sphinx und bleibe positiv.

Podcastempfehlungen der Flowgrade Show mit Max Gotzler:

- #032: »Warum der Körper im Winter keine Kiwis mag« mit Anja Leitz
- #035: »Skifahren in Unterwäsche oder wie du deine Mitochondrien optimierst« mit Dr. Jack
- #061: »Die vierte Phase des Wassers« mit NanoVi-Erfinder Hans Eng
- #092: »Welche Stoffe mein Körper wirklich braucht« mit Philipp Merk und Christian Burghardt
- #111: »Für immer gesund« mit Forever-Healthy-Gründer Michael Greve

Du kannst dir alle Episoden der Flowgrade Show auf Apple Podcasts, Spotify und auf www.flowgrade.de/podcast ansehen und anhören. Weitere Informationen unter www.dailybiohacker.de/langlebigkeit.

 TEST: WIE VERHÄLT SICH DEIN TATSÄCHLICHES ZU DEINEM GEFÜHLTEN ALTER?

Tatsächliches Alter:

Gefühltes Alter:

Unterschied:

BONUS-KAPITEL:
GLÜCK – ALLES IM FLOW

W enn du tatsächlich jeden Tag genau eine Impuls-Seite gelesen hast, dann verbleiben in diesem Jahr seit Beginn deiner Lektüre noch fünf beziehungsweise (schaltjahrbedingt) sechs Tage. Du hast eine ganz schön vielseitige Reise hinter dir und auf dem Weg eine Vielzahl von altbewährten und neuen Methoden kennengelernt, die Menschen oft seit vielen Jahrtausenden verwenden, um das Leben ein klein bisschen einfacher und angenehmer zu machen.

Geht es denn im Grunde nicht darum, diese doch recht kurze Zeit auf dieser Welt so gut wir können zu verbringen? Ich stehe für die Freiheit, das Leben nach deinen Vorstellungen zu gestalten und dir dabei die größtmögliche Chance zu geben, dein Glück zu finden.

Auf den verbleibenden sechs Seiten teile ich noch sechs Impulse mit dir, die mir persönlich geholfen haben, meinen Kurs im Leben auf Glück auszurichten.

361 Die richtige Strategie wählen

Als mir mein Vater das Buch *Hannibal and Me* in die Hand drückte, dauerte es nicht lange, bis ich Feuer gefangen hatte. Das Werk liefert etliche Gedankenanstöße zu vielen essenziellen Fragen meines eigenen Lebens und beginnt mit den Worten aus einem Gedicht von Rudyard Kipling: »If you can meet with Triumph and Disaster and treat those two impostors just the same.« Zu Deutsch: Wenn dich Triumph und Sturz nicht mehr gefährden, weil beide du als Schwindler kennst.

Im Buch beschreibt der Autor die Lebenswege vieler beeindruckender historischer und moderner Persönlichkeiten wie Pablo Picasso, Albert Einstein, Steve Jobs, Tiger Woods, Ludwig Erhard und eben auch Hannibal, der legendäre Feldherr, der mit Elefanten die Alpen überquerte.

Der Autor des Buches ist der Journalist und Chefredakteur vom *Handelsblatt Global* Andreas Kluth. Andreas hat einen beeindruckenden Werdegang hinter sich. Sein Weg zum Chefredakteur führte über eine unglückliche Zeit als Investment Banker, in der er regelmäßig seine berufliche Karriere über sein privates Glück stellte.

Der Wendepunkt kam, als Andreas, reich aber unglücklich, eine Dokumentation über den karthagischen Feldherrn Hannibal Barkas sah, der in seiner Zeit ganz Rom das Fürchten lehrte. Trotz all der siegreichen Schlachten führte Hannibal eigentlich ein unruhiges, stressiges Dasein. Nie erreichte er sein großes Ziel, Rom zu erobern. Auf seinem Weg zu einem der größten Generäle der Geschichte verlor er zahlreiche Familienmitglieder und Tausende seiner Landsleute, bis er schließlich Selbstmord beging.

Mein Tipp: Bringen dich deine aktuellen Tätigkeiten deinem großen Ziel näher? Auch wenn du Erfolg mit etwas hast, frage dich stetig, ob deine aktuelle Taktik dich noch in die richtige Richtung bringt.

362 Die Glücksstoffe bereitstellen

Ob wir uns glücklich fühlen, wird maßgeblich von der Präsenz und Funktionsweise von einigen mächtigen Hormonen und Neurotransmittern bestimmt. Diese werden als chemische oder elektrische Impulse freigesetzt und helfen uns dabei, die Gefühle zu fühlen, die wir fühlen. Alles in allem funktionieren Glückshormone und Neurotransmitter oft nicht so, wie wir es uns wünschen würden, sogar für einen Biohacker! In diesem Buch findest du zahlreiche Methoden, um Einfluss auf Körper und Geist zu nehmen. Ich habe sie alle ausprobiert, und dennoch habe ich manchmal meine Momente.

Eine einzige Neurochemikalie ist nicht für eine einzige Funktion verantwortlich, und ein glücklicheres Leben basiert auf der Anhebung des einen Stoffes oder der Minderung eines anderen. Es ist ein komplexes Konzert mit allerlei Instrumenten. Da ist es nicht verwunderlich, wenn das eine Instrument mal verstimmt ist, der eine Sänger heiser oder der Dirigent nicht in Topform. Wie die meisten Dinge im Leben hängt es wieder einmal von einem empfindlichen Gleichgewicht ab. Die gute Nachricht ist, dass das Gleichgewicht umso besser ist, je mehr du dich um dich selbst kümmerst.

Mein Tipp: Hier ein paar Dinge, die mir dabei helfen, meine Glückshormone und Glücksneurotransmitter in Balance zu bringen:

- Zeit mit Freunden verbringen
- Keine Termine haben
- Genügend Schlaf bekommen
- In meinem Lieblingssee eisbaden
- Herzhaft lachen
- Kuscheln
- An einem Buch schreiben
- Dankbar sein
- Alleine spazieren gehen und Musik hören

363 Die Zeit anhalten

Einige der bereicherndsten Entdeckungen der letzten Jahre waren für mich die Bücher des britischen Schriftstellers Matt Haig. Matt kämpfte sein Leben lang mit Depressionen und hat diese Bürde mit zu einer seiner größten Stärken gemacht. Seine Geschichten drehen sich oft um die Bedeutung von Zeit, den Sinn des Lebens, um Familie und Zugehörigkeit. Bisher war alles, was ich von ihm gelesen habe, nicht nur unterhaltsam, sondern auf tiefste Weise inspirierend. Mein Lieblingsbuch von Matt ist *Wie man die Zeit anhält*, eine Geschichte über einen Menschen, der durch eine Genmutation 15-mal langsamer altert als andere Menschen, die er als Eintagsfliegen bezeichnet. Besonders aus der Perspektive eines Biohackers fand ich das Gedankenspiel enorm spannend. Was geschieht mit unserem Geist, wenn wir auf einmal die Möglichkeit gewinnen, unser biologisches Leben drastisch zu verlängern? Erhöht ein längeres Leben tatsächlich die Wahrscheinlichkeit, mehr Glück zu erfahren? Durch seinen Protagonisten durchläuft der Autor die verschiedenen Herausforderungen und Chancen, die sich durch die verlängerte Lebenszeit ergeben. Ohne zu viel zu verraten (denn ich rate dir unbedingt, das Buch selbst zu lesen) will ich dir heute eine Lektion aus der Geschichte mitgeben, die ich für mich gewonnen habe. Lebensglück korreliert nur bedingt mit gesunder Lebenszeit. Viel wichtiger als die gelebte Zeit sind die Momente, in denen Zeit keine Rolle spielt. Für mich sind das die Flow-Momente, in denen wir uns selbst vergessen. In denen wir für einen kurzen Augenblick die wahrgenommene Zeit verlangsamen, beschleunigen oder sogar anhalten können. In denen wir tanzen, lachen, singen, lieben, küssen, malen, Musik hören, hoffen, helfen, Klavier spielen oder uns langweilen.

Mein Tipp: Heute habe ich einen Spruch für dich, den ich das erste Mal von Daniel Knebel gehört habe, aber dessen ursprünglichen Autor ich nicht ausfindig machen konnte: »Lebe in der Vergangenheit, wenn du traurig sein willst. Lebe in der Zukunft, wenn du ängstlich sein willst. Und wenn du glücklich sein willst, dann lebe den Moment.«

364 DAS GLÜCK FESTHALTEN

Wie der Name es schon beschreibt, ist ein Glücksgefühl keine Eigenschaft, sondern ein psychologischer Zustand. Hin und wieder passiert es wie aus dem Nichts, dass mich ein solcher Moment überkommt. Dann habe ich das Bild vor Augen, dass meine Glückshormone auf einmal perfekt harmonieren und Körper und Geist in Einklang bringen: ein perfekter Spielzug bei einem Fußballspiel, eine Rekordabfahrt eines Skiläufers oder ein grandioses Solo des Saxophonisten bei einem Jazz-Konzert...

Ich kenne einige Menschen, die solchen Momenten stets skeptisch gegenüberstehen. Sie trauen ihnen nicht und suchen geradezu nach den Regenwolken am blauen Himmel an einem sonnigen Vormittag im Hochsommer. Wehre dich gegen diese Skepsis, indem du den Glücksmoment hier und jetzt feierst.

Der deutsche Lyriker Emanuel Geibel, dessen eigenes Leben von grandiosen Erfolgen und tiefen Schicksalsschlägen gezeichnet war, hat es einmal sehr treffend in ein titelloses Gedicht verpackt:

Es ist das Glück ein flüchtig Ding,
Und war's zu allen Tagen;
Und jagtest du um der Erde Ring,
Du möchtest es nicht erjagen.

Leg' dich lieber ins Gras voll Duft
Und singe deine Lieder;
Plötzlich vielleicht aus blauer Luft
Fällt es auf dich hernieder.

Aber dann pack' es und halt' es fest
Und plaudre nicht viel dazwischen;
Wenn du zu lang' es warten läßt,
Möcht' es dir wieder entwischen.[321]

Mein Tipp: Wenn du dich das nächste Mal so richtig glücklich fühlst, dann nimm den Moment aktiv an. Gehe in ein Gefühl der Dankbarkeit und Wertschätzung und genieße, dass deine Glückshormone in diesem Moment miteinander harmonieren und deine Alphawellen in vollem Ausschlag schwingen.

365 GO FOR FLOW

Für heute habe ich mir meinen Leitspruch aufgehoben. Vor einigen Jahren habe ich einen Olympioniken auf die Frage, was er sich für die Olympiade vorgenommen habe, sagen hören: »Go for Gold!« Es kam wie aus der Pistole geschossen. Der Athlet wusste genau, welches Ziel er verfolgte. Daraufhin überlegte ich, welches Ziel mir denn Tag ein, Tag aus am Herzen liegt und was ich mir für meine Familie und Freunde (und natürlich meine Leser) wünsche. Es dauerte nicht lange, bis ich die Antwort in mir spürte.

Für mich gibt es nichts Attraktiveres als das Gefühl, total im Moment zu sein, aufzugehen in dem, was ich tue, mich im Hier und Jetzt erfüllt, zufrieden und zuversichtlich zu fühlen, mit dem Universum in Einklang zu schwingen, die Zeit zu vergessen, zu lieben, zu lachen und getrieben zu sein von dem Gefühl, dieses Leben in vollen Zügen mit all seinen wundersamen Eigenschaften auszukosten und dabei die Welt ein kleines Stückchen heller zu hinterlassen, als ich sie vorgefunden habe. Diese Erfahrung zu suchen, zu hacken, zu behalten, wieder zu verlieren, nur um sie so bald wie möglich wiederzufinden, wie der Surfer und seine Welle, ist zu meiner Lebensaufgabe geworden.

Dieses ganze Buch basiert auf der Suche nach dieser optimalen Erfahrung des Lebens, nach dem Zustand, den ich das allererste Mal als junger Basketballer als den Flow kennengelernt habe. Alles, was du in diesem Buch findest, ist dazu gedacht, dich bestmöglich in die Lage zu versetzen, möglichst viele dieser Momente zu erfahren. Für mich gibt es keine Alternative, als ständig danach zu suchen. Um es kurz zu sagen: »Go for Flow!«

Mein Tipp: Für heute wünsche ich dir, dass du dich einmal komplett im Moment verlieren kannst, dich vertiefen in den Augenblick, in eine Tätigkeit, ein Spiel, in die Liebe zu deiner Partnerin/deinem Partner, in ein Gespräch mit deinem besten Freund, in die Schönheit der bunten Blätter des Herbstes und dich dabei so unglaublich wohl- und erfüllt fühlst, als würde deine Seele gerade Sex mit dem Universum haben.

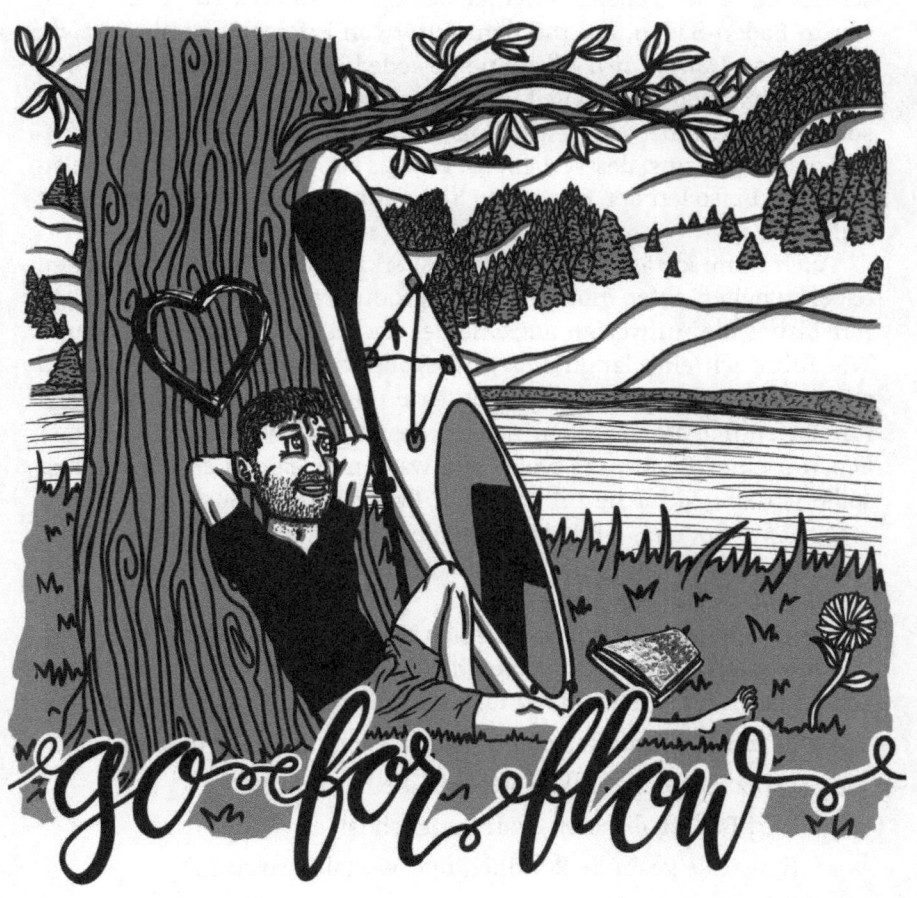

go for flow

366 Lieben

»Weißt du, was richtiges Biohacking für mich ist, Max? Wenn du jemanden 26 Jahre kennst und immer wieder einen Weg findest, dich in den anderen zu verlieben.« Veit Lindau grinst, als er mir von der besten Entscheidung seines Lebens berichtet: seine Frau Andrea zu heiraten. Ich war in Baden-Baden, um mit dem Autor von Erfolgsbüchern wie *Liebe radikal* und *Heirate dich selbst* eine Episode für die Flowgrade Show aufzunehmen. Nachdem ich Veit und Andrea kennengelernt hatte, war mir sofort klar, worüber ich Veit befragen wollte: über die Liebe, Love Hacking und die Kunst des Verliebens. Heraus kam eine der bis dato meistgehörten Episoden der Flowgrade Show mit weit über hunderttausend Zuhörern.

Auch wenn ich als Biohacker viele Werkzeuge kenne, um Menschen dabei zu helfen, fitter, motivierter und produktiver zu werden, so fehlten mir bisher die Antworten auf eine der wichtigsten Fragen überhaupt: Wie führe ich eine langfristige, liebevolle und erfüllte Beziehung zu einem anderen Menschen? Veit erklärte mir, dass er den Hauptgrund für Beziehungsprobleme darin sehe, dass keiner wisse, was er eigentlich von einer Beziehung wolle und warum er eigentlich lebe. Später sollte ich eine ähnliche Erklärung in Bruce Liptons Buch *The Honeymoon Effect* finden: »Ich habe in meinem Leben immer wieder gelernt, dass man für die große Liebe nicht bereit ist, solange man sich nicht selbst in den Griff bekommt.«

Mein Tipp: Wie bekommt man sich in den Griff, um die große erfüllte Liebe zu erfahren? Du hast bereits einige der wertvollsten Methoden kennengelernt, die ich angewandt habe. Hier ein paar Erinnerungen:

- Sei dir bewusst, was du eigentlich willst und frage danach.
- Lenke deine Gedanken stets auf die Fortschritte.
- Wirf Ballast ab, so oft es dir möglich ist.
- Entwickle gesunde Routinen und Verhaltensweisen.
- Schenke jeden Tag ein Kompliment und eine Umarmung.
- Übe dich darin, tolle Erfahrungen zu kreieren, und binde andere Menschen mit ein.
- Entwickle nach und nach das Leben deiner Träume.
- Gib niemals auf.

NACHWORT

So, das waren 366 meiner wertvollsten Methoden, Erfahrungen und Biohacks, die mir persönlich geholfen haben, meinen Körper und Geist und vor allem mein oft chaotisches Leben einigermaßen in den Griff zu bekommen (du hast sogar eine Liebeserklärung von Veit Lindau erhalten!). Ich hoffe, du hattest ebenso viel Spaß beim Lesen wie ich beim Recherchieren, Ausprobieren und Schreiben.

Ein wunderbarer und gleichzeitig beunruhigender Aspekt unseres Feldes ist, dass die Möglichkeiten so ziemlich unbegrenzt sind. Wir stehen kurz davor, bisher unheilbaren Erbkrankheiten vorbeugen zu können, Laternen mit fluoreszierenden Pflanzen zu ersetzen und die individuelle Gesundheitsspanne massiv zu erhöhen. Beinahe jeden Tag erfahre ich von einer neuen Methode oder Technologie, welche ich gerne ausprobieren würde. Gleichzeitig befinden wir uns, während ich diese Zeilen schreibe, in einer weltweiten Pandemie, die wir als Weltgemeinschaft mit großen Bemühungen zu navigieren versuchen.

Sogar Netflix ist auf den Geschmack gekommen und hat mit der deutschen Serie »Biohackers«, die im August 2020 erschienen ist, die Potenziale dieses spannenden Feldes einem breiten Publikum zugänglich gemacht. Wie es die erste Staffel der Serie auf unterhaltsame Weise beleuchtet, stehen uns mit einem immer besseren Verständnis unserer Biologie ungeheure Möglichkeiten, aber auch schwierige Herausforderungen bevor.

Es liegt nun an uns, die uns gegebenen Möglichkeiten nach bestem Gewissen zur Erhöhung der individuellen und kollektiven Lebensqualität einzusetzen. Mir hilft es dabei, immer mal wieder in die Geschichte zu schauen und mich von den Denkern und Gestaltern der vergangenen Generationen inspirieren zu lassen. Denn auch unsere Vorfahren haben sich immer wieder die essenzielle Frage gestellt, wie sie das absolut Beste aus diesem einzigartigen Leben machen.

Dieses Buch ist mein Appell an dich, aktiv zu werden. Ich bin fest davon überzeugt, dass auch in dir der Archetyp des neugierigen, mutigen und optimistischen Biohackers steckt.

Lass ihn mitgestalten.

Weilheim, 28. August 2020

Dein Max Gotzler

ANHANG

DEIN BIOHACKER-LIFESTYLE-EXPERIMENT

In diesem Buch habe ich zahlreiche, genau gesagt 366, verschiedene Methoden, Tipps und Tricks zur Optimierung deiner biologischen Prozesse aus den unterschiedlichsten Bereichen zusammengetragen. Wenn du das Buch in einem Zug durchgelesen hast, dann könnte es durchaus sein, dass du dich überfordert fühlst. Ich habe dieses Wissen ja auch nicht in ein paar Tagen erhalten, sondern über viele Jahre angehäuft, experimentiert, sortiert, optimiert und dann nach und nach aufgeschrieben.

Außerdem funktioniert sicherlich nicht jeder Tipp für jedermann. Was mir dabei hilft, Stress abzubauen, könnte für dich unnötigen zusätzlichen Stress bedeuten. Genauso gut könnte etwas für dich funktionieren, was bei mir überhaupt nicht angeschlagen hat und es deshalb auch nicht ins Buch geschafft hat.

WIE LANGE DAUERT ES, BIS SICH EINE NEUE GEWOHNHEIT ETABLIERT?

Nach der gängigen Definition beschreibt eine Gewohnheit eine Verhaltensweise, die mit steter Wiederholung in einem bestimmten Kontext oder zu einer bestimmten Uhrzeit beginnt, bei gleichen Bedingungen automatisch abzulaufen, wenn sie nicht bewusst unterdrückt oder vermieden wird. Wenn du z. B. jeden Morgen gleich nach dem Aufstehen ein Glas Wasser trinkst, ohne groß darüber nachzudenken, dann ist das eine Gewohnheit.

Da es unmöglich ist, sich stets selbst zu disziplinieren, ist es sinnvoll, möglichst viele positive Verhaltensweisen nach und nach zu automatisieren. Wie bei so vielem gibt es allerdings beim Zeitrahmen zur Etablierung einer Gewohnheit keine pauschale Empfehlung. Je nach Komplexität des Verhaltens und der individuellen Grundvoraussetzungen des Durchführenden kann es nach aktuellen wissenschaftlichen Erkenntnissen mindestens 18 Tage bis zu mehreren Monaten dauern, um ein neues Verhaltensmuster zu automatisieren.[322]

Wenn du dich an die zwei unterschiedlichen Arten der Motivation, »Promotion« und »Prevention« erinnerst, solltest du eine neue Gewohnheit mindestens so lange beibehalten, bis du etwa gleich viel Zeit in beiden Phasen verbracht hast. Für mich hat sich hier ein Zeitraum von vier Wochen (oder 28 Tagen) als optimal herausgestellt. Die ersten beiden Wochen fühle ich mich vor allem durch meine Neugierde und die Neuartigkeit motiviert. Nach der zweiten Woche ziehe ich meine Motivation wieder mehr aus dem langfristigen Ziel.

Wenn du dich also schwertust, dich für einen Zeitraum zu entscheiden, wähle 28 Tage. Im schlimmsten Fall beendest du dein Experiment nach dieser Zeit und kehrst zu deinen ursprünglichen Verhaltensweisen zurück. Ich halte es allerdings für viel wahrscheinlicher, dass sich die ein oder andere Verhaltensweise bis dahin bereits eingeschliffen und automatisiert hat.

DEFINIERE DEN ZEITRAHMEN FÜR JEDEN BIOHACK

Es geht nun darum, die richtigen Methoden für dich sinnvoll in dein Leben zu integrieren. Dazu kannst du dir ein einfaches Hilfsmittel erstellen: Eine Tabelle mit Zeilen für alle 366 Tage und 5 Spalten für die Felder, in denen du angeben kannst, wie oft du den Biohack in deinem Leben einbauen möchtest: täglich, wöchentlich, monatlich / vierteljährlich, jährlich / einmalig, gar nicht / nicht für mich.

Diese Schablone kannst du dir auch auf meiner Website zum Buch herunterladen und nach und nach während dem Lesen des Buches ausfüllen. Nach der Übersicht zeige ich dir, wie du dich nun auf die wertvollsten Methoden beschränken und diese einmal über einen definierten Zeitraum ausprobieren kannst.

	Täglich	Wöchent-lich	Monatlich/ viertel-jährlich	Jährlich/ einmalig	Gar nicht/ nicht für mich
Tag 1					
Tag 2					
Tag 3					
Tag 4					
Tag 5					
usw.					

WÄHLE DIE WERTVOLLSTEN BIOHACKS FÜR DICH AUS

Nun kannst du durch jede Spalte gehen und dir deine ein bis drei »magischen Meteoriten« (s. Tag 68) für dein erstes Experiment auswählen. Beginne lieber mit weniger und steigere dich nach und nach.

Jährlich oder einmalig

1. _____

2. _____

3. _____

Diese Biohacks willst du höchstens einmal im Jahr anwenden. Definiere für jeden dieser Biohacks ein messbares Ziel oder ein Zieldatum. Trage es dir in deinen Kalender ein.

Monatlich oder vierteljährlich

1. _____

2. _____

3. _____

Diese Methoden eignen sich für einmal im Monat bis einmal alle drei
Monate. Definiere auch für jeden dieser Biohacks ein messbares Ziel
oder ein Zieldatum. Trage es dir in deinen Kalender ein.

Wöchentlich

1. _____

2. _____

3. _____

Diese Biohacks willst du mindestens einmal wöchentlich beherzigen.
Bestimme die Tage und Uhrzeiten, in denen du dich mit diesen beschäftigen willst.

Täglich

1. _____

2. _____

3. _____

Biohacks machen für dich jeden Tag Sinn. Definiere den Tagesabschnitt,
in dem du die jeweilige Methode oder den jeweiligen Tipp beherzigen
willst. Schreibe sie dir am besten jeden Tag ganz oben auf deinen Tages-
plan.

FINDE DEIN ANLIEGEN IN DEINEM EXPERIMENT

Nun überlege dir, welches Anliegen der Auswahl deiner Biohacks zugrunde liegt. Beantworte hierzu folgende Frage:

Wenn ich diese Biohacks erfolgreich in mein Leben integriere, dann wird Folgendes passieren:

_____

_____

_____

_____

_____

_____

_____

_____

MACH DEIN EXPERIMENT MESSBAR

Es ist unglaublich genugtuend, zu sehen, wie sich die verschiedenen Methoden auf dein Leben auswirken. Um dein Experiment messbar zu machen, definiere drei bis fünf grundlegende Parameter (z. B. deine

Schlafqualität mit einem Tracker, deine Stimmung am Morgen, dein Gewicht, Meditationszeit in Minuten, deine Waldspaziergänge oder auch die Anzahl an veröffentlichten Blogbeiträgen), die du über den Zeitraum beobachten willst. Halte diese Parameter mindestens einmal die Woche fest.

Parameter zur Beobachtung

Parameter 1	Einheit (z. B. Gewicht in kg)
Parameter 2	
Parameter 3	

VERPFLICHTE DICH MIT DEINER UNTERSCHRIFT ZU DEINEM EXPERIMENT

Verpflichte dich nun mit deiner Unterschrift, diese Biohacks über mindestens 28 Tage zu beherzigen.

Ich _____ verpflichte mich, die oben genannten Biohacks für die nächsten _____ Tage zu beherzigen. Sollte ich meinen Plan einmal vernachlässigen, werde ich mich davon nicht von meinem großen Ziel abbringen lassen. Für jeden Tag, den ich aussetze, werde ich einen weiteren Tag hinten dranhängen.

Ort, Datum _____

Unterschrift _____

MACH DEINE FORTSCHRITTE SICHTBAR

Ein Biohacker misst, was er optimieren will. Veranschauliche, was sich in dir und deinem Leben mit deinem Experiment verändert hat. Trage deine messbaren Fortschritte in die folgende Tabelle ein.

Parameter	Ausgangswert	1. Messung	2. Messung	3. Messung

BESCHREIBE DEINE ERFAHRUNG

Nun beschreibe, was sich subjektiv für dich verändert hat. Beantworte dazu folgende Frage. Welche Veränderungen hast du in dir und deinem Leben über den Zeitraum deines Experiments beobachtet?

_____

_____

_____

_____

_____

Herzlichen Glückwunsch!

Du hast dein erstes Biohacking-Experiment erfolgreich abgeschlossen! Das ist natürlich noch lange nicht alles. Auf dich warten noch zahlreiche weitere Experimente. Achte darauf, dich stets aufs Neue herauszufordern, behalte die Dinge, die für dich besonders gut funktionieren, und tausche die anderen immer mal wieder aus, um dich und dein Leben zu bereichern und neue Perspektiven hinzuzugewinnen.

BERICHTE MIR GERNE VON DEINEN ERFOLGEN

Mich interessiert wirklich, wie meine Biohacks für dich funktionieren. Wenn du deine Erfahrung mit diesem Buch und den darin enthaltenen Inhalten mit mir teilen willst, dann nimm gerne Kontakt mit mir auf. Du kannst mich entweder über Instagram mit @flowgrade, auf meiner Unternehmenswebseite flowgrade.de oder per E-Mail unter der Adresse max.gotzler@flowgrade.de kontaktieren. Ich freue mich, von dir zu lesen!

BLEIB AM BALL

Natürlich ist das noch lange nicht das Ende der Reise. Wenn du bereits jetzt mehr über die wundersame Welt des Biohacking herausfinden willst, dann findest du weitere Bonus-Inhalte zu diesem Buch auf der Webseite www.dailybiohacker.de. Viele der Inhalte in diesem Buch habe ich von den vielen Experten erfahren, die ich für meinen Podcast »Die Flowgrade Show mit Max Gotzler« interviewen durfte. Wenn du selbst einmal in die ein oder andere Episode hineinhören willst oder herausfinden, wenn ich seit der Veröffentlichung dieses Buches sonst noch so alles interviewt habe, dann findest du alle Folgen in kompletter Länge auf www.flowgrade.de. Viel Spaß beim Entdecken!

VIELEN DANK AN

An dieser Stelle möchte ich all jenen danken, die mich bei der Umsetzung dieses herausfordernden Projektes unterstützt haben. Da eine vollständige Namensliste den Rahmen dieses Buches sprengen würde, gilt mein Dank erst einmal all den grandiosen Menschen, die mein Leben mit ihrer Präsenz darin bereichern, darunter meine Familie, meine Freunde, meine Podcast-Gäste und meine Kollegen. Dazu bin ich einigen bestimmten Personen zu besonderem Dank verpflichtet und dazu möchte ich diese Gelegenheit nutzen.

- Mama und Papa dafür, dass sie immer für mich da sind
- Meine Brüder Johannes und Alex und meine Schwägerin Alexandra, die mir immer hilfsbereit zur Seite stehen
- Meinen Neffen und Patensohn Julius, den jüngsten Biohacker der Gotzler Familie
- Marc für die brüderliche Freundschaft und ungeheure Hilfsbereitschaft
- Pippo, dafür, dass er mit seinen wunderbaren Illustrationen dieses Buch zu etwas sehr Besonderem gemacht hat
- Veit für die viele Inspiration, das Mentoring und natürlich für das grandiose Vorwort
- Friederike, Georg und Christian für die Partnerschaft und vor allem die viele Geduld mit mir
- Christian für seine Power und seine weisen Ratschläge
- Christine, Kathi und Beate dafür, dass sie mir immer den Rücken stärken
- Meine Podcast-Gäste und FlowFest-Sprecher, deren Expertise und Wissen dieses Buch erst möglich gemacht haben
- Andreas, Nico, Michaela, Simone, Josephine, Julian, Anja, Alex und Tim für die wunderbaren Freundschaften
- Matthias und Michael für die wertvolle Unterstützung
- Laura, Petra und Steph für ihre selbstlose Hilfsbereitschaft
- Karen für den atemberaubenden Cover Shot
- Dich, mein Leser, für deine Zeit und dein Vertrauen in mich.

ANMERKUNGEN

1   Alfred Baumgarten: *Sebastian Kneipp*. Biografie. Nachdruck der Ausgabe von 1898. Hamburg (Diplomica Verlag) 2017; https://www.kneipp.com/de_de/kneipp-magazin/sebastian-kneipp/die-5-saeulen-von-kneipp/; https://de.wikipedia.org/wiki/Sebastian_Kneipp

2   https://www.bild.de/bild-plus/sport/fussball/fussball/fc-bayern-auf-diese-bio-hacking-tricks-setzt-tor-held-serge-gnabry-69053994,view=conversionToLogin.bild.html###wt_ref=httpsProzent3AProzent2FProzent2Fwww.google.comProzent2 F&wt_t=1594981411519

3   https://www.brandeins.de/magazine/brand-eins-wirtschaftsmagazin/2014/beobachten/vermesst-euch

4   David Perlmutter, Alberto Villoldo: *Power Up Your Brain*. (Hay House) 2012, 37.

5   https://de.wikipedia.org/wiki/Darmflora

6   https://www.livescience.com/mitochondrial-eve-first-human-homeland.html

7   Shiyu Luo, et al.: »Biparental inheritance of mitochondrial DNA in humans«, in: *Proceedings of the National Academy of Sciences*, 115.51 (2018). 13039–13044.

8   Rocio Rius, et al.: »Biparental inheritance of mitochondrial DNA in humans is not a common phenomenon«, in: *Genetics in Medicine*, 2019, 1.

9   Bruce Lipton: *Intelligente Zellen : Wie Erfahrungen unsere Gene steuern*. Burgrain (Koha-Verlag GmbH) 2016, 40.

10 Robert A.Waterland, Randy L. Jirtle:»Transposable elements: targets for early nutritional effects on epigenetic gene regulation«, in: *Molecular and cellular biology*, 23.15 (2003). 5293–5300.

11 Bruce Lipton: *Intelligente Zellen. Wie Erfahrungen unsere Gene steuern*. Burgrain (Koha-Verlag GmbH) 2016, 84/85.

12 Robert Sapolsky: *Gewalt und Mitgefühl. Die Biologie des menschlichen Verhaltens*. München (Carl Hanser Verlag) 2017, 88–105.

13 Jonas Salzgeber: *Das kleine Handbuch des Stoizismus. Zeitlose Betrachtungen um Stärke, Selbstvertrauen und Ruhe zu erlangen*. München (FinanzBuch Verlag) 2019, 65.

14 Olya Bullard, Rajesh V. Manchanda: »How goal progress influences regulatory focus in goal pursuit«, in: *Journal of Consumer Psychology*, 27.3 (2017), 302–317.

15 Jesus R. Huertas, et al.: »Stay fit, stay young: mitochondria in movement: the role of exercise in the new mitochondrial paradigm«, in: *Oxidative Medicine and Cellular Longevity*, 2019.

16 Thomas Pletzinger, Tobias Zielony: *The Great Nowitzki. Das außergewöhnliche Leben des großen deutschen Sportlers*. Köln (Kiepenheuer & Witsch) 2019. 161.

17 https://de.wikipedia.org/wiki/Moai

18 https://www.nationalgeographic.de/geschichte-und-kultur/die-riesigen-stein figuren-der-osterinsel

19 Prof. Dr. Maximilian Moser: *Vom richtigen Umgang mit der Zeit. Die heilende Kraft der Chronobiologie*. Berlin (Ullstein Buchverlage), 2017. Kindle Edition, 42.

20   Mason Currey, Anna-Christin Kramer: *Musenküsse. Die täglichen Rituale berühmter Künstler.* Zürich (Kein & Aber) 2019. 85.

21   https://gedankenwelt.de/mihaly-csikszentmihalyi-und-flow-erlebnis-die-psycho logie-der-optimalen-erfahrung/

22   Hsiang-Yi Tsai, et al.: »Sunshine-exposure variation of human striatal dopamine D2/D3 receptor availability in healthy volunteers«, in: *Progress in Neuro-Psychopharmacology and Biological Psychiatry*, 35.1 (2011). 107–110.

23   Martine Knoop, et al.: »Daylight: What makes the difference?«, in: *Lighting Research & Technology*, (2019). 1477153519869758.

24   Ana Adan: »Cognitive performance and dehydration«, in: *Journal of the American College of Nutrition*, 31.2 (2012). 71–78.

25   Jocko Willink: *Der Weg der Disziplin. Wie man Schwächen besiegt, Angst überwindet und den Weg zur inneren Ruhe findet.* München (FinanzBuch Verlag) 2018. 11.

26   Y. E. Willems, et al.: »The heritability of self-control: A meta-analysis«, in: *Neuroscience & Biobehavioral Reviews*, (2019). 324–334.

27   Job, Veronika, Carol S. Dweck, and Gregory M. Walton: »Ego depletion – Is it all in your head? Implicit theories about willpower affect self-regulation.« *Psychological science* 21.11 (2010): 1686–1693.

28   Basma Radwan, He Liu, Dipesh Chaudhury: »The role of dopamine in mood disorders and the associated changes in circadian rhythms and sleep-wake cycle«, in: *Brain research*, 1713 (2019). 42–51.

29   Robert Sapolsky: *Gewalt und Mitgefühl. Die Biologie des menschlichen Verhaltens.* München (Carl Hanser Verlag) 2017, 174.

30   http://pennstatehershey.adam.com/content.aspx?productId=107&pid=33&gid= 000329;
      Christian Pifl, et al.: »Zinc regulates the dopamine transporter in a membrane potential and chloride dependent manner«, in: *Neuropharmacology*, 56.2 (2009). 531–540;
      M. B.Youdim, et al.: »Brain iron and dopamine receptor function«, in: *Advances in biochemical psychopharmacology*, 37 (1983). 309–321.

31   Wook Hyun Kim, Mohammad Mainul Karim, Sang Hak Lee: »Simultaneous determination of levodopa and carbidopa by synchronous fluorescence spectrometry using double scans«, in: *Analytica chimica acta*, 619.1 (2008). 27; https://examine.com/supplements/ mucuna-pruriens/

32   https://www.sharecare.com/health/diet-and-the-nervous-system/what-brain-boosting-breakfast

33   Gerald Hüther, Sven Ole Müller, Nicole Bauer: *Wie Träume wahr werden. Das Geheimnis der Potenzialentfaltung.* München (Goldmann Verlag) 2018. Kindle Edition. 2324.

34   https://web.archive.org/web/20180517234619/https://priceonomics.com/ the-inventor-of-the-high-five/

35   Geneva Smitherman: *Word from the mother. Language and African Americans.* New York (Routledge) 2006, 113

36   http://makiperformance.com/power-high-five/

37   Michael W. Kraus, Cassey Huang, Dacher Keltner: »Tactile communication, cooperation, and performance: An ethological study of the NBA«, in: *Emotion*, 10.5 (2010). 745.

38 Bobby Dekeyser, Stefan Krücken: *Unverkäuflich! Schulabbrecher, Fußballprofi, Welt-unternehmer – die völlig verrückte Geschichte von Bobby Dekeyser.* Hollendstedt (Anker-herz Verlag) 2012.

39 Dana R. Carney, Amy JC Cuddy, Andy J. Yap: »Power posing: Brief nonverbal displays affect neuroendocrine levels and risk tolerance«, in: *Psychological science,* 21.10 (2010). 1363–1368.

40 Amy JC Cuddy, S. Jack Schultz, Nathan E. Fosse: »P-curving a more comprehensive body of research on postural feedback reveals clear evidential value for power-posing effects: reply to Simmons and Simonsohn (2017)«, in: *Psychological Science,* 29.4 (2018). 656–666.

41 Jessica A.Kennedy, Cameron Anderson, Don A. Moore: »When overconfidence is revea-led to others: Testing the status-enhancement theory of overconfidence«, in: *Organiza-tional Behavior and Human Decision Processes,* 122.2 (2013). 266–279.

42 Arnold Schwarzenegger: *Total Recall. Die wahre Geschichte meines Lebens.* München (Heyne) 2014, 643.

43 Caroline L. Arnold: *Small Move, Big Change. Using Microresolutions to Transform Your Life Permanently.* London (Penguin Uk) 2016.

44 Kobe Bryant: *Mamba Mentality. Mein Weg zum Erfolg.* München (riva Verlag) 2019. 26.

45 John Rewald: Cézanne. A Biography. New York (Abrams) 1986. 25.

46 John Rewald: Cézanne. A Biography. New York (Abrams) 1986. 254.

47 https://www.flowgrade.de/blog/wie-du-effektiv-aengste-mit-grossen-heraus forderungen-ueberwindest/

48 https://www.lofficielusa.com/men/shaman-durek-spiritual-advisor-interview-issue-03

49 https://www.brucelipton.com/blog/can-our-prayers-positive-%E2%80%9Cintention %E2%80%9D-change-our-life-around

50 Arne Dietrich: »Transient hypofrontality as a mechanism for the psychological effects of exercise«, in: *Psychiatry research,* 145.1 (2006). 79–83.

51 Martin S.Hagger, et al.: »Ego depletion and the strength model of self-control: a meta-analysis«, in: *Psychological bulletin,* 136.4 (2010). 495.

52 https://www.monda-magazin.de/leben/selbstdisziplin-trainieren

53 Roy F.Baumeister, et al.: »Ego depletion: Is the active self a limited resource?«, in: *Jour-nal of personality and social psychology,* 74.5 (1998). 1252.

54 Fadel Zeidan, et al.: »Mindfulness meditation improves cognition: Evidence of brief mental training«, in: *Consciousness and cognition,* 19.2 (2010). 597–605.

55 Amy G. Lam, Sean Sterling, Edward Margines: »Effects of Five-Minute Mindfulness Meditation on Mental Health Care Professionals«, in:. *J Psychol Clin Psychiatry,* 2(3) (2015).

56 https://www.flowgrade.de/blog/wie-traeume-wahr-werden-flowgrade-show-episode-72-mit-gerald-huether/

57 http://www.entfaltungspaedagogik.ch/amp/rettet-das-freie-spiel; https://www.blick.ch/life/gesundheit/medizin/hirnforscher-gerald-huether-spielen-ist-duenger-fuer-das-gehirn-id5721031.html

58 Gerald Hüther: *Was wir sind und was wir sein könnten. Ein neurobiologischer Mut-macher.* Berlin (S. Fischer Verlag), 2011. Kindle Edition. 2061.

59   Yamamoto Tsunetomo: *Hagakure. The Book of the Samurai.* Irvine (Xist Publishing) 2015.

60   https://turmsegler.net/20071217/in-sieben-atemzuegen/

61   Marijke De Couck, et al.: »How breathing can help you make better decisions: Two studies on the effects of breathing patterns on heart rate variability and decision-making in business cases«, in: *International Journal of Psychophysiology*, 139 (2019). 19.

62   https://www.psychologytoday.com/us/blog/theory-knowledge/201609/self-reflective-awareness-crucial-life-skill

63   http://jdov.org/talk/how-chess-helped-jews-survive-in-the-soviet-union-subtitled/

64   http://jdov.org/talk/how-chess-helped-jews-survive-in-the-soviet-union-subtitled/

65   Vinoth K.Ranganathan, et al.: »From mental power to muscle power – gaining strength by using the mind«, in: *Neuropsychologia*, 42.7 (2004). 944–956.

66   Jordan B. Peterson: *12 Rules For Life. Ordnung und Struktur in einer chaotischen Welt.* Aktualisierte Neuausgabe. München (Goldmann Verlag) 2019. 147.

67   Stephanie McMains, Sabine Kastner: »Interactions of top-down and bottom-up mechanisms in human visual cortex«, in: *Journal of Neuroscience*, 31.2 (2011). 587–597.

68   John M. Gaspar, et al.: »Inability to suppress salient distractors predicts low visual working memory capacity«, in: *Proceedings of the National Academy of Sciences*, 113.13 (2016). 3693–3698.

69   Jef Vanderoost, et al.: »Elimination testing with adapted scoring reduces guessing and anxiety in multiple-choice assessments, but does not increase grade average in comparison with negative marking«, in: *PloS one*, 13.10 (2018).

70   Nils B.Heyen: »From self-tracking to self-expertise: The production of self-related knowledge by doing personal science«, in: *Public Understanding of Science*, 29.2 (2020). 124–138.

71   Cal Newport: *Digitaler Minimalismus. Besser leben mit weniger Technologie.* München (Redline Verlag) 2019. 34.

72   Cal Newport: *Digitaler Minimalismus. Besser leben mit weniger Technologie.* München (Redline Verlag) 2019. 42.

73   http://armchairdreamer.com/the-naps-of-thomas-edison/;
James V. Hardt: *The Art of Smart Thinking.* Santa Clara (Biocybernaut Press) 2007. 24.

74   Benjamin Hardy: *Willpower Doesn't Work. Discover the Hidden Keys to Success.* London (Hachette Books) 2018. 69–70.

75   https://blog.rescuetime.com/evening-routine/

76   https://tim.blog/2016/10/13/my-evening-routine-for-optimal-relaxation-and-sleep/

77   https://www.huffpost.com/entry/gratitude-journal_b_7745854

78   Dave Asprey: *Hirntuning. Die Bulletproof-Methode für höhere geistige Leistungsfähigkeit, besseren Schlaf und mehr Energie.* München (riva Verlag) 2017.

79   Rafael de Cabo, Mark P. Mattson: »Effects of Intermittent Fasting on Health, Aging, and Disease«, in: *New England Journal of Medicine*, 381.26 (2019). 2541–2551.

80   Sofia Seinfeld, et al.: »Effects of music learning and piano practice on cognitive function, mood and quality of life in older adults«, in: *Frontiers in Psychology*, 4 (2013). 810.

81   https://healthybrains.org/cooking-cognition-making-meal-good-brain/

82   https://www.knowablemagazine.org/article/mind/2018/how-second-language-can-boost-brain

83 Walter Mischel, Ebbe B. Ebbesen: »Attention in delay of gratification«, in: *Journal of Personality and Social Psychology*, 16.2 (1970). 329.

84 Yuichi Shoda, Walter Mischel, Philip K. Peake: »Predicting adolescent cognitive and self-regulatory competencies from preschool delay of gratification: Identifying diagnostic conditions«, in: *Developmental psychology*, 26.6 (1990). 978.

85 Devon Godek, Andrew M. Freeman: »Physiology, Diving Reflex«, https://www.ncbi.nlm. nih.gov/books/NBK538245/

86 Sylvain Laborde, Emma Mosley, Julian F. Thayer: »Heart rate variability and cardiac vagal tone in psychophysiological research–recommendations for experiment planning, data analysis, and data reporting«, in: *Frontiers in psychology*, 8 (2017). 213.

87 Anja Leitz: *Better Body – Better Brain. Das Handbuch zur Selbstoptimierung von Körper und Geist*. München (riva Verlag) 2016. 49.

88 https://www.calmclinic.com/anxiety/symptoms/shallow-breathing

89 Xiao Ma, et al.: »The effect of diaphragmatic breathing on attention, negative affect and stress in healthy adults«, in: *Frontiers in psychology*, 8 (2017). 874.

90 https://www.gutzitiert.de/zitat_autor_konfuzius_thema_handeln_zitat_1953.html

91 https://web.archive.org/web/20150402111315/http://www.presidency.ucsb.edu/ ws/?pid=9991

92 https://www.deutschlandfunkkultur.de/philosophie-des-spazierens-in-gedanken schritten-durch-die.2162.de.html?dram:article_id=392330

93 Ut Na Sio, Padraic Monaghan, Tom Ormerod: »Sleep on it, but only if it is difficult: effects of sleep on problem solving«, in: *Memory & cognition*, 41.2 (2013). 159–166.

94 Prof. Dr. med. Matthew Walker: *Das große Buch vom Schlaf. Die enorme Bedeutung des Schlafs. Beste Vorbeugung gegen Alzheimer, Krebs, Herzinfarkt und vieles mehr.* München (Goldmann Verlag) 2018. Kindle Edition. 79/80.

95 Robin S.Sharma: *Der Mönch, der seinen Ferrari verkaufte. Eine Parabel vom Glück.* München (Knaur Taschenbuchverlag) 2013. 61.

96 https://www.robinsharma.com/mastery-sessions/the-90901-rule

97 https://www.fastcompany.com/3013188/why-you-need-to-unplug-every-90-minutes

98 Mason Currey: *Daily Rituals. Women at Work.* London (Pan Macmillan) 2019. 259.

99 Hal Ersner-Hershfield, G. Elliott Wimmer, Brian Knutson: »Saving for the future self: Neural measures of future self-continuity predict temporal discounting«, in: *Social cognitive and affective neuroscience*, 4.1 (2009). 85–92.

100 Mason Currey: *Musenküsse. Die täglichen Rituale berühmter Künstler.* Zürich (Kein & Aber) 2014. 9192.

101 Mason Currey: *Daily Rituals. How Artists Work.* Harmondsworth (Knopf Doubleday Publishing Group) 2013. 60.

102 David P Wyon: »The effects of indoor air quality on performance and productivity«, in: *Indoor air*, 14 (2004). 92–101.

103 James W. Smith: »Long term outcome of clients treated in a commercial stop smoking program«, in: *Journal of substance abuse treatment*, 5.1 (1988). 33–36.

104 Dr. med. Alexander Wunsch: *Die Kraft des Lichts. Warum wir gutes Licht brauchen und schlechtes Licht uns krank macht.* München (riva Verlag) 2019. 149.

105 Dr. med. Alexander Wunsch: *Die Kraft des Lichts. Warum wir gutes Licht brauchen und schlechtes Licht uns krank macht.* München (riva Verlag) 2019. 136–143.

106 Philip Kirby: *The Process Mind. New Thoughtware ® for Designing Your Business on Purpose.* Boca Raton (CRC Press) 2014. 100.

107 http://news.mit.edu/2014/in-the-blink-of-an-eye-0116

108 https://de.statista.com/statistik/daten/studie/201369/umfrage/kaffeekonsum-in-deutschland-nach-alter/

109 Astrid Nehlig: »Is caffeine a cognitive enhancer?«, in: *Journal of Alzheimer's Disease,* 20.s1 (2010). 85–94.

110 Tom M. McLellan, John A. Caldwell, Harris R. Lieberman: »A review of caffeine's effects on cognitive, physical and occupational performance«, in: *Neuroscience & Biobehavioral Reviews,* 71 (2016): 294–312.

111 Darya L., Zabelina, Paul J. Silvia: »Percolating ideas: The effects of caffeine on creative thinking and problem solving«, in: *Consciousness and Cognition,* 79 (2020). 102–899.

112 George M. Gerken, et al.: »Human frequency-following responses to monaural and binaural stimuli«, in: *Electroencephalography and clinical neurophysiology,* 38.4 (1975). 379–386.

113 James V. Hardt: *The Art of Smart Thinking.* Santa Clara (Biocybernaut Press) 2007. 22 und 43.

114 Susan A. Reedijk, Anne Bolders, Bernhard Hommel: »The impact of binaural beats on creativity«, in: *Frontiers in human neuroscience,* 7 (2013). 786.

115 Crystal F. Haskell, et al.: »The effects of L-theanine, caffeine and their combination on cognition and mood«, in: *Biological psychology,* 77.2 (2008). 113–122;
F. L. Dodd, et al.: »A double-blind, placebo-controlled study evaluating the effects of caffeine and L-theanine both alone and in combination on cerebral blood flow, cognition and mood«, in: *Psychopharmacology,* 232.14 (2015). 2563–2576;
Chanaka N. Kahathuduwa, et al.: »l-theanine and caffeine improve target-specific attention to visual stimuli by decreasing mind wandering: A human functional magnetic resonance imaging study«, in: *Nutrition Research,* 49 (2018). 67–78.

116 https://smartdrugsmarts.com/faq/nootropics-vs-cognitive-enhancers/

117 Benjarong Thongbai, et al.: »Hericium erinaceus, an amazing medicinal mushroom«, in: *Mycological Progress,* 14.10 (2015). 91.

118 Yuusuke Saitsu, et al.: »Improvement of cognitive functions by oral intake of Hericium erinaceus«, in: *Biomedical Research,* 40.4 (2019). 125–131.

119 Aleksandra K. Bruchey, Francisco Gonzalez-Lima: »Behavioral, physiological and biochemical hormetic responses to the autoxidizable dye methylene blue«, in: *American journal of pharmacology and toxicology,* 3.1 (2008). 72.

120 Donovan Tucker, Yujiao Lu, Quanguang Zhang: »From mitochondrial function to neuroprotection—an emerging role for methylene blue«, in: *Molecular neurobiology,* 55.6 (2018). 5137–5153.

121 Laszlo Vutskits, et al.: »Adverse effects of methylene blue on the central nervous system«, in: *Anesthesiology: The Journal of the American Society of Anesthesiologists,* 108.4 (2008). 684–692;
https://www.aerzteblatt.de/archiv/198905/Methylenblau-Kombinationstherapie-Wieder-eine-Schluesselrolle-bei-Malaria

122 Julia K. Boehm, Sonja Lyubomirsky: »Does happiness promote career success?«, in: *Journal of career assessment,* 16.1 (2008). 101–116.

123 https://philosiblog.com/2011/12/23/the-quality-of-your-life-is-in-direct-proportion-to-the-amount-of-uncertainty-that-you-can-comfortably-live-with/

124 Joseph R. Cohen, Joseph R. Ferrari: »Take some time to think this over: The relation between rumination, indecision, and creativity«, in: *Creativity Research Journal*, 22.1 (2010). 68–73.

125 https://sz-magazin.sueddeutsche.de/bayern/ich-sinnlose-vor-mich-hin-und-das-mit-be-geisterung-78621

126 Walter Isaacson: *Leonardo Da Vinci*. New York (Simon and Schuster) 2017.

127 Michael Michalko: *Cracking Creativity. The Secrets of Creative Genius*. Berkeley (Ten Speed Press) 2001. 140.

128 Johann Wolfgang von Goethe: *Zur Farbenlehre*. Loschberg (Jazzybee Verlag) 2015.

129 Dr. med. Alexander Wunsch: *Die Kraft des Lichts. Warum wir gutes Licht brauchen und schlechtes Licht uns krank macht*. München (riva Verlag) 2019. 176.

130 https://www.apa.org/science/about/psa/2017/09/loneliness-sick

131 Cal Newport: *Digitaler Minimalismus. Besser leben mit weniger Technologie*. München (Redline Verlag) 2019. 113.

132 https://www.praefaktisch.de/nietzsche/einsamkeit-als-denk-und-lebensform-bei-friedrich-nietzsche/

133 Bernard Roth: *The Achievement Habit. Stop Wishing, Start Doing, and Take Command of Your Life*. New York (HarperCollins) 2015. 128.

134 Bernard Roth: The Achievement Habit. *Stop Wishing, Start Doing, and Take Command of Your Life*. New York (HarperCollins) 2015. 136.

135 https://inlpcenter.org/importance-of-communication-skills/

136 Nassim Nicholas Taleb: *Antifragilität. Anleitung für eine Welt, die wir nicht verstehen*. München (Albrecht Knaus Verlag) 2013. 21.

137 Andreas Kluth: *Hannibal and Me. What History's Greatest Military Strategist Can Teach Us About Success and Failure*. New York (Penguin) 2012. 108/109.

138 https://alvinalexander.com/misc/charlie-munger-no-wise-people-who-dont-read-all-time/

139 https://www.spektrum.de/kolumne/beeinflusst-die-sprache-unser-denken/1699686

140 https://www.knowablemagazine.org/article/mind/2018/how-second-language-can-boost-brain

141 Numan Ermutlu, et al.: »Brain electrical activities of dancers and fast ball sports athletes are different«, in: *Cognitive neurodynamics*, 9.2 (2015). 257–263.

142 https://blogs.scientificamerican.com/observations/your-brain-will-thank-you-for-being-a-musician/

143 Joyce Shaffer: »Neuroplasticity and clinical practice: building brain power for health«, in: *Frontiers in Psychology*, 7 (2016). 11–18.

144 René Stauffer: *Roger Federer. Die Biografie*. München (Piper ebooks) 2019. 140.

145 Vincent D. Costa, et al.: »Dopamine modulates novelty seeking behavior during decision making«, in: *Behavioral neuroscience*, 128.5 (2014). 556.

146 https://t3n.de/news/star-wars-zitate-lernen-649447/

147 The Last Dance. Netflix. Episode 5. Minute 37:25 ff.

148 Erik Shonstrom: *Wild Curiosity. How to Unleash Creativity and Encourage Lifelong Wondering*. Lanham, Maryland (Rowman & Littlefield) 2015. 18.

149 Celeste Kidd, Benjamin Y. Hayden: »The psychology and neuroscience of curiosity«, in: *Neuron*, 88.3 (2015). 449–460.
150 http://betteryears.com/drd4-genes-explained/
151 https://de.wikipedia.org/wiki/Intuition
152 https://www.makeitcount.co/blog/ernaehrungstipps
153 https://www.bulletproof.com/diet/healthy-eating/grass-fed-beef/; https://blog.daveasprey.com/farm-raised-salmon-vs-wild-salmon/
154 https://www.flowgrade.de/blog/was-dir-deine-zaehne-ueber-deine-gesundheit-verraten-flowgrade-show-episode-83-mit-dr-dominik-nischwitz/
155 Erez Dror, et al.: »Postprandial macrophage-derived IL-1□ stimulates insulin, and both synergistically promote glucose disposal and inflammation«, in: *Nature immunology*, 18.3 (2017). 283.
156 https://lchf-deutschland.de/insulin-das-missverstandene-hormon-2/
157 https://www.millionfriends.de/konstanter-blutzuckerspiegel/
158 Katerina V-A. Johnson: »Gut microbiome composition and diversity are related to human personality traits«, in: *Human Microbiome Journal*, 15 (2020). 100069.
159 https://fet-ev.eu/glykaemischer-index-ballaststoff-index/
160 Jaapna Dhillon, Janice Y. Lee, Richard D. Mattes: »The cephalic phase insulin response to nutritive and low-calorie sweeteners in solid and beverage form«, in: *Physiology & Behavior*, 181 (2017). 100–109.
161 Qing-Yi Lu, et al.: »Mixed Spices at Culinary Doses Have Prebiotic Effects in Healthy Adults: A Pilot Study«, in: *Nutrients*, 11.6 (2019). 14–25.
162 Ery Hermawati, Dwi Cahyani Ratna Sari, Ginus Partadiredja: »The effects of black garlic ethanol extract on the spatial memory and estimated total number of pyramidal cells of the hippocampus of monosodium glutamate-exposed adolescent male Wistar rats«, in: *Anatomical science international*, 90.4 (2015). 275–286.
163 https://www.dzg-online.de/das-krankheitsbild.364.0.html; http://www.kern.bayern.de/wissenschaft/114852/index.php
164 https://www.gesundheitsstadt-berlin.de/gluten-gehalt-von-getreide-brot-und-bier-untersucht-7379/
165 Lea B. S. Hansen, et al.: »A low-gluten diet induces changes in the intestinal microbiome of healthy Danish adults«, in: *Nature communications*, 9.1 (2018). 113.
166 Diane F. Birt, et al.: »Resistant starch: promise for improving human health«, in: *Advances in Nutrition*, 4.6 (2013). 587–601.
167 David Zeevi, et al. *Personalized nutrition by prediction of glycemic responses.* Cell 163.5 (2015): 1079–1094.
168 Stuart M. Phillips, Luc J. C. Van Loon: »Dietary protein for athletes: from requirements to optimum adaptation«, in: *Journal of sports sciences*, 29.sup1 (2011). 29–38.
169 Tognon, Gianluca, et al. »Nonfermented milk and other dairy products: associations with all-cause mortality«, in: *The American journal of clinical nutrition*, 105.6 (2017): 1502–1511.
170 Ulrike Gonder, Julia Tulipan, Marina Lommel, Dr. Brigitte Karner: *Der Keto-Kompass. Aktuelles Wissen über ketogene Ernährung, Ketone und Ketose – Wirkweisen, Anwendungen und Chancen.* München (riva Verlag) 2018. 20.

171 Mark Sisson: *The Primal Blueprint. Reprogramme your genes for effortless weight loss, vibrant health and boundless energy.* New York (Random House) 2012. 115.

172 Ulrike Gonder, Julia Tulipan, Marina Lommel, Dr. Brigitte Karner: *Der Keto-Kompass. Aktuelles Wissen über ketogene Ernährung, Ketone und Ketose – Wirkweisen, Anwendungen und Chancen.* München (riva Verlag) 2018. 14/15.

173 Fereidoon Shahidi, Priyatharini Ambigaipalan: »Omega-3 polyunsaturated fatty acids and their health benefits«, in: *Annual review of food science and technology*, 9 (2018). 345–381.

174 Khalid Rahman: »Studies on free radicals, antioxidants, and co-factors«, in: *Clinical interventions in aging*, 2.2 (2007). 219.

175 Lucas W. E. Tessaro, Blake T. Dotta, Michael A. Persinger: »Bacterial biophotons as non-local information carriers: Species-specific spectral characteristics of a stress response«, in: *MicrobiologyOpen*, 8.6 (2019). e00761.

176 https://wasser-und-salz.org/nahrung/informationsgehalt-der-nahrung/

177 https://www.klartext-nahrungsergaenzung.de/wissen/projekt-klartext-nem/sind-unsere-boeden-und-pflanzen-arm-an-naehrstoffen-17734

178 Rafael de Cabo, Mark P. Mattson: »Effects of Intermittent Fasting on Health, Aging, and Disease«, in: *New England Journal of Medicine*, 381.26 (2019). 2541–2551.

179 https://edoc.rki.de/bitstream/handle/176904/2492/JoHM_2016_02_ernaehrung4.pdf?sequence=4&isAllowed=y

180 Dr. med. Alexander Wunsch: *Die Kraft des Lichts. Warum wir gutes Licht brauchen und schlechtes Licht uns krank macht.* München (riva Verlag) 2019. 94.

181 Stephen Fry: *Heroes. The myths of the Ancient Greek heroes retold.* London (Penguin Uk) 2018. 128.

182 Kirk I. Erickson, et al: »Exercise training increases size of hippocampus and improves memory«, in: *Proceedings of the National Academy of Sciences*, 108.7 (2011). 3017–3022.

183 https://www.netdoktor.de/symptome/dehydration/

184 Roxy Dillon: *Bio-Young. Get Younger at a Cellular and Hormonal Level.* New York (Simon and Schuster) 2017. 90.

185 Arely León-López, et al.: »Hydrolyzed Collagen – Sources and Applications«, in: *Molecules*, 24.22 (2019). 4031.

186 Olivier Bruyère, et al.: »Effect of collagen hydrolysate in articular pain: A 6-month randomized, double-blind, placebo controlled study«, in: *Complementary therapies in medicine*, 20.3 (2012). 124–130.

187 Michael Schunck, et al.: »Dietary supplementation with specific collagen peptides has a body mass index-dependent beneficial effect on cellulite morphology«, in: *Journal of medicinal food*, 18.12 (2015). 1340–1348.

188 Eric S. Rawson, Mary P. Miles, D. Enette Larson-Meyer: »Dietary supplements for health, adaptation, and recovery in athletes«, in: *International journal of sport nutrition and exercise metabolism*, 28.2 (2018). 188–199.

189 Arely León-López, et al.: »Hydrolyzed Collagen – Sources and Applications«, in: *Molecules*, 24.22 (2019): 4031.

190 Aaron Alexander: *The Align Method. 5 Movement Principles for a Stronger Body, Sharper Mind, and Stress-Proof Life.* New York (Hachette) 2019. 70–73.

191 https://www.rugby.com.au/news/2017/07/22/01/43/wallabies-hills-bledisloe-training

192 Patrick Meinart: *Zurück zur Beweglichkeit: Mobility-Training für Einsteiger*. München (riva Verlag) 2020.

193 Aaron Alexander: *The Align Method. 5 Movement Principles for a Stronger Body, Sharper Mind, and Stress-Proof Life*. New York (Hachette) 2019. 51–53.

194 Wen, Chi Pang, et al.: »Minimum amount of physical activity for reduced mortality and extended life expectancy: a prospective cohort study«, in: *The lancet*, 378.9798 (2011): 1244–1253.

195 Bulletproof Radio Podcastfolge #545 – Your Genetics but better with DNAFit – https://blog.daveasprey.com/wp-content/uploads/2018/11/BPR-DNAFit.pdf

196 René Stauffer: *Roger Federer. Die Biografie*, München (Piper ebooks) 2019. 138.

197 René Stauffer: *Roger Federer. Die Biografie*, München (Piper ebooks) 2019. 140.

198 https://www.theguardian.com/lifeandstyle/2013/mar/25/tabata-harder-faster-fitter-quicker

199 Il-Young Kim, et al.: »Prolonged sitting negatively affects the postprandial plasma triglyceride-lowering effect of acute exercise«, in: *American Journal of Physiology-Endocrinology and Metabolism*, 311.5 (2016): E891–E898.

200 Anthony S. Wolfe, et al.: »Hourly 4-s Sprints Prevent Impairment of Postprandial Fat Metabolism from Inactivity«, in: *Medicine & Science in Sports & Exercise*, (2020); https://www.nytimes.com/2020/04/29/well/coronavirus-exercise-heart-health.html

201 Jason Khalipa: *Das AMRAP-Prinzip. As Many Reps As Possible – wie Du geschäftlich, privat und im Wettkampf erfolgreich wirst*. München (FinanzBuch Verlag) 2019.

202 Kobe Bryant: *Mamba Mentality. Mein Weg zum Erfolg*. München (riva Verlag) 2019. 72.

203 https://www.marathonfitness.de/muskelversagen/

204 Doug McGuff, John Little: *12 Minuten pro Woche. Der wissenschaftliche Beweis für die unschlagbare Effizienz des hochintensiven Krafttrainings*. München (riva Verlag) 2014. Kindle Version. Pos. 1246.

205 https://time.com/5533388/best-time-to-exercise/

206 Dae Yun Seo, et al.: »Morning and evening exercise«, in: *Integrative Medicine Research*, 2.4 (2013). 139–144.

207 https://www.womenshealth.de/fitness/fitnesstraining/das-optimale-training-fuer-jede-zyklusphase/

208 Hamdi Chtourou, Nizar Souissi: »The effect of training at a specific time of day: a review«, in: *The Journal of Strength & Conditioning Research*, 26.7 (2012). 1984–2005.

209 https://osher.ucsf.edu/research/current-research-studies/tempredict

210 Thimo Wiewelhove, et al.: »A meta-analysis of the effects of foam rolling on performance and recovery«, in: *Frontiers in physiology*, 10 (2019). 376.

211 https://www.healthline.com/health/foam-roller-benefits#muscle-pain

212 Scott W. Cheatham, et al.: »The effects of self – myofascial release using a foam roll or roller massager on joint range of motion, muscle recovery, and performance: a systematic review«, in: *International journal of sports physical therapy*, 10.6 (2015). 827.

213 Isabel S. Glover, Stuart N. Baker: »Cortical, corticospinal and reticulospinal contributions to strength training«, in: *Journal of Neuroscience*, 40(30) (2020). 5820–5832.

214 https://www.fearlessmotivation.com/2019/08/26/bruce-lipton-explains-how-thoughts-cause-disease-in-the-body/

215 Jessen, Nadia Aalling, et al. »The glymphatic system: a beginner's guide«, in: *Neuroche-mical research*, 40.12 (2015): 2583–2599.

216 Besonders bei kleinen Geräten wie dem OURA-Ring, der einfach am Finger getragen wird, wird die Genauigkeit der gemessenen Daten immer wieder angezweifelt. Hier wurde erst im Mai 2020 eine Studie mit 49 OURA-Ringträgern veröffentlicht, die eine hohe Validität der Messergebnisse des Rings von nächtlicher Herzfrequenz und Herzra-tenvariabilität im Vergleich zum medizinischen EKG zeigen konnte. S. : Hannu Olavi Kinnunen, et al.: »Feasible assessment of recovery and cardiovascular health: accuracy of nocturnal HR and HRV assessed via ring PPG in comparison to medical grade ECG«, in: *Physiological Measurement* (2020).

217 Boris Bornemann, Peter Kovacs, Tania Singer: »Voluntary upregulation of heart rate variability through biofeedback is improved by mental contemplative training«, in: *Scientific reports*, 9.1 (2019). 113.

218 https://neurosciencenews.com/couple-touching-stress-9242/

219 Chantal Triscoli, et al.: »Heart rate variability is enhanced by long-lasting pleasant touch at CT-optimized velocity«, in: *Biological Psychology*, 128 (2017). 7181.

220 https://www.integrativehealthcare.org/mt/oxytocin-the-hormone-peace-trust/

221 https://www.psychologytoday.com/us/articles/201303/the-power-touch

222 Christian J. A. M. Willemse, Jan B. F. van Erp: »Social touch in Human – robot interac-tion: Robot-initiated touches can induce positive responses without extensive prior bonding«, in: *International journal of social robotics*, 11.2 (2019). 285–304.

223 Karl Heinz Asenbaum: *Elektroaktiviertes Wasser. Die Geschichte des »Heilenden Wassers aus der Steckdose« von der Elektro-Osmose zum Hydrogen Age*. München (Euromulti-media) 2018.

224 https://www.yogajournal.com/practice/buzz-away-the-buzzing-mind

225 Jonathan Goldman, Andi Goldman: *The Humming Effect. Sound Healing for Health and Happiness*. New York (Simon and Schuster) 2017.

226 Arnold Bennett: *How to Live on Twenty-Four Hours a Day*. London (Cosimo, Inc) 2007.

227 Thomas Pletzinger: *The Great Nowitzki : Das außergewöhnliche Leben des großen deut-schen Sportlers*. Köln (Kiepenheuer & Witsch), 2019. 144.

228 Jörg Meier: *Im Wald baden: Der Heilpfad zu Glück und Gesundheit*. München (Knaur MensSana eBook), 2018. Kindle. Position 204 von 2095.

229 https://jackkruse.com/emf-5-what-are-the-biologic-effects-of-emf/

230 Yemao Zhang, et al.: »Meta-analysis of extremely low frequency electromagnetic fields and cancer risk: a pooled analysis of epidemiologic studies«, in: *Environment internatio-nal*, 88 (2016): 36–43.

231 https://www.health.harvard.edu/mind-and-mood/protect-your-brain-from-stress

232 Bum Jin Park, et al. »The physiological effects of Shinrin-yoku (taking in the forest atmosphere or forest bathing): evidence from field experiments in 24 forests across Japan«, in: *Environmental health and preventive medicine*, 15.1 (2010): 18.

233 Alexander Panossian, Georg Wikman: »Effects of adaptogens on the central nervous system and the molecular mechanisms associated with their stress – protective activity«, in: *Pharmaceuticals*, 3.1 (2010): 188–224.

234 https://cbd360.de/wissenswertes/legal-deutschland/

235 George W. Booz: »Cannabidiol as an emergent therapeutic strategy for lessening the impact of inflammation on oxidative stress«, in: *Free Radical Biology and Medicine*, 51.5 (2011). 1054–1061.

236 https://www.forbes.com/sites/javierhasse/2019/06/24/steven-kotler-cannabis/#1f35df2d4dce; https://www.purenootropics.net/anandamide-the-creativity-secret-weapon/

237 Steven Kotler: *The Rise of Superman: Decoding the Science of Ultimate Human Performance*. Orlando (Houghton Mifflin Harcourt), 2014. 102.

238 http://www.mindfullyalive.com/blog/2015/5/16/surprising-shortcut-for-achieving-a-flow-state-revealed-by-flow-genome-project-co-founder

239 https://mashable.com/article/flow-marijuana-caffeine-workout/?europe=true

240 https://www.creativityatwork.com/2011/01/10/interview-with-inventor-dr-nakamatsu/

241 Alain Daniélou: *Gods of love and ecstasy. The traditions of Shiva and Dionysus*. Rochester (Inner Traditions/Bear & Co) 1992.

242 Nicole M. Monteiro, Diana J. Wall: »African dance as healing modality throughout the diaspora: The use of ritual and movement to work through trauma«, in: *Journal of Pan African Studies*, 4.6 (2011): 234–252.

243 Steve Chen et al.: »Effect of Cs-4®(Cordyceps sinensis) on exercise performance in healthy older subjects: A double-blind, placebo-controlled trial« in: *The Journal of Alternative and Complementary Medicine*, 16.5 (2010): 585–590.

244 https://www.bbc.com/future/article/20180627-is-quiet-eye-the-secret-to-success-for-athletes

245 Joe Causer et al.: »Performing under pressure: Quiet eye training improves surgical knot-tying performance«, in: *Surgery*, 156.5 (2014): 1089–1096.

246 Hengchen Dai, Katherine L. Milkman, Jason Riis: »The fresh start effect: Temporal landmarks motivate aspirational behavior«, in: *Management Science*, 60.10 (2014): 2563–2582.

247 Herbert Benson, William Proctor: *The Breakout Principle: How to Activate the Natural Trigger That Maximizes Creativity, Athletic Performance, Productivity, and Personal Well-Being*. New York (Simon and Schuster).

248 Quelle: Osho, Osho: Philosophia Perrenis Series 2, Vortrag, Transkript, S. 44. https://www.oshorajneesh.com/download/osho-books/western_mystics/Philosophia_Perennis_Vol_2.pdf

249 D. K. Pauzé, D. E. Brooks: »Lithium toxicity from an internet dietary supplement«, in: *Journal of Medical Toxicology*. 3(2) (2007). 61/62.

250 https://q-more.chemie.de/q-more-artikel/143/der-geschmack-der-verliebtheit.html

251 Maíra Bianchi Rodrigues Alves, et al.: »Low-level laser therapy to recovery testicular degeneration in rams: effects on seminal characteristics, scrotal temperature, plasma testosterone concentration, and testes histopathology.« in: *Lasers in medical science*, 31.4 (2016): 695–704.

252 M. Nakamura, et al.: »Optimal temperature for synthesis of DNA, RNA, and protein by human testis in vitro«, in: *Archives of andrology*, 20.1 (1988). 41–44.

253 Eliahu Levitas, et al.: »Seasonal variations of human sperm cells among 6455 semen samples: a plausible explanation of a seasonal birth pattern«, in: *American journal of obstetrics and gynecology*, 208.5 (2013). 406.e1.

254 Anik Debrot, et al.: »Touch as an interpersonal emotion regulation process in couples' daily lives: The mediating role of psychological intimacy«, in: *Personality and Social Psychology Bulletin*, 39.10 (2013). 1373–1385.

255 Rachel Leproult, Eve Van Cauter: »Effect of 1 week of sleep restriction on testosterone levels in young healthy men.« in: *Jama*, 305.21 (2011): 2173–2174.

256 Lidia Mínguez-Alarcón, et al. «Type of underwear worn and markers of testicular function among men attending a fertility center.» in: *Human Reproduction*, 33.9 (2018): 1749–1756.

257 https://www.presseportal.de/pm/103509/4058834

258 https://www.dak.de/dak/bundesthemen/muedes-deutschland-schlafstoerungen-steigen-deutlich-an-2108960.html#/

259 Guangsen Shi, et al.: »A rare mutation of β1-Adrenergic receptor affects sleep/wake behaviors.« in: *Neuron*, 103.6 (2019): 1044–1055.
Arisa Hirano, et al.: »DEC2 modulates orexin expression and regulates sleep.« in: *Proceedings of the National Academy of Sciences*, 115.13 (2018): 3434–3439.

260 Nick Littlehales: *Sleep. The Myth of 8 Hours, the Power of Naps, and the New Plan to Recharge Your Body and Mind.* London (Hachette UK) 2018. 46.

261 Maximilian Moser: *Vom richtigen Umgang mit der Zeit : Die heilende Kraft der Chronobiologie.* Berlin: Ullstein Buchverlage, 2017. Kindle Version. Seite 20.

262 Podcastfolge #078 mit Prof. Dr. Maximilian Moser der Flowgrade Show ab Minute 16:30: https://www.flowgrade.de/blog/von-jetlag-zeit-und-schichtarbeit-flowgrade-show-episode-79-mit-dr-maximilian-moser/

263 Alexander Wunsch: *Die Kraft des Lichts: Warum wir gutes Licht brauchen und schlechtes Licht uns krank macht.* München: riva Verlag, 2019. S. 157 ff.

264 Alexander Wunsch: *Die Kraft des Lichts: Warum wir gutes Licht brauchen und schlechtes Licht uns krank macht.* München: riva Verlag, 2019. S. 177.

265 Arshpreet Kaur, C. Naveen Kumar: »Effectiveness of warm water foot bath on quality of sleep among hospitalized patients.« in: *Int J Health Sci Res*, 7.10 (2017): 172–175.

266 Podcastinterview Flowgrade Show 86 mit Prof. Dr. Günther Amann-Jennson für die Flowgrade Show, https://www.flowgrade.de/blog/wie-musik-und-ein-schraeges-bett-deinen-schlaf-beeinflussen-flowgrade-show-episode-86-mit-prof-dr-guenther-amann-jennson/

267 Maximilian Moser: *Vom richtigen Umgang mit der Zeit: Die heilende Kraft der Chronobiologie.* Berlin (Ullstein Buchverlage), 2017. Seite 183.

268 https://www.einfach-gesund-schlafen.com/tag/milben

269 Maximilian Moser: *Vom richtigen Umgang mit der Zeit: Die heilende Kraft der Chronobiologie.* Berlin (Ullstein Buchverlage) 2017

270 Herbert J. Levine: »Rest heart rate and life expectancy.« *Journal of the American College of Cardiology*, 30.4 (1997): 1104–1106.

271 Podcastfolge Flowgrade Show 79 mit Prof. Dr. Maximilian Moser. https://www.flowgrade.de/blog/von-jetlag-zeit-und-schichtarbeit-flowgrade-show-episode-79-mit-dr-maximilian-moser/

272 Maximilian Moser: *Vom richtigen Umgang mit der Zeit: Die heilende Kraft der Chrono-biologie.* Berlin (Ullstein Buchverlage), 2017. Seite 183.

273 Leo Massari, et al.: »Biophysical stimulation of bone and cartilage: state of the art and future perspectives.« in: *International orthopaedics*, 43.3 (2019): 539–551.

274 Naomi M. Shupak, Frank S. Prato, Alex W. Thomas: »Therapeutic uses of pulsed magnetic-field exposure: a review.« in: *URSI Radio Science Bulletin*, 2003.307 (2003): 9–32.

275 Sanjay Kumar, Kavindra Kumar Kesari, Jitendra Behari: »The therapeutic effect of a pulsed electromagnetic field on the reproductive patterns of male Wistar rats exposed to a 2.45-GHz microwave field.« in: *Clinics*, 66.7 (2011): 1237–1245.

276 https://www.mayoclinic.org/tests-procedures/hyperbaric-oxygen-therapy/

277 https://chriskresser.com/how-sauna-therapy-can-prevent-reverse-chronic-disease-with-brian-richards/

278 Podcastfolge 97 Wie du mit Infrarot deine Regeneration ankurbelst. https://www.flowgrade.de/blog/wie-du-mit-infrarot-deine-regeneration-ankurbelst-flowgrade-show-97-mit-johannes-kettelhodt/

279 https://www.bbc.com/news/health-45487187

280 https://www.tonyrobbins.com/empower-yourself-through-action/

281 David Hecht: »The neural basis of optimism and pessimism«, in: *Experimental neurobiology*, 22.3 (2013). 173–199.

282 Heather N. Rasmussen, Michael F. Scheier, Joel B. Greenhouse: »Optimism and physical health: A meta-analytic review«, in: *Annals of behavioral medicine*, 37.3 (2009). 239–256.

283 https://neurosciencenews.com/optimism-sleep-14668/

284 Kimberly K. Assad, M. Brent Donnellan, Rand D. Conger: »Optimism: An enduring resource for romantic relationships«, in: *Journal of personality and social psychology*, 93.2 (2007). 285.

285 Michael McCullough, R. A. Emmons: »Counting blessings versus burdens: An experimental investigation of gratitude and subjective well-being in daily life.« in: *Journal of Personality and Social Psychology*, 84.2 (2003): 377–389.

286 Roland Zahn, et al.: »The neural basis of human social values: evidence from functional MRI.« in: *Cerebral cortex*, 19.2 (2009): 276–283.

287 https://www.chronicle.com/article/Youre-Not-Fooling-Anyone/28069

288 Jill B. Taylor: *Mit einem Schlag: wie eine Hirnforscherin durch ihren Schlaganfall neue Dimensionen des Bewusstseins entdeckt.* Hamburg (Knaur) 2010. 193.

289 https://www.gutzitiert.de/zitat_autor_johann_wolfgang_von_goethe_483.html?page=28

290 Sara B. Algoe, Jonathan Haidt: »Witnessing excellence in action: The 'other-praising' emotions of elevation, gratitude, and admiration.« in: *The journal of positive psychology*, 4.2 (2009) 105–127.

291 https://www.spiegel.de/wissenschaft/mensch/gerechtigkeitssinn-affen-wollen-nicht-mit-gurken-handeln-a-265985.html

292 https://www.theverge.com/2016/6/2/11837854/neural-lace-cyborgs-elon-musk

293 https://www.welt.de/icon/article122076570/So-leben-Sie-viel-besser-sagt-Karl-Lagerfeld.html

294 Robert M. Sapolsky: *Behave: The Biology of Humans at Our Best and Worst.* New York (Penguin) 2017. Kindle Version. Pos. 2535

295 Cal Newport: *Digitaler Minimalismus: Besser leben mit weniger Technologie.* München (Redline Wirtschaft), 2019. S. 112.

296 https://www.gerald-huether.de/free/personalmagazin.pdf

297 https://newspaceglobal.com/elon-musk-wing-walks-spacexs-west-coast-floating-landing-platform/

298 https://lichtatmung.de/

299 Bruce H. Lipton: *The Biology of Belief: Unleashing the Power of Consciousness, Matter and Miracles.* Bouler, Colorado (ReadHowYouWant.com), 2010. S. 122.

300 Podcastfolge Flowgrade Show 110 mit Derek Sivers https://www.flowgrade.de/blog/ueber-zeitgefuehl-flow-und-die-kunst-des-lebens-flowgrade-show-110-mit-derek-sivers/

301 Stephen Fry: *Mythos. The Greek Myths Retold.* London (Penguin Uk) 2018. 348 ff.

302 https://www.wochenkurier.info/sachsen/dresden/artikel/johanna-quaas-steht-kopf-74905/

303 Matthew J. Yousefzadeh, et al.: »Fisetin is a senotherapeutic that extends health and lifespan.« in: *EBioMedicine,* 36 (2018): 18–28.

304 https://www.fightaging.org/archives/2019/09/the-rejuvenation-now-risk-benefit-analysis-of-fisetin-as-a-senolytic-therapy/

305 https://brain.forever-healthy.org/display/EN/Skin+Rejuvenation+by+Low-Level+Light+Therapy

306 https://www.healthline.com/nutrition/resveratrol#section2

307 https://www.healthline.com/nutrition/resveratrol#section2

308 https://www.healthline.com/health/food-nutrition/phosphatidylcholine

309 https://www.healthline.com/nutrition/coenzyme-q10

310 https://transcend.me/blogs/supplementation/what-supplements-does-ray-kurzweil-take-and-why

311 Ioan Stefanescu, et al.: »Deuterium depleted water. Current and potential applications«, https://www.osti.gov/etdeweb/biblio/20333914;
Alexandr Alexandrovich Basov, et al.: »Influence of Deuterium-Depleted Water on the Isotope D/H Composition of Liver Tissue and Morphological Development of Rats at Different Periods of Ontogenesis«, in: *Iranian biomedical journal,* 23.2 (2019). 129.

312 Hiroshi Takeda, et al.: »Mechanisms of cytotoxic effects of heavy water (deuterium oxide: D2O) on cancer cells«, in: *Anti-cancer drugs,* 9.8 (1998). 715–725.

313 Karl Heinz Asenbaum: *Elektroaktiviertes Wasser. Die Geschichte des »Heilenden Wassers aus der Steckdose« von der Elektro-Osmose zum Hydrogen Age.* München (Euromultimedia) 2019. 190 ff.

314 Gaétan Chevalier, et al.: »Earthing: health implications of reconnecting the human body to the earth's surface electrons«, in: *Journal of environmental and public health,* 2012 (2012).

315 Alexander Wunsch: *Die Kraft des Lichts: Warum wir gutes Licht brauchen und schlechtes Licht uns krank macht.* München (riva Verlag), 2019. S. 91.

316 Carlos A. Celis-Morales, et al.: »Associations of grip strength with cardiovascular, respi-ratory, and cancer outcomes and all cause mortality: prospective cohort study of half a million UK Biobank participants.« in: *Bmj*, 361 (2018).

317 D. Craig Willcox, et al.: »Caloric restriction and human longevity: what can we learn from the Okinawans?«, in: *Biogerontology*, 7.3 (2006). 173–177.

318 Tanjaniina Laukkanen, et al.: »Association between sauna bathing and fatal cardiovascu-lar and all-cause mortality events.« in: *JAMA internal medicine*, 175.4 (2015): 542–548.

319 Anja Leitz: *Fett. Das Handbuch für einen optimierten Stoffwechsel: Warum unser Körper-fett ein lebenswichtiges Organ ist. Wie Fettsäuren uns nutzen oder schaden. Welche Rolle Licht und Lebensstil dabei spielen.* München (riva Verlag), 2017. Kindle Version

320 Lewina O. Lee, et al.: »Optimism is associated with exceptional longevity in 2 epidemio-logic cohorts of men and women«, in: *Proceedings of the National Academy of Sciences*, 116.37 (2019). 18357–18362.

321 https://www.aphorismen.de/gedicht/161561

322 Phillippa Lally, et al.: »How are habits formed: Modelling habit formation in the real world«, in: *European journal of social psychology*, 40.6 (2010). 998–1009.

Biohacking – Optimiere dich selbst

Max Gotzler

Ein schneller Lebenswandel, ein sich ständig veränderndes Umfeld, permanente Erreichbarkeit und hohe Mobilität bestimmen unseren Alltag. Wie schaffen wir es, diesen dynamischen Anforderungen angemessen zu begegnen? Biohacker Max Gotzler hat einen Fahrplan entwickelt, um Körper und Geist auf die Belastungen unserer Zeit einzustellen und das eigene Lebensumfeld entsprechend zu gestalten. Er stellt die effektivsten Biohacks zur Bewältigung von typischen Problemen wie chronischem Stress, Stimmungstiefs, Energiemangel und Reizüberflutung vor. In diesem Buch führt er den Leser durch sechs (Lebens-)Bereiche: Ernährung, Bewegung, Erholung, Balance, Fokus und Umfeld. Biohacks sind zum Beispiel intermittierendes Fasten, die Nutzung von (Rot-)Licht für besseren Schlaf, Neurofeedback, Meditation, eine besondere Atemtechnik zur Energiegewinnung, die Anwendung von Kälte und hochintensives Intervalltraining.

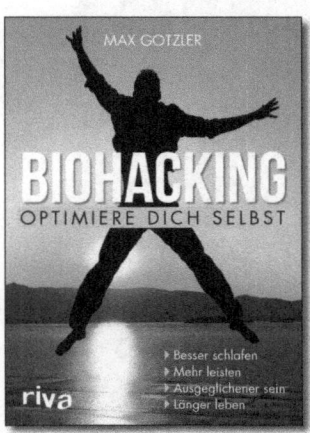

192 Seiten | Hardcover | 19,99 € (D) | ISBN 978-3-7423-0102-4

Game Changers

Dave Asprey

Dave Asprey, Erfinder der Bulletproof-Methode für höhere geistige Leistungsfähigkeit und mehr Energie, legt in seinem neuen Buch Antworten auf die Frage vor, wie man sich im Leben auf die Gewinnerseite katapultieren kann. In seinem Podcast Bulletproof Radio interviewte er einige der einflussreichsten Führungspersönlichkeiten wie Tim Ferriss, Dr. Daniel Amen oder Arianna Huffington, wie sie den Durchbruch auf ihrem jeweiligen Gebiet schafften. Aus der Analyse dieser über 450 Erfolgsgeschichten zog der Autor das Fazit für wichtige Fragen: Wie werde ich smarter und erhöhe meine mentale Performance? Wie gelange ich schneller ans Ziel? Wie mache ich Glück zur Basis meines Erfolgs? Diese Erfolgsstrategien bieten dem Leser direkt umsetzbare Handlungsanleitungen für den eigenen Weg an die Spitze. Game Changers ist damit die Essenz von Dave Aspreys jahrelangen Studien und enthält erstmals die 46 wissenschaftlich untermauerten Gesetze des Erfolgs.

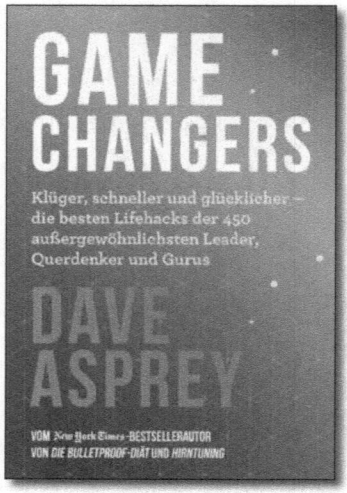

400 Seiten | Softcover | 19,99 € (D) | ISBN 978-3-95972-202-5

Sei du selbst – nur besser

Mike Bayer

»Coach Mike« hat als Spezialist für psychische Gesundheit schon
unzähligen Menschen – vom Unternehmer bis zum Popstar – zu
einer solchen Veränderung verholfen. Er bezieht dabei jede der
sieben Sphären des Lebens – Soziales, Persönliches, Gesundheit,
Bildung, Beziehung, Arbeit und spirituelle Entwicklung – in seine
Arbeit mit ein. Dieses Buch enthält erstmals sein über Jahre ange-
sammeltes geballtes Wissen. Sei du selbst - nur besser ist damit
ein einzigartiger Ratgeber voller hilfreicher Übungen, Fragebögen
und Checklisten, der jeden befähigt, schon beim ersten Lesen die
eigene Selbstverwirklichung anzugehen und endlich jene Barrie-
ren zu durchbrechen, die davon abhalten, ein erfülltes Leben zu
führen.

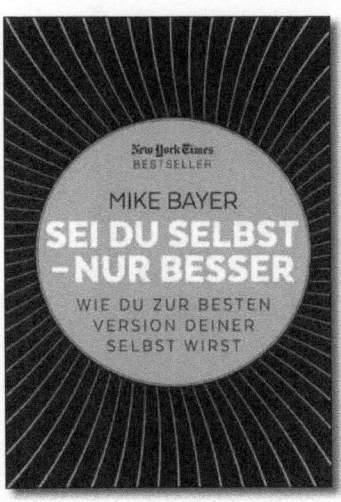

336 Seiten | Hardcover | 19,99 € (D) | ISBN 978-3-95972-257-5

High Performance Habits

Brendon Burchard

Brendon Burchard war besessen davon, drei Fragen zu beantworten: Warum haben manche Menschen schneller Erfolg als andere und das auch langfristig? Warum sind einige dabei unglücklich, andere stets glücklich? Und: Was motiviert sie zu mehr Erfolg, und welche Praktiken helfen am meisten? Nach 20 Jahren als weltweit führender High Performance Coach war klar: Es sind sechs Gewohnheiten die den entscheidenden Vorteil bringen. Diese kann jeder praktizieren, unabhängig von Alter, Karriere und Persönlichkeit. Neueste wissenschaftliche Erkenntnisse und Alltagspraktiken veranschaulichen, wie sie jeder JETZT umsetzen kann.

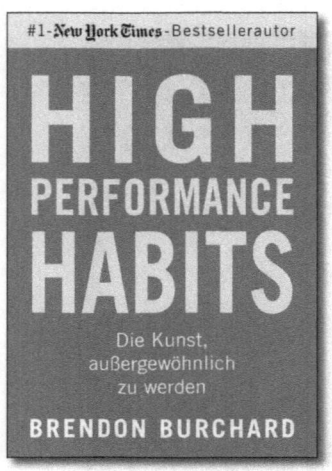

400 Seiten | Softcover | 19,99 € (D) | ISBN 978-3-95972-321-3

Mein Morgen-Ritual

Benjamin Spall, Michael Xander

Die ersten Entscheidungen, die wir morgens treffen, entscheiden darüber, wie wir den gesamten Tag erleben. Benjamin Spall und Michael Xander haben mit mehr als 60 der erfolgreichsten Persönlichkeiten unserer Tage gesprochen und die Essenz ihrer Morgen-Rituale entschlüsselt. Unter anderem verraten Arianna Huffington, Dave Asprey und Ryan Holiday ihr Erfolgsrezept für einen guten Start in den Tag. So unterschiedlich die Aktivitäten der Interviewten am frühen Morgen auch sind – sie reichen von Meditation, Affirmationen, Visualisierungen, Sport, Lesen und Tagebuchschreiben –, eins haben sie alle gemeinsam: Sie sind keine lästige Pflicht sondern die Quelle von positiver Energie.

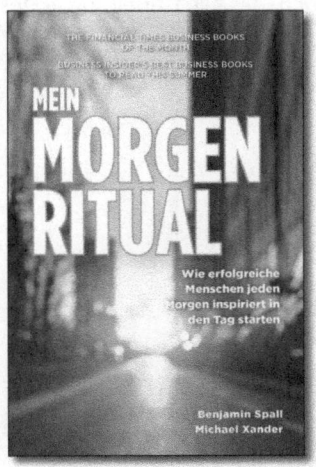

320 Seiten | Hardcover | 19,99 € (D) | ISBN 978-3-95972-142-4

Das perfekte Mindset

Brad Stulberg; Steve Magness

Es gibt eine Handvoll Prinzipien die Bestleistung ermöglichen, egal in welcher Disziplin.
Brad Stulberg, ehemaliger McKinsey-Berater, und Steve Magness, Trainer olympischer Athleten, haben das Phänomen Spitzenleistung und das dazugehörige Mindset erstmals wissenschaftlich unter-sucht. Das Ergebnis: Es spielt keine Rolle, in welchem Bereich man zu Höchstformen auflaufen will – mit dem perfekten Mindset kann jeder eine Strategie für sich finden, die unabhängig vom gesteck-ten Ziel funktioniert und sich bei der beruflichen Karriere, sport-lichen Wettkämpfen und kreativen Prozessen, ja sogar im Privat-leben anwenden lässt.
Das perfekte Mindset kombiniert inspirierende Geschichten von Top-Performern aus Sport, Forschung und Kunst mit den neuesten Erkenntnissen der Neurowissenschaften – ein lebensveränderndes Strategiebuch, das alle Geheimnisse des Wegs zum Erfolg offen legt.

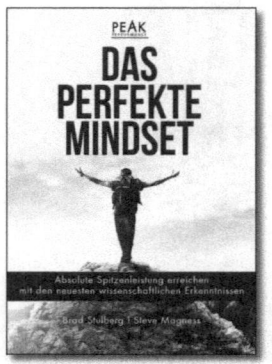

272 Seiten | Hardcover | 19,99 € (D) | 20,60 € (A) | ISBN 978-3-95972-212-4

Dein Hindernis ist dein Weg

Ryan Holiday

Tagtäglich werden wir mit Problemen konfrontiert. Dabei haben wir stets die Wahl: Wir können uns von den Hürden auf unserem Weg aufhalten lassen oder wir zeigen, aus welchem Holz wir geschnitzt sind, und nehmen die Herausforderung an. Ryan Holiday – mehrfacher Bestsellerautor – zeigt, wie das jahrhundertealte Wissen der Stoiker gerade für unsere hektische und unsichere Zeit ein Segen sein kann. In viele kleine Lektionen verpackt, enthüllt er, wie große Geister wie Edison, Roosevelt aber auch Steve Jobs oder Barack Obama Weisheit, Mut, Selbstbeherrschung und Gelassenheit erlernt haben, um in der zunehmenden Komplexität unserer Welt nicht nur zu bestehen, sondern Großartiges zu leisten. Und er zeigt, wie sich dieses Wissen von jedem im eigenen Leben anwenden lässt.

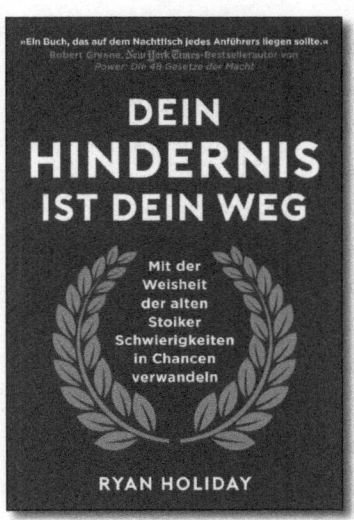

224 Seiten | Softcover | 16,99 € (D) | ISBN 978-3-95972-157-8

Lebe ein reiches Leben, statt reich zu sterben

Bill Perkins

Hart arbeiten, viel sparen, sorgsam mit Geld umgehen und für die Nachkommen sorgen. Für Bill Perkins keine Option. Stattdessen motiviert er dazu, die eigenen Träume nicht immer aufzuschieben, sondern sie umzusetzen. Seine provokante Philosophie: Das Beste aus seinem Geld herausholen, das Leben in vollen Zügen auskosten und am Ende mit nichts aus dem Leben scheiden. Perkins zeigt, wie jeder seine Energie und tiefsten Wünsche in Einklang bringt und gibt praktische Tipps, wie sich Geld und Zeit vernünftig einteilen lassen. Ein Leitfaden, der hilft, die begrenzte Zeit auf der Erde voll auszuschöpfen und reich zu leben, statt reich zu sterben.

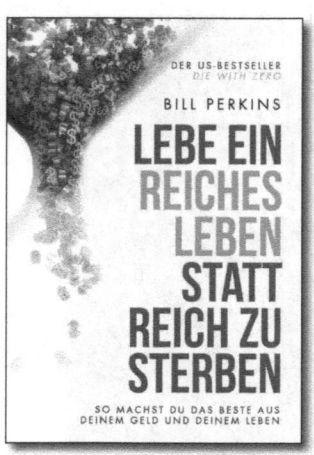

272 Seiten | Softcover | 19,99 € (D) | ISBN 978-3-95972-278-0

Der Weg der Disziplin

Jocko Willink

Nur wer weiß, was er wirklich will, und die Disziplin hat, diesen Weg unbeirrt zu gehen, wird seine wahre Freiheit finden. #1 New York Times-Bestseller-Autor Jocko Willink hat im Rang des Commanders unter den SEALs in der höchstdekorierten Special-einheit im Irak gekämpft. In Der Weg der Disziplin beschreibt er erstmals, wie sich jeder mit physischer und mentaler Disziplin in die Lage versetzen kann, seine Leistung in allen Bereichen des Lebens zu steigern. Er demonstriert, wie man smarter, schneller und gesünder wird und zugleich die eigenen Ziele im Leben erreichen kann. Mit Work-Outs zur physischen Leistungsstei-gerung für Anfänger, Fortgeschrittene und erfahrene Athleten sowie die besten Gewohnheiten um optimalen Schlaf und best-mögliche Ernährung zu gewährleisten.

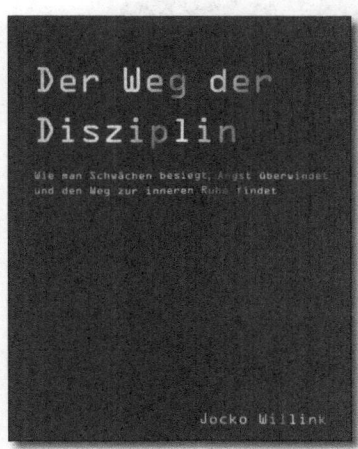

208 Seiten | Hardcover | 22,99 € (D) | ISBN 978-3-95972-143-1

Das AMRAP-Prinzip

Jason Khalipa

Wie so viele von uns dachte Jason Khalipa, dass er schon einiges im Leben geleistet und zahlreiche Hürden überwunden hatte: erfolgreicher Geschäftsmann, CrossFit Games World Champion und glücklicher Familienvater. Doch keine Hürde war so groß wie der persönliche Rückschlag, der folgen sollte: die Leukämieerkrankung seiner Tochter. Von diesem Moment an hatte er zwei Möglichkeiten – der überwältigenden Verzweiflung nachzugeben oder zu kämpfen. Jason entschied sich für den Kampf. Und lernte dabei mehr über Erfolg, Durchhaltevermögen und Kontrolle über das eigene Leben, als er es je für möglich gehalten hatte. In diesem Buch gibt er sein Geheimnis preis und zeigt dem Leser anhand seines AMRAP-Prinzips, wie jeder das Maximum aus sich selbst herausholen kann.

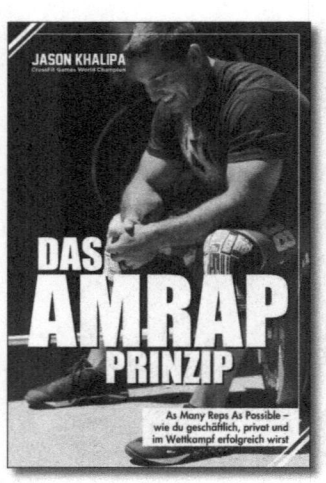

160 Seiten | Softcover | 16,99 € (D) | ISBN 978-3-95972-247-6

Segeln gen Nord

James Stavridis

James G. Stavridis gehört zu den höchst dekorierten Admirälen unserer Zeit. Mit Segeln gen Nord begibt er sich mit zehn der glorreichsten Marinekapitäne der Geschichte auf eine einmalige Reise. Von Themistokles über Drake und Nelson bis zu Nimitz und Hopper spannt er einen Bogen über 2500 Jahre Seefahrtsgeschichte – vom alten Griechenland bis ins 21. Jahrhundert. Die abenteuerlichen Karrieren und außergewöhnlichen Biografien der zehn porträtierten Admiräle dienen gleichsam als Blaupause für den Weg zu wahrem Charakter. Denn in unseren postmodernen Zeiten werden wir Zeuge eines schleichenden Charakterverlustes, getrieben von einer globalen Populärkultur, die sich zunehmend von klassischen Tugenden entfernt. Mit diesem Buch liegt eine einmalige Sammlung der größten Seefahrer vor, die Ihnen auf Ihrem Weg zur Charakterbildung als wertvoller Kompass dienen soll.

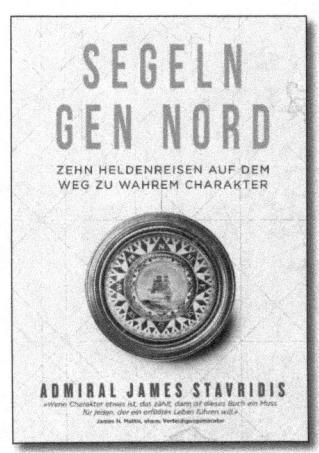

304 Seiten | Hardcover | 24,99 € (D) | ISBN 978-3-95972-322-0

Das perfekte Mindset

Brad Stulberg; Steve Magness

Es gibt eine Handvoll Prinzipien die Bestleistung ermöglichen, egal in welcher Disziplin.

Brad Stulberg, ehemaliger McKinsey-Berater, und Steve Magness, Trainer olympischer Athleten, haben das Phänomen Spitzenleistung und das dazugehörige Mindset erstmals wissenschaftlich unter-sucht. Das Ergebnis: Es spielt keine Rolle, in welchem Bereich man zu Höchstformen auflaufen will – mit dem perfekten Mindset kann jeder eine Strategie für sich finden, die unabhängig vom gesteck-ten Ziel funktioniert und sich bei der beruflichen Karriere, sport-lichen Wettkämpfen und kreativen Prozessen, ja sogar im Privat-leben anwenden lässt.

Das perfekte Mindset kombiniert inspirierende Geschichten von Top-Performern aus Sport, Forschung und Kunst mit den neuesten Erkenntnissen der Neurowissenschaften – ein lebensveränderndes Strategiebuch, das alle Geheimnisse des Wegs zum Erfolg offen legt.

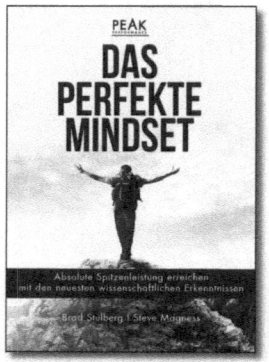

272 Seiten | Hardcover | 19,99 € (D) | 20,60 € (A) | ISBN 978-3-95972-212-4